OPD-3
Operationalisierte Psychodynamische Diagnostik

OPD-3
Operationalisierte Psychodynamische Diagnostik

Arbeitskreis OPD (Hrsg.)

Programmbereich Psychiatrie und Psychotherapie

Arbeitskreis OPD
(Hrsg.)

OPD-3 Operationalisierte Psychodynamische Diagnostik

Das Manual für Diagnostik und Therapieplanung

Entwickelt und herausgegeben vom Arbeitskreis
zur Operationalisierung Psychodynamischer Diagnostik

2., korrigierte Auflage

hogrefe

Sprecher Arbeitskreis OPD:

Prof. Dr. phil. Dipl.-Psych. Cord Benecke
Institut für Psychologie
Universität Kassel
Holländische Straße 36–38
34127 Kassel
Deutschland
E-Mail: benecke@uni-kassel.de

Bibliografische Information der Deutschen Nationalbibliothek
Die Deutsche Nationalbibliothek verzeichnet diese Publikation in der Deutschen Nationalbibliografie; detaillierte bibliografische Daten sind im Internet über http://www.dnb.de abrufbar.

Verantwortliche Person in der EU: Hogrefe Verlag GmbH & Co. KG, Merkelstraße 3, 37085 Göttingen, info@hogrefe.de

Anregungen und Zuschriften bitte an den Hersteller:
Hogrefe AG
Lektorat Psychiatrie/Psychotherapie
Länggass-Strasse 76
3012 Bern
Schweiz
Tel. +41 31 300 45 00
info@hogrefe.ch
www.hogrefe.ch

Lektorat: Susanne Ristea, Christina Nurawar Sani
Redaktionelle Bearbeitung: Martin Kortenhaus, MT-Medizintexte GbR, Senden
Herstellung: Daniel Berger
Umschlaggestaltung: Claude Borer, Riehen
Satz: Claudia Wild, Kontanz
Druck und buchbinderische Verarbeitung: Multiprint Ltd., Kostinbrod
Printed in Bulgaria
Auf säurefreiem Papier gedruckt

1. Nachdruck 2026 der 2., korrigierten Auflage 2024

(E-Book-ISBN_PDF 978-3-456-96348-8)
(E-Book-ISBN_EPUB 978-3-456-76348-4)
ISBN 978-3-456-86348-1
https://doi.org/10.1024/86348-0000

Inhaltsverzeichnis

Vorwort

Mit diesem Buch legt der Arbeitskreis OPD die dritte Version der Operationalisierten Psychodynamischen Diagnostik (OPD) vor. Die OPD wurde in den 1990er Jahren von einer Gruppe psychoanalytischer Forscher:innen und Kliniker:innen entwickelt. Das erste Manual erschien 1996 und hat sich rasch sowohl im klinisch-praktischen Feld als auch in der psychodynamisch orientierten Forschung verbreitet. Das Manual für die zweite Version (OPD-2) wurde 2006 veröffentlicht und ist inzwischen in der 3. Auflage erschienen. Die OPD-2 wurde in etliche Sprachen übersetzt: Englisch, Spanisch, Italienisch, Französisch, Portugiesisch, Türkisch, Tschechisch, Ungarisch, Rumänisch, Russisch, Chinesisch.

Neben dem zentralen OPD-Manual und zahlreichen Forschungsarbeiten (u. a. zur empirischen Validierung) wurden weitere ergänzende Schriften publiziert, wie OPD bei Abhängigkeitserkrankungen und OPD im Psychotherapieantrag. In Kürze wird ein Buch zu OPD bei Traumafolgestörungen erscheinen.

Eine Arbeitsgruppe aus Kinder- und Jugendlichen-Psychiater:innen, Kinder- und Jugendlichen-Psychotherapeut:innen und Entwicklungspsycholog:innen veröffentlichte im Jahr 2000 ein Manual für die Operationalisierte Psychodynamische Diagnostik im Kindes- und Jugendalter (OPD-K) welches inzwischen ebenfalls in einer zweiten Version vorliegt (Arbeitskreis OPD-KJ, 2013).

Mittlerweile stellt die OPD einen weithin akzeptierten Standard in der psychodynamischen Diagnostik für Klinik und Forschung dar. Auch in psychodynamischen/psychoanalytischen Ausbildungsinstituten hat die OPD einen festen Platz gefunden. Und es steht zu erwarten, dass die OPD mit der Reform des PsychThG auch in den neuen Psychotherapie-Studiengängen gelehrt werden wird.

Diese Erfolgsgeschichte beruht zu einem Teil auf einem großen Vorteil, den die OPD gegenüber anderen interviewbasierten diagnostischen Systemen hat: Das OPD-Interview wird wie ein normales klinisches Gespräch durchgeführt, es ist kein durchstrukturiertes Interview, bei dem jede Frage vorformuliert ist und exakt so gestellt werden muss, um die OPD-Achsen reliabel einschätzen zu können. Daher eignet sich die OPD für die psychodynamische Forschung und lässt sich gleichermaßen ganz organisch in jede Praxis- und Klinik-Routine integrieren und zur fundierten Indikationsstellung und Behandlungsplanung einsetzen.

Wie bei den vorherigen Versionen hat auch an der OPD-3 eine große Gruppe psychodynamisch orientierter Psychotherapeut:innen und Forscher:innen aus den Gebieten der Psychoanalyse und Psychodynamischen Psychotherapie, der Psychosomatischen Medizin und Psychiatrie zusammengearbeitet und in einem jahrelangen Prozess um die Neuerungen und das zumindest vorläufig „beste" Ergebnis gerungen. Wir sind überzeugt, dass mit der OPD-3 ein weiterer großer Schritt nach vorne gelungen ist: Durch eine stärkere Dimensionalisierung ist das Instrument noch forschungstauglicher geworden, und die stärkere Verknüpfung der Achsen ermöglicht eine verbesserte Abbildung der klinisch so bedeutsamen Komplexität psychischer Prozesse.

Während des Überarbeitungsprozesses hat der Arbeitskreis OPD, und nicht nur dieser, einen schweren und unerwarteten Verlust erlitten: Manfred Cierpka verstarb im Dezember 2017. Er hat den Arbeitskreis OPD als wesentlicher Initiator und Sprecher lange Jahre klug, zielstrebig und mit Weitsicht geführt. Der Arbeitskreis OPD ist eine ziemlich heterogene Gruppe, durchaus auch streitbar und konfliktfreudig. Es ist ganz wesentlich das Verdienst von Manfred Cierpka, dass dieser bunte Haufen über all die Jahre eine solche Produktivität entfaltet und immer wieder zusammengefunden hat. Wir werden versuchen, die Arbeit an und mit der OPD in diesem Geiste fortzuführen und weiterzuentwickeln.

Cord Benecke, Kassel Sprecher der OPD

Anmerkung zur zweiten Auflage:

Wir haben uns für eine veränderte Form des Genderns entschieden: das generische Femininum mit Doppelpunkt. Die Lesbarkeit ist dadurch deutlich erhöht, aber es bleibt klar, dass immer alle Geschlechter (auch die nicht-binären) inkludiert sind. Die weibliche Form bekommt Vorrang, was darin begründet ist, dass sowohl Patient:innen als auch Therapeut:innen zu ca. zwei Dritteln Frauen sind.

Autor:innen und ihre Funktion im Arbeitskreis OPD

Sprecher des Arbeitskreises OPD
Cord Benecke (Kassel)

OPD-Koordinationsrat
Reiner W. Dahlbender (Barmelweid)
Stephan Doering (Wien)
Johannes C. Ehrenthal (Köln)
Miriam Henkel (Kassel)
Gereon Heuft (Münster)
Thorsten Jakobsen (Basel)
Johannes Kruse (Gießen)
Henning Schauenburg (Heidelberg)
Gudrun Schneider (Münster)
Wolfgang Schneider (Lübeck)
Gerhard Schüßler (Innsbruck)
Inge Seiffge-Krenke (Mainz)
Carsten Spitzer (Rostock)
Michael Stasch (Heidelberg)
Matthias von der Tann (London)

Achsen-Arbeitsgruppen
Achse I
Sprecher Achse I: Gerhard Schüßler (Innsbruck) bis 31.12.2022
Carsten Spitzer (Rostock), Sprecher ab 01.01.2023
Markus Burgmer (Münster)
Reiner W. Dahlbender (Barmelweid)
Gerhard Schüßler (Innsbruck)
Isa Sammet (Göppingen)

Achse II
Sprecher Achse II: Henning Schauenburg (Heidelberg)
Manfred Cierpka (Heidelberg)†
Ulrike Dinger-Ehrenthal (Düsseldorf)
Johannes C. Ehrenthal (Köln)
Armin Hartmann (Freiburg)
Henrik Kessler (Fulda)
Claudia Oberbracht (Frankfurt a. M.)
Michael Stasch (Heidelberg)
Matthias von der Tann (London)

Achse III
Sprecher Achse III: Gerhard Schüßler (Innsbruck) bis 31.12.2022
Cord Benecke (Kassel), Sprecher ab 01.01.2023
Markus Burgmer (Münster)
Reiner W. Dahlbender (Barmelweid)
Miriam Henkel (Kassel)
Gereon Heuft (Münster)
Viktoriya Wörmann (Osnabrück)
Gudrun Schneider (Münster)

Achse IV
Sprecher Achse IV: Stephan Doering (Wien)
Cord Benecke (Kassel)
Michael Dümpelmann (Rosdorf)
Johannes C. Ehrenthal (Köln)
Holger Himmighoffen (Zürich)
Susanne Hörz-Sagstetter (Berlin)
Thorsten Jakobsen (Basel)
Johannes Kruse (Gießen)
Joachim Küchenhoff (Basel)
Günther Lempa (München)
Christiane Montag (Berlin)
Doris Pouget-Schors (Pullach)
Joram Ronel (Barmelweid)
Claudia Oberbracht (Frankfurt a. M.)
Sebastian Seifert (Dresden)

Claudia Subic-Wrana (Köln)
Jana Volkert (Berlin)
Dorothea von Haebler (Berlin)
Gudrun Schneider (Münster)

Autor:innen ohne Achsenbindung

Valentina Albertini (Berlin)
Markus Bassler (Mainz)
Peer Briken (Hamburg)
Andreas Dieckmann (Berlin)
Lukas Forschner (Blankenheim)
Johanna Jedamzik (Münster)
Martin Lüdemann (Schlangenbad)
Alexander Niecke (Köln)
Dieter Nitzgen (Müllheim/Baden)
Ole Karkov Østergård (Aalborg/Dänemark)
Jan Odendiek (Möckern)
Silke Pless (Gießen)
Harald Sporn (Sprockhövel)
Darius C. Tabatabai (Berlin)
Klaus von Ploetz (Möser)

Mitautor:innen der vorhergehenden Versionen der OPD

Peter Buchheim
Manuela Burgmeier-Lohse
Susanne Davis-Osterkamp†
Barbara Dierse
Wolfram Ehlers
Matthias Franz
Harald J. Freyberger†
Gabriele Frevert
Tilman Grande
Karsten Hake
Sven Olaf Hoffmann
Paul L. Janssen
Peter Joraschky
Marianne Junghan
Reinholde Kriebel†
Elmar Mans
Stavros Mentzos†
Aribert Muhs
Gerd Rudolf
Ulrich Rüger
Wolfgang Schneider
Frank Schwarz
Günther H. Seidler
Michaela Strack
Bernhard Strauß
Manfred Tetzlaff
Jörn von Wietersheim

Der vollständige Arbeitskreis OPD inkl. Kontaktdaten findet sich auf der OPD-Homepage: https://www.opd-online.net/

1 Einleitung und theoretischer Hintergrund

> *„Unsere Diagnosen erfolgen sehr häufig erst nachträglich ... Wir kaufen die Katze im Sack“* (Freud, 1933, S. 167).

Psychoanalytische Diagnostik hat den Ruf, nicht besonders reliabel zu sein, was mit dem hohen Abstraktionsniveau und Komplexitätsgrad psychoanalytischer Konzepte in Verbindung gebracht wird. So zeigten mehrere frühere Studien, dass die Indikationsstellungen entweder starken Stereotypen folgen (Blaser, 1977), von der Therapeut:innenpersönlichkeit abhängen (Rudolf & Stille, 1984) oder dass je nach gegebenen Zusatzinformationen die Einschätzungen einer Person stark variieren (z. B. Langer & Abelson, 1974).

In der aktuellen psychoanalytischen Literatur werden eine Differenzierung der Persönlichkeit und eine Klassifikation psychischer Störungen bis heute auf der Basis der Triebtheorie, ergänzt um Ich-Psychologie, Objektbeziehungstheorie und Selbstpsychologie vorgenommen (vgl. z. B. Shapiro, 1991). In der klinischen Situation werden diese Konstrukte verwandt, um psychische Funktionen und ihre Störungen zu erfassen. Im Rahmen des Erstinterviews beispielsweise konzeptualisieren Psychotherapeut:innen die Fallgeschichte mit ihrer Hilfe, um Zusammenhänge zwischen der Symptomatik der Patient:in und den Störungen ihrer emotional-kognitiven Entwicklung zu beschreiben. Das in der diagnostischen und therapeutischen Situation von der Patient:in berichtete Material und die Beobachtungen und Wahrnehmungen der Psychotherapeut:innen innerhalb der Therapeut:in-Patient:in-Interaktion werden in einer psychodynamischen Diagnose zusammengefasst. Die differenzierte Erfassung von Übertragung/Gegenübertragung, Konflikt- und Strukturmerkmalen ermöglicht eine individuelle Diagnostik (Schüßler, 2002) und bietet den Vorteil, individuelle Muster von Patient:innen zu beschreiben und handlungsleitende Informationen zu identifizieren, wie sie z. B. für die differenzielle Indikation von Bedeutung sind (vgl. Rudolf et al., 1996). Dabei muss auch die Indikationsstellung als ein hochgradig intersubjektiver Prozess betrachtet werden (Döll-Hentschker et al., 2006).

Diese Form der Diagnostik weist auch Nachteile auf: Da die diagnostischen Aussagen analytischer Psychotherapeut:innen manchen Kritiker:innen als in „künstlerischer Freiheit“ formulierte Diagnosen erscheinen (vgl. Rudolf, 2001), wird dadurch eine wissenschaftliche Auseinandersetzung erschwert. Nicht zuletzt deshalb wurden in den letzten Jahren – parallel zur OPD – mehrere Instrumente entwickelt (Überblick in Kap. 1.1), um psychoanalytische Konzepte in operationalisierter Weise zu erfassen.

Seit 1996 liegt das Manual zur *Operationalisierten Psychodynamischen Diagnostik* (OPD) vom Arbeitskreis OPD (1996; in zweiter Version Arbeitskreis OPD, 2006) vor, mit den zentralen psychodynamischen Achsen „Beziehung“, „Konflikt“ und „Struktur“. Das OPD-System ermöglicht eine klinisch relevante und zugleich präzise Diagnostik mit insgesamt befriedigenden Gütekriterien (Kap. 1.3). Mit der nun vorliegenden OPD-3 wurden die diagnostischen und therapeutischen Perspektiven noch einmal weiterentwickelt und präzisiert.

Ein weiterer Anstoß für die Gründung des Arbeitskreises „Operationalisierung Psychodynamischer Diagnostik – OPD" war die Unzufriedenheit mit den eingeführten deskriptiven Klassifikationssystemen (DSM-III, -IV und ICD-10), die für die Praxis psychodynamisch orientierter Psychotherapeut:innen nur begrenzt handlungsleitend sein können. Mit diesen Diagnosensystemen wurde nicht nur das Neurosenkonzept aufgegeben, sondern darüber hinaus überwiegend an phänomenologischen und biologischen Konzepten festgehalten, die die Validität diagnostischer Kategorien gegenüber der Reliabilität vernachlässigen (Schneider & Hoffmann, 1992). Eine ausschließlich deskriptive, symptomzentrierte Diagnose gibt Kliniker:innen wenig Handlungsanweisungen für die Indikationsstellung und für die Durchführung von Psychotherapie. Psychodynamisch orientierten Therapeut:innen fehlen beispielsweise Aussagen über die intrapsychischen und interpersonellen Konflikte, über das Strukturniveau oder das subjektive Krankheitserleben – mithilfe dieser psychoanalytischen Konzepte stellen sie eine Verbindung zwischen der Symptomatik, den auslösenden Konflikten, den dysfunktionalen Beziehungen der Patient:innen und ihrer Lebensgeschichten im weitesten Sinn her und leiten daraus eine konkrete Behandlungsstrategie ab.

So entstand im Rahmen der Entwicklung der neuen psychiatrischen Klassifikationssysteme ein Bedarf, auch andere diagnostisch relevante Ebenen in einem einheitlicheren Instrumentarium zu berücksichtigen. In diesem Sinne soll eine operationalisierte psychodynamische Diagnostik also beobachtungsnahe psychodynamische Konstrukte in Ergänzung zur phänomenologischen Diagnostik erfassen.

Der Arbeitskreis „Operationalisierte Psychodynamische Diagnostik" (OPD) wurde Anfang der 1990er Jahre von Psychoanalytiker:innen, Psychosomatiker:innen und Psychiater:innen in Deutschland gegründet. Dieser Arbeitskreis verfolgt das Ziel, die symptomatologisch-deskriptiv orientierte Klassifikation psychischer Störungen um grundlegende psychodynamische Dimensionen zu erweitern.

Der Arbeitskreis OPD entwickelte ein diagnostisches Inventar und stellte ein Handbuch (OPD-1 erschien 1996; eine überarbeitete Version, OPD-2, folgte 2006) zum Training und zur klinischen Anwendung zur Verfügung (Arbeitskreis OPD, 1996, 2006). Die multiaxiale psychodynamische Diagnostik basierte auf 5 Achsen:

- Achse I: Krankheitserleben und Behandlungsvoraussetzungen
- Achse II: Beziehung
- Achse III: Konflikt
- Achse IV: Struktur
- Achse V: psychische und psychosomatische Störungen nach ICD-10[1]

Nach einem 1–2-stündigen Erstgespräch können Kliniker:innen (oder auch externe Beobachter:innen) die Psychodynamik der Patient:innen auf der Grundlage der OPD-Kategorien einschätzen und in die Evaluationsbögen eintragen. Ein Interviewleitfaden hilft, die für die OPD-Diagnostik relevanten Informationen zu gewinnen. Im Unterschied zu anderen Diagnostiksystemen wie STIPO (Strukturiertes Interview zur Persönlichkeitsorganisation), SPK (Skalen Psychischer Kompetenzen), RF (Reflective Functioning), die ein hochgradig strukturiertes und standardisiertes Interview voraussetzen, ist der OPD-Interviewleitfaden so flexibel gestaltet, dass das Interview weitge-

1 Die klassifikatorischen Diagnosen (in OPD-1 und OPD-2 noch die Achse V) werden in der OPD-3 nicht mehr in einer eigenen Achse aufgeführt, stattdessen werden sie gleich zu Beginn der Achse I erfasst. Es erscheint uns unangemessen, ICD oder DSM gewissermaßen als Unteraspekt der OPD zu deklarieren. Nichtsdestotrotz ist die syndromale Diagnostik unerlässlich. Daher wird sie jetzt der gesamten OPD-Diagnostik vorangestellt: Die OPD-Achsen ermöglichen dann eine Erklärung für das Auftreten der Symptomatik.

hend als normales, d.h. offenes psychodynamisches Interview geführt werden kann. Dies ermöglicht den Einsatz der OPD auch außerhalb von Forschungskontexten und macht sie deutlich praxistauglicher als etliche andere Instrumente.

Als gemeinsame Rahmenbedingungen für die Konzeption der OPD wurde festgelegt, dass ein klinisch relevantes psychodynamisch orientiertes Instrument unter Beachtung und Adaptation bereits vorhandener Ansätze erstellt werden sollte. Dieses Instrument sollte nutzbar sein unter Einhaltung eines mittleren Abstraktionsniveaus, angesiedelt zwischen reiner Verhaltensdeskription und reiner metapsychologischer Begriffsbildung.

Ferner wurde die Erarbeitung einer schulenübergreifenden, möglichst einheitlichen und präzisen Sprach- und Begriffskultur angestrebt, die so weit wie möglich auf eine schulenspezifische Terminologie verzichten sollte.

Operationalisierte Diagnostik kann dabei folgenden Zwecken dienen:

- Sie gibt klinisch-diagnostische Leitlinien, die aufgrund relativ offener Formulierungen den Anwender:innen dennoch Spielraum für ihre Beurteilungen lassen.
- Sie kann für die Ausbildung in der psychodynamischen Psychotherapie von Nutzen sein, gerade weil sie das Einüben sowohl von psychodynamischer als auch phänomenlogischer Klassifikation ermöglicht.
- Sie kann als Forschungsinstrument für wissenschaftliche Untersuchungen eingesetzt werden, um z. B. über striktere diagnostische Kriterien zu einer stärkeren Stichprobenhomogenisierung in Studien beitragen zu können. Hier ist zu denken an „Basisdaten“ für eine phänomenale und psychodynamische Ausgangserfassung, an die Erfassung von Krankheitsverläufen, die Prüfung von Therapieindikation und Differenzialindikation, die Bestimmung individueller Muster in verschiedenen Lebensbereichen und die Untersuchung von Therapieerfolg jenseits von Symptomveränderungen.
- Sie kann zu einer Verbesserung der Kommunikation innerhalb der „scientific community“ über die Konstrukte der psychodynamischen Theorie beitragen.
- Durch die Bestimmung von psychodynamisch relevanten Foki kann die OPD zur Therapieplanung verwendet werden. Wenn bedeutsame Aspekte eines unbewussten Konflikts, der strukturellen Einschränkung und der dysfunktionalen Beziehungsgestaltung als Problemschwerpunkte identifiziert werden, lassen sich die fokalen Ziele in einer geplanten Behandlung formulieren. Gleichzeitig können Prozess-Studien untersuchen, inwiefern die Bearbeitung dieser so festgelegten Foki im Lauf von Behandlungen mit dem Behandlungserfolg in Zusammenhang steht.

Mit dem hier vorliegenden Manual zur OPD-3 hat der Arbeitskreis OPD die OPD-Achsen erneut sehr gründlich überarbeitet. Dabei wurden sowohl die Erfahrungen aus unzähligen Trainingskursen und der klinischen Anwendung als auch die Ergebnisse von Forschungsprojekten (Kap. 1.3) berücksichtigt.

1.1 Bisherige Ansätze der Operationalisierung psychodynamischer Konstrukte

Vieldeutigkeit und Unschärfe psychoanalytischer Begriffe sind von Wissenschaftler:innen lang und oft beklagte Tatsachen. So erstaunt es nicht, dass die Psychoanalyse seit Freuds Zeiten in der Generierung neuer Hypothesen sehr viel erfolgreicher war als in der Validierung der bereits vorliegenden. Die ernste Mahnung des damaligen Präsidenten der Amerikanischen Psychoanalytischen Vereinigung, A. Kaplan, dass die Validierung der psychoanalytischen Theorie die Aufgabe unserer Zeit sei und nicht die ständige Schaffung neuer Theorien (Kaplan, 1981), diese Mahnung verhallte ziemlich ungehört. Andererseits geht die Mehrdeutigkeit psychoanalytischer Begriffe durchaus konform erstens mit einer starken hermeneutischen Ausrichtung und zweitens mit einer Betonung der Toleranz von *Nichtwissen* im psychotherapeutischen Prozess. Es geht hier letztlich darum, eine Spannung zwischen der nötigen Toleranz für das Nichtwissen einerseits und der Notwendigkeit der Operationalisierungen von Konzepten für die emprirische Forschung andererseits halten zu können.

Das schließt selbstverständlich nicht aus, dass Psychoanalytiker:innen mit Forschungsinteressen schon immer am Zustand der begrifflichen Unschärfe, der die Psychoanalyse kennzeichnet, gelitten haben. Fast alle Versuche, die in die Richtung von Neuformulierungen bis hin zu Operationalisierungen gehen, stammen deshalb – wenig überraschend – aus Forschungsprojekten.

Bei der Beurteilung der bisherigen Bemühungen zur Operationalisierung psychoanalytischer Konstrukte ist es von Bedeutung, inwieweit diese Untersuchungen und Befunde wissenschaftliche Aussagekraft haben. Sind sie z. B. geeignet, weitere oder engere Theorien oder Begriffe zu verifizieren oder als nicht angemessen zurückzuweisen? So ist es eine entscheidende Frage, ob die untersuchten Gegenstandsbereiche und theoretischen Konzepte noch eine inhaltliche Nähe zu psychoanalytischen Konzeptbildungen bzw. theoretischen Vorstellungen haben oder ob der inhaltliche Bezug zwischen psychoanalytischem Konstrukt und konkretem Forschungsgegenstand über den Prozess der Operationalisierung verloren gegangen ist (Eagle, 1991). Zwar gilt dies für jede Operationalisierung (z. B. kann auch innerhalb der experimentellen Psychologie bei der „Übersetzung" eines theoretischen Konstrukts in ein operationales und damit beobachtbares Konzept eine mitunter erhebliche Diskrepanz zwischen theoretischem Konstrukt und operationalisierter Beobachtung entstehen), aber für die Psychoanalyse, die eine komplexe Persönlichkeits- und Entwicklungspsychologie wie auch Krankheits- und Behandlungstheorie hat, ist diese Schwierigkeit besonders ausgeprägt.

Die komplexen psychoanalytischen Theorien und Begriffe sperren sich erheblich gegen die Umsetzung in ein Forschungsdesign; vielfach sind Konzepte wie das Unbewusste, Selbst- und Objektrepräsentanzen, Umstrukturierungen, unbewusste Affekte oder Übertragungen nicht direkt messbar, sondern müssen aus Beobachtungen erschlossen werden. Diese Ausgangslage macht ein Forschungsvorgehen notwendig, das die Vielfalt möglicher Beobachtungsdaten sowie die ihnen angemessenen Methoden der systematischen Beobachtung, Auswertung und Interpretation flexibel handhaben kann.

Die Beurteilung der Wertigkeit von Befunden hängt von (oft bestrittenen) Vorannahmen ab. Bei einem multimethodalen und multimodalen Vorgehen, das sowohl „harte" bio-psycho-soziale Daten als auch die individuelle und subjektive Seite im Gesamt ihrer Biografie berücksichtigt, stellt sich das Problem der Integration der verschiedenen Ebenen. Bei psychosozialen Fragestellungen ist ein stringentes Ineinanderfügen von Befunden auf der Grundlage quantitativer Operationalisierungen einerseits (z. B. standardisierte Fragebogenergebnisse) und solchen aus offenen „narrativen" Interviews andererseits nur unbefriedigend möglich; häufig lassen sich interpretative „Sprünge" nicht vermeiden oder es besteht eine deutliche inhaltliche Kluft zwischen diesen beiden Ebenen. Dennoch kann ein oszillierendes Betrachten den Gegenstand befriedigender ausleuchten als es nur jeweils eine Seite alleine vermag. So gilt es für die Operationalisierungen psychoanalytischer Konzepte, Mittelwege zu finden, die einen Zugewinn an Klarheit und Eindeutigkeit gestatten, ohne das Konzept gleichzeitig zu sehr aus seinem dynamischen Gehalt zu lösen.

Im Zusammenhang der Entstehung des Hampstead-Index schreibt Sandler (1962, S. 288): „Das führte zu einer Reihe von Neuformulierungen, weil die in der Literatur vorgefundenen Begriffe in gleicher Weise inadäquat, unpräzise und widersprüchlich waren". Den dornigen Weg der Neuformulierung sind seither eine Reihe von Autoren gegangen, denen daran lag, der Psychoanalyse den Anschluss an die internationale Gemeinschaft der Wissenschaft zurückzugewinnen, den sie verspielt hatte. Es soll hier ein zumindest skizzenhafter Überblick über die wichtigsten Ansätze zur Operationalisierung psychodynamischer Konstrukte gegeben werden (einen aktuellen Überblick über die Instrumente zur Erfassung von psychodynamischen Konflikten geben Simmonds et al., 2015; eine gute Übersicht über Instrumente zur Erfassung von „Struktur" findet sich bei Doering & Hoerz, 2012):

Im **Hampstead-Index** von Anna Freud (Sandler, 1962) sollen z.B. neben der Symptomatik die Biografie sowie die Triebentwicklung, die Entwicklung der Ich-Funktionen und des Über-Ichs, Fixierungspunkte und Regressionstendenzen sowie Konfliktmerkmale diagnostisch differenziert werden. So versuchen die Autoren, zwischen einer Entwicklungspathologie (tief greifende Störung der Trieb-, Ich, Über-Ich und Objektbeziehungen) und neurotischer Pathologie, die einem reiferen Entwicklungsniveau entspricht, zu trennen.

Das Modell der **deskriptiven Entwicklungsdiagnose** von Blanck und Blanck (Blanck & Blanck, 1974, 1979) orientiert sich an der Ich-Psychologie und beschreibt entsprechend das Entwicklungsniveau der Ich-Funktionen. Bellak und Mitarbeiter (Bellak & Goldsmith, 1984; Bellak & Hurvich, 1969) haben auf der Grundlage dieser Operationalisierung von Ich-Funktionen ein mehrskaliges Messinstrument entwickelt. Die Patient:innen werden so einem von 3 Entwicklungskategorien des Ichs (neurotisch, Grenzfall, psychotisch) zugeordnet. Diese ersten Systematisierungen der psychoanalytischen Diagnostik können grundsätzlich auch zur Therapieplanung und Überprüfung von Behandlungseffekten eingesetzt werden.

Perry et al. (1989) legten mit den **Psychodynamic Conflict Rating Scales (PCRS)** ein Instrument zur Diagnostik von ideografischen Basiskonflikten vor. Die PCRS konzeptualisieren Konflikte als Muster in Einstellungen, Überzeugungen, interpersonellem Verhalten und Affektregulation, welche eine Person dazu prädisponieren, mit der Bewältigung von „certain life stressors" Schwierigkeiten zu haben. Die PCRS messen fokale und globale, kognitive, behaviorale und affektive Komponenten von Konflikten, inkl. pathologischer und adaptiver Aspekte.

Luborskys Modell des **Zentralen Beziehung-Konflikt-Themas (ZBKT)** (Luborsky & Crits-Christoph, 1998) stellt einen operationalisierten Ansatz der Beziehungsdiagnostik dar, der wissenschaftlich auf großes Interesse stieß. Basierend auf einem halbstrukturierten Interview wird die Person aufgefordert, für sie charakteristische Beziehungsepisoden zu schildern, die dann auf der Grundlage eines Kategoriensystems klassifiziert werden. Die im Interview erarbeiteten konflikthaften Beziehungsthemen können als Grundlage für die differenzierte Therapieplanung eingesetzt werden (Grenyer & Marceau, 2022). Auf Basis des ZBKT-Models wurden störungsspezifische Behandlungsmanuale formuliert, deren Wirksamkeit mittels randomisierter kontrollierter Studien (RCT-Studien) bestätigt wurden (z.B. Leichsenring et al., 2008; Leichsenring & Salzer, 2014).

Zur Operationalisierung des Konstrukts der **Abwehr** wurden verschiedene Instrumente entwickelt (z.B. Ehlers et al., 1995; Ehlers & Peter, 1990; Perry & Cooper, 1989; Vaillant et al., 1986). Die Auswirkungen unterschiedlicher Formen von Abwehr (z.B. auf die Physiologie oder auch auf späteren Berufserfolg) sind ausgiebig empirisch untersucht und gut belegt (Überblicksarbeiten von Cramer, 2006; Hentschel et al., 2004; Werner & Langenmayr, 2005). Empirische Arbeiten zeigen auch Zusammenhänge zwischen bestimmten Abwehrmechanismen bzw. Abwehrniveaus und bestimmten Persönlichkeitsstörungen bzw. Persönlichkeitsstörungsclustern gemäß DSM-IV

(z. B. Lingiardi et al., 1999). In jüngster Zeit wurden neurobiologische Korrelate von Abwehrprozessen untersucht (Schmeing et al., 2013).

Die Arbeitsgruppe um Kernberg hat mit dem **Strukturierten Interview zur Persönlichkeitsorganisation (STIPO)** (Clarkin et al., 2004; deutsch: Doering, 2004) eine Operationalisierung des „strukturellen Interviews" (z. B. Kernberg, 1988) vorgelegt. Inzwischen gibt es eine revidierte Version (STIPO-R; Clarkin et al., 2016; deutsch: Hörz-Sagstetter & Doering, 2021) mit 55 Items, die strukturiert abgefragt exploriert und von den Interviewer:innen anhand von Ankerbeispielen geratet werden. Auf insgesamt 5 Dimensionen (Identität, Objektbeziehungen, Abwehr, Aggression und Wertvorstellungen) werden die Items zusammengefasst. Aus 11 einzelnen Items kann zusätzlich ein Narzissmus-Score gebildet werden. Abschließend wird die Persönlichkeitsorganisation kategorial auf 6 Niveaus (normal, neurotisch, Borderline 1, 2 und 3 sowie psychotisch) erfasst und eine dimensionale Darstellung der Persönlichkeitsorganisation in Form eines Strukturprofils über die 5 Dimensionen mit ihren Subdimensionen vorgenommen.

Mit dem **Karolinska Psychodynamic Profile (KAPP)** (Weinryb et al., 1999; Weinryb & Rössel, 1991) steht ein relativ umfassendes diagnostisches Instrument mit einem psychoanalytischen Hintergrund zur Verfügung. Das KAPP umfasst 18 Unterskalen, die folgende Merkmalsbereiche untersuchen: Qualität der interpersonellen Beziehungen (1–3), psychisches Funktionsniveau (4–7), Affektdifferenzierung (8–9), das Körpererleben als Element des Selbstbewusstseins (10–12), Sexualität (13–14), das Bild, dass sich der Einzelne von seiner sozialen Bedeutung macht (15–17), die Persönlichkeitsorganisation. Trainierte Beurteiler:innen erreichen eine hohe Interrater-Übereinstimmung und auch die Validität wird als zufriedenstellend angegeben.

Die **Skalen Psychischer Kompetenzen (SPK)** („Scales of Psychological Capacities" Wallerstein et al., 1989, deutsch: Huber et al., 2006) bestehen aus 17 Dimensionen, die jeweils in 2 bzw. 3 Subdimensionen, insgesamt 35, unterteilt sind. Die Subdimensionen einer Dimension sind so konstruiert, dass die eine Ausprägungsgrade enthemmten Funktionierens und die andere Ausprägungsgrade gehemmten Funktionierens erfasst. Die Einschätzung aller 35 Subdimensionen basiert auf einem etwa einstündigen klinischen Interview und zusätzlich einem etwa eineinhalbstündigen, halbstrukturierten speziellen SPK-Interview anhand eines Interviewleitfadens. Für die Einschätzung steht ein ausführliches Manual zur Verfügung, in dem jede Subdimension detailliert beschrieben und mit mehreren klinischen Vignetten illustriert wird. Die deutsche Version zeigt gute bis sehr gute Interater- und Retest-Reliabilität, Validität und Änderungssensitivität; zudem liegen Normwerte für Depression, Borderline-Persönlichkeitsstörungen und Gesunde vor (Huber et al., 2006).

Das Konzept der **Mentalisierungsfähigkeit** der Arbeitsgruppe um Fonagy (Fonagy et al., 2004) beschreibt ebenfalls eine zentrale strukturelle psychische Dimension: Der Begriff der **Mentalisierung** bezeichnet die „Fähigkeit, sich mentale Zustände im eigenen Selbst und in anderen Menschen vorzustellen" (Fonagy et al., 2004, S. 31). Dies bezieht sich insbesondere auf Gefühle und Wünsche und deren Zusammenhang mit Verhalten. Erst durch die Verbindung mit diesen mentalen Zuständen werden Handlungen als bedeutungs- und absichtsvoll erlebt. Theoretisch abgeleitet wird das Mentalisierungskonzept aus der Theory-of-Mind-Forschung. Eine Operationalisierung der Mentalisierungsfähigkeit liegt mit der *Reflective Function Scale* (RF) vor, die auf die Antworten auf die „Demand-Fragen" des Adult Attachment Interviews (AAI) angewendet wird (Fonagy et al., 1998; Taubner et al., 2013).

Das **Psychodynamic Diagnostic Manual** (PDM), (PDM Task Force, 2006) wurde bald nach der Publikation der englischen Übersetzung des OPD-Manuals von vorwiegend US-amerikanischen Psychodynamiker:innen zur Ergänzung der kategorialen symptomatisch orientierten Ansätze ICD und DSM entwickelt. Mit dem PDM-2 (Vittorio Lingiardi & MacWilliams, 2017) folgte eine umfassende, empirisch fundierte und stärker auf Fallformulierung und Behandlungsplanung ausgerichtete Revision. Basierend auf einem klinischen Interview und auf dem Hintergrund eines Modells seelischer Entwicklung hin zu einer altersadäquaten adaptiven Gesundheit vs. altersinadäquater maladaptiver Störungen – einschließlich psychotischer Zustände – werden für verschiedene Lebensabschnitte (Säuglingsalter/frühe Kindheit, Kindheit, Pubertät/Adoleszenz, Erwachsenenalter, Alter) dreidimensional gestaltete Achsen operationalisiert, aus denen ein individuelles Profil konfiguriert wird: P-Achse – Persönlichkeitsmuster und Störungen, M-Achse – psychische Funktionsfähigkeit und S-Achse – Symptommuster: das subjektive Erleben. Mittels einer Likert-Skala erfasst die M-Achse 12 Subdimensionen zu affektiven, kognitiv-mentalen und interpersonell-kommunikativen (selbst-)regulatorischen Fähigkeiten einschließlich der Entwicklung und Nutzung verinnerlichter Normen und Ideale. Klinische Beispiele exemplifizieren den multiaxialen Ansatz. Zur schnellen Orientierung in der klinischen Routine stehen Ratingskalen in analoger sowie digitaler Form zur Verfügung (PDC – Psychodiagnostic Chart).

Fazit: Es hat sich viel getan in Sachen Operationalisierung psychodynamischer Konzepte (Übersicht siehe Benecke & Schauenburg, 2020). Der Großteil der entwickelten Instrumente konzentriert sich auf die Erfassung von Strukturaspekten (STIPO, KAPP, RF), also basalen psychischen Funktionen bzw. Fähigkeiten. In einigen Instrumenten sind diese strukturellen Aspekte mit motivationalen/konflikthaften Aspekten vermischt. Wir halten es für notwendig, sowohl motivationale/konflikthafte Aspekte als auch strukturelle Fähigkeiten/Beeinträchtigungen zu berücksichtigen; gleichzeitig sollten diese Bereiche u. E. aber unbedingt separat erfasst werden.

Eine systematische Erfassung von (dysfunktionalen) Beziehungsmustern findet sich in den oben erwähnten Instrumenten wenig – diese wurde in separaten Konzepten, wie dem **Cyclic Maladaptive Pattern** (**CMP**, Strupp & Binder, 1984) in Kombination mit der **Structural Analysis of Social Behavior** (**SASB**, Benjamin, 1974), für die psychodynamische Psychotherapie operationalisiert und erfassbar gemacht (vgl. auch Benjamin, 1996; Tress, 1993). Die OPD widmet dieser klinisch so wichtigen Ebene eine eigene Achse: die Achse II *Beziehung*.

1.2 Das Konzept der Operationalisierten Psychodynamischen Diagnostik (OPD)

Die OPD-3 konstituiert sich aus 4 psychodynamischen Achsen:

I. Krankheitserleben und Behandlungsvoraussetzungen
II. Beziehung
III. Konflikt
IV. Struktur

Die 4 Achsen entstammen einem aus der Psychoanalyse abgeleiteten psychodynamischen Verständnis. Wir gehen davon aus, dass die wesentlichen Festlegungen in diesen 4 Achsen mit psychoanalytischen Teilkonzepten (Persönlichkeitsstruktur, intrapsychischer Konflikt, Übertragung, Abwehr, Widerstand) übereinstimmen, wobei Schlussfolgerungen auf der Ebene des Unbewussten nur mit Vorsicht und unter Bezug auf die vorgegebenen Operationalisierungen erfolgen sollen.

Warum diese Achsen?

Für **Achse I (Krankheitserleben und die Behandlungsvoraussetzungen)** sprach die offensichtliche praktische Relevanz dieser Kategorien: Patient:innen müssen „dort abgeholt werden, wo sie stehen und wo sie etwas erwarten" – d.h. bei Symptomatik und Therapieerwartung. Der Akzent liegt hier weniger auf dem Krankheitsverhalten als auf Erlebenselementen, Motivationen und vorhandenen Ressourcen. Diese Ebenen sind in der Psychologie gut untersucht und relativ leicht zu operationalisieren.

Achse II (Beziehung) wurzelt z.T. in der psychoanalytischen Diagnostik, die zu jedem Zeitpunkt immer auch Beziehungsdiagnostik ist, indem sie dem Wechselspiel von Übertragung und Gegenübertragung entscheidendes Gewicht gibt. Diese Achse gibt (im Gegensatz zu Achse III und IV) keine idealtypischen Konstellationen oder Muster vor, sondern stellt ein Kategoriensystem beobachtungsnaher Verhaltensweisen mit freier Kombinationsmöglichkeit zur Verfügung. Zwar ist die Achse in Anlehnung an interpersonelle Kreismodelle (insbesondere dem SASB, Benjamin, 1974; Tress, 1993) konzipiert; sie geht aber klar darüber hinaus, indem explizit Gegenübertragungsaspekte erfasst und mit dem Objekterleben der Patient:innen in Verbindung gebracht werden.

Achse III (Konflikt) kann für sich beanspruchen, ein Stück klassischer psychoanalytischer Diagnostik umzusetzen, die zentrale Rolle innerer Konflikte. Die Formulierung der Konflikte basiert auf universellen Motivsystemen. Es werden 7 Konflikte mit jeweils einem passiven und einem aktiven Bewältigungsmodus beschrieben. Dabei können lebensbestimmende, verinnerlichte Konflikte den eher aktuellen, äußerlich determinierten konflikthaften Situationen gegenübergestellt werden. Die Bearbeitung eines solchen inneren Konflikts kann als Behandlungsziel definiert werden.

Achse IV (Struktur) bildet Qualitäten bzw. Insuffizienzen psychischen Funktionierens ab. Die strukturellen Funktionen können als basale psychische Fähigkeiten verstanden werden. Hierzu zählen z.B. die Möglichkeit bzw. Unmöglichkeit zur inneren und äußeren Abgrenzung, die Fähigkeit bzw. Unfähigkeit zur Selbstwahrnehmung und Selbstkontrolle usw. Die Verfügbarkeit über diese strukturellen Funktionen beeinflusst ganz wesentlich die Manifestationen und die Möglichkeiten des Umgangs mit inneren und äußeren Konflikten. Die Einschätzung auf der Strukturachse hat entscheidenden Einfluss auf die Indikationsstellung.

Bei der Betrachtung der Achsen wird deutlich, dass sie in einigen Bereichen inhaltliche Überschneidungen aufweisen bzw. in enger Interaktion miteinander zu sehen sind. Die Figur-Hintergrund-Beziehung von Konflikt- und Strukturachse ist offensichtlich: Die psychische Struktur stellt gewissermaßen den Hintergrund dar, auf welchem sich Konflikte mit ihren gut oder schlecht angepassten Lösungsmustern abspielen. Als „Epiphänomene" sind die Beziehungsmuster beobachtungsnäher als psychische Struktur und innerer Konflikt. Habituelle dysfunktionale Beziehungsmuster können als Ausdruck und Manifestationen von inneren Konflikten und Strukturmerkmalen und zugleich als deren (kompromisshafte) Bewältigung verstanden werden; sie spiegeln deshalb die problematischen Aspekte beider Bereiche wider. In Kap. 6 („Das Zusammenspiel der Achsen") wird diese Diskussion vertieft.

1.3 Empirische Fundierung der OPD

Eine Besonderheit der OPD besteht darin, dass sie eine Brücke zwischen klinischen Erfahrungswerten und Modellen auf der einen Seite und Forschungsbefunden auf der anderen Seite schlägt. Das sich daraus ergebende Spannungsfeld ist Teil der Psychotherapie, seitdem sie mit wissenschaftlichen Methoden untersucht wurde (Castonguay, 2011). Die Fragen, ob – und wenn ja, wie – Grundlagen- und Anwendungsforschung sinnvoll verbunden werden können, ist nach wie vor Teil einer offenen Debatte (Gee et al., 2022). Das bedeutet jedoch auch, dass Systeme wie die OPD, aber auch andere klinische Modelle, immer beide Perspektiven berücksichtigen müssen: die Anforderungen der Praxis, hier insbesondere der Nützlichkeit, und gleichzeitig die Befunde der Forschung, auch der Grundlagenforschung.

Seit der ersten Publikation der OPD im Jahr 1996 wurde eine Vielzahl an empirischen Studien durchgeführt, die sowohl zur empirischen Fundierung im Sinne einer Konsolidierung und Evidenzbasierung als auch zur Weiterentwicklung zugehöriger Instrumente beitrugen (Zimmermann et al., 2010). Der folgende Abschnitt bietet einen Einblick in Ergebnisse dieser Forschung.

Achse I, Krankheitserleben und Behandlungsvoraussetzungen

Empirische Studien zur Achse Krankheitserleben und Behandlungsvoraussetzungen geben Hinweise auf Gütekriterien und Bedeutung der zugehörigen Achse I der OPD-2. Schneider et al. (2008) ließen 14 ausgebildete Rater:innen einen Fall bezüglich der Achse einschätzen, welche für ein Gesamtrating insgesamt Intraklassen-Korrelationskoeffizienten von .73–.76 erzielten, was als Hinweise auf gute Interrater-Reliabilität bewertet werden kann. Zuccarino et al. (2012) fanden ein Kappa von .65 in einer Stichprobe von jungen Patientinnen mit Essstörungen. Zudem fanden sie in einer Stichprobe von über 450 Personen, dass so gut wie alle Variablen der Achse I zwischen unterschiedlichen klinischen Gruppen (ambulante Psychotherapie vs. Konsiliardienst) differenzieren können, und wiesen auch Zusammenhänge mit der selbsteingeschätzten Therapiemotivation nach. Waage et al. (2011) zeigten in einer Stichprobe von 263 Patient:innen in stationär-psychosomatischer Psychotherapie, dass sich in dieser Stichprobe 7 Faktoren (somatische Orientierung, soziale Orientierung, psychische Orientierung, Ressourcen und Offenheit, Hemmnisse und Krankheitsgewinn, passive Patientenrolle) bestimmen ließen, die wiederum erwartungskonforme Zusammenhänge untereinander sowie mit Skalen eines Fragebogens zur Psychotherapiemotivation zeigten. Männer zeigten eine stärkere somatische Orientierung, Frauen eine psychosoziale Ursachenzuschreibung sowie eine größere Offenheit für psychische Prozesse. Zudem fanden sich teilweise Effekte für Alter und Störungsbereiche. Zuccarino et al. (2012) nutzten u. a. die Achse I der OPD zur Bestimmung von Subgruppen von jungen Patientinnen mit Anorexia nervosa. Kati et al. (2015) konnten die Änderungssensitivität von ausgewählten Bereichen im Kontext stationärer Psychotherapie darlegen, insbesondere für eine Abnahme des Leidensdrucks und eines somatischen sowie sozialen Krankheitskonzepts; gleichzeitig schätzten jedoch Therapeut:innen den sekundären Krankheitsgewinn am Ende der stationären Therapie im Mittel etwas höher als am Anfang ein. Höhere Werte bezüglich innerer Veränderungshemmnisse zum Ende der Therapie gingen mit geringeren Verbesserungen in Subskalen eines Instruments zur Ressourcenrealisierung einher. Zudem waren Aspekte der Achse I prädiktiv für den Langzeitverlauf nach stationärer Psychotherapie (Schneider, Tiemann, Stumpf & Heuft, 2015).

Achse II, Beziehung

Empirische Studien zur Beziehungsachse der OPD-1 zeigten unter Forschungsbedingungen eine gute Interrater-Reliabilität mit gewichtetem Kappa zwischen .56 und .62 auf Item-Ebene (Stasch et al., 2002), die in der klinischen Routine und bei studentischen Rater:innen jedoch schlechter ist (Cierpka et al., 2001), sowie eine akzeptable Retest-Reliabilität (Stasch et al., 2002). Zuccarino et al. (2012) berichteten ein gewichtetes Kappa von .63 bezüglich der Interrater-Reliabilität für die Beziehungsachse der OPD-2.

Das ebenso wie die OPD-Beziehungsachse auf einem Zirkumplexmodell basierende Inventar zur Erfassung interpersoneller Probleme (Horowitz et al., 2000) wurde verwendet, um die konvergente Konstruktvalidität der OPD-Beziehungsachse zu testen. Die resultierenden

Validitätskoeffizienten haben sich als akzeptabel für einen Vergleich zwischen einem selbst- und einem beobachterbeurteilten Verfahren erwiesen (Stasch et al., 2004). Es konnte auch gezeigt werden, dass die Mehrzahl der OPD-Beziehungs-Cluster konstruktkonform sind, d.h., sie besitzen einen spezifischen interpersonellen Inhalt und bilden ein kreisförmiges Muster, wenn sie in einem zweidimensionalen Diagramm aufgetragen werden (Stasch et al., 2004). Weitere Validitätsstudien zu beispielsweise Zusammenhängen mit interpersonellen Problemen, dem SASB-Modell, Bindungsstilen oder klinischer Nützlichkeit resümieren eine akzeptable Validität (Überblicke in Cierpka et al., 2001; Cierpka et al., 2007a; Schauenburg & Grande, 2010).

Auf Basis der Beziehungsachse der OPD-2 entwickelten Zimmermann et al. (2014) den OPD-Beziehungsmuster-Q-Sort, der gut validiert ist und als Ergänzung oder Alternative zur OPD-Beziehungsdiagnostik eingesetzt werden kann. Über die OPD-2 hinaus wird das Nutzen von interpersonellen Narrativen bzw. Beziehungsepisoden in der psychologischen Diagnostik zunehmend positiv diskutiert (Dunlop et al., 2020).

Die Beziehungsachse der OPD wurde u.a. auch dazu genutzt, personalisierte Untersuchungsparadigmata z.B. für den Einsatz in den Neurowissenschaften zu entwickeln (z.B. Kessler et al., 2013; Wiswede et al., 2014). Kessler et al. (2011) führten mit Patient:innen mit Depressionen ein OPD-Interview durch und leiteten individualisiert 4 Sätze aus der Beziehungsachse der OPD ab, die als mit der Depression in Verbindung stehend eingeschätzt wurden. Anschließend wurden den Patient:innen diese Sätze gezeigt, während sie in einem fMRI-Scanner lagen. Die Autoren konnten eine erhöhte Aktivierung in limbischen und subkortikalen Hirnregionen nachweisen. „The critical issue here is that brain responses on those stimuli can be interpreted on a clinical ground due to the individualized nature of the stimuli" (Kessler et al., 2013, S. 4).

Achse III, Konflikt

Mehrere Befunde deuten auf eine akzeptable Reliabilität und Validität der Konfliktachse der OPD hin (Übersichten in Benecke & Brauner, 2017; Cierpka et al., 2007a; Schneider et al., 2008). Rost (2011) fand bei 72 depressiven Patient:innen in stationärer Psychotherapie gute bis sehr gute Interrater-Reliabilitäten für 4 Konfliktbereiche der OPD-2, eine annehmbare Interrater-Reliabilität für 2 weitere Konfliktbereiche und nur für den Identitätskonflikt in der untersuchten Stichprobe keine akzeptablen Kennwerte. Zuccarino et al. (2012) fanden etwas niedrigere Werte für ein Gesamtrating der Konfliktachse (Kappa = .56). Kaufhold et al. (2017) berichten im Kontext von tendenziell eher weniger strukturierten Erstinterviews eine akzeptable Interrater-Reliabilität mit Intraklassen-Korrelationskoeffizienten von .52 bis .65. Die Konfliktachse konnte zudem helfen, Subgruppen im Bereich von Essstörungen zu charakterisieren (Zuccarino et al., 2012). Im Bereich von behandlungssuchenden Menschen in der stationären Psychotherapie können sich geschlechtsabhängig unterschiedliche Verteilungen von Konflikten ergeben (Schneider & Heuft 2018), hier vergleichsweise mehr Männer mit einem Hauptkonflikt um Kontrolle vs. Unterwerfung, jedoch mehr Frauen mit einem Abhängigkeit-Individuation-Konflikt. Der Verarbeitungsmodus des Hauptkonflikts war in fast zwei Drittel der Fälle eher passiv; wobei es diesbezüglich keine Geschlechtsunterschiede gab (Schneider & Heuft, 2018). Bei Rost (2011) war der Verarbeitungsmodus des Hauptkonflikts zu etwa 50 % aktiv, bezüglich Verteilungen waren der Versorgung-Autarkie-Konflikt und der Selbstwertkonflikt die am häufigsten beschriebenen Hauptkonflikte. In der LAC-Depressions-Studie wurden gehäuft Versorgung-Autarkie-Konflikte, Abhängigkeit-Individuation-Konflikte und Selbstwertkonflikte beschrieben und die Autoren zeigen einen moderierenden Effekt des Strukturniveaus (Kaufhold et al., 2017).

Es wurde eine Reihe von Studien mit Patient:innen aus verschiedenen Störungsgruppen hinsichtlich der Konfliktachse durchgeführt. Dabei zeigte sich, dass in nahezu allen Studien die Konflikte Individuation vs. Abhängigkeit, Unterwerfung vs. Kontrolle, Versorgung vs. Autarkie und Selbstwert deutlich *häufiger diagnostiziert* werden (Böker et al., 2007; Grande et al., 1998; Rudolf et al., 1996; Schneider et al., 2008b).

Individuation vs. Abhängigkeit

Die Bedeutsamkeit dieses Konflikts steht, unabhängig von der Modusausprägung *passiv* oder *aktiv*, in signifikant positivem Zusammenhang zur Ausprägung des impliziten Motivs *Selbstsicherheit* (Rost, 2011). Das heißt: Je bedeutsamer der Konflikt Individuation vs. Abhängigkeit eingeschätzt wurde, desto stärker war die Ausprägung des Motivs Selbstsicherheit. Der aktive Modus wird in der OPD als Abwehr von bzw. Angst vor Nähe konzipiert. Patient:innen im aktiven Modus beschrieben sich dementsprechend als „abweisender, mit weniger Fähigkeiten und Sicherheiten in der Kontaktsuche zu anderen“. Demgegenüber beschrieben sich Patient:innen im passiven Modus als „tendenziell wenig abweisend“ (Schneider et al., 2008b). An denselben Patient:innen ließen sich außerdem *signifikante Zusammenhänge mit dem berichteten Körperkonzept* finden. So berichteten Patient:innen mit einer aktiven Ausprägung, sich körperlich gesünder zu fühlen bzw. den eigenen Körper als effizient funktionierend wahrzunehmen, weniger Interesse an körperlicher Nähe zu haben und mit ihrer Sexualität zufrieden zu sein. Demgegenüber ist der passive Modus desselben Konflikts damit korreliert, gesteigertes Interesse an körperlicher Nähe zu haben und weniger zufrieden mit der eigenen Sexualität zu sein (Schneider et al., 2008a). Rost (2011) findet Hinweise auf einen etwas schlechteren Verlauf bei Menschen mit Abhängigkeit-Individuation-Konflikt.

Unterwerfung vs. Kontrolle

Unabhängig von der Ausprägung weist dieser Konflikt einen positiven Zusammenhang mit den impliziten Motiven der „Selbstsicherheit“ und der „Durchsetzung eigener Interessen“ auf (Rost, 2011). Der aktive Modus wird in der OPD als ausgeprägtes Streben nach Macht und Kontrolle operationalisiert. Dementsprechend beschrieben sich psychosomatische Patient:innen mit aktiver Ausprägung des Konflikts als weniger selbstunsicher-unterwürfig in Beziehungen und mit erhöhter Fähigkeit zur Durchsetzung eigener Interessen. Patient:innen mit aktivem Bewältigungsmodus des Konflikts gaben eine größere körperliche Gesundheit und Effizienz, eine größere Zufriedenheit mit der eigenen Sexualität, eine größere Akzeptanz ihres Körpers und ihrer körperlichen Erscheinung an, während Patient:innen mit passiver Konflikt-Bewältigung in all diesen Punkten signifikant unterdurchschnittliche Angaben machten (Schneider et al., 2008a).

Die Patient:innen im aktiven Modus berichteten signifikant weniger interpersonale Probleme, in denen sie sich als „zu selbstunsicher/unterwürfig“ und „zu ausnutzbar/nachgiebig“ wahrnahmen, hingegen deutlich mehr interpersonale Probleme, in denen sie „zu autokratisch/dominant“ auftraten (Pieh et al., 2009). Jugendliche mit einer passiven Ausprägung dieses Konflikts hingegen erlebten sich selbst in Beziehungen als „zu selbstunsicher/unterwürfig“ und „zu ausnutzbar/nachgiebig“ (Benecke et al., 2011). Bei Jugendlichen mit externalisierenden Störungen zeigte sich der aktive Modus des Konflikts Unterwerfung vs. Kontrolle besonders häufig (Rathgeber et al., 2014).

Versorgung vs. Autarkie

Die *passive Ausprägung* dieses Konflikts erweist sich in verschiedenen Studien als charakteristisch für psychosomatische Patient:innen (Pieh et al., 2009; Rathgeber et al., 2014; Rost, 2011; Schneider et al., 2008a, 2008b). Diese Patient:innen beschreiben sich insgesamt als weniger leistungsfähig (Schneider et al., 2008b), nehmen ihren Körper als weniger gesund, weniger effizient und weniger funktionsfähig wahr und zeigen weniger Interesse an der Körperpflege (Schneider et al., 2008a), was das in der OPD postulierte Hauptmotiv einer Versorgung durch andere nahelegt. Zu psychosomatischen Patient:innen im *aktiven Modus* berichteten Schneider et al. (2008b), dass der aktive Modus damit assoziiert war, den eigenen Körper als weniger effizient und weniger gesund wahrzunehmen, obwohl die Patient:innen in nicht körperbezogenen Bereichen eine ausgeprägtere Leistungsfähigkeit berichteten. Die Autor:innen erklären dies damit, dass Patient:innen mit aktiver Ausprägung des Konflikts Versorgung vs. Autarkie dazu neigen, sich zu überfordern und eigene Grenzen zu missachten. Die daraufhin entstehenden *körperlichen* Beschwerden seien für diese Patient:innen im aktiven Modus die einzige Möglichkeit, eigene Bedürfnisse nach Versorgtwerden und Bedürftigkeit zuzulassen.

Patient:innen im passiven Modus berichteten signifikant weniger interpersonale Probleme mit anderen, in denen sie sich als „zu streitsüchtig/konkurrierend" bzw. als „zu abweisend/kalt" wahrnehmen (Pieh et al., 2009).

Selbstwertkonflikt

Psychosomatische Patient:innen im passiven Modus beschrieben erhöhte Selbstunsicherheit, ein vermindertes Selbstwertgefühl und vermehrtes Schamerleben (Schneider et al., 2008b). Damit einhergehend äußerten sie weniger Zufriedenheit mit der körperlichen Effizienz, ihrer Sexualität, der körperlichen Erscheinung und insgesamt weniger Akzeptanz bezüglich ihres Körpers (Schneider et al., 2008a). Patient:innen im aktiven Modus hingegen halten durch Abwertung anderer den eigenen Leidensdruck lange Zeit niedrig und sind deshalb in den Kliniken eher seltener anzutreffen. Aufgrund der geringen Fallzahlen können somit nur Tendenzen postuliert werden, die hinsichtlich der oben beschriebenen Aspekte für psychosomatische Patient:innen im aktiven Modus jeweils in die erwartet gegenteilige Richtung weisen (Schneider et al., 2008a, 2008b).

Patient:innen mit aktivem Modus des Selbstwertkonflikts berichten signifikant seltener von interpersonalen Problemen, in denen sie von anderen als „zu introvertiert/sozial vermeidend", „zu selbstunsicher/unterwürfig" oder „zu ausnutzbar/nachgiebig" wahrgenommen werden (Pieh et al., 2009).

Einfluss von Konflikten auf das Gehirn

Mithilfe eines innovativen Studiendesigns untersuchten Kehyayan et al. (2013) den Einfluss psychodynamischer Konflikte auf das Gehirn. Gesunden Proband:innen wurde für jeweils 5 Sekunden 24 Sätze aus 3 verschiedenen Kategorien präsentiert: 6 „neutrale", 6 „generell negative" und 12 „konflikt-typische" Sätze. Die 3. Kategorie bestand aus Sätzen, die typisch für den Konflikt *Versorgung vs. Autarkie* (z. B. typisch für aktiver Modus: „Ich kann nicht Nein sagen, wenn jemand mich um Hilfe fragt") bzw. den *Selbstwertkonflikt* (z. B. „Ich schätze mich häufig als wenig kompetent ein") sind. Anschließend sollten die Proband:innen die 3 Wörter nennen, die ihnen nach der Präsentation des Satzes zuerst in den Sinn kamen, und daraufhin 60 Sekunden *frei assoziierend* über den betreffenden Satz sprechen. Vor der Präsentation des nächsten Satzes sollten sie ihre aktuelle emotionale Stimmung („mood") und die persönliche Zustimmung zu dem Satz angeben. Die Audioaufnahmen der freien Assoziationen wurden erfahrenen Psychoanalytiker:innen vorgespielt, die von den übrigen Komponenten des Experiments unabhängig waren. Sie sollten anhand der in der OPD für den jeweiligen Konflikt beschriebenen Kriterien einschätzen, inwiefern aufgrund der freien Assoziationen erkennbar wird, dass der jeweilige Konflikt für die betreffende Person persönlich bedeutsam ist oder keine persönliche Relevanz hat. Abhängig von dieser Einschätzung wurden die Proband:innen in 2 Gruppen unterteilt: „Konflikt ersichtlich" und „Konflikt abwesend". Es zeigte sich, dass die Proband:innen der Gruppe „Konflikt ersichtlich" jeweils nach der Darbietung der konfliktrelevanten Sätze eine schlechtere Stimmung und eine höhere persönliche Zustimmung angaben als die Proband:innen der anderen Gruppe. Hinsichtlich der Untersuchung neuronaler Korrelate betrachteten die Autor:innen bei ihrer Auswertung den anterioren cingulären Cortex (ACC), welcher mit der (vor allem impliziten) Emotionsregulation assoziiert ist (Etkin et al., 2015). In einer Vorstudie konnten Schmeing et al. (2013) zeigen, dass eine erhöhte Aktivität des ACC bei der Präsentation konfliktrelevanter Sätze gegenüber negativen und neutralen Sätzen auszumachen war. Kehyayan et al. (2013) konnten zusätzlich zeigen, dass dieser Effekt der erhöhten Aktivität des ACC bei den konfliktrelevanten Sätzen bei der Proband:innen-Gruppe „Konflikt ersichtlich" größer war als in der Gruppe „Konflikt abwesend". Dadurch konnten die Autor:innen einen neuronalen Effekt individuell bedeutsamer unbewusster Konflikte aufzeigen.

Insgesamt verfügt die Konfliktachse der OPD, bei aller inhärenten Schwierigkeit, unbewusste Konflikte empirisch zu untersuchen, über eine auch im internationalen Vergleich akzeptable Datenbasis (Simmonds et al., 2015).

Achse IV, Struktur

Bereits frühe Studien konnten bestätigen, dass die OPD-Strukturachse insgesamt eine akzeptable bis hohe Reliabilität zeigt (Benecke et al., 2009; Doering et al., 2014; Rudolf et al., 1996). Zuccarino et al. (2012) berichteten ein Kappa von .62 für das Gesamtstrukturrating, Kaufhold et al. (2017) einen Intraklassen-Korrelationskoeffizienten von .76. Bei Benecke et al. (2009) lag das gewichtete Kappa bei erfahrenen Ratern bei .83, bei Doering et al. (2014) der Intraklassen-Korrelationskoeffizient bei .79 für das Gesamtstrukturrating. Die Übereinstimmungen zwischen erfahrenen Expert:innen und z.B. Studierenden sind unterschiedlich, letztere neigen eher dazu, strukturelle Defizite im Vergleich niedriger einzuschätzen (Zimmermann et al., 2012).

Zahlreiche Studien stützen die Validität der OPD-Strukturachse. Nitzgen and Brünger (2000) untersuchten 171 Männer mit einer lang andauernden Suchtmittelabhängigkeit zu Beginn ihres stationären Aufenthalts und fanden, dass Patienten mit Störungen aus dem neurotischen Formenkreis im Mittel eine bessere Struktur aufwiesen als Patienten mit Persönlichkeitsstörungen. Es zeigte sich, dass diese Patienten im Bereich der Selbststeuerung die schlechtesten Werte aufwiesen, was auch theoretisch zu erwarten war, weil dieser Strukturbereich u.a. die Aspekte Affekttoleranz und Impulssteuerung umfasst. Bestätigt werden diese Befunde von einer Untersuchung durch Reymann et al. (2000) in der bei alkoholabhängigen Männern auf einer offenen Entgiftungsstation ebenfalls eine strukturelle Schwäche bei der Selbststeuerung (Mittelwert = 2,32) sowie bei der Objektwahrnehmung (Mittelwert = 2,44) ermittelt wurde. In einer Studie von Uzdawinis et al. (2010) wurden 20 Proband:innen im schizophrenen Prodromalstadium (6 „psychoseferne" und 14 „psychosenahe") sowie 10 Patient:innen mit paranoider Schizophrenie als Referenzgruppe mit der OPD untersucht. Insbesondere die Unterschiede zwischen den beiden Prodromal-Untergruppen (die „psychosenahen" zeigten deutlich gravierendere strukturelle Beeinträchtigungen) legen nahe, dass durch die Anwendung der OPD bisherige Früherkennungs-, Präventions- und Psychotherapieansätze sinnvoll ergänzt werden könnten.

Schauenburg (2000) untersuchte 49 konsekutive Patient:innen einer Psychotherapiestation und zeigte, dass eine sichere Bindung (Bindungsdiagnostik nach Pilkonis) sowie hohe Abhängigkeitsbestrebungen mit einem besseren Strukturniveau einhergehen, während Borderline-Züge, übersteigerte Autonomiebestrebungen und antisoziale Züge mit schlechterem Strukturniveau assoziiert sind. In einer Stichprobe von 139 Versuchspersonen, davon 19 gesunde Kontrollproband:innen, fanden Benecke et al. (2009) hochsignifikante Zusammenhänge zwischen dem OPD-Strukturniveau (sowohl Gesamt-Rating als auch die einzelnen Strukturdimensionen) und verschiedenen Störungsmaßen: Je geringer integriert die Struktur, umso höher war die Komorbidität (Anzahl der gleichzeitig vorhandenen DSM-Diagnosen, sowohl der Achse-I-Störungen als auch besonders der Persönlichkeitsstörungen gemäß SKID-Interviews) und umso höher die Werte auf den Fragebogen-Skalen des Inventory of Personality Organization (IPO), des Borderline-Persönlichkeits-Inventars (BPI) und des Global Severity Index der Symptom-Checkliste (SCL-90R). Boeker et al. (2008) fanden Zusammenhänge mit Selbstverletzungen, La Parra et al. (2017) und Dinger, Löw et al. (2021) mit Selbstkritik. Übersichten zu den Zusammenhängen zwischen dem OPD-Strukturniveau und dem Vorliegen und der Anzahl von Persönlichkeitsstörungen, Persönlichkeitsorganisation, interpersonellen Problemen, Symptomschwere, Bindungsstil finden sich bei Zimmermann et al. (2012) und Rudolf (2020).

Ein niedrigeres Strukturniveau zu Beginn einer Psychotherapie hängt zudem mit schlechteren Behandlungsergebnissen zusammen (Schneider, Tiemann, Stumpf & Heuft, 2015; Spitzer et al., 2004). Entsprechend wird die Indikationsstellung für Langzeittherapien aus der Perspektive von psychoanalytischen/psychodynamischen Psychotherapeut:innen stark vom Strukturniveau beeinflusst (Henkel et al., 2019).

Interessante Effekte zeigen sich auch in Untersuchungen zur Affektmimik: In der Studie von Bock et al. (2016) wurde das mimisch-affektive Verhalten von 80 Frauen mittels FACS (Facial Action Coding System) und MFZ (Mimik-Funktions-Zuschreibung, Bock et al., 2015) codiert. Den 2192 negativen Affektausdrücken wurde durch das Einbeziehen der Kontextinformation eine Referenz zugeordnet: interaktiv (der mimische Affektausdruck richtet sich auf das aktuelle Gegenüber), Selbst (der mimische Affekt richtet sich auf das Selbst, die Selbstrepräsentanz) und Objekt (der Affektausdruck ist auf eine dritte Person oder eine Situation gerichtet). Die reinen Häufigkeiten der Affektausdrücke zeigen keine Zusammenhänge zum Strukturniveau. Negative Affekte, die sich gegen die Interviewer:innen richten (Kategorie interaktiv) und Affekte, die sich auf das gesamtheitliche Selbst beziehen, stehen in einem positiven Zusammenhang mit einem geringen Strukturniveau nach OPD. Im Gegensatz dazu stehen negative Affekte, die nur auf einen Aspekt des Selbst oder des Objekts oder auf eine situative Begebenheit Bezug nehmen, mit einem besseren Integrationsgrad der Struktur in Zusammenhang (Bock et al., 2016). Zu ähnlichen Ergebnissen kommen auch Gebhardt et al. (2016): Hier zeigten die Personen mit einer großen Diskrepanz zwischen Selbsteinschätzung der Struktur (mittels IPO) und Fremdeinschätzung (OPD-Strukturrating) besonders viel Ekel-Mimik mit vollem Blickkontakt zu den Interviewer:innen. Diese Studien geben Hinweise darauf, warum Patient:innen mit strukturellen Beeinträchtigungen sich leicht in interpersonelle Schwierigkeiten verwickeln und auch bei den Interaktionspartner:innen oft rasch negative Affekte induzieren.

Weitere Untersuchungen beziehen sich etwa auf die Anwendung und Weiterentwicklung der OPD in anderen Sprachen (Both et al., 2019; Vanegas-Osorio et al., 2020; Vicente et al., 2012) oder den Einsatz der OPD in Blended- bzw. E-Learning-Tools (Ferber et al., 2014).

Die dimensionale Betrachtung von Persönlichkeitsstörung entlang basaler psychischer Funktionen findet sich in Form der Skala zur Erfassung des Funktionsniveaus der Persönlichkeit neuerdings auch im DSM-5 (Zimmermann et al., 2013) sowie im ICD-11 (Tyrer et al., 2019).

1.4 OPD-Fragebögen

Da die Lege-artis-OPD-Diagnostik mit ausführlichem Interview und anschließendem Rating recht zeitaufwendig ist, wurden in den letzten

Jahren Selbstbeurteilungsinstrumente zur Achse III (OPD-Konfliktfragebogen, OPD-KF; Benecke et al., 2018) und zur Achse IV (OPD-Strukturfragebogen, OPD-SF; Ehrenthal et al., 2012) entwickelt. Der OPD-Strukturfragebogen liegt zudem als Kurzform vor (OPD-SFK, Ehrenthal et al., 2015).

Diese Instrumente sollen und können die Lege-artis-OPD-Diagnostik mittels Interview nicht ersetzen, sondern spezifisch ergänzen. Für den OPD-Strukturfragebogen z.B. haben Ehrenthal et al. (2012) 4 Ziele formuliert: Das Verfahren sollte erstens im Sinne eines möglichen Screening-Ansatzes zeitökonomischer sein als das Interview, damit zweitens das Erheben großer Forschungsstichproben und den Einsatz in der Routinediagnostik erleichtern, drittens aufgrund der Itemformulierungen helfen, eine gemeinsame Sprache mit den Patient:innen für Therapieplanung und Fokusbestimmung zu finden, was viertens auch dabei unterstützen kann, die subjektive Perspektive der Patient:innen mit der Einschätzung der Expert:innen anhand individueller Information zu Person, Verhalten und Lebensgeschichte abzugleichen.

Der OPD-Konfliktfragebogen (OPD-KF)

Benecke et al. (2018) entwickelten den OPD-Konfliktfragebogen (OPD-KF). Dieser erfasst mit 66 Items „oberflächennah" die für die jeweiligen Konflikte typischen Erlebnis- und Verhaltensmuster getrennt nach aktivem und passivem Bewältigungsmodus, sodass aus den Antworten auf die Konfliktthemen geschlossen werden kann.

Die erste Studie zum OPD-KF berichtete neben der Testkonstruktion auch Ergebnisse zur faktoriellen Struktur sowie Reliabilität und Validität (Benecke et al., 2018). Dabei zeigte sich, dass die passiven Bewältigungsmodi höher mit aktueller Psychopathologie, Maßen der strukturellen Beeinträchtigung und (invers) der Lebenszufriedenheit korrelierten als die aktiven Modi (ausgenommen der Konflikt Versorgung vs. Autarkie). Zudem konnte der OPD-KF zur Vorhersage der Symptomschwere und Lebenszufriedenheit beitragen. Henkel et al. (2022) zeigten, dass die Ausprägungen der mit dem OPD-KF erhobenen Konfliktskalen distinkte und sinnvolle Korrelationsprofile mit den 8 Skalen des interpersonellen Zirkumplexmodells gemäß IIP ergeben.

Der OPD-KF wurde z. B. im Zusammenhang mit Strukturkonzepten und psychologischen Persönlichkeitsmodellen (Gisch et al., 2021), Arbeitszufriedenheit und Burnout (Gisch et al., 2020) untersucht, ebenso im Bereich der Sexualmedizin (Koops et al., 2021). Zudem wird eine modifizierte Version für den Arbeitskontext entwickelt (Kotte et al., 2019). Nächste Schritte in der Entwicklung des OPD-KF bestehen in einer Weiterentwicklung der Skalen, um die Reliabilität zu verbessern, sowie in einem Vergleich mit dem OPD-Expertenrating.

Der OPD-Strukturfragebogen (OPD-SF)

Ehrenthal et al. (2012) entwickelten ein die interviewbasierte Experteneinschätzung ergänzendes Selbsteinschätzungsinstrument, den OPD-Strukturfragebogen (OPD-SF). Der OPD-SF zeigt sehr gute psychometrische Kennwerte und unterschiedliche Hinweise auf Validität (Ehrenthal et al., 2012). Neben Übersetzungen ins Spanische (Lorenzini et al., 2021), Dänische, Französische, Englische und Norwegische (Østergård et al., 2019) existiert eine validierte 12-Item-Screeningversion (Ehrenthal et al., 2015).

OPD-SF und seine Kurzversion (OPD-SFK) hängen mit im Interview erhobenen Leveln von Persönlichkeitsfunktion zusammen. Dinger et al. (2014) fanden eine signifikante Korrelation ($r = .62$) mit dem OPD-Expertenrating der Strukturachse, aber gleichzeitig, dass die Kombination von Interview- und Fragebogendaten besonders gut ein Außenkriterium (Anzahl an Persönlichkeitsstörungsdiagnosen) vorhersagt, was darauf hindeutet, dass es tatsächlich für den Informationsgewinn wichtig ist, beide Perspektiven in die Strukturdiagnostik einzubeziehen. Die Kurzversion korrelierte zudem signifikant mit der DSM-5 Levels of Personality Functioning Scale (r = .78), erhoben mit dem StiP5.1-Interview (Zettl et al., 2019), sowie mit reflexiver Funktion, gemessen mit der Reflective Functioning Scale, auch nach statistischer Kontrolle der Symptombelastung (Zettl et al., 2020).

Im Bereich von Psychopathologie und somatischer Medizin gibt es Studien mit dem Strukturfragebogen bei posttraumatischen Belastungsstörungen (Baie et al., 2020), Essstörungen (Rohde et al., 2019), bipolaren Störungen (Wagner-Skacel et al., 2020), Reizdarm (Berens et al., 2021), Diabetes (Ehrenthal et al., 2019), Vaginismus und Dispareunie (Koops et al., 2021), Lebensqualität (Crempien et al., 2017), chronischem Unterbauchschmerzsyndrom (Albrecht et al., 2015) sowie dem Ausmaß an Veränderung des affektiven Erlebens bei depressiven Patient:innen mit vs. ohne Borderline-Persönlichkeitsstörungen (Dinger, Fuchs et al., 2021; Köhling et al., 2016). Ebenso wurde er eingesetzt in neurowissenschaftlichen Studien bei Suchterkrankungen (Hiebler-Ragger et al., 2021), zur Modellierung des Einflusses von aversiven Kindheitserfahrungen auf spätere Psychopathologie (Dagnino et al., 2020; Flenreiss-Frankl et al., 2021; Freier et al., 2022; Krakau et al., 2021) und bei der Untersuchung von Verschwörungserzählungen (Hettich et al., 2022). Zudem existieren Psychotherapiestudien zur Vorhersage des Therapieerfolgs (Zeeck et al., 2020), zur Veränderungsmessung (Kraus et al., 2021; Lübke et al., 2021) und Vorhersage von Behandlungsaufnahme (Nikendei et al., 2020) und Behandlungsabbrüchen (Immel et al., 2021). Auch fanden sich hohe Übereinstimmungen zwischen dem OPD-SF und emotionaler Intelligenz (Jauk & Ehrenthal, 2021). Der OPD-SF bzw. OPD-SFK korreliert hoch mit anderen international gebräuchlichen Fragebögen mit ähnlichem Gegenstandsbereich (Jauk & Ehrenthal, 2021; König et al., 2016; Zimmermann et al., 2015) und kann auch in Werte anderer gebräuchlicher Instrumente „übersetzt“ werden (Zimmermann et al., 2020). Es ist zudem möglich, Items des OPD-SF aufgrund von IRT-Analysen in Itembanken für adaptives Testen zu überführen (Obbarius et al., 2021).

Zudem ist es bei allen o. g. Einschränkungen möglich, den OPD-SF ergänzend in der Einzelfallanalyse und Therapieplanung zu verwenden (Ehrenthal, 2014; Ehrenthal & Benecke, 2019; Ehrenthal & Dinger, 2019). Der OPD-SF kann für nichtkommerzielle Zwecke unter www.strukturdiagnostik.de heruntergeladen werden.

1.5 Was ist neu in der OPD-3?

Das OPD-3-Manual wurde im Vergleich zum OPD-2-Manual völlig neu gegliedert. Während bisher jede Achse auf mindestens 3 Kapitel verteilt war („Operationalisierung“, „Manualisierung“ und die „Checklisten“), findet sich die gesamte Information zu jeder Achse nun zusammengefasst in einem Kapitel. Das macht das Buch übersichtlicher und die Leser:innen müssen nicht fortwährend hin- und herblättern.

Achse I, Krankheitserleben und Behandlungsvoraussetzungen

In der Achse I wird nun die etablierte deskriptiv-phänomenologische Diagnostik (ICD-10/-11, DSM-IV/-5) in die OPD aufgenommen. Dies dient der Betonung der Notwendigkeit einer genauen Erfassung von psychopathologischen Phänomenen, die auch in einer psychodynamischen Diagnostik ihren Platz haben muss. Ansonsten werden die wesentlichen Bewertungskriterien der Achse I fortgeführt, aber deutlich vereinfacht. Entscheidende Änderungen sind die psychodynamische Zusammenfassung mit Berücksichtigung der entsprechenden somatischen-psychischen-sozialen Krankheitskonzepte und der Motivation. Im Rahmen der objektivierenden Bewertung der Erkrankung wurde die globale Schwere und der Verlauf der behandlungsbedürftigen Störung an international übliche Kriterien angepasst. Die Global Assessment of Functioning (GAF) wurde zur Verbesserung der Reliabilität und Validität in die Bereiche Symptomatik, berufliche Funktion und soziale Funktion untergliedert. Das Psychotherapiemodul der OPD-2 wurde jetzt vollständig als Grundbestandteil in die Achse I integriert.

Achse II, Beziehung

Unveränderte Grundstruktur

Die Achse II hat ihre Grundstruktur bewahrt: Auch in der OPD-3 geht es darum, das zentrale, repetitive und dysfunktionale Beziehungsmuster einer Patient:in aus 2 Blickwinkeln zu beschreiben, nämlich aus der Erlebensperspektive der Patient:in und aus derjenigen der Interaktionspartner:innen. Als Material dienen weiterhin die Beziehungsepisoden. Wie in OPD-2 wird eine Liste von Beziehungsitems vorgegeben, aus der die für den jeweiligen Fall zutreffenden Beschreibungen ausgewählt werden. Unverändert ist die Zusammenstellung der Items in der Liste. Sie folgt weiter stringent der Zirkumplex-Logik interpersonellen Verhaltens und macht einen konsequenten Nutzen von der Struktur des Kreismodells. Ebenso wird beibehalten, die beiden Erlebensperspektiven bzw. die anhand der Items beschriebenen interpersonellen Positionen zu einer beziehungsdynamischen Formulierung zusammenzufassen und zu integrieren. Dies erlaubt, die beziehungsdynamische Formulierung zu einem festen Bestandteil der Achse-II-Diagnostik zu machen.

Veränderungen in Achse II

Die Items werden nun **dimensional skaliert.** Das bedeutet, dass jede im Kreismodell enthaltene Verhaltensweise in einem unterschiedlichen Maß an Dysfunktionalität vorliegen kann. Dabei wurde für jedes Item

- eine *angemessene/unauffällige*,
- eine *akzentuierte* und
- eine deutlich *dysfunktionale* Ausprägung

formuliert. Diese 3 Stufen sind dabei für jedes Beziehungsitem ausformuliert – eine Tabelle mit kurzen Beschreibungen aller Items auf allen Stufen findet sich im Anhang (Kap. 12). Jede Verhaltensweise kann wahlweise auch gesondert als *Ressource* angekreuzt werden, wenn sie als „angemessen" beurteilt wurde.

Es wird zwischen einer **Forschungs- und einer klinischen Beurteilung** unterschieden:

- Im *klinischen Rating* können die bedeutsamen Items ausgewählt und dimensional eingeschätzt werden. Zuletzt wird, wie bisher, die ausgewählte Item-Anzahl auf 3 pro Erlebensperspektive verringert.
- Die *Forschungsversion* fasst jeweils 2 nebeneinanderliegende und damit ähnliche Items zusammen (in bewusster Verwandtschaft zu den „Clustern" des SASB). Die so halbierte Anzahl von Items muss jeweils einzeln und vollständig eingeschätzt werden. Dies hat mehrere Vorteile: Intensitäten können nun abgebildet werden; es können Profile erstellt werden; die Daten sind deutlich besser statistisch auswertbar.

Es besteht die Möglichkeit, die Beurteilung in ein **EDV-gestütztes Programm** einzugeben, das sofort affektive Schwerpunkte der Interaktion angeben kann (Kreisausprägungen und -positionen). Ferner kann das Programm die Zusammenstellung der beziehungsdynamischen Formulierung erleichtern.

Achse III, Konflikt

Bei der Achse III bleibt es zwar bei den schon früher beschriebenen 7 Konflikten (jeweils mit den beiden Bewältigungsmodi) und der Kategorie „abgewehrte Konflikt- und Gefühlswahrnehmung", gleichwohl wurden einige bedeutsame Änderungen vorgenommen:

- Das basale Motivationssystem des Konflikts wird klar beschrieben.
- Die „normale" Entwicklung wird beschrieben: Wie sieht es aus, wenn eine Person diesen Konflikt nicht hat, wenn sie das entsprechende Motivationssystem psychisch gut integriert hat?
- Es wird zwischen „Kernaffekt" (= schmerzlich, abgewehrt) und „Leitaffekt" (bewusst zugängliches Gefühl) unterschieden.
- Es wird eine Unterscheidung zwischen „lebenslang" und „aktuell" ermöglicht, wodurch Veränderungen (z. B. im Bewältigungsmodus) besser abgebildet werden können.
- Der oft umstrittene „Aktualkonflikt" entfällt als eigenständige Kategorie, kann aber in der Form abgebildet werden, dass keiner der Konflikte eine schon „lebenslang" bestehende hohe Ausprägung aufweist, dass „aktuell" aber ein motivational-konflikthaftes Thema das psychische Geschehen dominiert.
- Das Konflikt-Rating ist nicht mehr auf „bessere" Strukturniveaus beschränkt (*gut* integriert, *mäßig* integriert), vielmehr sollen Konflikte bei allen Strukturniveaus geratet werden (auch bei *gering* integriert oder *desintegriert*).
- Die Manifestationen der Konflikte auf den Strukturniveaus *gut* integriert, *mäßig* integriert und *gering* integriert wird ausformuliert.

Eine Integration des Konzepts der Dilemmata gemäß Mentzos (z. B. Lempa et al., 2017; Mentzos, 2002, 2015) in die OPD-Konfliktachse wird im gesonderten Kap. 4.4 dargestellt.

Achse IV, Struktur

Die Achse IV bleibt in ihrem grundlegenden Aufbau bestehen. Es wurden aber einige Änderungen vorgenommen:

- Die „Abwehr" wurde wieder aufgenommen, nun als eigene, 9. Dimension und inhaltlich gänzlich neu konzipiert. Die anderen 8 Dimensionen bleiben erhalten.
- Bei den Facetten finden sich einige auch inhaltliche Veränderungen: Einige Facetten, z. B. *objektbezogene Affektdifferenzierung, lustvolles Erleben* oder *Vertrauen* sind gänzlich neu, einige Facetten (z. B. *Affekte erleben* und *Fantasien nutzen*) wurden zusammengefasst, wieder andere wurden inhaltlich geschärft.
- Die bisherigen „Zwischenstufen" (zwischen *gut* und *mäßig*, zwischen *mäßig* und *gering*, zwischen *gering* und *desintegriert*) wurden nun auch manualisiert, d. h. ausformuliert. Dadurch ist die Strukturcheckliste zwar sehr viel umfangreicher, aber auch um einiges klarer und differenzierter geworden.
- Die „unteren" Strukturniveaus wurden inhaltlich vollständig überarbeitet, insbesondere, um sie „Psychiatrie-tauglicher" zu machen, wobei versucht wurde, spezifische Psychopathologien nicht zur Beschreibung heranzuziehen, um beispielsweise sowohl psychotische als auch psychopathische Desintegration gleichermaßen abzubilden. Hierzu konnten ausgewiesene Expert:innen in psychodynamischer Psychosen-Therapie für die Mitarbeit an der Strukturachse gewonnen werden.
- Die Tabelle mit der Beschreibung aller Facetten auf allen Stufen und Zwischenstufen (Kap. 5.4) bildet nun gewissermaßen den Volltext der Strukturachse. Daneben findet sich eine „Kurz-Version" mit stark kondensierten Beschreibungen der Hauptstufen im Anhang (Kap. 12.3).
- Es wurden 2 optionale Variabilitätsratings eingeführt. Ein *zeitliches*, das Veränderungen des Strukturniveaus über die Zeit abbilden kann (z. B. nach einem traumatisierenden Lebensereignis), und ein *Lebensbereich-spezifisches*, das es ermöglicht, Unterschiede der Verfügbarkeit der strukturellen Funktionen in verschiedenen Lebensbereichen abzubilden (z. B. besseres Niveau im Bereich Arbeit, schlechteres im Bereich Intimität). Durch diese Möglichkeit der Abbildung von Auslenkungen des Strukturniveaus gewinnt die Strukturdiagnose eine

zusätzliche Dimension und bildet viele Patient:nnen noch besser ab.

1.6 Fazit

Die Erfahrungen mit der OPD zeigen, dass die konstruierten Achsen für den klinischen Gebrauch praktikabel sind und insgesamt hinreichend reliabel eingeschätzt werden können.

Auf dem Hintergrund der empirischen Befunde und den Erfahrungen in der klinischen Arbeit mit der OPD sowie der Erkenntnisse aus den OPD-Ausbildungsseminaren entstand die Initiative zur erneuten Überarbeitung der OPD. Auf dem Hintergrund der Forschungsergebnisse und den Erfordernissen seitens der klinischen Anwendbarkeit muss die OPD immer wieder verändert werden. Diese Notwendigkeit steht im Konflikt mit dem Bestreben, ein Instrument mit einer gewissen Kontinuität und Übersichtlichkeit zur Verfügung zu haben – ein Problem, das wir hoffentlich kreativ und anwenderfreundlich lösen konnten.

Insgesamt ist die OPD-3 gegenüber den Vorgängerversionen *(mehr-)dimensionaler* und um einiges *differenzierter*. Das hat den Vorteil, dass die individuellen Eigenheiten der Patient:innen deutlich besser abgebildet werden können und damit der psychischen Komplexität besser Rechnung getragen wird. Ein Nachteil besteht aber gleichzeitig darin, dass das Erlernen u.U. etwas aufwendiger ist und die Komplexität zunächst abschreckend wirken kann. Bleibt zu hoffen, dass der geringe Mehraufwand, den die OPD-3 mit sich bringt, vom deutlichen Zugewinn an klinisch nutzbarer Validität mehr als aufgewogen wird.

2 Achse I: Psychische Störungen, Krankheitserleben und Behandlungsvoraussetzungen

2.1 Zusammengefasste Darstellung der Achse I

Die Achse I umfasst als Voraussetzung der psychodynamischen Diagnostik die Erhebung der psychischen Störungen, des aktuellen subjektiven Krankheitserlebens und der psychotherapeutischen Behandlungsvoraussetzungen. Für die Indikationsstellung und Durchführung einer psychotherapeutischen oder auch psychiatrischen Behandlung haben, neben der Art der Symptomatik und der fremdbeurteilten Störungsschwere, vor allem das subjektive Krankheitserleben und die subjektiven Behandlungsvoraussetzungen entscheidende Bedeutung.

Es handelt sich um eine Fremdbeurteilung, also eine objektivierende Bewertung der subjektiven Angaben der Patient:innen. Die deskriptive Diagnostik nach ICD-10/11 bzw. DSM-5 wurde bisher in der Achse V der OPD abgebildet, wird in der vorliegenden Version aber in Achse I eingegliedert, um die Notwendigkeit einer genauen Erfassung von psychopathologischen Phänomenen zu betonen – Patient:innen kommen aufgrund von Beschwerden und Symptomen, und diese sollten systematisch erfasst werden. Eingestuft werden auch der Verlauf und der Schweregrad der psychischen und/oder somatischen Störung mit ihren Folgen. Eingestuft werden des Weiteren die subjektiven Krankheitskonzepte und subjektiven Veränderungs- und Behandlungskonzepte, die aufeinander aufbauen und sich beeinflussen. Dazu zählen das somatische Krankheitskonzept, ein sozial orientiertes Krankheitskonzept und ein alternatives Krankheitskonzept. Im internalen Krankheitskonzept wird erfasst, inwieweit eigene psychische und interpersonelle Aspekte in der Entstehung der Probleme/Störung fokussiert werden.

Diese subjektiven Krankheitskonzepte führen zu subjektiven Veränderungskonzepten, die im Wesentlichen die Motivation in Bezug auf die gewählte Behandlung darstellen. Die Erfassung und Berücksichtigung dieser Bereiche der Motivation muss bereits im Vorfeld der Behandlung und auch bei einer folgenden Therapie im Sinne der Compliance/Adhärenz berücksichtigt und unterstützt werden. Die Veränderungsressourcen umfassen den Leidensdruck und den Umgang mit der Erkrankung (Coping-Ressourcen), die derzeitige psychosoziale Unterstützung und die Offenheit, sich auf eine psychosoziale Genese der Beschwerden und Probleme einzulassen.

Einer Behandlung können – im ambulanten wie im stationären Setting – äußere wie innere Veränderungshemmnisse entgegenstehen. Dazu zählen u. a. Ängste vor negativen sozialen Konsequenzen. Innere Veränderungs- und Behandlungshemmnisse werden als bewusste und unbewusste Widerstandsphänomene gegen Veränderung und Behandlung beschrieben. Es wird des Weiteren zwischen primärem und sekundärem Krankheitsgewinn unterschieden.

Besteht die Indikation zur Anwendung eines psychotherapeutischen Verfahrens und eine hinreichende Motivation zur deren Durchführung, so ist hilfreich zu erfahren, welche therapeutischen Aktivitäten die Betroffenen zum Erreichen ihres Ziels erwarten: Im Mittelpunkt steht i. d. R. der Wunsch, die psycho-/somatischen Symptome zu verringern. Darüber hinaus ist es für viele Betroffene wichtig zu verstehen, wie und warum sich ihre Symptomatik entwickelte, um daraus Strategien zur Veränderung abzuleiten (Reflexion und Klärung). Oft suchen Betroffene in der Psychotherapie emotionale Unterstützung, Entlastung, Trost und Beistand, um ihre Beschwerden und Probleme besser zu bewältigen. Und nicht zuletzt suchen Betroffene in der Psychotherapie in unterschiedlichem Ausmaß aktive Anleitung, um ihre Beschwerden und Probleme zu meistern.

Die Zusammenfassung dieser für jede Patient:in individuellen, unterschiedlichen Krankheitskonzepte und Behandlungsvoraussetzungen ermöglicht für alle Formen der Psychotherapie ein erstes Verständnis von Problemen/Störung und deren möglicher Behandlung. Erste psychodynamische Beschreibungen (bewusste und unbewusste Konflikte, Widerstand und Krankheitsgewinn) weisen auf die psychodynamische Erhebungsebene (Achse III) und strukturelle Rahmenbedingungen der Betroffenen (Achse IV) hin.

2.2 Einleitung zur Achse I

Die Achse I erhebt zunächst die syndromal-deskriptiven Diagnosen nach ICD-10/11 (oder optional DSM-5). Diese wurden in der OPD-1 und der OPD-2 auf der Achse V, in der vorliegenden OPD-3 in Achse I abgebildet. Es folgen das subjektive Krankheitserleben, die Krankheits- und Veränderungskonzepte mit den bestehenden Veränderungsressourcen und -hemmnissen sowie die Behandlungsmotivation.

Die gesamte Achse I wird als **objektivierende Bewertung der subjektiven Angaben der Patient:in** verstanden. Für die Indikationsstellung und Durchführung einer psychotherapeutischen (oder einer anderen) Behandlung haben neben der Art der Symptomatik und der fremdbeurteilten Störungsschwere vor allem das subjektive Krankheitserleben und die subjektiven Behandlungsvoraussetzungen entscheidende Bedeutung. Wesentlich ist, inwieweit die Patient:in Leidensdruck aufweist, inwieweit sie über Einsichtsfähigkeit in psychosomatische und psychodynamische Zusammenhänge verfügt und welches Krankheitskonzept und welche Behandlungswünsche sie verfolgt. Die Indikation wird weiterhin von der Motivation und den Veränderungsressourcen eines Menschen (z.B. Leidensdruck, Umgang mit der Erkrankung, psychosoziale Unterstützung und Offenheit) sowie den Veränderungshemmnissen (äußere und innere Veränderungshemmnisse, sekundärer Krankheitsgewinn) beeinflusst. Diese Aspekte sind für die Indikation entscheidend und müssen daher an erster Stelle des diagnostisch-therapeutischen Prozesses stehen.

In der OPD-3 werden damit im Vergleich zur OPD-2 die wesentlichen Beurteilungskriterien fortgeführt. Allerdings wurden zum Zwecke der Systematisierung, Vereinfachung, Aktualisierung oder zum besseren Verständnis eine Reihe von Veränderungen vorgenommen. Da die deskriptiv-phänomenologische Einordnung der Störung für Diagnostik und Therapieplanung sehr relevant ist, wurde diese nun in die Achse I (bisher Achse V) integriert. Weitere entscheidende Änderungen sind die vereinfachende Zusammenführung von Krankheitserleben und subjektiven Krankheitskonzepten und entsprechender Therapiemotivation. Eine Systematisierung wurde auch dadurch erreicht, dass subjektive Krankheitskonzepte einem Profil zugeordnet werden können, das der Zuordnung zu externaler bzw. internaler Ursachenattribution folgt. Im Rahmen der objektivierenden Bewertung der Erkrankung wurde die globale Schwere und der Verlauf der behandlungsbedürftigen Störung an international übliche Kriterien angepasst. Die Global Assessment of Functioning (GAF) wurde zur Verbesserung der Reliabilität und Validität in die Bereiche Symptomatik, berufliche Funktion und soziale Funktion untergliedert.

Diagnostische Grundlage der Achse I sind die verbalen und nonverbalen Äußerungen der Patient:in, die von der Untersucher:in im Rahmen ihrer Kenntnisse und der Manualisierung objektiviert werden. Beurteilt werden soll i.d.R. der **aktuelle klinische Befund.** Es gilt daher grundsätzlich das **Zeitfenster** der letzten 28 Tage, außer beim GAF beim EQ-5D, die sich gemäß Anweisung auf die letzten 7 Tage beziehen. Die Ausprägung aller Bewertungskriterien wird auf einer Skala mit Stufen zwischen 0 und 4 beurteilt. Die Stufen bedeuten:

- 0 = „nicht ausgeprägt“
- 1 = „kleine Merkmalsausprägung“
- 2 = „mittelmäßig ausgeprägt“
- 3 = „hoch ausgeprägt“
- 4 = „sehr hoch ausgeprägt“

Ist ein Bewertungskriterium nicht beurteilbar, wird eine 9 (= „nicht beurteilbar“) vergeben. Für alle Kriterien werden Ankerbeispiele aufgeführt, jeweils für die Stufen 0, 2 und 4.

Die Grundlagenliteratur zu den einzelnen Bewertungskriterien ist in der OPD-2 ausführlich dargelegt. Über die Grundlagen (Schüßler & Bertl-Schüßler, 2011) hinaus wird zur klinisch-empirischen Bedeutung dieser Bewertungskriterien der Achse I (z. B. Psychotherapiemotivation) auf die aktuelle Studienübersicht im „Handbook of Psychotherapy and Behavior Change“ (Lambert, 2013), vor allem auf Bohart & Wade (2013) verwiesen.

2.3 Klassifikation: Psychische und Verhaltensstörungen

Wie bisher greift die OPD-3 für die deskriptiv-phänomenologische Einordnung von Symptomen und Verhaltensstörungen auf die „Internationale Klassifikation psychischer Störungen ICD“ oder das „Diagnostische und Statistische Manual Psychischer Störungen DSM-5“ zurück. Die ICD-10 wird 2022 von der ICD-11 abgelöst und ist danach nur noch für eine Übergangsphase von 5 Jahren gültig, was entsprechend berücksichtigt werden sollte. Für eine ausführliche Darstellung der kategorialen Systeme wird auf die entsprechenden Manuale verwiesen.

Es sei nur kurz zusammenfassend erwähnt: In der ICD-10/11 und dem DSM-5 werden psychische Störungen deskriptiv-symptomatisch unter Beachtung von Zeit- und Verlaufskriterien definiert. Die ICD-10/11 folgt einer überwiegenden Symptom- und Syndromorientierung und klassifiziert Störungen in einem alphanumerischen System. Mit den ersten 3 Stellen (FXX) gibt man die diagnostische Hauptgruppe an (z. B. F50, Anorexia nervosa), durch einen Punkt abgetrennt die diagnostische Kategorie (z. B. F50.1, atypische Anorexia nervosa) und mit einer 5. Stelle eine weitere Differenzierung, häufig anhand von Schweregradmerkmalen (z. B. F50.01, Anorexie mit aktiven Maßnahmen zur Gewichtsabnahme). Die ICD folgt der generellen Regel, so viele (komorbide) Diagnosen zu verschlüsseln, wie für die Beschreibung des klinischen Bildes notwendig sind. Als Hauptdiagnose gilt dabei die Kategorie, der die größte aktuelle Bedeutung zukommt oder die als sogenannte „Lebenszeitdiagnose“ die höchste Relevanz aufweist. Für die Dokumentation von Haupt- und Zusatzdiagnosen im Bereich der Psychosomatik/Psychotherapie sollen für den klinischen Gebrauch neben einer Hauptdiagnose nicht mehr als 5 weitere Diagnosen verschlüsselt werden. Als Hauptdiagnose sollte dabei nur die Diagnose gelten, die unter klinischen und psychodynamischen Gesichtspunkten die höchste Relevanz aufweist. Weitere Diagnosen sollten nur dann verschlüsselt werden, wenn sie zum Verständnis des Gesamtbildes beitragen oder ihnen verlaufs- und/oder therapiebestimmende Aspekte zukommen. Alle bisherigen Anwendungs- und Reliabilitätsstudien haben gezeigt, dass für die angemessene Verwendung der deskriptiven Diagnostik nach ICD-10/11 ein Training notwendig ist.

Es ist darauf zu achten, dass bestimmte ICD-Diagnosen nicht automatisch mit bestimmten OPD-Kriterien korreliert sind, also ist z. B. nicht jede Anorexia nervosa oder jede Persönlichkeitsstörung gleichzeitig strukturell gering integriert (Achse-IV-Struktur).

2.4 Objektivierende Schwere der Erkrankung

Die Symptomatik und die Schwere der Erkrankung werden in den klassischen symptombasierten Diagnosemanualen ICD oder DSM erfasst. In der globalen Schwere der Störung werden darüber hinaus die somatischen und/oder psychischen Anteile der Störung hinsichtlich des Ausmaßes, der Dauer und der Beeinträchtigungen durch die Symptomatik eingeschätzt. Die globale Erfassung des Funktionsniveaus (GAF) differenziert die Bedeutung der beruflichen und der sozialen Funktion und der Symptomatik innerhalb der letzten 7 Tage und ermöglicht, dies im Therapieverlauf zu dokumentieren. Der modifizierte EQ-5D stellt als Lebensqualitätsinstrument die körperliche Seite der Störung in ihren Auswirkungen dar.

Da sowohl der weitere Verlauf als auch die therapeutische Prognose vom Verlauf der Erkrankung beeinflusst wird, ist es notwendig, den bisherigen Verlauf abzubilden.

2.4.1 Globale Schwere der Störung

Der Schweregrad der psychischen und/oder somatischen Störung hängt von ihrer Art, ihrem Ausmaß und ihren Folgen ab. Es soll die aktuelle Schwere der Störung im Sinne einer objektivierenden Bewertung beurteilt werden. Der globale Schweregrad soll sowohl für körperliche als auch für psychische Störungen beurteilt werden, wobei auch Probleme eingeschätzt werden, die nicht als syndromale Störung nach ICD oder DSM klassifiziert werden können, z. B. relevante Partnerschaftsprobleme oder interpersonelle Konflikte im Arbeitsbereich.

Bei der Beurteilung geht es um die Einschätzung des klinischen Befundes bzw. der Beeinträchtigungen im somatischen, psychischen und sozialen Bereich, unabhängig von der Art der vorliegenden Grunderkrankung. Es gilt: Befund geht vor Nosologie!

Der aktuelle Schweregrad geklagter Beschwerden und Probleme wird bestimmt von

- der Intensität der Symptomatik,
- der Häufigkeit und jeweiligen Dauer der Beschwerden,
- den medizinisch gebotenen Behandlungsmaßnahmen und
- entscheidend von der Beeinträchtigung der für die Patient:in üblichen Aktivitäten und Lebensbezüge.

Bei somatischen Beschwerden sind die aktuelle körperliche Symptomatik und die damit verbundenen Einschränkungen der körperlichen Funktionsfähigkeit einzuschätzen.

Die Schwere der psychischen Symptomatik bzw. Problemstellung ist einerseits mit den individuellen intrapsychischen Belastungen und zum anderen mit Problemen auf der Ebene der psychosozialen Anpassung verbunden. Zum Beispiel kann das Erleben häufiger massiver Angstattacken die Betroffenen intrapsychisch extrem belasten, überdies kann die Angststörung aufgrund des Vermeidungsverhaltens zu nachhaltigen Einschränkungen auf der Verhaltens- und Beziehungsebene führen. Von entscheidender Bedeutung für die Beurteilung des Schweregrades der psychischen Störung ist somit das Ausmaß der psychosozialen Funktionsfähigkeit und der Möglichkeiten der sozialen Anpassung in interpersonellen Beziehungen, Beruf und Freizeit (Tabelle 2-1).

2.4.2 GAF – Globale Erfassung des psychosozialen Funktionsniveaus und der psychischen Symptomatik

Die GAF-Skala (GAF = Global Assessment of Functioning) wurde in die psychotherapeutische Praxis und Forschung eingeführt, um eine objektivierende Beurteilung der psychosozialen Symptomatik zu ermöglichen. Als globale Beurteilung der psychischen, sozialen und beruflichen Funktionsbereiche war sie Teil des DSM-IV (Saß et al., 2003). Um eine verbesserte

Differenzierung der psychischen, sozialen und beruflichen Funktionen zu ermöglichen und die Reliabilität der Einschätzung zu erhöhen, wurde eine getrennte Erfassung dieser Funktionen vorgeschlagen und überprüft (Niv et al., 2007).

Abweichend vom üblichen 28-Tage-Zeitfenster bezieht sich die Beurteilung des jeweiligen sozialen, beruflichen (oder schulischen) Funktionsniveaus und der psychischen Symptomatik hier auf den aktuellen Zeitraum der letzten 7 Tage. Die jeweiligen Funktionen werden dabei auf einem Kontinuum von psychischer Gesundheit bis zu schweren erkrankungsbedingten Einschränkungen beurteilt (Tabelle 2-2). Zu beurteilen ist der Maximalwert des Funktionsniveaus im aktuellen Zeitraum. Je nach Umfang und Möglichkeiten der diagnostischen Erhebung sind alle 3 Funktionsbereiche getrennt zu bewerten. Im Rahmen von kürzeren klinischen Erhebungen muss jedoch mindestens die psychische Symptomatik dargestellt werden.

2.4.3 EQ-5D modifiziert – körperliche Einschränkungen in wesentlichen Lebensbereichen

Operationalisierung

Der EQ-5D ist ein Gesundheitsfragebogen, der eine eindimensionale Maßzahl zur Lebensqualität zur Verfügung stellt. In der Originalversion wurde der EQ-5D von der EuroQol-Gruppe (euroqol.org) als Selbstberichtsinstrument entwickelt (Rabin & Charro, 2001; Szende et al., 2014). Auf einer Skala zwischen Stufe 1 und Stufe 3 (1 = nicht/kaum zutreffend, 2 = mittelmäßig zutreffend, 3 = hoch zutreffend) soll angegeben werden, welche Aussagen den aktuellen Gesundheitszustand der Patient:in der letzten 7 Tage vor der Untersuchung bestmöglich beschreiben.

Die Originalversion des EQ-5D wurde für die Zwecke der Achse I als Fremdratinginstrument umformuliert und modifiziert (EQ-5D modifiziert). Dies betrifft die körperlichen Bereiche Beweglichkeit/Mobilität, Selbstfürsorge, Alltagstätigkeiten sowie Schmerzen/körperliche Beschwerden (Tabelle 2-3). Die Bewertung von Angst/Depression entfällt, da sie bereits im GAF vorgenommen wird. Psychische Störungen mit körperlichen Einschränkungen werden hier ebenfalls dokumentiert.

Beispiele

Beispiel 1: Ein dementer Patient kann sich zwar noch gut bewegen (Stufe 1), ist aber eingeschränkt in der Selbstfürsorge (Stufe 2) und kann auch den üblichen allgemeinen Tätigkeiten nicht mehr nachgehen (Stufe 2). Er hat jedoch keine Schmerzen oder körperliche Beschwerden (Stufe 1).

Beispiel 2: Ein akut wahnhafter Patient kann kaum mehr gehen (Stufe 3), für sich selbst sorgen (Stufe 3), hat erhebliche Probleme bei allgemeinen Tätigkeiten (Stufe 3) und leidet unter sehr starken Schmerzen (Stufe 3).

Tabelle 2-1: Merkmalsausprägungen und Ankerbeispiele zur globalen Schwere der Störung (vgl. **Kap. 2.4.1**).

Stufe	Beschreibung	Beispiele
0 nicht ausgeprägt	Es sind keinerlei körperliche und seelische Symptome vorhanden (oder geringe alltägliche Beschwerden). Im medizinisch-gesellschaftlichen Kontext besteht keine Behandlungsbedürftigkeit.	**Beispiel 1:** Eine Patientin hat nach einem mehrjährig erfolgreich behandelten Ovarialkarzinom aktuell keinerlei körperliche und psychische Einschränkungen mehr. **Beispiel 2:** Ein habituell vorsichtig-zurückhaltender Patient, der gelegentlich zu leichter Besorgtheit neigt, berichtet aktuell keinerlei psychosoziale Einschränkungen und weist in der Untersuchung auch keinerlei Zeichen einer ängstlichen vegetativen Übererregung auf.
2 mittelmäßig ausgeprägt	Die Patient:innen weisen klinisch relevante psychische und/oder körperliche Symptome mit entsprechenden körperlichen und psychosozialen Funktionsbeeinträchtigungen auf. Es liegen diagnostizierbare Störungen vor, die im medizinisch-gesellschaftlichen Kontext als behandlungsbedürftig angesehen werden. Somit wird dem Betroffenen die Krankenrolle zugewiesen.	**Beispiel 1:** Eine Patientin mit kardiovaskulärer Erkrankung zeigte zuletzt wieder kardiale Belastungssymptome (z.B. Brustschmerzen, leichte Atemnot) und vermehrte Ängste, einen Herzinfarkt zu erleiden. **Beispiel 2:** Eine junge Patientin mit einer chronischen rheumatischen Autoimmunerkrankung klagt entzündungsbedingt über eine starke Sehverschlechterung und Knochenschmerzen, zudem über eine zunehmende dysphorisch-depressive Verstimmtheit und verstärkte Ängste vor einer Erblindung. Sie berichtet, dass sie seit ihrer kürzlichen, für sie sehr verletzenden Scheidung kaum noch Kraft hat, sich gegen ihre Krankheit zu wehren, und möchte deswegen behandelt werden. **Beispiel 3:** Eine Patientin leidet zweimal pro Woche unter Angstzuständen mit mäßigen vegetativen Zeichen (Tachykardie, Schwitzen, Schwindel etc.) und zeigt zudem ein deutliches Vermeidungsverhalten.
4 sehr stark ausgeprägt	Die Patient:innen weisen erhebliche körperliche und/oder seelische Symptome auf. Diese werden sowohl aus medizinischer als auch aus sozialer Perspektive i.d.R. als akut behandlungsbedürftig angesehen.	**Beispiel 1:** Ein Patient mit insulinpflichtigem Diabetes mellitus hat in den letzten Wochen begonnen, stündlich Blutzuckerwerte zu messen und die Insulinmedikation rauf und runter zu setzen, sodass es immer wieder zu Blutzuckerspitzen und lebensbedrohlichen Unterzuckerungszuständen kam und der Notarzt gerufen werden musste. **Beispiel 2:** Eine Patientin mit Adipositas (BMI 45 kg/m^2) und einem ausgeprägten metabolischen Syndrom hat eine schwere Depression mit massiver Antriebsstörung und psychotischen Symptomen. Sie ist stark bewegungs eingeschränkt und pflegebedürftig. **Beispiel 3:** Ein Patient mit generalisierten Ängsten und seit 4 Wochen fast täglich auftretenden Panikattacken ist massiv in seinen Aktivitäten eingeschränkt und zeigt deutliche Rückzugs- und Vermeidungstendenzen. Er kann nicht mehr alleine die Wohnung verlassen. Besorgungen erledigen andere für ihn. Während der Panikzustände hat er erhebliche körperliche Symptome, Ängste, verrückt zu werden, bis hin zu Todesängsten. Mehrfach hat er in den letzten 2 Wochen akut den Notarzt gerufen. **Beispiel 4:** Ein bislang sozial im Rahmen des 2. Arbeitsmarktes so weit relativ gut kompensierter chronisch schizophrener Patient wird erneut in die Klinik eingewiesen, nachdem er seine antipsychotische Medikation vor Wochen abgesetzt hat und erneut wahnhaft-paranoid dekompensiert ist.

Tabelle 2-2: Globale Beurteilung der psychischen, sozialen und beruflichen Funktionsbereiche (GAF) (vgl. **Kap. 2.4.2**).

Grad der Funktion	psychische Symptomatik	soziale Funktionen	beruflich-schulische Funktionen
91–100	keine psychische Symptomatik	sehr gute soziale Aktivitäten	sehr gute beruflich-schulische Leistungen
81–90	übliche, nicht krankheitswertige Alltagsbeschwerden	gute soziale Aktivitäten	gute beruflich-schulische Leistungen
71–80	vorübergehend leichte Beschwerden nach Belastung	vorübergehend leichte soziale Beeinträchtigungen nach Belastung	vorübergehend geringe beruflich-schulische Beeinträchtigungen nach Belastung (z. B. leichte Leistungseinbuße – „Durchhänger")
61–70	anhaltend geringe Beschwerden (z. B. dauerhafte leichte Depressivität oder Ängste)	anhaltend leichte soziale Einschränkungen (z. B. interpersonelle Konflikte, allenfalls leichter sozialer Rückzug bei Aufrechterhaltung einiger wichtiger interpersoneller Beziehungen)	anhaltend leichte beruflich-schulische Beeinträchtigungen (z. B. leicht eingeschränkte Leistungsfähigkeit)
51–60	anhaltend mäßige Beschwerden (z. B. mäßige Angst oder Depression, Affektverflachung)	anhaltend mäßige soziale Einschränkungen (z. B. interpersonelle Konflikte mit Beziehungskrisen) und/oder mäßiger sozialer Rückzug mit wichtigen Sozialkontakten	anhaltend mäßige beruflich-schulische Beeinträchtigungen (z. B. mäßige Leistungseinschränkungen, Fehlzeiten)
41–50	anhaltend ausgeprägte Beschwerden (z. B. ausgeprägte Ängste, Depressionen oder Zwänge, oft intoxikiert)	anhaltend ausgeprägte soziale Einschränkungen (z. B. häufige, sehr belastende soziale Konflikte) und/oder deutlicher sozialer Rückzug mit noch vorhanden Sozialkontakten)	anhaltend ausgeprägte beruflich-schulische Einschränkungen (z. B. selbst mit Arbeitsunterstützung erheblich eingeschränkte Leistungsfähigkeit)
31–40	sehr stark ausgeprägte Beschwerden (z. B. Realitätsverzerrungen, Halluzinationen, Wahn)	sehr stark ausgeprägte soziale Einschränkungen (z. B. umfängliche sozial-kommunikative Schwierigkeiten in den meisten sozialen Kontakten, kaum Sozialkontakte)	sehr stark ausgeprägte beruflich-schulische Einschränkungen (z. B. auch mit Unterstützung anderer keine Leistungsfähigkeit)
1–30	schwerste psychische Beeinträchtigungen (z. B. schwerste kognitive Einbußen, schwere Intoxikationen, Selbst- und/oder Fremdgefährdung)	schwerste soziale Einschränkungen (z. B. nur noch kurze Kommunikation bzw. Interaktionen möglich)	schwerste beruflich-schulische Einschränkungen (z. B. arbeits- bzw. leistungsunfähig, Alltagsleben kann nicht eigenständig organisiert werden)

Tabelle 2-3: Operationalisierung EQ-5D modifiziert (vgl. Kap. 2.4.3).

Bereich	Gesundheitszustand	Einstufung
Beweglichkeit/ Mobilität	Die Patient:in hat keine Probleme herumzugehen.	Stufe 1
	Die Patient:in hat einige Probleme herumzugehen.	Stufe 2
	Die Patient:in ist ans Bett gebunden.	Stufe 3
Selbstfürsorge	Die Patient:in hat keine Probleme, für sich selbst zu sorgen.	Stufe 1
	Die Patient:in hat einige Probleme, sich selbst zu waschen oder anzuziehen bzw. sich Nahrung zuzubereiten.	Stufe 2
	Die Patient:in ist nicht in der Lage, sich selbst zu waschen oder anzuziehen bzw. sich Nahrung zuzubereiten.	Stufe 3
Alltags-tätigkeiten	Die Patient:in hat keine Probleme, den alltäglichen Tätigkeiten nachzugehen.	Stufe 1
	Die Patient:in hat einige Probleme, den alltäglichen Tätigkeiten nachzugehen.	Stufe 2
	Die Patient:in ist nicht in der Lage, den alltäglichen Tätigkeiten nachzugehen.	Stufe 3
Schmerzen/ körperliche Beschwerden	Die Patient:in hat keine Schmerzen oder körperliche Beschwerden	Stufe 1
	Die Patient:in hat mäßige Schmerzen oder körperliche Beschwerden.	Stufe 2
	Die Patient:in hat extreme Schmerzen oder körperliche Beschwerden.	Stufe 3

2.5 Dauer und Verlauf der Störung

2.5.1 Dauer der behandlungsbedürftigen psychischen Störung (psychische Haupterkrankung)

Beginn, Dauer und Verlauf von Beschwerden sind sowohl für die Beurteilung des Schweregrades einer Störung als auch für die Prognose einer auf Veränderung abzielenden psychotherapeutischen Behandlung von Bedeutung. Bei einer länger andauernden chronifizierten Störung treten i.d.R. dysfunktionale Anpassungsprozesse auf der somatischen, psychischen und sozialen Ebene auf (z.B. bei chronischen Schmerzerkrankungen), die eine eigene Dynamik entwickeln und sowohl die persönliche Integration als auch die psychosoziale Anpassung des Individuums (z.B. berufliche Leistungsfähigkeit) nachhaltig beeinflussen können.

Es sollen Beginn, Dauer und Verlauf der aktuell bestehenden psychischen Hauptbeschwerden bzw. Hauptprobleme im Sinne der aktuellen „psychischen Hauptdiagnose" erfasst werden. Dabei sollen sowohl Störungen mit überwiegend psychischer Symptomatik (z.B. Depression, Zwang) als auch solche mit überwiegend körperlicher Symptomatik, d.h. psychosomatische Erkrankungen im engeren Sinn, berücksichtigt werden.

Als deren Beginn wird das Lebensalter bei Erstmanifestation dieser Störung erfasst.

Die Dauer dieser Störung wird anhand der folgenden Skala erfasst:

- < 6 Monate
- 6–24 Monate
- > 2 bis 10 Jahre
- > 10 Jahre

2.5.2 Vorerkrankungen

Falls in der Vergangenheit Vorerkrankungen mit anderen psychischen und/oder körperlichen Beschwerden als die aktuellen Hauptbeschwerden aufgetreten sind, soll(en) diese Vorerkrankung(en) möglichst benannt werden. Dies dient der Feststellung der allgemeinen psychischen Belastung.

Beispiel 1: Eine 24-jährige Patientin kommt zur Behandlung ihrer Angststörung, die ihr, seit sie vor 2 Jahren ihr Studium begonnen hat, zunehmend Probleme bereitet. Anamnestisch gibt sie an, dass sie zwischen dem 14. und 16. Lebensjahr wegen einer schweren Anorexie insgesamt 2½ Jahre stationär behandelt wurde. Zwischen dem 18. und dem 22. Lebensjahr war sie symptomfrei.

Die Angsterkrankung, derentwegen sich die Patientin aktuell in Behandlung begibt, ist die jetzige „psychische Haupterkrankung", die Anorexia nervosa gilt als Vorerkrankung. Das Alter bei Erstmanifestation der aktuellen Haupterkrankung ist folglich mit „22 Jahren" anzugeben, deren Dauer mit „6–24 Monate".

Beispiel 2: Eine 28-jährige Patientin entwickelte im 16. Lebensjahr multiple Symptome und Beschwerden, die kinder- und jugendpsychiatrisch als Entwicklungsstörung diagnostiziert wurden. Jetzt leidet sie an ausgeprägten depressiven Verstimmungen und selbstverletzendem Verhalten.

Die derzeitige emotional instabile Persönlichkeitsstörung, derentwegen sich die Patientin jetzt in Behandlung begibt, ist die „psychische Haupterkrankung", in deren Rahmen die Entwicklungsstörung zu sehen sind. Das Alter bei Erstmanifestation der aktuellen Haupterkrankung ist folglich mit „16 Jahren" anzugeben, deren Dauer mit „> 10 Jahre".

2.5.3 Verlauf der Störung

Der Verlauf der Störung (Hauptdiagnose) beeinflusst das Krankheitserleben, den Leidensdruck, die Behandlungsmotivation und die Prognose. Bei einer akuten Ersterkrankung muss sich die Patient:in die Einstellung zur Erkrankung und deren Bewältigung unmittelbar erarbeiten. Bei einer chronischen Störung wird das wesentlich davon abhängen, inwieweit die Beschwerden ihr Leben dauerhaft beeinträchtigen oder ob es auch symptomfreie Intervalle gibt.

Verlaufstypen

Als „akut" gelten Beschwerden, die nicht länger als 6 Monate bestehen, als „chronisch" solche, die länger als 6 Monate andauern. Zunächst soll beurteilt werden, ob die Beschwerden in der Tendenz gleichbleiben, zu- oder abnehmen, da dies das Krankheitserleben erheblich beeinflussen kann. Es soll dann zusätzlich eingeschätzt werden, ob die Symptomatik Schwankungen unterliegt oder ob bei einem episodisch-phasenhaften Verlauf symptomfreie Intervalle auftreten oder eine schubförmige Progredienz.

Entsprechend der Verlaufscharakteristika werden folgende Verlaufstypen unterschieden:

- akuter Verlauf (Beschwerdedauer bis zu 6 Monaten)
- chronischer Verlauf (Beschwerdedauer länger als 6 Monate)
  - fluktuierend-abnehmend
    Ein Patient leidet seit 10 Jahren unter Rücken- und Nackenschmerzen mit fluktuierender Schmerzstärke, zeitweise etwas besser, dann wieder etwas verschlechtert, seit einem Jahr insgesamt rückläufig.
  - fluktuierend-progredient
    Ein Patient leidet seit 10 Jahren unter Rücken- und Nackenschmerzen; die fluktuierenden Schmerzen sind über die Jahre immer stärker geworden.
  - rezidivierend/episodisch/phasenhaft, dabei remittierend
    Ein Patient mit einer bipolaren Störung, der seit 3 Jahren jeweils im Herbst über meist 3 Monate eine mittelgradige depressive Episode entwickelt, ist dazwischen symptomfrei und arbeitsfähig.
  - rezidivierend/episodisch/phasenhaft/schubförmig, dabei progredient
    Bei einem chronisch immer wieder psychotisch dekompensierenden schizophrenen Patienten nimmt dessen Negativsymptomatik mit jedem weiteren Schub der Störung zu.
  - gleichbleibend
    Eine 40-jährige Patientin mit einer Anorexia nervosa hat seit 15 Jahren einen mittleren BMI von ca. 16 kg/m² mit nur leichten Gewichtsschwankungen von maximal 2 kg.

Eine Erkrankung gilt auch dann als chronisch, wenn eine Patient:in nach der Erstdiagnose dieser Erkrankung unter einer erfolgreichen medizinischen Dauerbehandlung jahrelang beschwerdefrei bleibt.

Beispiele

Chronischer Verlauf 1: Ein Patient, bei dem vor 3 Jahren ein Morbus Crohn diagnostiziert wurde, ist unter medikamentöser Behandlung körperlich anhaltend symptomfrei und arbeitsfähig („chronisch gleichbleibend").

Chronischer Verlauf 2: Eine Patientin mit Bulimia nervosa, vor 6 Jahren erkrankt, hat in den letzten 4 Jahren mithilfe von Psychotherapie nur ca. einmal monatlich eine Ess-Brech-Attacke („chronisch gleichbleibend").

Neue Ersterkrankung: Ein Patient, der im Alter von 25 Jahren ein halbes Jahr wegen einer depressiven Episode nach dem Tod der Mutter mit Erfolg stationär behandelt worden war und seitdem symptomfrei war, erkrankt im Alter von 47 Jahren nach Verlust des Arbeitsplatzes erneut an einer depressiven Episode (derzeit 4 Monate) und bedarf wieder einer Behandlung.

Erkrankt eine Patient:in erneut an derselben Störung, nachdem sie länger als 10 Jahre symptomfrei war, wird dies als Ersterkrankung eingeschätzt und die Dauer entsprechend beurteilt (z. B. 5 Monate).

2.6 Subjektive Krankheitskonzepte

Das subjektive Krankheitskonzept beeinflusst wesentlich die Motivation zur Behandlung und zur gewünschten Behandlungsform. Hier wird erfasst, wie sich die Patient:in die bio-psychosozialen Leidensaspekte (körperliche/seelische Beschwerden, Symptome, Probleme) aktuell erklärt. Es geht um subjektive Erklärungen der Patient:in für die Entstehung oder den Verlauf der Erkrankung.

Es wird erhoben, inwieweit Patient:innen ihre Störung internal attribuieren, d.h. deren Ursache vorwiegend innerpsychisch begreifen (internales „intrapsychisches Krankheitskonzept“) oder sie körperlichen Faktoren zuordnen („somatisches Krankheitskonzept“) oder die Ursache in nicht psychischen Faktoren außerhalb ihrer eigenen Person gelegen sehen („externales Krankheitskonzept“), z. B. im sozialen Umfeld oder in anderen, z. B. spirituellen Ursachen. Diese Differenzierung ist behandlungsrelevant, da Letztere im Unterschied zu Ersteren kaum davon ausgehen, dass sie ihre Erkrankung selbst beeinflussen und verändern können. Internale und externale sowie somatische Ursachenzuschreibungen können gleichzeitig vorliegen, sodass die verschiedenen Krankheitskonzepte unabhängig voneinander eingeschätzt werden müssen.

Die Untersucher:in gewinnt einen Eindruck über das subjektive Krankheitsverständnis der Patient:in mittels der spontan geäußerten Vorstellungen über ihre Beschwerden und deren Entwicklung und mittels gezielt erfragter Vorstellungen zu den Ursachen der Erkrankung. Bei der subjektiven Krankheitstheorie ist es unerheblich, ob die Vorstellungen biomedizinisch oder psychologisch angemessen sind oder nicht.

Im diagnostischen Interview ist darauf zu achten und es ist herauszuarbeiten, welche subjektive Bedeutung die Patient:in einem Life-Event (z. B. Vernachlässigung, Todesfälle, Trennungen, [sexuelle] Gewalterfahrung[en], Arbeitsplatzverlust, Pflege von Angehörigen) für die Entstehung oder den Verlauf ihrer Erkrankung aktuell zuschreibt.

2.6.1 Somatisches Krankheitskonzept

Hier wird erfasst, inwieweit die Patient:in aktuell ein subjektives Krankheitsverständnis hat, das biomedizinische Zusammenhänge fokussiert. Beschwerden und Probleme (z. B. Beziehungskonflikte) werden vorwiegend als durch körperliche Mechanismen, Prozesse, Mängel, Schwächen, Gebrechen, Fehler, Schädigungen und andere verursacht oder entscheidend beeinflusst angesehen. Insbesondere seelische Vorgänge (z. B. Schmerzen, Depressionen oder Ängste) werden (evtl. selbst nach schwerwiegenden äußeren Anlässen wie Unfällen, Gewalterfahrungen) biologisch erklärt. Gemeint ist ein vorwiegend mechanistisches und/oder somatomedizinisches Krankheitsverständnis mit dem subjektiven Erleben, dass die Beschwerden und Probleme die Folgen biologisch-medizinischer Fehlfunktionen sind: „Mit dem Körper ist etwas nicht in Ordnung!“ (Tabelle 2-4).

2.6.2 External-soziales Krankheitskonzept

Hier wird erfasst, inwieweit die Patient:in aktuell ein subjektives Krankheitsverständnis hat, das äußere soziale Faktoren fokussiert. Es soll eingeschätzt werden, inwieweit die Patient:in äußere soziale Einflüsse als ursächlich für ihre aktuellen Beschwerden (z. B. Depressionen, Ängste, Schlafstörungen, Schmerzen) und Probleme (z.B. emotionale Konflikte, interpersonelle Konflikte) ansieht. Diese sozialen Bedingungen werden von der Patient:in als – im Wesentlichen – unabhängig von ihrer eigenen Person und ihrem psychischen Erleben empfunden. Die Patient:in sieht die Beschwerden vielmehr von außen begründet, außerhalb des eigenen Zutuns und der eigenen Verantwortung.

Die verursachenden Bedingungen werden von der Patient:in **subjektiv** im äußeren Sozialen begründet, z.B. eine unverschuldete Arbeitslosigkeit aufgrund einer Unternehmensinsolvenz, „Mobbing"-Erfahrungen nach Umstrukturierungen am Arbeitsplatz, eine plötzliche finanzielle Not aufgrund eines Finanzbetrugs, Partner:innen, die nur streiten, eine unabwendbare Pflege eines Familienangehörigen oder ein belastendes Lebensereignis (z.B. unverschuldeter Unfall). Sie werden nicht als Folge lebensgeschichtlicher Internalisierungsprozesse oder als Folgen der emotional-interaktionellen Verarbeitung ungünstiger Lebenserfahrungen begriffen, sondern im Außen begründet. Insofern sind hier nicht die allgemeinen psychosozialen/emotional-interaktiven oder auch sozialökonomischen Bedingungen des individuellen Aufwachsens gemeint, z.B. warmherzig-förderliche vs. kaltherzig-vernachlässigende Eltern oder Armut vs. Reichtum. Es geht vielmehr um das subjektive Erleben der Patient:in, dass ohne die jeweiligen äußeren sozialen Bedingungen/Faktoren/Umstände/Einflüsse ihre Beschwerden und Probleme aus ihrer Sicht nicht eingetreten wären: „Ich kann nichts dafür. Wäre das Ereignis nicht passiert, ginge es mir so gut wie zuvor!" (Tabelle 2-5).

Bei intensiven Ausprägungen besteht eine hohe subjektive Evidenz, die mögliche andere Verursachungen oft in den Hintergrund treten lassen.

Benennt eine Patient:in für ihre Beschwerden ein oder mehrere extrem belastende(s) äußere(s) Ereignis(se) im Sinne einer Traumatisierung, dann sieht das Trauma-Modul weitere Differenzierungen vor (siehe Kap. 10.1.8).

2.6.3 External-alternatives Krankheitskonzept

Hier wird erfasst, inwieweit die Patient:in aktuell ein subjektives Krankheitsverständnis hat, das alternative Krankheitsvorstellungen fokussiert. Unter „alternativ" werden Vorstellungen der Patient:in verstanden, die weder einem somatogenetischen, einem soziogenetischen noch einem psychogenetischen Krankheitsverständnis zugeordnet werden können. In der Darstellung der Beschwerden, der Erkrankungsursachen und Behandlungsvorstellungen wird deutlich, dass die Patient:in solche alternativen Gründe für ihr Leiden sieht. Patient:innen können vielfältige alternative Krankheitskonzepte entwickeln – so kann es sich beispielsweise um esoterische Konzepte („Mondphasen") oder um magisch-fatalistische Grundeinstellungen („Schicksal", „verhext") handeln, auch mit ausgeprägter Selbstvernachlässigung und Resignation: „Ich kann sowieso nichts machen!" (Tabelle 2-6).

2.6.4 Intrapsychisches Krankheitskonzept

Hier wird erfasst, inwieweit die Patient:in aktuell ein subjektives Krankheitsverständnis hat, das eigene psychische und interpersonelle Aspekte fokussiert. Eingeschätzt wird, inwieweit die Patient:in ihre dargestellten Beschwerden (z.B. Depressionen, Ängste, Schlafstörungen, Schmerzen) und Probleme (z.B. emotionale Konflikte, interpersonelle Konflikte) im Zusammenhang mit ihrem eigenen intrapsychischen Erleben und interpersonellen Verhalten sieht. Die Ursachen der Beschwerden und Probleme werden in der eigenen Person, dem eigenen Erleben und Verhalten, verortet, nicht außerhalb. Zwar kann eine Patient:in berichten, dass äußere soziale Faktoren (z.B. Heirat, Geburt eines Kindes, Umstrukturierungen am Arbeitsplatz, Pensionierung) eine Auslösesituation dargestellt haben, sieht die Erkrankung jedoch in ihrem unzureichenden inneren emotionalen und kognitiven Umgang mit diesen äußeren sozialen Faktoren begründet. Unabhängig von den externen Auslösesituationen attribuiert die Patient:in ihre Störung in der eigenen interpersonellen Vulnerabilität: „Andere hätten in dieser Situation keine Probleme, ich werde aber krank, weil ich es nicht aushalte, dass ..." (Tabelle 2-7).

Die Untersucher:in versucht im Gespräch, sich ein Bild davon zu machen, ob die Patient:in eigene emotionale, kognitive oder behaviorale Faktoren bei sich benennen kann, die sie als bedeutsam für die Entwicklung und Aufrechterhaltung der Beschwerden einschätzt. Diese können im Gespräch spontan von der Patient:in berichtet werden oder mit Hilfe und auf Nachfragen von der Untersucher:in erhoben werden.

Bei hoher Ausprägung wird eine Patient:in berichten, dass sie eigene Emotionen, Einstellungen und/oder Verhaltensweisen als entscheidende subjektive Ursache des Problems sieht und dazu ggf. auch weitere Details ausführen, unabhängig ob dies korrekt ist oder nicht. Bei einer niedrigen Ausprägung berichtet die Patient:in von wenigen Zusammenhängen und nur mit vagen, wenig detaillierten Vorstellungen über auslösende internale Bedingungen.

Eingeschätzt werden soll nicht, ob die Erklärungsmodelle in sich schlüssig und korrekt sind, sondern nur, ob diese sich auf psychosoziale-internale Faktoren beziehen.

Tabelle 2-4: Merkmalsausprägungen und Ankerbeispiele bei somatischem Krankheitskonzept (vgl. Kap. 2.6.1).

Stufe	Beschreibung	Beispiele
0 nicht ausgeprägt	In der Darstellung der Patient:innen stehen Beschwerden und Probleme in keinerlei Beziehung zu medizinisch-biologischen Ursachen.	**Beispiel 1:** Eine Patientin mit Symptomen von Müdigkeit, Niedergeschlagenheit und morgendlicher Übelkeit kann nur mit großer Anstrengung ihren täglichen Pflichten Genüge tun. Sie glaubt nicht, dass die Symptome medizinisch-biologische Ursachen haben. **Beispiel 2:** Ein alkoholkranker Patient mit einem Entzugssyndrom bestreitet eine substanzbezogene Ursache seiner akuten Beschwerden. Seine aktuelle ängstlich-getriebene Unruhe begründet er mit seinen aktualisierten Erinnerungen an Gewalterfahrungen in der Kindheit.
2 mittelmäßig ausgeprägt	Patient:innen ziehen eine somatische Verursachung ihrer Beschwerden, z. B. durch eine Infektion, einen Unfall, eine Operation oder andere körperliche Schädigung, in Betracht, sind sich aber diesbezüglich nicht völlig sicher.	**Beispiel 1:** Ein Patient mit einer erektilen Dysfunktion vermutet als wahrscheinlichste Ursache zwar seinen fortgeschrittenen Diabetes mellitus und seine Niereninsuffizienz, grübelt aber beständig, ob nicht auch partnerschaftliche Konflikte wesentlich sind, da seine Frau und er sich oft heftig streiten. **Beispiel 2:** Eine Patientin schildert Symptome von Müdigkeit, Niedergeschlagenheit, morgendlicher Übelkeit, sodass sie nur mit größter Anstrengung ihren täglichen Pflichten Genüge tun kann. Alles habe nach einer schweren anhaltenden Grippe begonnen. Die Patientin vermutet, dass ihr Körper durch die Grippeerkrankung („Immunsystem“) derartig geschwächt und zerschlagen worden sei, dass sie sich nicht mehr habe erholen können. Sie hofft jetzt, dass durch genaue Untersuchungen die körperliche Ursache bestätigt werden kann. Sie denkt aber auch darüber nach, dass die Beschwerden durch eine Überarbeitung in der letzten Zeit mitbedingt sein könnten.
4 sehr hoch ausgeprägt	Patient:innen sind davon überzeugt, dass fast ausschließlich somatische Krankheitsursachen für die Beschwerden verantwortlich sind. Es werden von den Patient:innen klare Wirkzusammenhänge benannt und konkrete Untersuchungen sowie erste therapeutische Schritte eingefordert.	**Beispiel 1:** Ein Patient ist überzeugt, an infektionsbedingten Körperbeschwerden zu leiden. Er fordert von seinen Ärzten immer wieder neue Diagnostik und neue Therapien. Einwände, dass bei ihm weder typische Zeichen einer Infektion noch entsprechende Antikörper gefunden worden seien, weist er zurück und lässt sich in seinem subjektiven Krankheitsverständnis nicht beeinflussen. **Beispiel 2:** Eine Patientin mit einer somatoformen Schmerzstörung drängt auf eine weitere vorwiegend organmedizinische Abklärung und spezifische körperliche Therapien, um endlich die „richtige“ Therapie zu erhalten, da sie eindeutig körperlich krank sei.

Tabelle 2-5: Merkmalsausprägungen und Ankerbeispiele bei external-sozialem Krankheitskonzept (vgl. **Kap. 2.6.2**).

Stufe	Beschreibung	Beispiele
0 nicht ausgeprägt	Patient:innen beschreiben keine Zusammenhänge zwischen ihren Beschwerden und externen sozialen Ursachen. Auch wenn diese aus Sicht der Untersucher:in naheliegen, weisen die Patient:innen diese auf Nachfragen von sich.	**Beispiel 1:** Ein Patient, der nach einer Scheidung als alleinerziehender Vater von 3 halbwüchsigen Kindern aufgrund einer betrieblichen Insolvenz unvorhergesehen in finanzielle Not gerät und fürchtet, sein Hausdarlehen nicht mehr tilgen zu können, entwickelt eine Reihe psychosomatischer Symptome, von Appetitlosigkeit bis zu Schlafstörungen, die er jedoch nicht in Zusammenhang mit seinen sozialen Veränderungen bringt. **Beispiel 2:** Eine Patientin muss sich neben ihrer Halbtagstätigkeit seit mehreren Jahren alleine um die Pflege der an Demenz erkrankten Mutter kümmern. Etwa zeitgleich mit der Pflegebedürftigkeit der Mutter begannen starke Muskelschmerzen. Selbst auf das Angebot des Untersuchers, dass es nachvollziehbar ist, wenn unter der ganzen Last, die sie zu tragen habe, Schmerzen entstehen, wird dies von der Patientin verneint. Sie betont sehr deutlich, dass die Pflege der Mutter für sie keine Belastung ist und sie sich gerne um die Mutter kümmert.
2 mittelmäßig ausgeprägt	Patient:innen können für sich äußere Faktoren als ursächlich benennen, die aber nicht im Vordergrund stehen oder mit Unsicherheit belegt sind und/oder sie schwanken in ihrer Sicherheit bezüglich äußerer sozialer Belastungen.	**Beispiel 1:** Ein Patient kann neben seiner biologischen Vulnerabilität für die rezidivierenden Depressionen auch externe Faktoren benennen, die für ihn eine gleichwertige Bedeutung haben. So vermutet er, dass die jetzige depressive Episode durch die Trennung von seiner Frau und den Auszug aus der gemeinsamen Wohnung mit ausgelöst wurde. **Beispiel 2:** Eine Patientin kann sich noch nicht sicher auf ein Krankheitskonzept festlegen. Mithilfe des Untersuchers können sozial-externale Faktoren (z. B. der Arbeitsplatzverlust) benannt und erkannt werden. Die Patientin ist sich deren Bedeutung jedoch auch dann noch nicht ganz sicher.
4 sehr hoch ausgeprägt	Patient:innen sind sich sicher, dass äußere soziale Faktoren ihre Erkrankung verursacht haben. Für sie steht außer Frage, dass andere Menschen oder die „Umstände“ an ihrer Erkrankung „schuld“ sind.	**Beispiel 1:** Ein Patient berichtet von seiner vollständigen chronischen Erschöpfung, die sich seit dem drohenden Konkurs seiner Firma entwickelt habe. Seit Mitarbeiter gekündigt worden seien, drücke ihm der Vorgesetzte immer mehr Arbeit auf, die nur mit einem 13-Stunden-Tag zu bewältigen sei. Dies sei „die“ Ursache für seine Krankheit. **Beispiel 2:** Eine 50-jährige Patientin berichtet schamvoll über familiäre Gewalterfahrungen in der Kindheit und Jugend, die erst nach ihrem Suizidversuch im Alter von 17 Jahren endeten, und klagt die Eltern an, daran schuld zu sein, dass sie keine Partnerschaft auf Dauer eingehen kann.

Tabelle 2-6: Merkmalsausprägungen und Ankerbeispiele bei external-alternativem Krankheitskonzept (vgl. **Kap. 2.6.3**).

Stufe	Beschreibung	Beispiele
0 nicht ausgeprägt	Patient:innen haben keine alternativen subjektiven Vorstellungen darüber, was ihre Erkrankung verursacht hat oder was ihnen helfen könnte.	**Beispiel 1:** Ein Patient mit einer Lungenkrebserkrankung ist der festen Überzeugung, dass sein langjähriges Kettenrauchen ihn krank gemacht hat, nicht das „Schicksal". Er erhofft sich Hilfe durch eine Operation, nötigenfalls auch durch Chemo- und Strahlentherapie. **Beispiel 2:** Eine Patientin, die seit Jahren an einer Angsterkrankung leidet, hat keine Vorstellung darüber, was sie krankmacht oder was ihr helfen könnte. Der Ehemann glaubt hingegen, Amalgam in den Zähnen sei die Ursache. Für sie ist das aber falsch. Auch auf Nachfrage kann sie sich ihre Symptome dadurch nicht erklären.
2 mittelmäßig ausgeprägt	Patient:innen sind sich nicht ganz sicher, halten es aber für möglich, dass unerkannte alternative Faktoren die Ursache ihrer Erkrankung darstellen.	**Beispiel 1:** Ein Patient mit einer Lungenkrebserkrankung vermutet zwar, dass sein langjähriges Kettenrauchen ein wichtiger Faktor für seine Erkrankung ist, noch mehr aber neigt er zu der Vorstellung, dass seine Erkrankung letztlich „verhextes Schicksal" ist. **Beispiel 2:** Eine Patientin mit einer Angsterkrankung hält es für wahrscheinlich, dass ihre Erkrankung durch eine Wasserader unter ihrem Haus verursacht wird, und lässt entsprechende Untersuchungen durchführen, ist aber gleichzeitig nicht ganz sicher und forscht vorsichtshalber auch nach zusätzlichen schulmedizinisch anerkannten oder psychologischen Ursachen.
4 sehr hoch ausgeprägt	Patient:innen sind sich sicher, dass alternative (nicht schulmedizinisch anerkannte) Ursachen für ihre Erkrankung entscheidend sind.	**Beispiel 1:** Ein Patient mit einer Lungenkrebserkrankung verzichtet konsequent auf schulmedizinische Hilfen, da er der festen Überzeugung ist, dass er „verhext" wurde und „negative Energien" ihn krank gemacht haben. Er wendet sich daher an einen Wunderheiler. **Beispiel 2:** Eine Patientin sieht die Ursachen ihrer Angsterkrankung überwiegend bzw. ausschließlich in Umweltgiften. Sie will sich einem alternativen Umweltheiler anvertrauen, da sie der Schulmedizin misstraut und nur an die Heilkraft von Kräutern glaubt.

Tabelle 2-7: Merkmalsausprägungen und Ankerbeispiele bei intrapsychischem Krankheitskonzept (vgl. **Kap. 2.6.4**).

Stufe	Beschreibung	Beispiele
0 nicht ausgeprägt	Patient:innen sehen selbst keine Zusammenhänge zwischen ihren psychosozialen Selbst und ihren Beschwerden, auch nicht auf Nachfrage.	**Beispiel 1:** Eine Patientin mit einer depressiven Störung berichtet von Problemen in ihrer Beziehung. Diese hätten jedoch nichts mit ihr zu tun. Hinweise des Untersuchers auf einen Zusammenhang zwischen der Symptomatik und ihrer Verarbeitung der Beziehungsprobleme lehnt sie ab. **Beispiel 2:** Ein Patient mit einer chronischen Schmerzerkrankung berichtet, dass diese sich unter Stress regelmäßig verschlimmert, weist partout aber alle ihm vom Untersucher aufgezeigten möglichen Zusammenhänge mit Stressoren seiner jeweiligen Lebenssituation zurück.
2 mittelmäßig ausgeprägt	Patient:innen können Zusammenhänge zwischen ihren Beschwerden und internalen Faktoren erkennen, sind sich diesbezüglich aber nicht sicher.	**Beispiel 1:** Ein Patient mit chronischen psychosomatischen Beschwerden kann mithilfe des Untersuchers durchaus nachvollziehen, dass konkrete Veränderungen in seinem Leben (z. B. Auszug der Kinder und die bei ihm dadurch entstandene Angst vor Einsamkeit) das Ausmaß seiner Beschwerden verstärken. Er bringt aber selbst immer wieder die Frage auf, ob es nicht vielleicht doch andere Ursachen geben könnte. **Beispiel 2:** Eine junge Patientin überlegt nach wiederholter körperlicher Gewalt durch den Ehemann, was ihre kindlichen Gewalterfahrungen durch den alkoholkranken Vater „damit zu tun haben könnten", ist sich aber noch nicht sicher.
4 sehr hoch ausgeprägt	Patient:innen sehen eindeutige Zusammenhänge zwischen psychosozial-internalen Faktoren und ihren Beschwerden und reflektieren ihre eigenen Gedanken und Handlungen und deren ursächliche Wirkung auf die Beschwerden.	**Beispiel 1:** Ein Patient mit Angstsymptomatik berichtet von sich aus, dass dies mit den Belastungen am Arbeitsplatz zu tun habe, und beklagt, dass seine Kolleg:innen nicht krank werden, weil sie sich besser abgrenzen und besser mit Stress umgehen können, während er hingegen krank geworden sei, weil er dies nicht könne. **Beispiel 2:** Eine Patientin ist davon überzeugt, ihr ständig wiederkehrender Schwindel sei ausschließlich auf ihre Verunsicherung infolge ihrer Eheprobleme zurückzuführen. Andere Ursachen (z. B. CT- und MRT-Befunde) lässt sie nicht gelten.

2.7 Veränderungs- und Behandlungskonzepte

Die subjektiven Veränderungskonzepte beeinflussen wesentlich die Bereitschaft und Motivation zur (gewählten) Behandlung. Hier wird erfasst, mittels welcher bio-psycho-sozialen Behandlungsform sich die Patient:in eine Veränderung bzw. eine Besserung der erlebten Probleme wünscht und erwartet und insbesondere, welche Therapieform sie anstrebt.

Dabei wird nicht beurteilt, ob die von der Patient:in favorisierten Behandlungsformen auch von der Kliniker:in als indiziert bzw. als realisierbar angesehen werden, um das Leiden zu bessern. Diskrepanzen zwischen den Krankheits- und Veränderungskonzepten von Patient:innen und Kliniker:innen bedürfen jedoch unbedingt der Klärung und Abstimmung im Vorfeld einer Behandlung, ansonsten ist die Compliance bzw. Adhärenz gefährdet.

Es wird hier abgebildet, welche psychodynamische Motivkonstellation der Bereitschaft für eine Therapie oder dem Widerstand gegen eine Therapie zugrunde liegt. Darüber hinaus werden die Veränderungsressourcen bzw. -hemmnisse eingeschätzt, etwa die Abwehr einer naheliegenden sinnvollen Veränderungsmöglichkeit.

Im Hinblick auf somatisch-psychische Komorbiditäten sind die von Patient:innen gewünschten Behandlungen nicht alternativ-ausschließend zu beurteilen, da eine Patient:in gleichzeitig sowohl eine körperliche Therapie als auch psychotherapeutische Behandlung und/oder auch Unterstützungen im sozialen Bereich zur Verbesserung ihres Befindens als notwendig erachten kann. Dies impliziert, dass ein starker Wunsch nach der einen Behandlungsform durchaus auch mit einem starken Wunsch nach einer anderen Behandlungsform einhergehen kann, sodass in diesem Fall jeweils hohe Merkmalsausprägungen für 2 Behandlungsformen gegeben sind. Demzufolge darf auf keinen Fall aufgrund eines starken Wunsches nach einer Behandlungsform automatisch auf die Abwesenheit eines andersartigen Behandlungswunsches geschlossen werden. Beispielsweise kann bei psychosomatischen Erkrankungen oder auch bei Komorbidität von somatischen oder psychischen Erkrankungen der Wunsch nach einer somatischen Behandlung auch von einem psychotherapeutischen Behandlungswunsch begleitet sein.

Patient:innen, die auch während des Interviews mit Hilfe keinerlei Vorstellungen entwickeln können, welche Art von Behandlung ihnen helfen könnte, sind als „Stufe 0“ einzustufen, wenn trotz Nachfrage nicht klar wird, welches Konzept sie haben, gelten sie als „nicht beurteilbar“.

2.7.1 Somatisches Veränderungs-/ Behandlungskonzept

Hier wird erfasst, in welchem Ausmaß die Patient:in eine körperliche Behandlung zur Bewältigung ihrer Störung bzw. Probleme als notwendig ansieht. Mit körperlichen Behandlungen sind Interventionen gemeint, die unmittelbar biologisch-körperliche Faktoren beeinflussen, z. B. Medikamente (auch Psychopharmaka), medizinische Eingriffe, Diäten oder physiotherapeutische Anwendungen. Nicht dazu zählen körperzentrierte Interventionen im Rahmen von Psychotherapie (z. B. Entspannungstherapieverfahren, Konzentrative Bewegungstherapie, Körperwahrnehmung, Biofeedback) (Tabelle 2-8).

Im diagnostischen Interview soll auf direkt geäußerte Wünsche nach einer körperlichen Behandlung geachtet werden, aber auch szenische Aspekte, die auf diesen Wunsch hindeuten, sind bedeutsam. Eine ausführliche Darstellung körperlicher Behandlungen in der Vergangenheit im Interview kann zwar ein wichtiger Hinweis auf einen starken körperlichen Behandlungswunsch sein, aber auch lediglich den medizinischen Fakten entsprechen, sodass sicherzustellen ist, dass dies auch aktuell der Fall ist.

2.7.2 External-soziales Veränderungs-/Behandlungskonzept

Hier wird erfasst, in welchem Ausmaß Patient:innen Veränderungen im äußeren Umfeld und im sozialen Bereich zur Besserung der Beschwerden und Probleme anstreben, für die sie therapeutische Hilfe und Unterstützung wünschen. Es handelt sich also um professionelle Behandlungsformen, die auf eine Beeinflussung der psychosozialen Außenwelt abzielen und mit der Vorstellung verbunden sind, dass sich Veränderungen an den „äußeren" Realitäten positiv auf die Erkrankung, die Beschwerden oder die Probleme der Patient:innen auswirken. Diese Interventionsformen können vielfältiger Natur sein, z.B. sozialarbeiterische Beratungen und Hilfestellungen, Vermittlung einer Rehabilitationsbehandlung, Familienhilfe des Jugendamtes, Arbeitsvermittlung, Rentenberatung, Schuldnerberatung und jegliche Beratung, die nicht als Psychotherapie im engeren Sinne gilt und daher nicht primär die innere psychosoziale Situation der Patient:innen fokussiert, sondern die äußere Realität angeht. So kann beispielsweise mithilfe einer Sozialberatung eine Patient:in, bei der eine reale Überforderung durch die Pflege eines Angehörigen aufgetreten ist, institutionalisierte Hilfe anfordern (z.B. Tagespflege, ambulante Pflege), um ihre Verfassung insgesamt positiv zu beeinflussen (Tabelle 2-9).

Im Interview ist auf konkrete Äußerungen der Patient:innen diesbezüglich zu achten. Meist muss nachgefragt werden, inwieweit eine Patient:in Veränderungen in ihrem äußeren und sozialen Umfeld als hilfreich zur Bewältigung ihrer Beschwerden und Probleme erachtet und sich entsprechende professionelle Hilfestellungen und soziale Unterstützungen wünscht.

Erwartungen nach Hilfe und Unterstützung innerhalb des sozialen Netzwerks (z.B. Familie, Freunde) außerhalb der institutionalisierten professionellen Versorgung werden als psychosoziale Unterstützung (s.u.) gefasst.

2.7.3 External-alternatives Veränderungs-/Behandlungskonzept

Hier wird erfasst, in welchem Ausmaß Patient:innen sog. „alternative" – oft auch komplementär genannte – Strategien (auch außerhalb der professionellen Versorgung) zur Besserung ihrer Beschwerden und Probleme anstreben, gleichgültig, ob diese auf eine Beeinflussung somatischer Bedingungen, psychischer Konditionen oder äußerer sozialer Faktoren abzielen. Das Repertoire alternativer gesundheitsbezogener Veränderungsstrategien ist sehr breit gefächert: z.B. „Spezialarzneien", „Kuren", „Nahrungsergänzungsmittel", „Darmsanierung", „Ausleitung", „Mentaltraining", „Elektromagnetische Therapie", Beseitigung von „Wasseradern", „Familienrituale", Mitgliedschaft in speziellen Gruppierungen, „Sekten" oder „Geheimbünden" (Tabelle 2-10).

2.7.4 Psychotherapeutisches Veränderungs-/Behandlungskonzept

Hier wird erfasst, in welchem Ausmaß Patient:innen eine psychotherapeutische Behandlung zur Besserung ihrer Beschwerden und Probleme als notwendig erachten, diese wünschen und auch motiviert sind, diese tatsächlich durchzuführen. Mit Psychotherapie sind Interventionsformen gemeint, die auf eine Beeinflussung der psychosozialen Innenwelt abzielen, auch z.B. psychotherapeutische Entspannungsverfahren.

Bei der Beurteilung des Wunsches nach Psychotherapie soll auf direkte Äußerungen, aber auch auf indirekte Hinweise geachtet werden, die den Wunsch nach Psychotherapie andeuten. Dabei sind kultureller Hintergrund, Bildungsstand sowie die Persönlichkeit der Patient:innen zu beachten, da diese Einfluss auf den Wunsch nach Psychotherapie haben können. Auch wenn der direkte Wunsch nach Psychotherapie nicht explizit geäußert wird, kann sich eine gewisse Offenheit für Psychotherapie im Interesse äußern, über persönliche und soziale Lebensbereiche zu sprechen und sich mit der Sicht der Therapeut:in auseinanderzusetzen. Andererseits ist zu beachten, dass nicht jedem Wunsch zur Teilnahme an einer Psychotherapie auch eine absichtsvolle Veränderungsmotivation zugrunde liegt, sich verstehen und verändern zu wollen. Dem vordergründig vorgetragenen Psychotherapiewunsch kann auch eine andersgeartete Ersatzfunktion oder gar eine Abwehrfunktion zukommen. Dies kann insbesondere der Fall sein bei starkem Drängen anderer („geschickte" fremdmotivierte Patient:in). Der vordergründig geäußerte Wunsch nach Psychotherapie wird somit berücksichtigt, das Ausmaß ist jedoch von der Untersucher:in einzuschätzen (Tabelle 2-11).

Tabelle 2-8: Merkmalsausprägungen und Ankerbeispiele bei somatischem Veränderungs-/Behandlungskonzept (vgl. **Kap. 2.7.1**).

Stufe	Beschreibung	Beispiele
0 nicht ausgeprägt	Patient:innen lassen im Gespräch weder spontan noch auf Nachfrage einen Wunsch nach Interventionen erkennen, die unmittelbar körperlich wirken, oder lehnen derartige Behandlungsformen ab.	**Beispiel 1:** Ein Patient mit einer Colitis ulcerosa will trotz eines erneuten entzündlichen Schubs unbedingt auf Medikamente verzichten, da er von ihrem Nutzen nicht überzeugt ist, denn es ging ihm auch bei früheren Schüben ohne Medikamente bald wieder besser. **Beispiel 2:** Eine Patientin mit einer paranoid-halluzinatorischen Psychose verweigert die verordneten Neuroleptika, da diese „Gift" für den Körper seien und die Probleme außerdem nicht „körperlich" seien.
2 mittelmäßig ausgeprägt	Patient:innen wünschen trotz gewisser Zweifel eine körperliche Behandlungsform oder aber willigen in eine vorgeschlagene körperliche Behandlung ein bzw. führen diese durch, auch wenn sie letztendlich davon nicht überzeugt sind.	**Beispiel 1:** Eine Patientin mit einem Melanom des Auges erklärt sich nach langen Arztgesprächen mit einer Protonenbestrahlung einverstanden, obwohl sie Zweifel hat, ob die Behandlung wirkt und sie mit der dadurch bedingten Sehverschlechterung zurechtkommt. **Beispiel 2:** Ein depressiver Patient mit einer Bipolaren Erkrankung erklärt sich nach mehreren Gesprächen über Wirkungen, Nebenwirkungen und Interaktionen schließlich zur Einnahme von Lithium bereit.
4 sehr hoch ausgeprägt	Patient:innen lassen im Gespräch einen eindeutigen Wunsch nach einer unmittelbar körperlichen Behandlung erkennen. Dies kann für Patient:innen gelten, bei denen eine überwiegend körperliche Behandlung indiziert ist, aber auch für Patient:innen mit großen Widerständen gegen eine Psychotherapie und auch für schlecht vorbereitete bzw. schlecht informierte Patient:innen, die keine andere Behandlungsmöglichkeit sehen.	**Beispiel 1:** Ein Patient mit einer chronischen somatoformen Schmerzstörung in der Folge eines Fahrradunfalls erhofft sich von einem neuen Schmerzmittelregime eine Verbesserung seiner Beckenbodenschmerzen und verlangt vorwurfsvoll vom Behandler „endlich" das Medikament zu bekommen. **Beispiel 2:** Eine Patientin mit einer Adipositas per magna, die schon zahlreiche gescheiterte Abnehmversuche hinter sich hat, bittet den Hausarzt, dass er sie in ein chirurgisches Zentrum überweist, um einen Magenbypass zu bekommen. **Beispiel 3:** Eine Patientin, die in der Hals-Nasen-Ohren-Klinik eine Nasenkorrektur wünschte, erklärte im Rahmen eines psychodiagnostischen Screenings wegen des Verdachts auf eine nicht psychotische Dysmorphophobie, dass einzig ihre missgestaltete Nase für die Misserfolge im Leben verantwortlich ist und sie deswegen unbedingt eine Operation braucht. Andere Behandlungsmöglichkeiten schloss sie kategorisch aus.

Tabelle 2-9: Merkmalsausprägungen und Ankerbeispiele bei external-sozialem Veränderungs-/Behandlungskonzept (vgl. **Kap. 2.7.2**).

Stufe	Beschreibung	Beispiele
0 nicht ausgeprägt	Patient:innen lassen im Interview keinen Wunsch nach Veränderungen in ihrem äußeren und sozialen Umfeld erkennen und äußern diesen auch auf konkrete Nachfragen nicht.	**Beispiel 1:** Eine Patientin, die ihre 3 Kinder seit 2 Jahren alleine erzieht, räumt zwar ein, dass sie im Alltag manchmal etwas überfordert ist, sieht aber dennoch keinen Bedarf einer sozialen Unterstützung. **Beispiel 2:** Ein Sozialhilfe beziehender Patient, der unter erheblichen chronischen Schlafstörungen leidet, lehnt den Vorschlag der Sozialarbeiterin ab, seine laute Wohnung in unmittelbarer Nähe eines Bahnhofs mit nächtlichem Rangierbetrieb zugunsten einer ruhigeren Wohnung aufzugeben.
2 mittelmäßig ausgeprägt	Patient:innen lassen im Interview einen Wunsch nach Veränderungen in ihrem äußeren sozialen Umfeld erkennen bzw. beziehen entsprechende Möglichkeiten in ihre Veränderungsüberlegungen mit ein.	**Beispiel 1:** Ein Patient mit einer chronischen Schmerzerkrankung möchte seine konkrete Arbeitsplatzsituation verändern, um sich nicht immer wieder in psychische und körperliche Überforderungssituationen zu bringen. **Beispiel 2:** Eine Patientin mit einer Borderline-Störung, die aufgrund von häufigen Arbeitsplatz- und Wohnungswechseln erhebliche Schulden hat, überlegt den Vorschlag ihrer Therapeutin, eine Schuldnerberatung aufzusuchen und an einer strukturierten Wiedereingliederung in den Beruf teilzunehmen.
4 sehr hoch ausgeprägt	Patient:innen äußern im Interview einen klaren Wunsch nach Veränderungen in ihrem äußeren sozialen Umfeld und stellen diesen in den Vordergrund.	**Beispiel 1:** Eine Patientin, die in einer Montagefabrik arbeitet, berichtet von einem ständigen „Mobbing“ an ihrem Arbeitsplatz, das sie krank gemacht hat. Sie ist sich absolut sicher, dass sie erst gesund werden kann, wenn sie ihre Arbeitsbedingungen ändert. Nun erbittet sie sozialarbeiterische Unterstützung, um mit dem Vorgesetzten den Wechsel in eine andere Abteilung zu verhandeln. **Beispiel 2:** Ein älterer allein lebender und kinderloser Patient, der durch einen Verkehrsunfall seine gleichaltrige Frau vor mehr als einem Jahr verlor und in der Folge depressiv erkrankte, ist sich sicher, dass nur neue Kontakte die Lösung sind und hat – die Anregung seines ambulanten Therapeuten aufgreifend – begonnen, sozial wieder aktiver zu werden.

Tabelle 2-10: Merkmalsausprägungen und Ankerbeispiele bei external-alternativem Veränderungs-/Behandlungskonzept (vgl. **Kap. 2.7.3**).

Stufe	Beschreibung	Beispiele
0 nicht ausgeprägt	Patient:innen äußern im Interview selbst auf Nachfragen keinen Wunsch nach alternativen gesundheitsbezogenen Strategien.	**Beispiel 1:** Eine depressiv verstimmte Patientin, die wegen AIDS intensiv chemotherapeutisch behandelt wird, äußert von sich aus keinen Wunsch nach einer komplementärmedizinischen Behandlung und verneint auch auf Nachfrage des Untersuchers einen derartigen Wunsch. **Beispiel 2:** Ein zwangsgestörter Patient, der erfolgreich psychotherapeutisch behandelt wird, verneint auf die Nachfrage des Untersuchers jeglichen Wunsch nach einer komplementärmedizinischen Behandlung.
2 mittelmäßig ausgeprägt	Patient:innen lassen im Interview einen Wunsch nach alternativen gesundheitsbezogenen Strategien erkennen bzw. beziehen entsprechende Möglichkeiten in ihre Veränderungsüberlegungen mit ein.	**Beispiel 1:** Eine depressiv-ängstlich verstimmte Patientin, die wegen eines Mammakarzinoms Chemotherapie und Bestrahlung erhält, erkundigt sich beim Untersucher nach einer unterstützenden Misteltherapie. **Beispiel 2:** Ein erheblich zwangsgestörter Patient, der erfolgreich mit Psychotherapie und pharmakologisch behandelt wird, äußert den Wunsch, anstelle des Medikaments lieber etwas „Heilerde und Heilwasser" nehmen zu wollen.
4 sehr hoch ausgeprägt	Patient:innen äußern im Interview einen klaren Wunsch nach alternativen gesundheitsbezogenen Strategien und stellen diesen in den Vordergrund.	**Beispiel 1:** Eine depressiv verstimmte Patientin, der wegen eines Mammakarzinoms Chemotherapie und Bestrahlung empfohlen wurde, setzt ausschließlich auf „spirituelle Krebsheilung". Sie hat auch von einer Heilung durch „Handauflegen" gehört. **Beispiel 2:** Ein schwer zwangsgestörter Patient, der mit Psychotherapie und einer Kombinationspharmakotherapie aus einem Antidepressivum und einem neueren Neuroleptikum behandelt wurde, hat die Medikation eigenmächtig abgesetzt, nachdem er von „scharmanischen Heilritualen" gehört und sich entschlossen hat, diese mitzumachen.

Tabelle 2-11: Merkmalsausprägungen und Ankerbeispiele bei psychotherapeutischem Veränderungs-/Behandlungskonzept (vgl. **Kap. 2.7.4**).

Stufe	Beschreibung	Beispiele
0 nicht ausgeprägt	Patient:innen lassen im Interview keinen Wunsch nach einer psychotherapeutischen Behandlung erkennen oder lehnen diese ab.	**Beispiel 1:** Eine herzphobische Patientin, die sich schon mehrfach an Wochenenden in der kardiologischen Notfallambulanz ohne medizinischen Befund vorstellte, lehnt den Vorschlag ab, sich in psychotherapeutische Behandlung zu begeben: „Reden bringt doch nix! Ich hab's doch nicht im Kopf!" **Beispiel 2:** Ein palliativ an Darmkrebs operierter und chemotherapeutisch behandelter Patient entwickelt im Krankheitsverlauf eine Depression. Die konsiliarisch angebotene psychotherapeutische Mitbetreuung lehnt er ab, ohne einen Grund dafür zu nennen.
2 mittelmäßig ausgeprägt	Patient:innen lassen im Interview einen gewissen Wunsch nach einer psychotherapeutischen Behandlung erkennen, z. B. um ein umschriebenes Problem zu bessern, sind aber von der psychotherapeutischen Hilfe nicht völlig überzeugt, etwa im Sinne von „Versuchen wir es halt einmal", oder zeigen vordergründig eine sehr hohe Motivation, während der Untersucher:in aber die Fremdmotivation deutlich ist (z. B. Suchtpatient:innen, forensische Patient:innen).	**Beispiel 1:** Eine schmerzmittelabhängige Patientin will nur mithilfe der Psychotherapie ihre Abhängigkeit „loswerden". Es verdeutlicht sich jedoch, dass ihre Angehörigen ihr dies dringend empfohlen haben und sie deren Wunsch nachkommt (überwiegend fremdmotiviert). **Beispiel 2:** Ein ängstlich-vermeidender Patient, der darunter leidet, dass er keine feste Partnerin findet und in seinem Job als Finanzinformatiker sehr unter Erfolgsdruck steht, entwickelte einen quälenden beidseitigen Tinnitus. Der Empfehlung seiner Hausärztin folgend suchte er zwar mehrere psychotherapeutische Vorgespräche auf, konnte sich aber nicht dazu entschließen, eine Psychotherapie zu beginnen. Er sucht jetzt erst einmal effiziente Hilfe, um seinen Tinnitus möglichst schnell loszuwerden. Er hofft, dass sich dann auch seine emotionalen Probleme erledigt haben.
4 sehr hoch ausgeprägt	Patient:innen lassen im Interview einen ausgeprägten und beständigen Wunsch nach einer psychotherapeutischen Behandlung erkennen oder führen diese bereits durch.	**Beispiel 1:** Ein adipöser Patient mit schwerer medizinisch behandlungsbedürftiger arterieller Hypertonie und einem Schlafapnoesyndrom kämpft mit seinem Hausarzt um eine Überweisung zum Psychotherapeuten, weil irgendetwas mit ihm nicht in Ordnung sein könne, da er bei so vielen banalen Alltagsanlässen in wahnsinnigen Stress gerät und dringend Hilfe durch Gespräche benötigt. **Beispiel 2:** Eine Patientin mit einer ausgeprägten Sozialphobie und quälenden vegetativen Angstsymptomen hat sich zu einer Gruppentherapie durchgerungen und bemüht sich jetzt sehr um einen Therapieplatz.

2.8 Veränderungsressourcen und Veränderungshemmmisse

Die Möglichkeiten zur (psycho-)therapeutischen Arbeit und erfolgreichen Veränderung sind wesentlich von persönlichen emotionalen, kognitiven und interaktionellen Ressourcen wie auch faktischen Handlungsmöglichkeiten bzw. den Einschränkungen derselben geprägt. Die intrapsychische Verarbeitung und ihre interpersonellen Auswirkungen sind wesentlich für die Bereitschaft, therapeutisch daran zu arbeiten. Die psychodynamische Motivkonstellation des Selbsterlebens und der Abwehr sind die Voraussetzung für Veränderungsressourcen, können aber auch Veränderungshemmnisse darstellen.

2.8.1 Veränderungsressourcen

Als Veränderungsressourcen werden beurteilt: Leidensdruck, Coping-Ressourcen, psychosoziale Unterstützung und Offenheit. Die aktuellen Veränderungsressourcen werden von der phänomenologischen Oberfläche beurteilt.

Leidensdruck gilt seit Freud als notwendige Voraussetzung für die Teilnahme an einer Therapie und hat eine wichtige prognostische Funktion: Ob die Patient:in etwas verändern möchte und wenn ja, was sie zu ändern beabsichtigt, steht in einem klaren Zusammenhang damit, inwieweit und woran die Patient:in leidet.

Coping-Ressourcen, d.h. strukturelle Fähigkeiten, persönliche Verhaltens- und interpersonelle Handlungsstrategien (s.a. die OPD-Achsen Beziehung, Konflikt und Struktur) bestimmen wesentlich den adaptiven Umgang mit der Erkrankung und mit ihrer konstruktiven Bewältigung. Es gilt als gesichert, dass ein positives Selbstwirksamkeitserleben und die aktive Auseinandersetzung mit der Erkrankung für jede Therapie eine grundlegende Bedeutung besitzen.

Psychosoziale Unterstützung ist eine interpersonelle Variable, bei der die Person mit der Umgebung (z.B. Familie, soziales Umfeld, Helfer) in eine sozial-interaktionelle Beziehung tritt, um Unterstützung zu erlangen. Die quantitativen Möglichkeiten der psychosozialen Unterstützung durch andere und die Fähigkeit, psychosoziale Unterstützung qualitativ persönlich zu nutzen, sind protektive Faktoren und notwendige Bedingungen für jede (Psycho-)Therapie.

Offenheit wird als die grundsätzliche Fähigkeit und Neigung verstanden, sich, ggf. mit professioneller Hilfe, auf eine psychosoziale Genese der Beschwerden und Probleme einzulassen. Es ist Konsens in der psychodynamisch orientierten Psychotherapieliteratur, dass der Grad dieser Offenheit prädiktiv für einen Therapieerfolg ist. Offenheit im Sinne einer „psychological mindedness“ beinhaltet vor allem den Wunsch der Patient:in, die möglichen Bedeutungen und Ursachen ihrer inneren und äußeren Erfahrungen zu verstehen, insbesondere ihre Fähigkeit, den Blick auf Innerpsychisches und nicht nur auf äußere Faktoren zu wenden und Zusammenhänge zwischen ihren Gedanken, Gefühlen und Handlungen und denen anderer zu konzeptualisieren (Lingiardi & MacWilliams, 2017; McCallum & Piper, 1997).

2.8.1.1 Leidensdruck

Hier wird das **aktuelle** subjektive Leiden erfasst. Der Leidensdruck ergibt sich meist aus der Schwere der Symptomatik und deren Folgen, den Behandlungen, die angewandt werden, aber auch den individuellen und gesellschaftlichen Einstellungen zur Erkrankung (Stigmatisierung). Patient:innen mit einem hohen Leidensdruck leiden stark unter den Aspekten ihrer Erkrankung. Wichtig ist hier die Betonung des Subjektiven: Ein hoher Leidensdruck kann auch bestehen, wenn Patient:innen zwar nur eine mäßige Symptomatik haben, subjektiv aber ein großes Leiden äußern bzw. zum Ausdruck bringen. Der Leidensdruck sollte von den

Patient:innen verbalisiert werden und/oder ist aus dem Verhalten der Patient:innen zu erschließen. In der Regel kommt dem Leidensdruck eine wichtige motivationale Funktion bei der Herausbildung der jeweiligen Behandlungserwartungen (somatisch – sozial – psychotherapeutisch) und der Behandlungskooperation der Patient:innen zu.

Zu beurteilen ist der subjektiv erlebte Leidensdruck, unabhängig davon, ob dieser mit dem „objektiven" Leiden korrespondiert (Tabelle 2-12).

Hoher Leidensdruck kann bei eingreifenden inneren und äußeren situativen Belastungen und schweren Symptomen vorkommen (z. B. Angst vor der Schwere der Erkrankung und den Folgen, Symptomverschlechterung, belastende Behandlungsprozeduren, Wegfall sozialer Unterstützung), aber auch bei nur mäßigen oder gar nur geringen Belastungen und Symptomen. Wichtig ist, dass der momentane subjektive Leidensdruck beurteilt wird. In der Regel werden bei der Beurteilung sowohl körperliche als auch seelische Aspekte berücksichtigt. Während der Untersuchung ist von Interesse, wie die Patient:in ihren Leidensdruck verbal zum Ausdruck bringt und wie die Darstellung der Beschwerden sich in Mimik und Gestik und/oder auf der Verhaltensebene zeigt.

Wenn das Leidensgefühl bagatellisiert bzw. dissimuliert oder aber dramatisiert bzw. aggraviert erscheint, soll die Untersucher:in unter Berücksichtigung des soziokulturellen Hintergrundes im Interview versuchen, diesen Eindruck durch weitergehende Beobachtungen zu klären. Sind verbale und nonverbale bzw. szenische Darstellungen diskrepant, gewichtet man den überwiegenden Eindruck bzw. den vorherrschenden Modus.

2.8.1.2 Coping-Ressourcen

Hier wird eingeschätzt, über welche in der eigenen Person begründeten **Ressourcen die Patient:innen in der Auseinandersetzung mit ihrer Erkrankung aktuell** verfügen, die ihnen in der Bewältigung ihrer derzeitigen Beschwerden und Probleme helfen. Positive Ressourcen helfen, das Selbstwirksamkeitserleben sowie den Selbstwert relativ stabil zu halten, eine optimistische Grundeinstellung zu bewahren und sich aktiv mit der Erkrankung auseinanderzusetzen. Zumeist kann trotz Funktionseinschränkungen ein einigermaßen aktiver Lebensstil beibehalten, eine zufriedenstellende Lebensqualität hergestellt und eine neue Lebensperspektive erschlossen werden.

Es muss deswegen das Ausmaß adaptiv-konstruktiver Bewältigungsmöglichkeiten eingeschätzt werden, die den Umgang mit aktuellen Beschwerden und Problemen verbessern könnten, und es muss beurteilt werden, inwieweit diese aktuell bereits angewandt werden bzw. inwieweit diese aktuell aktivierbar oder nicht aktivierbar sind.

Es ist somit notwendig, immer die Funktionalität der Ressourcen in Bezug auf die gesundheitsförderlichen Erfordernisse der jeweiligen Erkrankung zu bewerten. Von der Erhebung potenziell „positiver" Ressourcen kann somit nicht automatisch auf ihr aktuelles Vorhandensein und ihr nutzbringendes Wirken geschlossen werden (z. B. übermäßiges Sportverhalten).

Entsprechend dem üblichen Zeitfenster sollen die Coping-Ressourcen in den relevanten letzten Wochen der aktuellen Erkrankung(sphase) eingeschätzt werden. Die Beurteilung der Coping-Ressourcen fokussiert auf die aktuellen Gegebenheiten, auch wenn zur Einschätzung eine längerfristige Perspektive möglicher vorausgegangener positiver Bewältigungserfahrungen genutzt wird.

Eine Ressource wird als nicht vorhanden gewertet, wenn die Patient:in grundsätzlich über diese Bewältigungsmöglichkeit verfügt, diese auch hilfreich bei der Krankheitsbewältigung wäre, die Patient:in diese derzeit aber nicht realisieren kann (Tabelle 2-13).

2.8.1.3 Psychosoziale Unterstützung

Psychosoziale Unterstützung (Social Support) stellt eine interpersonell akzentuierte persönliche Ressource dar, die sowohl individuelle psychosoziale (z. B. Zuneigung, Anerkennung, Trost, Ermutigung) wie auch praktische instrumentell-materielle (z. B. konkrete Hilfeleistungen wie Einkaufen, Kochen, Blumengießen, Pflegeleistungen, finanzielle Unterstützung) und informative Bedürfnisse (z. B. Empfehlungen, Ratschläge) im Rahmen zwischenmenschlicher Beziehungen befriedigt, insbesondere in belastenden Lebenssituationen. Psychosoziale Unterstützung umfasst die vorhandenen sozialen Unterstützungsmöglichkeiten im Sinne des quantitativen Vorhandenseins eines sozialen Netzes wie auch der Qualität der partnerschaftlichen, familiären und sozialen Unterstützung. Entscheidend ist, ob aktuell das soziale Netz als Ressource wahrgenommen und zwischenmenschliche Beziehungen zur Bewältigung der Störungen und Probleme genutzt werden können (Was findet tatsächlich statt?).

Beurteilt werden die sozialen Unterstützungsmöglichkeiten, um so die Möglichkeiten zu erkennen, diese soziale Unterstützung zu nutzen. Alle Elemente der sozialen Unterstützung, insbesondere die instrumentelle Seite (Wer hilft mir bei alltäglichen Problemen?) bis hin zur emotionalen Seite (Wer hilft mir mit meinen Gefühlen?) werden berücksichtigt. Ziel ist es, im Gespräch ein Bild davon zu gewinnen, inwieweit die Patient:in früher quantitative wie auch qualitative soziale Unterstützung gewinnen konnte und in welchem Ausmaß sie derzeit über soziale Unterstützung verfügt und sie nutzen kann. Wesentlich ist also auch ein soziale Unterstützung mobilisierendes Verhalten, das anderen gegenüber Hilfsbedürftigkeit signalisiert. Das heißt, die Patient:in muss um Hilfe bitten, Hilfsangebote annehmen und sich ihnen gegenüber konstruktiv verhalten. Instrumentelle Unterstützung umfasst alle alltäglichen, auch materiellen Hilfen wie Besorgungen, nachbarschaftliche Unterstützung bei der Haushaltsführung bis hin zu pflegerischen Handlungen. Emotionale Unterstützung beinhaltet zwischenmenschliche Einfühlung, Verständnis, Zuneigung, Trost, unterstützende Gespräche trotz oder gerade wegen der Erkrankung.

Nicht als psychosoziale Unterstützung gewertet wird die Beziehung zu Tieren, selbst wenn diese einen starken objektalen Charakter haben. Dies gilt auch für beziehungsersetzende technische Systeme wie beispielsweise Roboter.

Die Einschätzung erfolgt anamnestisch zwar über einen längeren Zeitraum, bezieht sich jedoch auf die aktuellen Gegebenheiten der letzten 4 Wochen (Tabelle 2-14).

2.8.1.4 Offenheit

Offenheit im Sinne der „Psychological Mindedness" beschreibt die Fähigkeit einer Person zu einer psychologischen Betrachtung und Reflexion möglicher psychosozialer Hintergründe, Bedeutungen und Ursachen von bestehenden somatischen, psychosomatischen und psychischen Symptomen und Problemen. Offenheit bezeichnet somit eine grundsätzlich vorhandene Ressource, die Fähigkeit und Neigung, sich auf eine psychosoziale Genese von Beschwerden einzulassen, sie zu reflektieren und zu berichten. Die Bedeutung eigener Gedanken, Gefühle, unbewusster bzw. maladaptiver Reaktions-, Verarbeitungs- und Beziehungsmuster für die Erkrankung wird zumindest grundsätzlich als möglich anerkannt. Die Patient:in ist in der Lage und bereit, sich in der Therapie damit auseinanderzusetzen, d. h. offen zu erzählen und sich mit der Therapeut:in und ihren Interventionen auseinanderzusetzen (interpersoneller Aspekt).

Grundlage für Offenheit im Sinne der „Psychological Mindedness" ist die Befähigung eines Menschen zur Selbstwahrnehmung und Selbstreflexion, somit zur Einsicht in die eigenen Motive, aber auch zur Einsicht in die Motive der anderen sowie zur Herstellung einer Verbindung zwischen Gegenwart und Vergangenheit.

Diese Fähigkeit wird im Rahmen der Achse IV Struktur als eine wichtige strukturelle Fähigkeit beschrieben.

Offenheit gilt als wesentlich für den Therapieerfolg psychodynamisch orientierter Psychotherapie.

Es wird eingeschätzt, inwieweit die Patient:in sich spontan auf innerseelische Vorgänge, Gedanken, Gefühle und Wünsche einlassen und einen Bezug zu ihren Beschwerden und Beeinträchtigungen herstellen und darüber berichten kann. Zudem wird beurteilt, ob eine Bereitschaft besteht, sich zumindest auf Anregungen der Untersucher:in oder auch ggf. mit deren Unterstützung auf mögliche Zusammenhänge zwischen innerseelischen bzw. zwischenmenschlichen Vorgängen und eigenen Symptomen und Problemen einzulassen (Tabelle 2-15).

In der Untersuchungssituation ist darauf zu achten, dass die Patient:in Bezüge zwischen ihrem inneren Erleben, Gefühlen und Gedanken und ihren Beschwerden und Problemen herstellen kann. Zu beachten sind also das Interesse und die Bereitschaft der Patient:innen, mögliche psychodynamische Zusammenhänge zu reflektieren und darüber zu berichten, sowie nonverbale Reaktionen.

Offenheit allgemein bezieht sich auch auf die verbale Offenheit: Möglichst frei über Gedanken und Gefühlen zu sprechen ist für alle (Psycho-)Therapien entscheidend. Ein Mensch kann sich in seinem Erleben als „offen" erleben, berichtet „alles" – ohne jedoch die entscheidenden Vorstellungen und Gefühle anzusprechen (z. B. Aggressionen gegenüber Partner:innen). In der objektivierenden Beurteilung zählt es nicht, dass Menschen von sich behaupten, offen zu sein, sondern dass dies auch wirklich erkennbar ist. Es gilt, was die Untersucher:in einschätzt, und nicht, was die Patient:in behauptet. Bei bewusstem Verschweigen (insbesondere bei forensisch relevanten Geschehen – Alkohol, Drogen, Straftaten) muss berücksichtigt werden, ob ansonsten ein Bemühen um die psychosozialen Zusammenhänge zwischen Problemen und Beschwerden erkennbar ist und diese Bereiche nur (teilweise) ausgeklammert (verleugnet) werden („das kann/möchte ich nicht ausführen").

2.8.2 Veränderungs- und Behandlungshemmnisse

Einer indizierten psychiatrisch-psychotherapeutischen oder psychosomatischen Behandlung können – im ambulanten wie im stationären Setting – äußere wie innere Veränderungshemmnisse entgegenstehen. Äußere Lebensumstände und Umweltbedingungen können primär die Durchführung erschweren oder gar verunmöglichen. Repetitive maladaptive Beziehungsmuster, hartnäckige innerseelische Konflikte und ungünstige strukturelle Voraussetzungen, wie sie auf den OPD-Achsen Beziehung, Konflikt und Struktur erfasst werden, können darüber hinaus den Behandlungsverlauf bis hin zum Abbruch komplizieren und den Behandlungserfolg sowie den subjektiven Nutzen schmälern oder gar verunmöglichen.

2.8.2.1 Äußere Veränderungs- und Behandlungshemmnisse

Wenn eine Motivation für Veränderung durch professionelle Behandlung besteht, sind die äußeren Lebensumstände und Umweltbedingungen von wesentlicher Bedeutung. Zu diesen gehören die mangelnde Verfügbarkeit und/oder Finanzierbarkeit der Psychotherapie, ungünstige soziale Hintergrundbedingungen (z. B. Schichtdienst oder beruflich bedingte längere Abwesenheit vom Wohnort) und/oder eine ablehnende Haltung der Bezugspersonen gegenüber einer psychotherapeutischen Behandlung. Weitere äußere Hemmnisse können sein: ein drohender Verlust des Arbeitsplatzes, fehlende Betreuungsmöglichkeiten für Kinder oder zu pflegende Angehörige, drohende Stigmatisierung und/oder negative soziale Konsequenzen.

Es ist somit zu beurteilen, ob die indizierte psychotherapeutische Maßnahme überhaupt verfügbar, durchführbar und finanzierbar (z. B. privat, soziale Kostenträger) ist. Abzuklären ist weiterhin, ob nennenswerte berufliche und soziale Nachteile drohen. Zu berücksichtigen sind auch soziale Verpflichtungen (z. B. Betreuung von Tieren oder Angehörigen) und reale oder befürchtete Stigmatisierungen (Tabelle 2-16).

Familiäre Auseinandersetzungen um die Durchführung einer Behandlung („wir wollen nicht, dass du Psychotherapie machst") sind als äußere Veränderungshemmnisse zu werten. Wenn jedoch aus den Gefühlen und Gedanken der Patient:in heraus die Behandlung abgelehnt wird („meine Mutter würde das nicht gut finden"), liegen innere Veränderungshemmnisse vor.

2.8.2.2 Innere Veränderungs- und Behandlungshemmnisse

Innere Veränderungshemmnisse umfassen charakteristische bewusste und unbewusste Widerstandsphänomene gegen Veränderungen und eine Behandlung. Diese erschweren die Therapie oder verunmöglichen die Mitarbeit in der Therapie bzw. mindern deren Nutzen. Sie gründen auf psychodynamischen Abwehrmechanismen wie Verdrängung oder Verleugnung und haben die Funktion, die Angst vor (un)bewussten Konflikten und/oder strukturellen Problemen wie auch die Angst vor Veränderung zu reduzieren. Erhoben wird das Ausmaß der inneren Hemmnisse, das aus der Stärke einzelner Widerstandsphänomene oder aus dem Zusammenspiel mehrerer Widerstandsphänomene resultiert. Die dahinterstehenden psychodynamischen Konflikte und Abwehrkonstellationen („Es darf sich nichts verändern, sonst bricht alles zusammen!") werden in den Achsen Konflikt und Struktur abgebildet (Tabelle 2-17).

Zur Erfassung von innerpsychischen Veränderungshemmnissen und Widerstandsphänomenen gilt es zu klären, warum eine Patient:in an einer indizierten Behandlung bisher nicht teilgenommen hat bzw. nicht teilnehmen will oder auch, warum sie eine Behandlung abbrechen will oder eine vorausgegangene Behandlung abgebrochen hat. Beispielsweise kann eine Patient:in ihre Überzeugung und Befürchtungen berichten, sie werde von der Therapeut:in abhängig sein, die Therapeut:in werde sie finanziell ausbeuten oder sie werde von ihrer Umwelt dafür verurteilt und abgelehnt werden, dass sie Psychotherapie in Anspruch nimmt.

Eine unbewusste Verdeutlichung bzw. strategisch motivierte Aggravation von Beschwerden und Problemen, die meist eine erhebliche Komplikation für eine Behandlung darstellt, ist als (meist hohes oder sogar sehr hohes) inneres Hemmnis einzustufen, eine Behandlung erfolgreich abzuschließen. Eine bewusste Simulation von Beschwerden und Problemen ist nicht als inneres Hemmnis zu bewerten.

2.8.2.3 Sekundärer (sozialer) Krankheitsgewinn als problemaufrechterhaltende Bedingung

Während der primäre Krankheitsgewinn mittels Symptombildung in der Minderung der unbewussten neurotischen Konfliktspannung besteht, meint der sekundäre Krankheitsgewinn die äußeren Vorteile und sozialen Vergünstigungen, die aus Symptomen und der Einnahme der Krankenrolle entstehen, etwa Anteilnahme und Mitgefühl, aber auch Schonung und Entbindung von Alltagsverpflichtungen und wirtschaftlich verwertbarer Erwerbstätigkeit. Derartige aus einer Erkrankung und deren Folgen möglicherweise resultierende psychosoziale Vorteile können zu einem unbewussten oder auch bewussten „Gewinn" führen, die in der psychodynamischen Literatur als sog. sekundärer Krankheitsgewinn beschrieben werden. Längerfristig kann sich daraus ein inneres Veränderungshemmnis im Sinne eines klinisch relevanten, die Beschwerden und Probleme der

Patient:in aufrechterhaltenden Faktors entwickeln. Ein sekundärer Krankheitsgewinn in diesem Sinne besteht in äußeren Vorteilen, die aus den bestehenden Symptomen bezogen werden können, wie einem Zugewinn an sozialer Aufmerksamkeit und Beachtung. Objektiv drückt er sich beispielsweise in unverhältnismäßig langen Krankschreibungen und Krankenhausaufenthalten, unverhältnismäßigen Entlastungen und inadäquat langen Schonzeiten und Vermeidung von Arbeit und normalem Lebensalltag aus. Auch kann eine aus einer Erkrankung resultierende (Selbst-)Medikation zu einer problemaufrechterhaltenden Bedingung werden, z. B. bei fortlaufenden Krankschreibungen aufgrund von Schmerzen im Rahmen eines Schmerzmittelfehlgebrauchs. Auch führen Berufsunfähigkeitsrente bzw. Ansprüche aus einer Unfallversicherung oft dazu, dass Patient:innen an ihrer Erkrankung und deren Folgen (un-)bewusst festhalten, um ihre enttäuschten und unerfüllten Versorgungsansprüche zur Geltung zu bringen.

Die Beurteilung, ob ein psychosozialer Umstand einen sekundären Krankheitsgewinn im Sinne einer problemaufrechterhaltenden Bedingung für die konkrete Patient:in darstellt oder nicht, erfordert den Blick auf dessen individuelle Entwicklung und ihre psychosoziale Gesamtsituation. Abweichend vom üblichen Zeitfenster bezieht sie sich hier deshalb auf den bisherigen Krankheitsverlauf insgesamt (Tabelle 2-18).

Der sekundäre Krankheitsgewinn ist durch die Untersucher:in zu beurteilen, unabhängig davon, wie die Patient:in sich selbst äußert oder darstellt. Selbstverständlich dürfen nicht alle regelhaften Krankheitsfolgen automatisch als Krankheitsgewinn interpretiert werden. Zu beachten ist hierbei, dass die Krankenrolle eine vermehrte emotionale und soziale Zuwendung durch andere impliziert und diese daher nur dann zu bewerten ist, wenn sie deutlich über das kulturübliche bzw. gruppenspezifische Ausmaß hinausgeht. Da der sekundäre Krankheitsgewinn grundsätzlich ein inneres und äußeres Veränderungshemmnis ist, verdeutlicht er sich häufig dadurch, dass Patient:innen sich gegen eine Veränderung ihrer Situation sperren. Es hat dann den Anschein, dass sie sich in ihrer Erkrankung und deren Folgen insoweit dauerhaft eingerichtet haben, dass sie daraus zumindest soziale Vorteile ziehen können. Aufgrund der besonderen Bedeutung der sozialen Vergünstigungen ist es notwendig, ihn als eigenständiges Beurteilungskriterium zu werten.

Tabelle 2-12: Merkmalsausprägungen und Ankerbeispiele bei Leidensdruck (vgl. **Kap. 2.8.1.1**).

Stufe	Beschreibung	Beispiele
0 nicht ausgeprägt	Patient:innen lassen im Interview kein Leidensgefühl, keine emotionale und/oder kognitive Beschäftigung mit Belastungen oder Problemen erkennen. Dies kann der Fall sein, wenn Patient:innen keine erkennbaren Zeichen äußern oder auch, wenn aufgrund innerer Anforderungen („ein Indianer kennt keinen Schmerz“) Anzeichen emotionaler Beteiligung rigoros unterdrückt bzw. verleugnet und nicht nur bagatellisiert werden.	**Beispiel 1:** Ein Patient erklärt dem Konsiliarius eine Woche nach einem akuten Herzinfarkt stolz, dass er „keinerlei Probleme“ hat und Symptome für ihn „nicht spürbar“ sind. Der Frage des Konsiliarius, inwieweit er seine Beschwerden bagatellisiere, entgegnet er: „Keineswegs, ich fühle mich wieder vollkommen gesund.“ **Beispiel 2:** Eine Patientin mit Anorexia nervosa (BMI 16,5 kg/m^2) erlebt subjektiv keine Symptome und Einschränkungen und fühlt sich „gesund“.
2 mittelmäßig ausgeprägt	Patient:innen leiden unter der Störung und den damit verbundenen Beeinträchtigungen und Belastungen aktuell merklich und/oder haben kürzlich darunter gelitten.	**Beispiel 1:** Ein Patient macht sich eine Woche nach einem Herzinfarkt erhebliche Sorgen um seinen Körper („mein Herz“), seine Arbeitsfähigkeit und seine Partnerbeziehung. **Beispiel 2:** Bei einer Patientin mit hartnäckigen Schlafstörungen und beruflichem Stress fällt dem Arzt auf, dass sie ihn häufig aufsucht, traurig wirkt und den Tränen nahe ist. Ohne dies anzusprechen vermittelt sie ihm, dass sie doch merklich leidet.
4 sehr hoch ausgeprägt	Patient:innen bemühen sich – unabhängig von den zugrunde liegenden inneren und äußeren situativen Belastungen – mit allen ihnen zu Verfügung stehenden Mitteln inhaltlich und mit entsprechendem affektivem Ausdruck, ihr Leiden zu vermitteln, z. B. indem sie auch gestisch-szenisch (z. B. parasuizidale Handlung) ständig ihr Leiden ausdrücken und/oder Hilfe einfordern.	**Beispiel 1:** Nach der Diagnosemitteilung „Multiple Sklerose“ beginnt der Patient unruhig zu werden, lässt sich nicht mehr beruhigen und klagt, dass er so nicht mehr weiterleben könne und nicht im Rollstuhl enden wolle. **Beispiel 2:** Die Patientin mit Attacken von heftigster Panik berichtet, in ihren Gedanken und Gefühlen davon vereinnahmt und von Angst vor der Angst gequält zu sein. Sie kann nicht stillsitzen, sondern läuft mit angstverzerrtem Gesicht durch den Untersuchungsraum und klagt ihr Leiden, dass sie diesen Zustand nicht länger ertragen könne.

Tabelle 2-13: Merkmalsausprägungen und Ankerbeispiele bei Coping-Ressourcen (vgl. **Kap. 2.8.1.2**).

Stufe	Beschreibung	Beispiele
0 nicht ausgeprägt	Patient:innen verfügen derzeit über keine Ressourcen, angemessen und funktional mit ihrer Erkrankung umzugehen. Sie zeigen ausschließlich „negative“ bzw. „passive“ Bewältigungsmuster, die grundsätzlich im Umgang mit Erkrankungen nicht helfen. Falls sie über „positive“ Ressourcen verfügen, setzen sie diese derzeit jedoch nicht ein oder aber sie sind im Rahmen der jetzigen Erkrankung nicht als funktional und somit nicht als hilfreich zu bewerten.	**Beispiel 1:** Eine Patientin mit einer schweren unfallbedingten Beckenringfraktur ist in ihrer Mobilität nach einer initialen Phase der strikten Bettruhe und Schonung noch stark mobilitätseingeschränkt. Grundsätzlich ist sie allerdings ein sehr sportlicher und aktiver Mensch. Jetzt ist sie völlig inaktiv und immobil. Es gelingt ihr nicht, andere Bewältigungsstrategien anzuwenden und positiv mitzuwirken. Dies führt zu Komplikationen im Heilungsprozess und wird von ihren Behandlern bereits kritisch mit ihr besprochen. **Beispiel 2:** Ein schizoider Patient, der praktisch nie die Wohnung verlässt, gibt an, keine Hobbys zu haben, nie Menschen zu treffen und sich auch keinerlei berufliche Aktivitäten vorstellen zu können. Er langweile sich nur.
2 mittelmäßig ausgeprägt	Patient:innen verfügen in Teilbereichen über funktionale Bewältigungsmöglichkeiten und versuchen, ihre Lebensgestaltung aufrechtzuerhalten. Sie beginnen über die aktuellen Einschränkungen hinaus bereits vorsichtig, krankheitsunabhängige Lebensbereiche zu erschließen. Es bestehen aber auch Bereiche, in denen sie ausgeliefert erscheinen und keine Auswegmöglichkeiten für sich erarbeiten können oder durch intrapsychische Einflüsse gehemmt sind.	**Beispiel 1:** Eine Patientin mit einer chronischen Schmerzstörung hat begonnen, trotz der Beschwerden und Funktionseinschränkungen im Alltag, aktive Lebensbereiche wiederaufzunehmen. Sie hat bereits Kontakte zu einer Nordic-Walking-Gruppe in ihrer Umgebung aufgenommen, nachdem sie mehrmals alleine unterwegs war. Auch informiert sie sich im Internet über Selbsthilfegruppen in ihrer Nähe und hat bereits Kontakt zum Arbeitgeber aufgenommen, um Veränderungen am Arbeitsplatz zu besprechen. Trotzdem ist sie durch die Erkrankung in ihrem Selbstwert eingeschränkt, hat immer wieder Phasen der Verzweiflung oder traut sich oft nicht, ihre Bekannten um Hilfe zu bitten. **Beispiel 2:** Ein junger Patient mit einer schweren zirkardianen Insomnie, der aufgrund der Erkrankung keinen seiner Intelligenz adäquaten Schulabschluss geschafft und mehrere Berufsausbildungen abgebrochen hat bzw. herausgeflogen ist, weiß grundsätzlich um wichtige schlaffördernde Maßnahmen und Regeln (z. B. Schlaffenster einhalten, blauwelliges Licht am Abend vermeiden, morgendliche Lichttherapie, Stimuluskontrolle, Aktivitätsplanung), setzt diese jedoch nicht immer konsequent ein. Noch zu oft sind ihm stundenlange Computerspiele mit „Freunden“ im Chat wichtiger, sodass er immer wieder die ohnehin schwierige Etablierung eines festen Aktivitäts-Schlaf-Rhythmus torpediert.
4 sehr hoch ausgeprägt	Patient:innen verfügen über sehr gute und vielfältige Ressourcen, die ihnen helfen, mit ihrer jetzigen Erkrankung funktional umzugehen. Dies bedeutet nicht, dass die Patient:innen beschwerdefrei sind, sondern dass sie Wege gefunden haben, die Symptomatik in ihr Leben zu integrieren, ohne dass ihre Lebensqualität zu stark beeinträchtigt ist. Es gelingt ihnen, ein positives Lebensgefühl aufrechtzuerhalten.	**Beispiel 1:** Eine frühere Ausdauersportlerin, die bereits seit Jahren auf einem Auge wegen eines Gefäßverschlusses nahezu blind ist, erkrankt an einem gutartigen, jedoch nicht vollständig operativ entfernbaren Hirntumor, der allmählich auch das noch gesunde Auge zu erblinden droht. Nach anfänglicher Niedergeschlagenheit nimmt sie den „Kampf“ mit der nahenden Erblindung auf, spricht mit ihrem Mann und ihren Kindern über die drohende Erblindung, versichert sich der Unterstützung von Angehörigen und Freunden und informiert sich über diverse Unterstützungsmöglichkeiten, von Sehhilfen bis hin zu Selbsthilfegruppen und deren Finanzierung. Sie bittet ihren Mann, dass sie baldmöglichst eine lange geplante Reise machen, solange sie diese noch sehend genießen kann. Sie erarbeitet einen für sie „neuen inneren Weg“ zu leben. **Beispiel 2:** Ein Patient mit wiederholten Panikattacken, die mehrmals in der Woche auftreten, hat sich im Internet ausführlich über die Erkrankung informiert und versucht sein Leben darauf einzustellen. Er hat vor einigen Wochen begonnen, Ausdauersport zu betreiben, was sich bereits positiv ausgewirkt hat. Auch nimmt er an einer Entspannungsgruppe teil und übt regelmäßig. Er kann in seiner Familie und seinem Bekanntenkreis offen über seine Erkrankung sprechen und sich innerlich auseinandersetzen. Er bemerkt selbstständig Zusammenhänge der Attacken mit der Neigung, sich zu überfordern, und hat begonnen, den Alltag besser zu organisieren und sich etwas mehr zu schonen, auch wenn es ihm schwerfällt.

Tabelle 2-14: Merkmalsausprägungen und Ankerbeispiele bei psychosozialer Unterstützung (vgl. **Kap. 2.8.1.3**).

Stufe	Beschreibung	Beispiele
0 nicht ausgeprägt	Patient:innen können im Beurteilungszeitraum keine Bezugspersonen mobilisieren, die ihnen instrumentelle und/oder emotionale Unterstützung geben. Es sind keine hilfreichen Personen vorhanden. Wenn solche Personen vorhanden sind, nutzen die Patient:innen sie nicht, z. B. weil sie Hilfsangebote nicht für notwendig bzw. realisierbar halten, oder sie entziehen sich ihnen aus anderen Gründen.	**Beispiel 1:** Eine Patientin mit einer schweren Fraktur des Ober- und Unterschenkels ist in ihrer Mobilität stark eingeschränkt und muss zu Hause zur Heilung noch Bettruhe einhalten und sich längere Zeit schonen. Im Bett zu liegen oder sich helfen zu lassen, kann sie nur schwer ertragen. Sie verfügt zwar grundsätzlich über familiäre und freundschaftliche Ressourcen, jedoch nimmt sie keinerlei Hilfsangebote an und versucht, sowohl die Essenszubereitung als auch Toilettengänge ganz alleine zu realisieren. **Beispiel 2:** Ein Patient mit einer psychotischen Entwicklung lebt isoliert in eigener Wohnung. Er ist geschieden und arbeitslos. Von den Freunden hat er sich völlig zurückgezogen. Darüber hinaus bestehen keine Kontakte zur Herkunftsfamilie.
2 mittelmäßig ausgeprägt	Patient:innen können vorhandene Bezugspersonen zur instrumentellen und/oder emotionalen Unterstützung mobilisieren, die sie auch tatsächlich wahrnehmen. Entweder die Bezugspersonen gewähren ihnen nur in gewissem Umfang Unterstützung oder aber sie nehmen diese nur in gewissem Umfang an.	**Beispiel 1:** Eine Patientin mit einer schweren Fraktur des Ober- und Unterschenkels ist in ihrer Mobilität stark eingeschränkt und muss zu Hause zur Heilung noch Bettruhe einhalten und sich längere Zeit schonen. Soweit es ihre Zeit zulässt, geben der beruflich sehr eingespannte Lebenspartner und eine gute Freundin ihr praktische und emotionale Unterstützung, dies nimmt die Patientin auch gerne an. Gelegentlich müssen entfernt wohnende Verwandte anreisen, um bei ihrer Versorgung am Wochenende auszuhelfen. Es fällt der Patientin allerdings sichtlich schwer, diese Hilfe anzunehmen, da sie sich mit ihnen nicht so gut versteht. **Beispiel 2:** Ein Patient hat sich nach dem Tod der Ehefrau depressionsbedingt sehr zurückgezogen. Das Ehepaar hat einen kleinen Familien- und Freundeskreis, der jetzt zur praktischen und emotionalen Unterstützung nur begrenzt weiter zur Verfügung steht. Da sonst seine Ehefrau alles organisierte, verbleiben derzeit jedoch nur die Kinder, die einige Unterstützung geben.
4 sehr hoch ausgeprägt	Patient:innen haben mehrere Bezugspersonen, deren instrumentelle und/oder emotionale Unterstützung zur Bewältigung der Erkrankung und ihrer Lebensprobleme aktiv stattfindet.	**Beispiel 1:** Ein Patient mit einer schweren Fraktur des Ober- und Unterschenkels ist in seiner Mobilität stark eingeschränkt und muss zu Hause zur Heilung noch Bettruhe einhalten und sich längere Zeit schonen. Der Patient lebt alleine, hat jedoch ein großes, familiäres und freundschaftliches Unterstützungsnetzwerk, das sich gerne und rührend um ihn kümmert. Die Helfer stimmen sich in allen unterstützungsbedürftigen Bereichen mit ihm ab, erledigen den Einkauf und die Wäsche, besuchen ihn ggf. täglich mehrfach und pflegen ihn nötigenfalls auch. Der Patient äußert sich froh und dankbar für die Hilfe. **Beispiel 2:** Eine Patientin mit einer chronischen und schwer einschränkenden Angst- und Zwangserkrankung, die das Haus nicht mehr allein verlassen und nicht mehr allein für sich sorgen kann, hat nach einer suizidalen Krise schließlich Familienangehörige und Freunde aktiv um Unterstützung in allen angst- und zwangsbesetzten Aktivitäten zur Sicherstellung ihrer alltäglichen Versorgung gebeten. Über die allseits bereitwillige Alltagshilfe und auch die aufmunternde Unterstützung ist sie sehr erleichtert.

Tabelle 2-15: Merkmalsausprägungen und Ankerbeispiele bei Offenheit (vgl. **Kap. 2.8.1.4**).

Stufe	Beschreibung	Beispiele
0 nicht ausgeprägt	Patient:innen sind retentiv bzw. berichten verbal über wenig emotional Bedeutsames von sich. Sie können keine relevanten Zusammenhänge zwischen inneren oder zwischenmenschlichen Vorgängen, ihren Problemen und Symptomen herstellen bzw. gehen auf entsprechende Anregungen der Untersucher:in nicht ein.	**Beispiel 1:** Ein Patient mit einer chronisch entzündlichen Darmerkrankung schildert minutiös seine wiederkehrenden Bauchkrämpfe, Schmerzen und blutig-wässrigen Durchfälle. Daran ändert sich auch nach einer Ermutigung des Untersuchers nichts, möglichst eine persönliche Begebenheit zu berichten, in denen die Beschwerden schlimmer oder aber besser wurden. Im Gespräch gewinnt der Untersucher den Eindruck, dass der Patient keinen Zugang zu seinem emotionalen Erleben hat. **Beispiel 2:** Eine Patientin mit chronisch somatoformen Unterbauchbeschwerden bleibt ausschließlich bei der Klage über ihre körperlichen Beschwerden, vor allem über ihre Schmerzen. Die Patientin hat keinen introspektiven Zugang zu ihren inneren Vorstellungen und Gefühlen. Obwohl die Schmerzen seinerzeit im Zusammenhang mit einer schweren Ehekrise begonnen haben, werden entsprechende Fragen und Anregungen von ihr nicht verstanden und sogar abgelehnt („Mein Arzt hat mich einmal gefragt, ob das alles auch mit zu Hause zu tun haben könnte. Ich glaube, der ist genauso ratlos wie ich.“).
2 mittelmäßig ausgeprägt	Patient:innen benennen zwar in differenzierter Weise emotional-innerseelische Vorgänge, Gedanken, Gefühle und Beziehungen, können diese aber nur mühsam mit eigenen Problemen und Symptomen in Beziehung setzen. Entsprechende Anregungen der Untersucher:in können die Patient:innen zu einem weiteren Symptomverständnis nutzen oder sogar dazu, sich emotional weiter zu öffnen und erste weiterführende eigene Überlegungen anzustellen.	**Beispiel 1:** Ein ängstlich-vermeidender Patient mit einer persistierenden Herzrhythmusstörung nach einem Herzklappenersatz berichtet ausführlich von rezidivierenden extrem schmerzenden Salven von Extraschlägen. Erst auf Nachfrage des Untersuchers räumt er ein, dass diese ihn stark verunsichern und ängstigen, weil sie ihn unmittelbar handlungsunfähig machen, sodass er noch nicht einmal seine zweijährige Tochter versorgen kann. Auch hat er beobachtet, dass die Symptomatik meist in Überforderungssituationen auftritt. Er ist bereit, über einen Zusammenhang mit seinen früheren gescheiterten wissenschaftlichen Ingenieursambitionen nachzudenken, ist aber unsicher darüber, diesen Aspekten Bedeutung für seine Erkrankung einzuräumen. **Beispiel 2:** Eine Patientin mit chronisch somatoformen Unterbauchbeschwerden schildert zunächst ausführlich ihre gesamte Symptomatik und berichtet anschließend in mehreren Episoden von dysfunktionalen Beziehungen. Dabei gelingt es ihr immer wieder, Teile ihres inneren emotionalen Erlebens mit einzubeziehen und mit ihren Beschwerden in Beziehung zu setzen („... es ist, als ob meine Schmerzen schlimmer werden, wenn mir alles zu viel wird.“). Hinweise auf derartige Zusammenhänge werden von der Patientin zwar nicht abgelehnt, sondern fragend angenommen, dann aber nur teilweise weiterführend reflektiert und vertiefend bearbeitet.
4 sehr hoch ausgeprägt	Patient:innen gelingt es, selbstständig zwischen Gefühlen, Gedanken und interpersonellem Erleben einerseits und ihren Symptomen und ihrem Verhalten andererseits Zusammenhänge herzustellen und selbstexplorativ zu berichten. Den Patient:innen helfen die Anregungen der Therapeut:in, weitere Einsicht in ihre Krankheit, ihr Erleben und Verhalten zu finden und sie sind auch an biografischen Zusammenhängen interessiert.	**Beispiel 1:** Der Patient kann chronische Schmerzen und maladaptive Beziehungsmuster mit seinem inneren emotionalen Erleben in Verbindung bringen. Er ist im therapeutischen Kontakt offen, auch bisher unbewusste, vom Therapeuten angesprochene Ärgergefühle in Betracht zu ziehen. **Beispiel 2:** Eine Patientin mit mittelschwerer chronischer Depression und chronisch somatoformen Unterbauchbeschwerden kann erleben, dass die ersten Beschwerden in ihrer Kindheit in zeitlichem Zusammenhang mit einem fraglichen sexuellen Missbrauch begonnen haben und diese in der jetzigen Beziehungskrise mit ihrem Ehemann wieder aufgelebt sind und sich noch verstärkt haben. Die Anregungen ihres Hausarztes, dass die Depression und die Unterbauchschmerzen seiner Ansicht nach mit ihrer Beziehung zu ihrem Ehemann zu tun haben, konnte sie konstruktiv aufgreifen und thematisiert dies von sich aus.

Tabelle 2-16: Merkmalsausprägungen und Ankerbeispiele bei äußeren Veränderungs- und Behandlungshemmnissen (vgl. **Kap. 2.8.2.1**).

Stufe	Beschreibung	Beispiele
0 nicht ausgeprägt	Bei den Patient:innen liegen keine relevanten äußeren Hemmnisse vor, eine psychosomatisch-psychotherapeutische Behandlung aufzunehmen und längerfristig durchzuführen.	**Beispiel 1:** Eine junge Patientin mit einer schweren adoleszenten Identitätskrise, die grundsätzlich veränderungs- und psychotherapiemotiviert ist, findet eine geeignete Psychotherapeutin bzw. eine geeignete Klinik. Die Kostenübernahme ist geklärt und sowohl die ambulante als auch die stationäre Behandlung lassen sich unproblematisch in den familiären und beruflichen Kontext integrieren. Wenn kein privates Auto zur Verfügung steht, kann sie mit öffentlichen Verkehrsmitteln zur Therapie gelangen. **Beispiel 2:** Eine verbeamtete Patientin mit einer posttraumatischen Belastungsstörung nach einem Raubüberfall wird beruflich versetzt. Sie möchte die bislang erfolgreiche, 90 Stunden währende Langzeittherapie unbedingt bei derselben Psychotherapeutin fortsetzen. Daher vereinbart sie mit ihr weitere Therapiegespräche zweimal die Woche. Die Kostenübernahme ist gesichert.
2 mittelmäßig ausgeprägt	Bei den Patient:innen liegen äußere Hemmnisse vor, eine psychosomatisch-psychotherapeutische Behandlung aufzunehmen und längerfristig durchzuführen, diese sind aber grundsätzlich lösbar, wenn auch mit einem gewissen Aufwand.	**Beispiel 1:** Ein psychotherapiemotivierter Patient mit einer akuten Angststörung findet zeitnah (Warteliste über 6 Monate) keinen ambulanten Behandlungsplatz an seinem Wohnort. Um eine ambulante Psychotherapie aufzunehmen, müsste er einen relativ weiten Anfahrtsweg (mit PKW etwa 20 km) in seiner Region in Kauf nehmen. Er ist nicht sicher, ob er die Benzinkosten aufbringen kann. **Beispiel 2:** Eine junge Patientin, alleinerziehende Mutter zweier Kleinkinder, mit zunehmender Zwangssymptomatik ist grundsätzlich zu einer indizierten stationären Behandlung motiviert. Die Versorgung der Kinder ließe sich unkompliziert regeln. Sie überlegt allerdings, sich erst später behandeln zu lassen, sobald sie ihre Prüfungen abgelegt hat, um nicht auch noch ein Ausbildungsjahr nachholen zu müssen.
4 sehr hoch ausgeprägt	Bei den Patient:innen liegen gravierende äußere Hemmnisse vor, eine psychosomatisch-psychotherapeutische Behandlung aufzunehmen, sodass diese von den Patient:innen meist abgelehnt wird oder nicht zustande kommt.	**Beispiel 1:** Bei einem jungen Patienten mit einer chronisch entzündlichen Darmerkrankung ist eine stationäre Psychotherapie indiziert. Dem Patienten ist jedoch bewusst, dass bei einer erneuten stationären Behandlung sein nur befristeter Arbeitsvertrag nicht verlängert wird und er damit erneut arbeitslos werden würde. Auch seine soziale Umgebung ist vehement gegen eine erneute stationäre Therapie eingestellt. Der Vater hat sogar gedroht, ihn nicht finanziell zu unterstützen, sollte er erneut seinen Arbeitsplatz verlieren. **Beispiel 2:** Eine junge Patientin mit Migrationshintergrund, Mutter von zwei 3 und 5 Jahre alten Kindern, soll aufgrund einer gravierenden Angststörung und Depressivität mit Suizidalität stationär behandelt werden. Die Patientin ist grundsätzlich motiviert. Die Kinder könnten von einer guten Freundin, die sie aus dem Kindergarten kennt, versorgt werden. Ihr familiäres Umfeld ist jedoch strikt dagegen. Sie erleben dies als Eingriff in familiäre Angelegenheiten und drohen der Patientin, sie zu verstoßen, sodass keine Behandlung stattfindet.

Tabelle 2-17: Merkmalsausprägungen und Ankerbeispiele bei inneren Veränderungs- und Behandlungshemmnissen (vgl. **Kap. 2.8.2.2**).

Stufe	Beschreibung	Beispiele
0 nicht ausgeprägt	Bei den Patient:innen sind keine maßgeblichen inneren Veränderungs- und Behandlungshemmnisse vorhanden.	**Beispiel 1:** Eine Patientin mit hartnäckigen Schwindelattacken kann auf Nachfrage des Untersuchers keine Zusammenhänge mit ihrer Lebenssituation herstellen. Sie ist bereit für Vorschläge und kann diese aufnehmen. **Beispiel 2:** Ein junger Patient mit einer erheblichen Zwangsstörung ist für die stationäre Psychotherapie motiviert und zeigt gute Voraussetzungen. Zu Beginn der Therapie zeigt er eine deutliche Zunahme seiner Angst und Zwangssymptomatik (Angst vor Veränderung), der er sich jedoch stellt, sodass sie kein wesentliches Hemmnis darstellt.
2 mittelmäßig ausgeprägt	Patient:innen weisen mehrere innere Hemmnisse bzw. mindestens ein wesentliches inneres Hemmnis auf, die eine Minderung der Therapiemotivation und/oder der Behandlungsadhärenz herbeiführen.	**Beispiel 1:** Eine Patientin mit hartnäckigen Schwindelattacken verwahrt sich gegen den Versuch der Untersucherin, eine psychosomatisch-psychotherapeutische Behandlung durchzuführen. Nachdem sie ihr den Zweck einer psychosomatischen Untersuchung und Behandlung ausführlich erläutert hat, zeigt die Patientin sich zugänglicher. Am Ende des Untersuchungsgesprächs erklärt sie allerdings, dass sie kein weiteres Gespräch braucht, obwohl die Untersucherin es empfiehlt. **Beispiel 2:** Ein Patient mit zunehmenden psychosomatischen Problemen und depressiven Verstimmungen hat in seinem gesamten Leben noch nie Hilfe und Unterstützung eingefordert bzw. angenommen. Auch gegen die jetzt notwendige stationäre Behandlung äußerte er deutlich Widerstände: „Ich brauche keine Hilfe!". Den Vorschlag zu einer stationären Behandlung kann er erst nach der Bearbeitung dieser inneren Hemmnisse und der Zusage annehmen, dass er so viel wie möglich entscheiden und selbst tun könne.
4 sehr hoch ausgeprägt	Bei den Patient:innen sind ein oder mehrere wesentliche innere Veränderungs- und Behandlungshemmnisse vorhanden.	**Beispiel 1:** Eine Patientin mit hartnäckigen (diagnostiziert) psychogenen Schwindelattacken verwahrt sich vehement gegen den Versuch, eine Psychotherapie anzubahnen. Sie empfindet dies als eine „Frechheit", die sie sich nicht bieten lassen muss, denn sie „ist nicht verrückt". Sie bricht das Gespräch ab. **Beispiel 2:** Eine alleinerziehende Frau mit zwei 4 und 8 Jahre alten Kindern leidet unter progredient verlaufenden depressiven Verstimmungen, die jetzt ein schweres Ausmaß angenommen haben. Die Patientin ist nicht bereit, ein stationäres Behandlungsangebot anzunehmen, da sie es als persönliches Versagen gegenüber ihrer Familie und ihren Kindern erlebt, diese während des stationären Aufenthaltes nicht versorgen zu können und selbst auf Hilfe angewiesen zu sein.

Tabelle 2-18: Merkmalsausprägungen und Ankerbeispiele bei sekundärem Krankheitsgewinn (vgl. Kap. 2.8.2.3).

Stufe	Beschreibung	Beispiele
0 nicht ausgeprägt	Bei den Patient:innen ist kein sekundärer Krankheitsgewinn feststellbar. Die vorhandene Erkrankung hat für sie ausschließlich negative Folgen und/oder die durchaus üblicherweise zu erwartenden sozialen Entlastungen aufgrund der Erkrankung sind nicht im Sinne eines subjektiv bilanzierten Krankheitsgewinns zu verstehen.	**Beispiel 1:** Eine alleinstehende Patientin wird nach ihrem dritten schweren Herzinfarkt bei zusätzlich bestehender Lungen- und Rückenerkrankung berentet. Obwohl sie ein großes Ausmaß an sozialer Unterstützung und eine gut abgesicherte Rente erhält, versucht sie, unbedingt in der Berufstätigkeit zu bleiben. **Beispiel 2:** Ein Patient mit rezidivierenden schweren Depressionen wird nach einer ärztlichen Begutachtung berentet. Er wollte jedoch im Arbeitsprozess bleiben, da die Arbeit für ihn ein äußerst wichtiger, quasi unverzichtbarer Bestandteil des Lebens ist.
2 mittelmäßig ausgeprägt	Bei den Patient:innen liegen deutlich psychosoziale Vorteile vor, welche die Krankheit oder das Problem aufrechterhalten.	**Beispiel 1:** Ein leicht ängstlicher Patient hat eine schubförmig verlaufende, immer wieder stationär behandlungsbedürftige chronisch entzündliche Darmerkrankung, die sich so weit gebessert hat, dass er aktuell wieder aus dem Krankenhaus entlassen werden könnte. Er berichtet über weitere medizinisch nicht nachvollziehbare Symptome, drängt auf Abklärung, sodass er nur schwer entlassen werden kann („ich brauche die Sicherheit"). **Beispiel 2:** Eine Patientin mit einer Angststörung erlebt diese als bedrohlich und fühlt sich kaum in der Lage, ohne Begleitung das Haus zu verlassen. Sie fordert Hilfe von ihrem Partner, von dem sie sich bisher zu wenig gesehen und unterstützt gefühlt hat. Zusätzlich zu seiner hohen beruflichen Belastung kümmert er sich daraufhin mehr als sonst um sie und übernimmt deutlich häufiger als bisher wesentliche familiäre Verpflichtungen, drängt mit zunehmender Zeit jedoch auch auf ein Ende der „Versorgung".
4 sehr hoch ausgeprägt	Bei den Patient:innen finden sich in einem oder mehreren Lebensbereichen erhebliche soziale Vorteile durch die Erkrankung (z. B. finanzielle Vorteile, soziale Sicherung, Unterstützung durch Angehörige usw.), die dazu führen, dass die Patient:innen keinerlei Veränderungswünsche zeigen.	**Beispiel 1:** Ein Patient, Rechtsanwalt von Beruf, entwickelt nach einem Auffahrunfall ein chronisches Schmerzsyndrom. Durch die (Unfall-)Erkrankung erzielt er einen hohen materiellen Gewinn mit Unfall- und Berufsunfähigkeitsrente sowie eine massive, das gewöhnliche Maß übersteigende Entlastung bei allen unangenehmen sozialen Aufgaben durch seine Angehörigen. **Beispiel 2:** Eine Patientin mit rezidivierender Depression erfährt (nur) in der Depression ein Maximum an Zuwendung und Unterstützung vonseiten der Familie und fordert dies auch auf der Station ein. Sie will die Station nicht verlassen.

2.9 Psychotherapie – Veränderungsstrategien und Ziele

Besteht eine Indikation zur Anwendung eines psychotherapeutischen Verfahrens und liegt die entsprechende Motivation zur Durchführung einer Psychotherapie vor, ist eine Orientierung darüber hilfreich, durch welche professionellen psychotherapeutischen Aktivitäten die Patient:in ein Erreichen ihrer konkreten Veränderungsziele erwartet.

Viele Patient:innen erwarten therapeutische Aktivitäten zur unmittelbaren Linderung und Besserung ihrer Symptome. Andere wünschen sich hingegen zur Veränderung ihrer Beschwerden und Probleme eine Reflexion und Klärung der (psychodynamischen) Hintergründe. Darüber hinaus gibt es auch Wünsche nach emotionaler Unterstützung oder konkreten aktiven Anleitungen.

Hier geht es um eine Einschätzung der gewünschten psychotherapeutischen Veränderungsstrategien. Dabei ist zu beachten, dass die zu beurteilenden Veränderungsstrategien sich nicht gegenseitig ausschließen, sondern als individuelles Profil erfasst werden sollen. Eine Patientin kann sich beispielsweise konkrete Hinweise zur Reduktion der Symptomatik erhoffen und gleichzeitig emotionale Unterstützung wünschen.

Die psychotherapeutischen Veränderungsstrategien können sich ebenso wie auch die konkreten Therapieziele im therapeutischen Prozess ändern. Es ist so früh wie möglich an der Entwicklung von für die Patient:in angemessen-förderlichen Therapiezielen zu arbeiten. Im Erstgespräch muss die Untersucher:in i. d. R. allerdings aktiv nachfragen und ggf. mittels instruierender Erklärungen unterstützen.

2.9.1 Symptomreduktion

In der Regel erwarten Patient:innen mit psychisch-psychosomatischen Störungen professionelle Hilfe zur Beseitigung oder Linderung ihrer Symptome. Das Motto lautet: „Ich will, dass es mir wieder besser geht und die Symptome verschwinden!"

Die Art der Veränderungsmotivation lässt sich auf der Grundlage der Problemdarstellung sowie der von Patient:innen formulierten weiteren Veränderungsziele einschätzen. Bei vorhandener Symptomatik beschreibt dies das Ausmaß, in dem die Patient:in ausschließlich auf die Symptomreduktion fixiert ist (Tabelle 2-19).

2.9.2 Reflexion und Klärung

Für manche Patient:innen ist es wichtig, zu verstehen, wie es zu ihrer Symptomatik kam, um daraus Strategien zur Veränderung abzuleiten. Das Motto lautet: „Ich will verstehen, warum ich immer wieder solche Beschwerden und Probleme habe, um sie verändern zu können!" (Tabelle 2-20).

Insbesondere in der psychodynamischen Therapie ist es wichtig, zu eruieren, inwieweit ein affektiver und kognitiver Zugang zu Hintergründen der Symptomatik und der Problemstellung angestrebt wird. Dies beinhaltet den Wunsch, die maladaptiven, interpersonellen Muster zu erkennen, sie zu reflektieren und zu verändern.

Hier wird beurteilt, inwieweit konflikthafte Erlebens- und Motivbereiche thematisiert und reflektiert werden und inwieweit deren Veränderung mit therapeutischer Hilfe angestrebt wird. Bewertet wird die grundsätzliche Bereitschaft, unabhängig von der Fähigkeit hierfür.

2.9.3 Emotionale Unterstützung

Patient:innen suchen in der Psychotherapie vielfach emotionale Unterstützung, Entlastung, Trost und Beistand, um ihre Beschwerden und Probleme zu meistern. Das Motto lautet: „Ich brauche Unterstützung, damit es mir wieder besser geht und ich meine Beschwerden und Probleme ändern kann!" (Tabelle 2-21).

Hier ist zu beurteilen, wie intensiv emotional-supportive therapeutische Unterstützung gesucht und in Anspruch genommen und als wesentliches Therapieziel definiert wird. Zur Beurteilung ist insbesondere darauf zu achten, inwieweit auch im Untersuchungskontext emotionale Unterstützung gesucht oder direkt der Wunsch nach emotionaler Haltung und Unterstützung eingefordert wird.

2.9.4 Aktive Anleitung

Viele Patient:innen suchen in der Psychotherapie auch aktive Anleitung, um ihre Beschwerden und Probleme zu meistern. Das Motto lautet: „Sagen Sie mir, was ich machen soll, um meine Beschwerden und Probleme zu ändern!" (Tabelle 2-22).

Hier geht es darum, wie intensiv sich die Patient:in für aktiv-anleitende therapeutische Aktivitäten zur Bewältigung ihrer Beschwerden und Probleme interessiert. Sie ist an Empfehlungen und Methoden zu direkten Verhaltensänderungen orientiert. Sie sucht einen hierzu passenden therapeutischen Kontext und erwartet von der Therapeut:in bzw. vom therapeutischen System eine entsprechende Expertenrolle. Beurteilt wird, ob und inwieweit die Patient:in aktive Hilfe zur Bewältigung sucht und einfordert.

Tabelle 2-19: Merkmalsausprägungen und Ankerbeispiele in Bezug auf die Symptomreduktion (vgl. **Kap. 2.9.1**).

Stufe	Beschreibung	Beispiele
0 nicht ausgeprägt	Bei den Patient:innen ist der Veränderungsdruck durch die Symptomatik nicht sehr ausgeprägt und die Reduktion der Symptomatik steht somit im Hintergrund.	**Beispiel 1:** Eine Patientin mit leichten chronisch fluktuierenden Unterbauchschmerzen zeigt kein Interesse an konkreten medizinischen Maßnahmen zur Verbesserung ihrer Symptome. Für sie steht ausschließlich die Bearbeitung ihrer sexuellen Traumatisierung in Kindheit und Jugend im Mittelpunkt. **Beispiel 2:** Ein Patient, der wegen seiner noch milden Impulskontrollstörung immer wieder mit anderen Menschen in Konflikt gerät, beschäftigt sich im Gespräch sehr wenig mit den interpersonellen Folgen seiner Störung, dafür umso mehr mit den „Fehlern" anderer, die „schuld daran sind", dass er manchmal so wütend und aggressiv gegen andere wird.
2 mittelmäßig ausgeprägt	Bei den Patient:innen ist der Wunsch nach Symptomreduktion mittelmäßig ausgeprägt.	**Beispiel 1:** Eine Patientin, die seit mehreren Monaten nach der Trennung von ihrer Freundin unter einer stressabhängigen Schlafstörung leidet, wünscht ein schnell wirksames Schlafmedikament. Nachdem die Schlafstörung fast verschwunden ist, erklärt sie bei der Wiedervorstellung zwar, dass die Behandlung für sie damit eigentlich beendet ist, nimmt dann aber doch das therapeutische Angebot an, probeweise ihre aktuelle Lebenssituation im Hinblick auf die Schlafstörung zu ventilieren und vereinbart weitere Termine. **Beispiel 2:** Ein Patient mit einer Alkoholerkrankung ist bereit, seine Abhängigkeitsthematik in einer Therapie zu bearbeiten. Darüber hinaus ist ihm aber auch Unterstützung bei der Klärung seiner sonstigen krankheitsbedingten familiären und beruflichen Probleme wichtig.
4 sehr hoch ausgeprägt	Patient:innen haben in einem besonders hohen Maße den Wunsch nach Symptomreduktion.	**Beispiel 1:** Ein Patient mit einer somatoformen Schmerzstörung will ausschließlich die körperliche Schmerzen verändern und fordert in der Therapie entsprechende sofortige Maßnahmen ein. Demzufolge löst dies in der Gegenübertragung starken Druck aus, dass eine Besserung der Schmerzen erreicht werden muss. **Beispiel 2:** Eine Patientin mit chronischer Alkoholproblematik und Alkoholfolgeschäden will Hilfe nur bezüglich der körperlichen Symptome („ich kann nicht mehr laufen") und in der Linderung des bestehenden „Suchtdrucks" („craving").

Tabelle 2-20: Merkmalsausprägungen und Ankerbeispiele in Bezug auf Reflexion und Klärung (vgl. **Kap. 2.9.2**).

Stufe	Beschreibung	Beispiele
0 nicht ausgeprägt	Patient:innen sind nicht bestrebt, einen echten Zugang zu den psychosozialen Hintergründen ihrer Symptomatik zu gewinnen, sodass ihre innere Haltung gegenüber ihrer Störung unreflektiert bleibt. An den von der Therapeut:in aufgezeigten Zusammenhängen zwischen Konflikt und Symptomatik sind sie nicht interessiert.	**Beispiel 1:** Eine junge Patientin mit einer mehrmonatigen Gehstörung aufgrund einer medizinisch-somatisch nicht erklärbaren Beinlähmung sieht ihre Erkrankung ausschließlich körperlich verursacht und ist im Gespräch nicht dafür zu gewinnen, darüber nachzudenken, ob die Beinlähmung im Zusammenhang mit ihren Verselbstständigungsbemühungen von den Eltern und einem geplanten längeren Auslandsaufenthalt stehen könnte. **Beispiel 2:** Ein Patient mit einer schweren Depression sieht seine Probleme überwiegend im somatischen bzw. sozialen Bereich und ist kaum zugänglich für lebensgeschichtliche und innerpsychische Zusammenhänge. Dem Untersucher gibt er zu verstehen, dass er auch in der Therapie nicht an diesen Bereichen arbeiten möchte: „Die Vergangenheit und meine Beziehungen haben damit nichts zu tun!"
2 mittelmäßig ausgeprägt	Patient:innen zeigen mäßiges Interesse an therapeutischen Aktivitäten, die psychosozialen bzw. psychodynamischen Hintergründe ihrer Beschwerden und Probleme erhellen zu wollen.	**Beispiel 1:** Ein Patient mit einem schweren allergischen Asthma sieht seine Erkrankung ausschließlich körperlich verursacht. Auch auf Nachfrage ist er nur ansatzweise bereit, darüber nachzudenken, wieso sein Asthma immer wieder exazerbiert, wenn er sich über seine Familie „tierisch aufregen muss". **Beispiel 2:** Eine Patientin mit einer Bulimie hat die stationäre Behandlung aufgenommen, um die Symptome zu mindern. Im Rahmen der Behandlung versteht sie den Zusammenhang zwischen ihrer Symptomatik und ihrer Partnerschaftsbeziehung immer besser, ist sich aber noch nicht sicher, ob diese emotionale Einsicht ihr hilfreich sein wird und ob sie diese auch nutzen möchte.
4 sehr hoch ausgeprägt	Patient:innen wollen in einem besonders hohen Maße ein echtes Verständnis zu den Hintergründen ihrer Symptomatik gewinnen. Der Wunsch, etwas zu verstehen und zu verändern, bezieht sich auch auf die intra- und interpersonellen Aspekte ihres Lebens.	**Beispiel 1:** Ein Schmerzpatient nutzt seinen guten emotionalen Zugang zum Verständnis der Problematik und stellt selbstständig Zusammenhänge zur Entstehung und Aufrechterhaltung der Symptomatik her. Das Verstehen der Konfliktkonstellation und deren Veränderung ist sein hauptsächliches Therapieziel. **Beispiel 2:** Eine junge Patientin mit einer dissoziativen Störung erkennt deutliche Zusammenhänge zwischen ihren Anfällen und aktuell auslösenden Enttäuschungserfahrungen. Sie ist daher sehr bestrebt, diese Zusammenhänge zu vertiefen und sie vor dem Hintergrund ihre früheren emotionalen Vernachlässigungen in der Therapie aufzuarbeiten.

Tabelle 2-21: Merkmalsausprägungen und Ankerbeispiele in Bezug auf emotionale Unterstützung (vgl. **Kap. 2.9.3**).

Stufe	Beschreibung	Beispiele
0 nicht ausgeprägt	Patient:innen zeigen kein Bedürfnis und kein Interesse nach emotionaler Unterstützung, Trost, Beistand oder Ermutigung und wehren diese möglicherweise ab.	**Beispiel 1:** Eine Patientin hat ihren Ehemann bei einem Unfall verloren und wirkt wie am Boden zerstört, reagiert aber auf Versuche der Behandler:innen, sie zu trösten und sie emotional zu unterstützen, zurückweisend: „Danke, aber das brauche ich nicht." **Beispiel 2:** Ein Patient mit einer Alkoholabhängigkeit und einer schizoiden Persönlichkeitsstörung nimmt die unterstützende Hilfe des Therapeuten oder Pflegepersonals im stationären Rahmen nicht in Anspruch. Er wünscht sie auch nicht.
2 mittelmäßig ausgeprägt	Patient:innen sind erkennbar daran interessiert, emotionale Entlastung und Unterstützung zu erhalten, lassen daneben aber auch andere therapeutische Aktivitäten nicht außer Acht.	**Beispiel 1:** Ein Patient, dem unfallbedingt ein Arm amputiert werden musste, spricht auch nach Monaten immer wieder davon, wie schrecklich dies alles für ihn war und ist und fordert auf diese Weise immer wieder tröstenden Beistand und Ermutigung von Behandler:innen und Angehörigen. Seine depressive Symptomatik infolge des Unfalls bearbeitet er jedoch aktiv. **Beispiel 2:** Eine Patientin mit einer Borderline-Störung fordert anfänglich in der Behandlung ausschließlich Unterstützung und Beistand, kann ihre emotionalen Bedürfnisse im therapeutischen Prozess aber zunehmend zurückstellen und zunehmend besser selbst regulieren.
4 sehr hoch ausgeprägt	Patient:innen sind in einem besonders hohen Maße an therapeutischen Aktivitäten interessiert, die ihnen emotionale Entlastung und Unterstützung und möglichst das Gefühl vermitteln, in der Beziehung emotional getragen und gestützt zu werden.	**Beispiel 1:** Eine Patientin mit einem bösartigen Hautkrebs ist nach der Diagnoseeröffnung am Boden zerstört und fordert imperativ emotionalen Beistand und Trost durch den Behandler ein: „Ich kämpfe um mein Leben. Ich brauche Sie. Sie müssen mir helfen!" **Beispiel 2:** Ein Patient mit einer schweren Depression im Rahmen einer bipolaren Störung wünscht sich naheliegenderweise, dass sich seine Stimmung rasch wieder aufhellt. Vor allem aber sucht er Trost, Beistand und die Versicherung, das erneute schwere Rezidiv mit ihm abermals gemeinsam durchzustehen: „Ich kann nicht mehr. Ich habe keine Kraft mehr zum Kämpfen. Ohne Sie halte ich das nicht noch einmal aus."

Tabelle 2-22: Merkmalsausprägungen und Ankerbeispiele in Bezug auf aktive Anleitungen (vgl. **Kap. 2.9.4**).

Stufe	Beschreibung	Beispiele
0 nicht ausgeprägt	Patient:innen erachten aktiv anleitende Maßnahmen und Ratschläge für sich nicht als wichtig, fordern sie nicht ein oder lehnen sie sogar ab.	**Beispiel 1:** Ein Patient, der im Gesundheitswesen tätig ist, ist nach dem Tod seiner Lebenspartnerin in einer schweren Lebenskrise und hat wieder angefangen zu rauchen. Er weiß selbst angemessene Maßnahmen in seinem Leben umzusetzen und wünscht hierbei keine aktive therapeutische Anleitung, vielmehr würde er gerne emotional unterstützt werden. **Beispiel 2:** Ein Patient mit einer Angstsymptomatik hat sich Techniken zur Angstregulierung erarbeitet. In der Behandlung weist er therapeutische Vorschläge hierzu sogar zurück: „Ich weiß am besten was mir hilft!" Stattdessen versucht er mithilfe des Therapeuten zu klären, wie es zur Symptomatik kam.
2 mittelmäßig ausgeprägt	Patient:innen erwarten Hilfe durch Informationsvermittlung und aktiv therapeutische Maßnahmen, die auf ihre konkrete Lebensgestaltung und ihr unmittelbares Verhalten abzielen. An Behandlungen, in denen diese aktiv-anleitenden Elemente nicht den Schwerpunkt bilden, können sie teilnehmen, auch wenn sie ihnen eher skeptisch gegenüberstehen.	**Beispiel 1:** Ein Patient mit einem schweren Diabetes und einer komorbiden rezidivierenden depressiven Störung begibt sich in ein Diabetes-Schulungsprogramm, primär, um mehr über die Erkrankung und deren Behandlung zu erfahren, Diätfehler zu vermeiden und seine Medikation besser handhaben zu können. Obwohl er Programminhalte, die sich mit psychosozialen Aspekten beschäftigen, skeptisch betrachtet, beteiligt er sich aber dennoch daran. **Beispiel 2:** Eine Patientin mit einer chronischen stressbedingten Schmerzerkrankung sucht gezielt Hilfe durch ein manualisiertes Schmerzbehandlungsprogramm, das konkrete Anweisungen zur Schmerzbewältigung enthält. Soweit auch dort tieferliegende interpersonelle und psychosoziale Konflikte zur Sprache kommen, zeigt sie aber durchaus Bereitschaft, an diesen weiter zu arbeiten.
4 sehr hoch ausgeprägt	Patient:innen erwarten in besonders hohem Maß therapeutische Aktivitäten mit aktiver Anleitung.	**Beispiel 1:** Eine Patientin mit einer beginnenden leichten vaskulären Demenz und Depression bedrängt sämtliche Mitglieder des Behandlungsteams unablässig, ihr Tipps zu geben und Übungen zu zeigen, wie sie ihr Gedächtnis noch besser trainieren kann. **Beispiel 2:** Ein Patient mit einem Burn-out und einer zwanghaften Persönlichkeitsstruktur erlebt sich als Mobbingopfer. Er drängt den Behandler zu einer klaren Anleitung, wie er künftig mit seiner Arbeitssituation umzugehen hat: „Was raten Sie mir, damit die mich in Ruhe lassen?" Alle anderen psychosozialen Aspekte sind für ihn nicht von Bedeutung.

2.10 OPD-3 Ratingbogen Achse I

Der Ratingbogen für die Achse I ist in Abbildung 2-1 dargestellt (die Nummerierung entspricht den Kapitelnummern).

OPD-3 Ratingbogen Achse I: Psychische Störungen, Krankheitserleben und Behandlungsvoraussetzungen.							
2.3	**Psychische und Psychosomatische Störungen**						
	1A Psychische Störungen/ Verhaltensstörungen	ICD oder DSM					
	Hauptdiagnose (Referenzdiagnose)						
	weitere Diagnosen						
	1B Körperliche Erkrankungen	ICD					
	Hauptdiagnose						
	weitere Diagnosen						
	Alter: ____ Jahre	Geschlecht: m / w / d	Erhebungszeitpunkt ___/___				
	Aktuell in Behandlung	○ ja ○ nein	○ ambulant ○ stationär				
		○ psychiatrisch	○ psychotherapeutisch				
	Aktuelle psychotrope Medikation	○ Antidepressiva ○ Antipsychotika ○ Analgetika/Antiepileptika	○ Phasenprophylaktika ○ Sedativa ○ Sonstige:				
2.4	**Psychische und Psychosomatische Störungen**						
2.4.1	globale Schwere der Störung	⓪	①	②	③	④	⑨
2.4.2	GAF: Maximalwert der letzten 7 Tage Symptomatik Berufliche Funktionen soziale Funktionen	____ ____ ____	Gesamt ____				⑨
2.4.3	EQ-5D-Modifiziert Summe: _____ Itemwerte	1. ____	2. ____	3. ____	4. ____		⑨
2.5	**Dauer und Verlauf der Erkrankung/des Problems**						
2.5.1	Dauer der aktuellen psychischen Störung	○ < 6 Monate	○ 6–24 Monate	○ 2–10 Jahre	○ > 10 Jahre		⑨
2.5.2	andere Vorerkrankungen	____________ ____________ ____________					⑨

Abbildung 2-1: OPD-3 Ratingbogen Achse I: Psychische Störungen, Krankheitserleben und Behandlungsvoraussetzungen. (⓪ = nicht ausgeprägt, ② = mittelmäßig ausgeprägt, ④ = sehr hoch ausgeprägt, ⑨ = nicht beurteilbar).

2.5.3	chronischer Verlauf der aktuellen psychischen Symptomatik (wenn Symptomatik länger als 6 Monate besteht)	Verlauf der Symptomschwere ◯ gleichbleibend ◯ abnehmend ◯ progredient Weitere Angaben zum Verlauf ◯ ohne Schwankungen ◯ fluktuierend ◯ phasenhaft-remittierend ◯ schubförmig progredient					⑨
2.6	**Krankheitskonzepte**						
2.6.1	somatisch	⓪	①	②	③	④	⑨
2.6.2	external – sozial	⓪	①	②	③	④	⑨
2.6.3	external – alternativ	⓪	①	②	③	④	⑨
2.6.4	intrapsychisch	⓪	①	②	③	④	⑨
2.7	**Veränderungs- und Behandlungskonzepte**						
2.7.1	somatisch	⓪	①	②	③	④	⑨
2.7.2	external – sozial	⓪	①	②	③	④	⑨
2.7.3	external – alternativ	⓪	①	②	③	④	⑨
2.7.4	psychotherapeutisch	⓪	①	②	③	④	⑨
2.8.1	**Veränderungsressourcen**						
2.8.1.1	Leidensdruck	⓪	①	②	③	④	⑨
2.8.1.2	Umgang mit der Erkrankung (Coping)	⓪	①	②	③	④	⑨
2.8.1.3	psychosoziale Unterstützung	⓪	①	②	③	④	⑨
2.8.1.4	Offenheit	⓪	①	②	③	④	⑨
2.8.2	**Veränderungshemmnisse**						
2.8.2.1	äußere Veränderungshemmnisse	⓪	①	②	③	④	⑨
2.8.2.2	innere Veränderungshemmnisse	⓪	①	②	③	④	⑨
2.8.2.3	sekundärer Krankheitsgewinn	⓪	①	②	③	④	⑨
2.9	**Psychotherapie – Veränderungsstrategien und Ziele**						
2.9.1	Symptomreduktion	⓪	①	②	③	④	⑨
2.9.2	Reflexion und Klärung	⓪	①	②	③	④	⑨
2.9.3	emotionale Unterstützung	⓪	①	②	③	④	⑨
2.9.4	aktive Anleitung	⓪	①	②	③	④	⑨

Abbildung 2-1: (Fortsetzung)

3 Achse II: Beziehung

3.1 Zusammengefasste Darstellung der Achse II

Störungen in zwischenmenschlichen Beziehungen treten bei vielen psychischen Beeinträchtigungen auf. Da diesen Störungen oft sich wiederholende Beziehungsmuster zugrunde liegen, ist deren Erfassung für die Psychotherapie von großer Bedeutung. Nicht zuletzt auch, weil solche Beziehungsmuster oft den therapeutischen Kontakt von Beginn an prägen und in unterschiedlichem Ausmaß zum Gegenstand der therapeutischen Arbeit werden.

Das Ziel der OPD-Beziehungsdiagnostik ist die Identifizierung des repetitiven dysfunktionalen Beziehungsmusters von Patienten:innen sowie relevante Aspekte des Übertragungs- und Gegenübertragungsgeschehens. Dysfunktionale Beziehungsmuster können als spezifische interpersonelle Konstellationen verstanden werden, in denen sich Verhaltensweisen von Patient:innen mit denjenigen ihrer Interaktionspartner:innen zu einer repetitiven Gestalt verschränken. Das Verfahren fokussiert primär die dysfunktionalen Aspekte der repetitiven Beziehungsgestaltung. Diese Konstellationen können grundsätzlich aus der Erlebensperspektive der Patient:in und aus derjenigen der anderen (ihrer Interaktionspartner:innen) beschrieben werden; aus jeder dieser Perspektiven können außerdem sowohl die Verhaltensweisen der Patient:innen als auch diejenigen ihrer Interaktionspartner:innen betrachtet werden. Aus diesen Unterscheidungen ergeben sich 4 analytische Einheiten, die als ***interpersonelle Perspektiven*** *bezeichnet werden:*

- *Wie die Patient:in andere erlebt: Hier geht es um jenes Beziehungsverhalten, das die Patient:in bei ihren Interaktionspartner:innen immer wieder erlebt und u. U. beklagt.*
- *Wie die Patient:in sich selbst erlebt: Hier liegt der Fokus auf dem Beziehungsverhalten der Patient:innen. Beschrieben wird dasjenige interpersonelle Verhalten, das die Patient:in bei sich immer wieder erlebt und in ihren Beziehungsschilderungen mehr oder weniger durchgängig darstellt.*
- *Wie andere die Patient:in immer wieder erleben: Hier wird erfasst, wie andere (auch die Untersucher:in) die Patient:in erleben. Diese Perspektive erfasst i. d. R. mehr als dasjenige, was die Patient:in selbst nicht beschreiben kann, d. h. auch die ihr unbewussten Aspekte ihres (schwierigen) Beziehungsangebots.*
- *Wie andere sich gegenüber der Patient:in immer wieder erleben: Hier wird erfasst, welche Reaktionen die Patient:in beim Gegenüber im Sinne eines Rollenangebots induziert (unbewusst nahegelegte Antwort). Dieses Element entspricht dem Vorgehen der psychoanalytischen Gegenübertragungsdiagnostik (vgl. Mertens, 2004; Thomä & Kächele, 2006a).*

Diese 4 interpersonellen Perspektiven werden anhand der Erzählung von Proband:innen oder Patient:innen „gefüllt". Hierbei werden die unten dargestellten ***Itemlisten*** *zu Hilfe genommen. Die Itemlisten liegen grundsätzlich in 2 Varianten vor:*

- *Die klinische Version besteht aus den jeweiligen Erlebens-/Verhaltensbeschreibungen in abgestuftem Format (unauffällig, akzentuiert, dysfunktional). Dabei kann jedes Item in seiner Ausprägung beurteilt werden. In der klinischen*

Anwendung ist aber die Beschränkung auf die am deutlichsten zu Tage tretenden Items möglich.
- *Die Forschungsversion ist einerseits in den Itemformulierungen mit der klinischen Version identisch. Allerdings werden die im Zirkumplexmodell an gleicher Position liegenden Items, die sich inhaltlich ähnlich sind, zu Paaren zusammengefasst, um eine reliablere Einschätzung zu ermöglichen. Ebenso wird in der Forschungsanwendung davon ausgegangen, dass alle Itempaare beurteilt werden.*

Die Beschreibungen der interpersonellen Perspektiven können dann in einer beziehungsdynamischen Formulierung so miteinander verbunden werden, dass ein psychologisch stimmiger Zusammenhang entsteht, der die Dysfunktionalität und die Stabilität des Beziehungsmusters erklärt. In dieser Formulierung wird nachgezeichnet, wie die Patient:in im Widerspruch zu ihrer eigenen Erlebensperspektive ihre Beziehungen faktisch (unbewusst) so gestaltet, dass sie andere immer zu Antworten verleitet, die sie dann wiederum als z.B. leidvoll, enttäuschend oder bedrohlich wahrnimmt.

Durch die Beziehungsachse können also das Verhalten in Beziehungen sowie typische Reaktionsweisen von Interaktionspartner:innen in angemessener Komplexität beschrieben werden. Dieses Vorgehen erlaubt dabei zusätzlich die Beschreibung von wechselseitigen Beeinflussungen dieser beiden Ebenen im Sinne einer transaktionalen Verstärkung in zwischenmenschlichen Interaktionen.

3.2 Die zentrale Bedeutung von Beziehungserfahrungen

In Kap. 3.3 wird das praktische Vorgehen der Beziehungsdiagnostik in der OPD beschrieben. Für Interessierte ist dieses Kap. 3.2 mit einer vertiefenden Darstellung der theoretischen Fundierung der Beziehungsachse vorgeschaltet.

Die Erfahrung und Gestaltung interpersonellen Verhaltens wird besonders in der psychodynamischen Therapie als wesentlicher Faktor für Entstehung und Aufrechterhaltung psychischer Störungen gesehen. Wie ein Mensch seine Beziehungen zu anderen gestaltet und erlebt, ist daher in dieser Therapieform, aber vermutlich auch in allen anderen Psychotherapien von zentraler Bedeutung. Intrapsychische Konflikte prägen wesentlich jegliches Beziehungsverhalten, während umgekehrt spezifische Beziehungsgestaltungen Rückschlüsse auf intrapsychische Konflikte erlauben. Repetitive Beziehungsgestaltungen im Sinne von Beziehungsmustern können auch Ausdruck von strukturellen Beschränkungen von Patient:innen sein, d.h. von Beeinträchtigungen zwischenmenschlicher Wahrnehmungsvorgänge und innerpsychischer Selbstregulation. So können sie Steuerungsschwächen offenbaren oder dem Schutz bestimmter Vulnerabilitäten dienen.

Die Beziehungsdiagnostik im Rahmen der OPD greift dieses Geschehen an der Schnittstelle von intrapsychischer und interpersoneller Ebene auf. Sie stützt sich dabei überwiegend auf beobachtbares und beschreibbares Beziehungsverhalten. Zu Letzterem gehören die Beziehungsaspekte, welche die Untersucher:in in der Begegnung mit der Patient:in erfährt *und* erlebt. Diese werden als Beziehungsangebot der Patient:in und als Gegenübertragung der Untersucher:in (d.h. als die umfängliche Reaktion des therapeutischen Gegenübers auf die unausgesprochenen Beziehungserwartungen von Patient:innen) formulierbar.

Beziehungsverhalten verstehen wir als Ausdruck der Dynamik zwischen mehr oder weniger bewussten Beziehungswünschen, den damit verbundenen intrapsychisch wirksam werdenden Ängsten von Patient:innen sowie den Befürchtungen, wie das Gegenüber auf die Wünsche reagieren könnte. Es ist ebenfalls bestimmt durch die jeweilige Struktur im Sinne des „psychischen Handwerkszeugs“, das die Fähigkeit zu einer integrierten und flexiblen Beziehungsgestaltung bedingt. Ängste, Befürchtungen und Schwierigkeiten können durch Konflikte oder durch strukturelle Gegebenheiten in unterschiedlichen Gewichtungen bestimmt sein. Ein eher konfliktbedingtes Beziehungsverhalten bei einem vorwiegend aktiv gelösten Versorgungs- versus Autarkiekonflikt kann sich z. B. in einem repetitiven, erschöpften Versorgen anderer bei beinahe empörter Zurückweisung von Unterstützungsangeboten zeigen. Ein eher durch strukturelle Mängel bedingtes Beziehungsverhalten ließe sich etwa hinter einem wiederholten Abwechseln zwischen forderndem Anklammern und abwertendem Kontaktabbruch vermuten.

Habituell problematisches (dysfunktionales) Beziehungsverhalten kann als stabile psychosoziale Kompromissbildung zwischen Wünschen und Befürchtungen in Beziehungen verstanden werden, wobei die Beziehungsgestaltung von strukturellen Fähigkeiten mitbestimmt wird. Habituell meint, dass das Verhalten bei Patient:innen dann nach außen hin als dominant und mehr oder weniger durchgängig wirksam erscheint. Die auf der Basis des habituellen Beziehungsverhaltens entstehenden Beziehungsangebote werden besonders dann relevant, wenn sie ambivalent sind oder dem Gegenüber ein hohes Maß an Verständnis und Selbst- bzw. Ko-Regulation abverlangen. Deutlich wird dies oft im Verhältnis zwischen dem, wie Menschen ihre eigene Reaktion auf den „Unbill der Welt“ erleben, und der Wahrnehmung dieser Reaktion durch andere. Hier kann so etwas entstehen wie ein „zentrales Missverständnis“ („Andere lehnen mich grundsätzlich ab.“). Dies ist zu rekonstruieren und diagnostisch dahingehend zu untersuchen, ob es zustande kommt aufgrund einer inneren Konfliktspannung mit Wünschen und deren Abwehr, unterschiedlichen Facetten struktureller Einschränkungen (z. B. interpersonelle Fehlwahrnehmungen), oder einer Mischung aus beidem (Ehrenthal & Grande, 2014; Grande, 2007).

Im Erstgespräch erhält man Informationen über das Beziehungsverhalten der Patient:in u. a. aus ihren Erzählungen von Beziehungsepisoden mit wichtigen anderen Personen. Aus der Darstellung dieser Episoden lassen sich besonders stabile und sich wiederholende Beziehungserfahrungen ablesen. Abgesehen davon lassen sich während des Gesprächs Informationen daraus gewinnen, dass sich zwischen Patient:in und Untersucher:in ein Übertragungs- und Gegenübertragungsgeschehen entfaltet. Anhand der Reaktionen und Impulse, die die Untersucher:in bei sich beobachtet, kann sie Rückschlüsse ziehen, wie sich andere in der Begegnung mit der Patient:in fühlen und evtl. verhalten mögen. Das Erleben und die Verwendung der Gegenübertragung müssen erlernt und geübt werden und können dann als Instrument für die Beziehungsdiagnostik genutzt werden. Die Diagnostik des dysfunktionalen Beziehungsmusters umfasst immer diese beiden Perspektiven: diejenige der Patient:innen sowie diejenige der anderen inkl. der Untersucher:innen.

3.2.1 Beziehungserfahrungen und ihre intrapsychische Organisation

Entwicklungspsychologisch gesehen werden Beziehungserfahrungen auf vielfältige Weise gemacht, durch verschiedene Wahrnehmungsmodalitäten vermittelt und teils im prozeduralen (z. B. als Bindungsmuster; Ainsworth et al., 1978), teils im episodischen Gedächtnis gespeichert. Vieles spricht dafür, dass subjektive Erfahrungen in hohem Maße durch emotionales Erleben organisiert werden. Was und mit welcher jeweils spezifischen Bedeutung erinnert wird, hängt u. a. davon ab, mit welchen Gefühlstönungen und -intensitäten die Erinnerung verknüpft ist (Stern, 1992). Subjektiv organisierte Erinnerungs- und Bedeutungsstrukturen gehen modulierend in das Umgehen mit aktuellen Beziehungsinformationen ein.

Die psychoanalytische Objektbeziehungstheorie nimmt an, dass sich Beziehungserfahrungen, insbesondere mit den relevanten Bezugspersonen der Kindheit und Jugend, auf der intrapsychischen Ebene zu verinnerlichten Objektbeziehungen (z.B. als Selbst- und Objektrepräsentanzen) kristallisieren. Dabei sind diese verinnerlichten Bilder in einen Kontext von subjekt- und objektbezogenen Gefühlen, Wünschen, Erwartungen, Befürchtungen und habituellen interpersonellen Transaktionen eingebunden. In der Tradition von Jacobsen (1964) und Mahler et al. (1975) begreift Kernberg (1988) solche „Selbst-Objekt-Affekt-Einheiten“ als primäre Determinanten der intrapsychischen Strukturbildung. Diese verinnerlichten Beziehungsschemata stellen die subjektive Verarbeitung zwischenmenschlicher Erfahrungen und Interaktionen dar und nicht die „objektive Realität“. Selbst- und Objektrepräsentanzen sind stets Kompromissbildungen und als solche durch Abwehrprozesse mitbedingt, wenn etwa bestimmte Beziehungen mit unangenehmen Affekten oder Ängsten verbunden sind. Bei der Herausbildung solcher Repräsentanzen ist die verlässliche Redundanz (wiederholtes und erwartbares Auftreten) bestimmter positiver Beziehungserfahrungen, insbesondere in der Kindheit, von besonderer Wichtigkeit. Sie ist z.B. in der frühen Entwicklung Voraussetzung für das Erreichen der „Objektkonstanz“ (also der anhaltenden und nicht zu stark störbaren inneren Präsenz von Erinnerungen an signifikante Bezugspersonen) und später der personalen „Identität“ (vgl. Achse Struktur, Kap. 5). Die Redundanz negativer oder die mangelnde Verlässlichkeit positiver Erfahrungen führt demgemäß zu strukturellen Einschränkungen.

Während Kernberg die frühe Entwicklung von „Ich-Fähigkeiten“ (d.h. Strukturmerkmalen) als Abgrenzung des frühen undifferenzierten Selbst von der frühen Bezugsperson beschreibt, sehen Stern (1992) und Emde (1988) das Kind als ein von Anbeginn an von der Bezugsperson getrenntes, affektives, aktives und steuerndes Wesen. Sie begreifen seine Entwicklung als Abfolge zunehmend komplexer werdender intersubjektiver Regulationsprojekte des Selbst im Austausch mit der betreuenden Person. In dieser Tradition steht auch die Bindungstheorie, die davon ausgeht, dass Kinder in Anpassung an die Interaktionsangebote ihrer frühen Bezugspersonen überdauernde Verhaltensstile entwickeln, um so die Nähe zu Sicherheit gewährenden Erwachsenen zu gewährleisten. Diese Muster etablieren sich in Form „innerer Arbeitsmodelle von Bindung“, die transaktionell verstärkt oder modifiziert werden (z.B. Bowlby, 1988).

Es gibt heute eine Vielzahl von Belegen für die Hypothese, dass die Psychopathologie einer Person das Resultat lebensgeschichtlich prägender Erfahrungen ist, die in Form mentaler Beziehungsrepräsentanzen gespeichert sind (z.B. Pincus & Wright, 2010). Kinder sind dabei ihren betreuenden Personen und familiären Beziehungen nicht nur ausgesetzt, sondern sie beeinflussen und verändern diese auch von Anfang an. Das Kind entwickelt also Beziehungsmuster, zu denen es selbst maßgebend beigetragen hat (Cierpka, 1992). Da die erinnerten Beziehungserfahrungen auch widersprüchliche Selbst- und Objektbilder enthalten, sind sie wesentlich an der Ausgestaltung der intrapsychischen Konflikte beteiligt (vgl. Achse III, Konflikt, Kap. 4).

In den letzten Jahren wurden Elemente des bisher beschriebenen Verständnisses von interpersonellen Beeinträchtigungen auch in der Verhaltenstherapie aufgegriffen. So wurde für die Psychotherapie chronisch depressiver Patient:innen und ihrer Beziehungsstörungen eine Therapieform entwickelt, die sehr spezifisch auf schwierige Beziehungsmuster eingeht und sich dabei des interpersonellen Zirkumplexmodells (Kap. 3.3.1), insbesondere im Sinne Kieslers, bedient (Cognitive Behavioral Analysis System of Psychotherapy – CBASP, McCullough, 2007). Ebenso legt die Schematherapie (Young et al., 2005) besonderen Wert auf die Erfassung schwieriger interpersoneller Muster und schlägt hier eine Typisierung in verschiedene Bereiche vor: Ablehnung, Autonomie, Grenzziehung, Fremdorientierung und Gehemmtheit.

3.2.2 Interpersonelle Manifestation intrapsychischer Konflikte und Strukturanteile

In aller Regel sind Teilnehmer an einer Interaktion daran interessiert, eine Kommunikationssituation mit dem Gegenüber herzustellen, die von Sicherheit, persönlichem Wohlbefinden und Vertrauen gekennzeichnet ist. Wenn dies gelingt, dann bleibt das innerpsychische Gleichgewicht für jeden der Beteiligten erhalten und Beziehungswünsche können ohne zu viel Angst eingebracht werden.

Misslingt die Gestaltung einer Beziehung, kann das vielfältige Ursachen haben. Oft verzerrt die Perspektive vergangener wiederholter Erfahrungen das Erleben und daraus folgend das Verhalten in aktuellen Beziehungen. Freud hat diese perspektivische Verschiebung als „Übertragung" konzeptualisiert (Freud, 1912, 1925). Übertragungsprozesse, denen un- oder vorbewusste Wünsche und Ängste bzw. verinnerlichte Beziehungserfahrungen zugrunde liegen, bestimmen maßgeblich, in welche Position eine Patient:in in zwischenmenschlichen Beziehungen gerät und in welche Rolle sie andere Menschen bringen kann. Albani et al. (2002) konnten zeigen, dass der Schweregrad einer psychischen Erkrankung und die Ausprägung negativer zentraler Beziehungsmuster eng zusammenhängen. Eine wichtige Rolle dürften dabei auch strukturell bedingte Vulnerabilitäten spielen, die dazu führen können, dass die emotionale Selbstregulierung eingeschränkt ist; dann werden abrupte defensive Reaktionen notwendig, die jedoch die Interaktion erschweren und Beziehungen auf Dauer stark belasten können (Rudolf & Grande, 2002). Dahlbender (2002) formuliert auf der Basis seiner empirischen Untersuchung den Zusammenhang folgendermaßen: Internalisierte Beziehungsmuster sind das Resultat intrapsychischer Konflikte und deren Abwehr oder Verarbeitung, die ihrerseits die jeweilige psychische Struktur zur Grundlage haben.

Je deutlicher eingeschränkt ein Mensch in seinen strukturellen Fähigkeiten und Abwehrmöglichkeiten im Sinne eines habituellen Beziehungsverhaltens ist, desto mehr wird er in seinen Interaktionen versuchen, altbekannte Konstellationen wiederherzustellen, um so das Ausmaß neuer und daher als überfordernd befürchteter Erfahrungen zu limitieren. Die Vertrautheit kann dann z. B. wichtiger sein als die Folgen der ursprünglichen Traumatisierung. Bei Patient:innen lässt sich häufig beobachten, dass sie mit ihren Bezugspersonen relativ stabile und gleichbleibende Themen, Handlungsbereitschaften, Gefühle und (unbewusste) Fantasien herzustellen versuchen. Dabei gilt: Je rigider und extremer das Erleben und Verhalten eines Subjektes in Beziehungssituationen ist und je mehr diese Beziehungskonfigurationen „automatisiert" unbewusst hergestellt werden, desto wahrscheinlicher ist ihre Fortsetzung und Perpetuierung (Cierpka et al., 1998).

Wenn Patient:innen nur über inkonstante und sich widersprechende Beziehungserfahrungen verfügen, wie z. B. bei Borderline-Persönlichkeitsstörungen, können daher Versuche zur Beziehungsgestaltung bis zur Desintegration führen. Eine adäquate Wahrnehmung der Wünsche und Bedürfnisse anderer sowie der situativen Rahmenbedingungen ist dann kaum möglich. Die diagnostische Identifizierung von Beziehungsmustern kann dann erschwert sein und bei psychotischen Patient:innen mit fragmentierten Objektbeziehungen sogar ganz unmöglich werden.

Interpersonelle Flexibilität ist andererseits dann gegeben, wenn eine Patient:in vielfältige und differenzierte Beziehungen gestalten kann. Diese Flexibilität hängt entscheidend von der bereits von Freud (1923) in „Das Ich und das Es" beschriebenen Fähigkeit des Ichs ab, zwischen den inneren Bedürfnissen des Individuums, den Anforderungen des Über-Ichs und der Umwelt zu vermitteln; dies setzt eine ausreichend gute Integriertheit der Struktur voraus. Im positiven Fall gelingt es, sich mehr oder weniger in die Erlebniswelt anderer einzufühlen, deren Wünsche, Befürchtungen und Verhaltensstrategien etc. wahrzunehmen. Ein derart ausgestatteter Mensch verfügt über größere Fähigkeiten, seine sozialen Beziehungen in Abhängigkeit von situativen Rahmenbedingungen zu regulieren.

In der Beziehungsdiagnostik kann sich Flexibilität darin ausdrücken, dass die Patient:in auf ein breites Repertoire von Möglichkeiten zur Beziehungsgestaltung zurückgreifen und auch Interaktionspartner:innen beschreiben kann, die auf sie nicht in einer typischen, von der Patient:in als dysfunktional erlebten Weise reagieren. Unabhängig vom zentralen Anliegen der Beschreibung dysfunktionaler Muster sollte die Untersucher:in nach solchen Ausnahmen Ausschau halten, da sie Ausdruck von gesunden Anteilen und somit Ressourcen der Patient:in sind.

3.2.3 Diagnostik von Übertragungsbereitschaften

Die psychodynamische Diagnostik basiert zentral auf der Annahme, dass in der therapeutischen Kontaktaufnahme von Patient:innen unbewusst ein zentrales Beziehungsmuster induziert wird, das der Therapeut:in eine bestimmte Übertragungsrolle zuweist (vgl. das Konzept der Rollenübernahme von Sandler, 1976). Diese ist demzufolge oft der Rolle von signifikanten Bezugspersonen nachgebildet. Krause und Mitarbeiter definieren Übertragung als „einen spezifischen Satz von Verhaltensweisen, mit denen Sozialpartner dazu gebracht werden, sich konkordant zu spezifischen unbewussten Erwartungen zu verhalten" (Hans et al., 1986). Hiermit ist auch das angesprochen, was König (1982) als den „interaktionellen Anteil der Übertragung" beschreibt, als den Teil, der das Gegenüber auch interaktionell einbezieht. Aufseiten der Patient:innen handelt es sich oft um kompromisshaftes Verhalten, in das sowohl Wünsche und Impulse als auch Ängste und Befürchtungen und deren Abwehr mit eingehen. Die subjektiv verarbeiteten Erfahrungen in zwischenmenschlichen Beziehungen werden als Bereitschaft (Disposition) verinnerlicht, bestimmte Übertragungskonstellationen zu realisieren (sog. Übertragungsbereitschaft). In zwischenmenschlichen Beziehungen kann das neurotische Verzerrungsmoment dazu beitragen, dass maladaptive Teufelskreise entstehen, in denen persönliche Erwartungen von vornherein zum Scheitern verurteilt sind und eine negative Selbsteinschätzung resultiert (Strupp & Binder, 1993). Die neurotische Übertragung in der Psychotherapie ist dadurch gekennzeichnet, dass Patient:innen selektiv auf bestimmte Aspekte des Verhaltens und der Persönlichkeit bei anderen und besonders bei der Therapeut:in achten und sich unbewusst in einer Weise verhalten, mit der sie Reaktionen hervorzurufen hofft, die sich mit ihren Erwartungen decken (Gill & Hoffmann, 1982). Die therapeutische Aufgabe besteht darin, einen interpersonellen Raum zu schaffen, in dem die Therapeut:in eben nicht wie erwartet reagiert (Weiß & Sampson, 1986), der Patient:in u. U. dann auch ihre Übertragungsbereitschaft zu deuten und ihr zu neuen Erfahrungen in einer geschützten Beziehung zu verhelfen (Thomä & Kächele, 2006a). In kritischer Reflexion muss dabei berücksichtigt werden, dass auch Übertragungsbereitschaften der Therapeut:in einen verzerrenden Einfluss auf die therapeutische Interaktion haben. Um diesen Faktor zu reduzieren, forderte bereits Carl Gustav Jung für angehende Psychoanalytiker:innen die Notwendigkeit einer Lehranalyse, von Freud alsbald als Forderung übernommen. Dies ist eine Säule jeglicher Ausbildung, nicht nur in der Psychoanalyse, geworden und in modifizierter Form als Notwendigkeit der Selbsterfahrung in viele Psychotherapieausbildungen – und nicht zuletzt in das Psychotherapeutengesetz – übernommen worden.

3.2.4 Zum Verhältnis von Übertragung und (Re-)Inszenierung

Historisch gesehen entwickelte sich der Übertragungsbegriff aus dem Konzept der Verschiebung. Dabei werden Erfahrungen vom ursprünglichen Objekt auf ein anderes Objekt verschoben (bzw. energetische Besetzungen von einer inneren Objektrepräsentanz auf eine andere verlagert). Übertragung galt in diesem Konzept als Abwehr, als Schutz des Ichs vor dem Erinnern der pathogenen frühen Objektbeziehungen (Bettighofer, 1998). Noch lange nach Freuds behandlungstechnischer Schrift (Freud, 1912) wurde die Übertragung als einseitiger Vorgang verstanden, der sich nur auf die Patient:in bezieht. Paula Heimann (1950b) war die Pionierin eines erweiterten Verständnisses der Gegenübertragung als einer aus der Interaktion und aus den (manchmal auch neurotisch verzerrten) inneren Objekten der Therapeut:in entstehenden affektiv-kognitiven Konstellation. Gill (1979) im angloamerikanischen und Thomä (1981) im deutschen Sprachraum waren dann wichtige spätere Autoren, die den Standpunkt vertraten, dass in jeder therapeutischen Situation sowohl Patient:in als auch Therapeut:in im Sinne einer „interaktionellen Symmetrie" (Ermann, 1992) dazu beitragen, die jeweils aktivierte Übertragung mitzugestalten. Der Begriff der Inszenierung (Argelander, 1970) bezieht sich explizit auf den interaktionellen Aspekt der Aktualisierung der generalisierten Interaktionsrepräsentanzen in der therapeutischen Beziehung. Die „Inszenierung" findet in der angloamerikanischen Literatur am ehesten eine Entsprechung im Begriff des *Enactment:* Enactment meint diejenigen Verhaltensweisen in der Therapeut:in-Patient:in-Beziehung, die als Reaktion auf (unbewusste) Konflikte und Fantasien aufkommen, die im Fortgang der therapeutischen Arbeit bei beiden aktiviert wurden. Diese Verhaltensweisen sind sowohl mit dem Zusammenspiel von Übertragung und Gegenübertragung als auch (über die Erinnerung) mit Gedanken, Fantasien und interpersonellen Erlebnissen aus der Vergangenheit verknüpft. Jacobs betont explizit, dass diese Definition des Enactment auch Aspekte des Re-Enactment, also der Wiederbelebung von Bruchstücken der seelischen Vergangenheit beinhaltet. Auch andere Autoren (Sandler, 1983; Stolorow et al., 1996) betonen den relationalen Charakter der Übertragung, der nur unter Berücksichtigung des gesamten intersubjektiven Beziehungsfeldes verstanden werden könne.

Die OPD-Beziehungsdiagnostik orientiert sich daher am konkreten Erleben und Verhalten in interpersonellen Situationen und wendet dabei das Konzept der Re-Inszenierung (also des Re-Enactment) an. In diesem Sinne beinhaltet „Re-Inszenierung" nicht nur Übertragungsphänomene, sondern auch die szenische Umsetzung der Übertragung in der aktuellen wechselseitigen Beziehungsgestaltung. Re-Inszenierung als zentrales Konzept psychodynamischer Psychotherapie lässt sich empirisch bestätigen (z. B. Stasch et al., 2002) und weist einen hohen behandlungstechnischen Nutzen auf, da durch die Art und Weise der Re-Inszenierung Rückschlüsse auf zugrunde liegende Übertragungsbereitschaften der Patient:in und damit auf intrapsychische Repräsentanzen von Beziehungserleben möglich sind (z. B. Dahlbender, Buchheim & Schüßler, 2004).

3.2.5 Theoretische und empirische Wurzeln der Beziehungsachse

Ohne zuverlässige Identifizierung und Klassifizierung dysfunktionaler Beziehungsmuster kann eine entsprechende Theorie kaum praktische Bedeutung im klinischen Alltag erlangen. Seit Anfang der 1970er Jahre haben zahlreiche Forscher:innen und Kliniker:innen an der Schaffung von Formulierungen für die systematische Beschreibung und Abbildung interpersoneller Probleme unter psychodynamischen Gesichtspunkten gearbeitet (Übersicht bei Schauenburg & Grande, 2010).

Um den Rahmen abzustecken, innerhalb dessen das vorliegende beziehungsdiagnostische Instrument erarbeitet wurde, werden im Folgenden vor allem diejenigen Verfahren geschildert, die der psychoanalytischen und der interpersonellen Tradition entstammen. Daher wird hier auf Arbeiten aus der Sozialpsychologie (z. B. SYMLOG, Bales & Cohen, 1982), der Familienforschung (Übersicht bei Cierpka, 2003) und der Verhaltenstherapie (z. B. Caspar, 2007) nur verwiesen. Für die Operationalisierte Psychodynamische Beziehungsdiagnostik im beschriebenen Sinn sind die folgenden Methoden besonders wichtig und einflussreich gewesen:

- „Strukturale Analyse sozialen Verhaltens – SASB“ (Benjamin et al., 2006; Tress, 1993)
- „Zentrales Beziehung-Konflikt-Thema – ZBKT“ (Luborsky et al., 1992)
- „Plananalyse“ (Weiß & Sampson, 1986)
- „Rollen-Beziehungskonflikt-Konstellationen“ (Horowitz, 1991)
- „Person schemas and maladaptive interpersonal patterns – PERT“ (Hoffmann & Gill, 1988)
- „Zyklisch maladaptive Muster – CMP“ (Strupp & Binder, 1984).

Allen Methoden gemeinsam ist, dass der Beobachtungsfokus immer auf zwischenmenschlicher Interaktion liegt. Dabei reicht das Spektrum von der mikroskopischen Untersuchung einzelner Sprechakte (SASB) über die Beschreibung einzelner Komponenten der Interaktion (Wünsche, Befürchtungen, Reaktionen der Objekte und deren Folgen für das Selbst im ZBKT oder CMP) zu Konstellationen intrapsychischer und interpersoneller Schemata (Horowitz) bis hin zu Instrumenten, die komplexe Übertragungsvorgänge in psychodynamischen Therapien erfassen wollen (z. B. „Plananalyse“, PERT).

Alle Verfahren gehen von der Existenz eines oder evtl. mehrerer zentraler interpersoneller Muster bei Patient:innen aus. Ebenso ist das klinische Urteil der Behandler:innen/Interviewer:innen wichtiger Bestandteil aller dieser Verfahren, wobei das Ausmaß der erforderlichen interpretativen Schlussfolgerung variiert. Grundsätzlich nimmt mit der Zunahme an Komplexität auch der Anteil subjektiver Schlussbildung („Level of Inference“ nach Luborsky & Crits-Christoph, 1998) zu, was sich negativ auf die Güte der Interrater-Übereinstimmung auswirkt. Je abstrakter die zu beurteilenden Kategorien sind, desto weniger gelingt es, hohe Übereinstimmungsraten zu erzielen.

Die **„Strukturale Analyse sozialen Verhaltens – SASB“** (Benjamin, 1974, 1993) erlaubt eine differenzierte und gleichzeitig reliable Abbildung auch komplexer Beziehungsereignisse. Die Methode kann dazu verwendet werden, Stereotypien im beobachtbaren dyadischen Interaktionsprozess zu identifizieren und relativ invariante interpersonelle und intrapsychische Verhaltensmuster von Personen darzustellen. Für die Einschätzung mit SASB grundlegend ist die Zuordnung von Beziehungsakten zu den beiden Dimensionen Liebe–Hass (Affiliation) und Kontrolle–Unterwerfung (Interdependenz), die als orthogonale Achsen eines Kreises abgebildet werden. SASB wurde in der Tradition der interpersonellen Kreismodelle (Leary, 1957) entwickelt. Beide stellen also für die Itemwahl der Beziehungsachse die Grundlage dar.

Bei Luborskys Methode des **Zentralen Beziehung-Konflikt-Themas** (ZBKT) werden von Patient:innen berichtete Beziehungsepisoden untersucht und die darin enthaltenen Wünsche, die Reaktionen der anderen auf diese Wünsche und die Reaktion des Subjekts auf die anderen erfasst. Diese 3 Elemente bilden häufig die Grundstruktur von Erzählungen („Narrativen“). Schwierigkeiten bei diesem Verfahren ergeben sich daraus, dass sich unbewusste Wünsche meist nicht aus dem beobachtbaren Verhalten ableiten lassen, während die vordergründig sichtbaren Motive im Vergleich zu den zugrunde liegenden komplexen intrapsychischen Vorgängen (aus denen sie hervorgehen) oft trivial erscheinen. Dies war einer der Gründe, warum die Beziehungsachse zwar die Reaktionen in interpersonellen Szenen in ihre

Matrix aufgenommen hat, nicht jedoch die „Wunschebene“ (die in der OPD-Logik auf der Konfliktachse verortet wird).

Für die SASB- und die ZBKT-Methode liegen inzwischen eine ganze Reihe von Untersuchungen vor, die ihre Reliabilität und Validität zeigen (vgl. Albani et al., 2002; Dahlbender, 2002; Schauenburg & Cierpka, 1994).

Die Methode des **zyklisch maladaptiven Musters** (CMP; Strupp & Binder, 1993) hat die Konzeption der OPD-Beziehungsdiagnostik ebenfalls beeinflusst. Auch bei diesem Modell werden Verhaltensmuster als neurotische Wiederholung von Kindheitskonflikten konzeptualisiert, wobei der bestimmende Einfluss eines Kernkonflikts angenommen wird. Entsprechend einem interpersonellen Verständnis von Übertragung (Gill, 1996) soll die therapeutische Arbeit wesentlich auf das Beziehungsgeschehen zwischen Patient:in und Therapeut:in fokussiert werden. Bezüge zu früheren Lebenszusammenhängen treten hinter das aktuelle Beziehungsverhalten zurück, das den therapeutischen Fokus bildet. Die Methode des zyklisch maladaptiven Musters enthält deshalb eine starke Handlungsorientierung und verwendet überwiegend aktionsbezogene Formulierungen. Beschrieben wird, mit welchen Erwartungen und Gedanken jemand in eine Interaktion hineingeht, welche Reaktionen sie beim Gegenüber hervorruft und wie diese ihre Überzeugungen zur eigenen Person und anderen prägen bzw. bestätigen. Ein zyklisch maladaptives Muster ist demnach als eine sich wiederholende Sequenz von interpersonellen Ereignissen definiert, die in einer sich selbst bestätigenden und verstärkenden Schleife zusammengeschlossen sind.

Dieses Modell wird in der OPD in den Anweisungen zur beziehungsdynamischen Formulierung aufgegriffen. Aus der ZBKT-Tradition und dem CMP wurden die Kategorien „Reaktion des Subjekts“ und „Reaktion des Objekts“ entlehnt, außerdem die systematische Verwendung von Beziehungsepisoden als Materialgrundlage der Diagnostik. Wie bereits angedeutet, waren die interpersonellen Kreismodelle, darunter vor allem die SASB, heuristische Grundlage für die Generierung der zur Erfassung des repetitiven dysfunktionalen Beziehungsverhaltens erforderlichen Items und der Itemlisten.

3.3 Beziehungsdiagnostik in der OPD

Der Anspruch einer Operationalisierung psychodynamischer Diagnostik macht erforderlich, dass die Beschreibung der interpersonellen Perspektiven in einer standardisierten Form geschieht. Dazu dient eine Itemliste, die auf der Grundlage des sog. Zirkumplexmodells interpersonellen Verhaltens generiert wurde. Zirkumplexmodelle gehen davon aus, dass Menschen ihr Beziehungsverhalten so ausrichten, dass damit ein bestimmter Status festgestellt sowie ein gewünschter Grad an Nähe hergestellt wird. Gemeinsam ist diesen Modellen, dass jedes interpersonelle Verhalten auf einem Kreis (Abbildung 3-1) angeordnet wird. Der verbreitete Kiesler-Kreis (dem allerdings in der OPD das Doppelkreismodell von Lorna Benjamin vorgezogen wird – vgl. Benjamin, 1996) wird durch 2 orthogonale und bipolare Achsen unterteilt, auf welchen die beiden basalen Kategorien (Status/Grad an Nähe) abgebildet sind: Eine vertikale Achse stellt die Kontrolle des Status dar (dominant/kontrollierend vs. submissiv/unterwürfig), während die horizontale Achse den Grad der angestrebten Nähe, die Affiliation (liebevoll/zugewandt vs. feindselig/distanziert) abbildet.

Problematisch daran ist, dass die vertikale Achse mit dem einzig möglichen Gegensatz zwischen dominant/kontrollierend vs. submissiv/unterwürfig arbeitet und dass das Gegenüber von Kontrolle auch Freiheit gewähren sein könnte und das Gegenteil von Unterwerfung auch ein Sichwidersetzen. Diese Problematik wurde, wie gesagt, durch Lorna Benjamin mit der Entwicklung des SASB-Modells aufgelöst, indem das Modell 2 aufeinander bezogene Kreise zur Beschreibung interpersonellen Verhaltens enthält („transitives", d.h. auf ein Gegenüber bezogenes, Verhalten/Erleben im oberen Kreis und „intransitives", d.h. auf das Selbst bezogenes Verhalten/Erleben im unteren), wobei die vertikalen Achsen in den beiden Kreisen nicht „Status" abbilden, sondern Enmeshment („Verstrickung"), besser noch neutral „Interdependenz". Die Bipolarität von dominant/kontrollierend vs. submissiv/unterwürfig findet sich jetzt durch die Verbindung der jeweils unteren Pole der beiden Kreise (Abbildung 3-1). Dieses Modell erlaubt eine wesentlich differenziertere Abbildung interpersonellen Verhaltens und wurde daher als Basis für die Verhaltenskategorien der OPD-Beziehungsachse herangezogen.

Verschiedenste Qualitäten interpersonellen Verhaltens sind als Mischungsverhältnisse dieser Grunddimensionen und damit als Orte auf den jeweiligen Kreisen bestimmbar. Die zirkumplexen Modelle und die aus ihnen abgeleiteten Messinstrumente sind innerhalb der Persönlichkeitspsychologie, der Sozialpsychologie und der klinischen Psychologie gut untersucht und validiert (Wendt et al., 2019; Wiggins, 1991). Andere Arbeiten belegen ihre Bedeutung für die Erfassung relevanter Persönlichkeitsvariablen in der Psychotherapieforschung. Darüber hinaus bilden sie auch das Kerngerüst von dimensionalen Modellen, die für die interpersonale Beschreibung von Persönlichkeitsstörungen entwickelt werden (Widiger & Simonsen, 2005).

Abbildung 3-1 zeigt die aktive („transitive") und die reaktive („intransitive") Ebene des Beziehungsverhaltens in 2 Kreisen. Die Horizontale beider Kreise beschreibt die *Affiliation*, die Vertikale die *Interdependenz*.

Eine genauere Betrachtung verdeutlicht die innere Ordnung der Kreismodelle (vgl. Benjamin, 1993): Einander gegenüberliegende Verhaltensweisen bezeichnen polar gegensätzliches Verhalten. Die zu den orthogonalen Achsen um 45° versetzt liegenden Items bezeichnen Beziehungsqualitäten, in denen die Dimensionen der Affiliation und der Interdependenz anteilig vertreten sind. Das Ausmaß von Freundlichkeit/Feindseligkeit oder von Kontrolle/Unterwerfung in der Beziehungsgestaltung ist an diesen Orten jeweils geringer als an den Extrempolen der beiden orthogonalen Achsen. Interpersonelle Verhaltensweisen, die im oberen und im unteren Kreis an jeweils identischer Position notiert sind, stehen in einem komplementären Verhältnis zueinander. Das bedeutet, dass zum jeweiligen Beziehungsangebot seitens eines Gegenübers (z.B. 5 im oberen Kreis, „mit Zuneigung bedrängen") eine an derselben Achsenposition im unteren Kreis (21, „sich zu sehr auf Zuneigung einlassen") beschriebene Reaktion seitens der eigenen Person gehört. Komplementarität bedeutet auch, dass es sich um überzufällig häufiges Zusammenwirken zweier Verhaltensweisen handelt.

Voraussetzung für die Beurteilung von Beziehungsmustern ist ein klinisch-diagnostisches Gespräch nach den Leitlinien des OPD-Interviews (Kap. 7). In die diagnostische Beurteilung werden die folgenden 2 Informationsquellen einbezogen:

- Die *Beziehungserfahrungen*, von denen die Patient:in im Interview berichtet. Ihre Erzählungen machen anschaulich, wie sie andere und sich in Interaktionen erlebt und wie diese typischerweise ablaufen (sog. Beziehungsepisoden).
- Die *szenisch-interaktionellen Informationen* aus der direkten Interaktion zwischen Patient:in und Diagnostiker:in. Darin wird einerseits das Beziehungsverhalten der Patient:in der unmittelbaren Beobachtung zugänglich. Neben dem beobachtbaren und dem unmittelbar erschließbaren innerlich erlebten Beziehungsverhalten der Patient:in sollen auch das Erleben und die Reaktionen der Diagnostiker:in (Gegenübertragung) als Informationen genutzt werden.

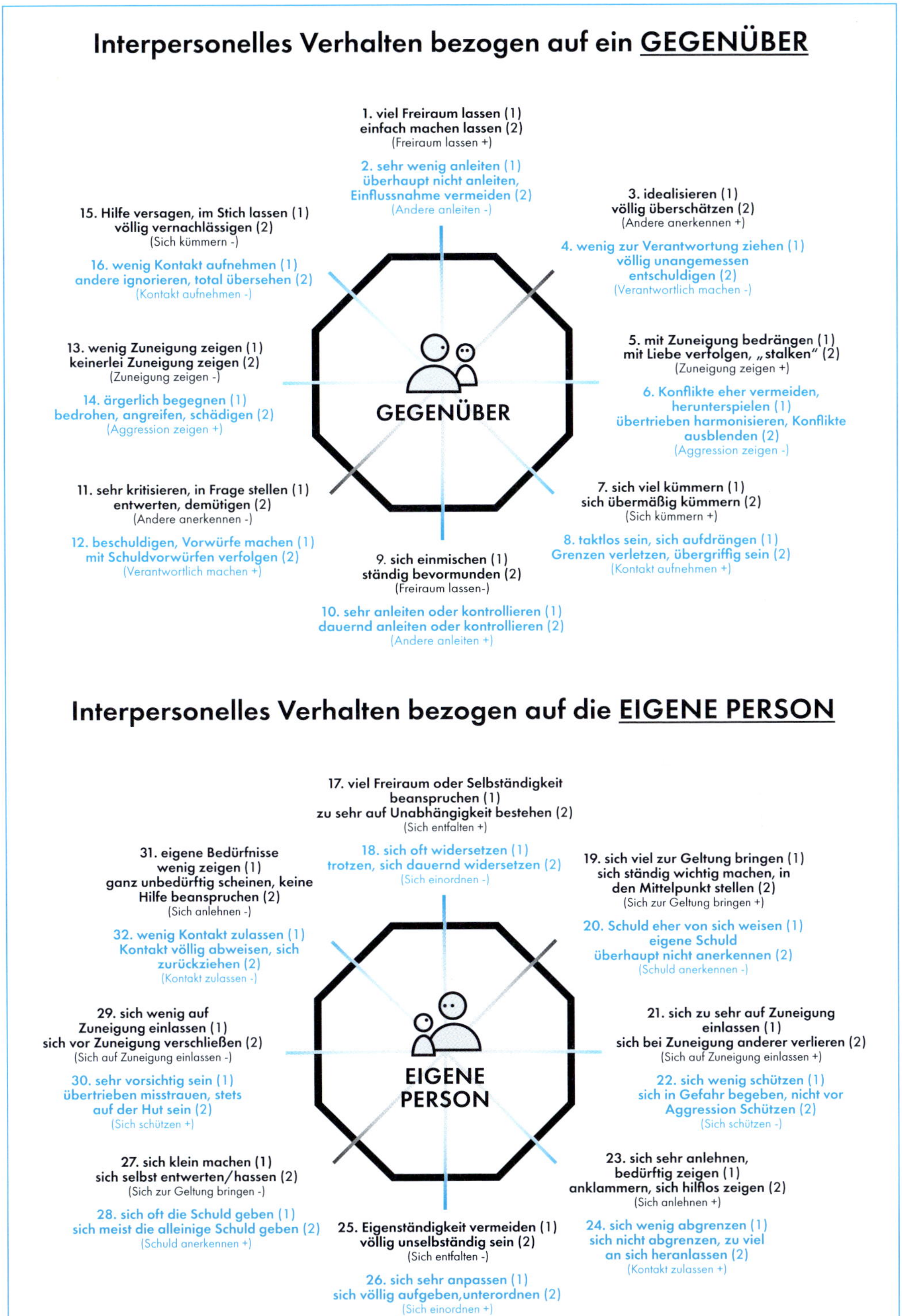
Interpersonelles Verhalten bezogen auf ein GEGENÜBER
1. viel Freiraum lassen (1)
einfach machen lassen (2)
(Freiraum lassen +)
2. sehr wenig anleiten (1)
überhaupt nicht anleiten, Einflussnahme vermeiden (2)
(Andere anleiten -)
3. idealisieren (1)
völlig überschätzen (2)
(Andere anerkennen +)
4. wenig zur Verantwortung ziehen (1)
völlig unangemessen entschuldigen (2)
(Verantwortlich machen -)
5. mit Zuneigung bedrängen (1)
mit Liebe verfolgen, „stalken" (2)
(Zuneigung zeigen +)
6. Konflikte eher vermeiden, herunterspielen (1)
übertrieben harmonisieren, Konflikte ausblenden (2)
(Aggression zeigen -)
7. sich viel kümmern (1)
sich übermäßig kümmern (2)
(Sich kümmern +)
8. taktlos sein, sich aufdrängen (1)
Grenzen verletzen, übergriffig sein (2)
(Kontakt aufnehmen +)
9. sich einmischen (1)
ständig bevormunden (2)
(Freiraum lassen-)
10. sehr anleiten oder kontrollieren (1)
dauernd anleiten oder kontrollieren (2)
(Andere anleiten +)
11. sehr kritisieren, in Frage stellen (1)
entwerten, demütigen (2)
(Andere anerkennen -)
12. beschuldigen, Vorwürfe machen (1)
mit Schuldvorwürfen verfolgen (2)
(Verantwortlich machen +)
13. wenig Zuneigung zeigen (1)
keinerlei Zuneigung zeigen (2)
(Zuneigung zeigen -)
14. ärgerlich begegnen (1)
bedrohen, angreifen, schädigen (2)
(Aggression zeigen +)
15. Hilfe versagen, im Stich lassen (1)
völlig vernachlässigen (2)
(Sich kümmern -)
16. wenig Kontakt aufnehmen (1)
andere ignorieren, total übersehen (2)
(Kontakt aufnehmen -)
GEGENÜBER
Interpersonelles Verhalten bezogen auf die EIGENE PERSON
17. viel Freiraum oder Selbständigkeit beanspruchen (1)
zu sehr auf Unabhängigkeit bestehen (2)
(Sich entfalten +)
18. sich oft widersetzen (1)
trotzen, sich dauernd widersetzen (2)
(Sich einordnen -)
19. sich viel zur Geltung bringen (1)
sich ständig wichtig machen, in den Mittelpunkt stellen (2)
(Sich zur Geltung bringen +)
20. Schuld eher von sich weisen (1)
eigene Schuld überhaupt nicht anerkennen (2)
(Schuld anerkennen -)
21. sich zu sehr auf Zuneigung einlassen (1)
sich bei Zuneigung anderer verlieren (2)
(Sich auf Zuneigung einlassen +)
22. sich wenig schützen (1)
sich in Gefahr begeben, nicht vor Aggression Schützen (2)
(Sich schützen -)
23. sich sehr anlehnen, bedürftig zeigen (1)
anklammern, sich hilflos zeigen (2)
(Sich anlehnen +)
24. sich wenig abgrenzen (1)
sich nicht abgrenzen, zu viel an sich heranlassen (2)
(Kontakt zulassen +)
25. Eigenständigkeit vermeiden (1)
völlig unselbständig sein (2)
(Sich entfalten -)
26. sich sehr anpassen (1)
sich völlig aufgeben,unterordnen (2)
(Sich einordnen +)
27. sich klein machen (1)
sich selbst entwerten/hassen (2)
(Sich zur Geltung bringen -)
28. sich oft die Schuld geben (1)
sich meist die alleinige Schuld geben (2)
(Schuld anerkennen +)
29. sich wenig auf Zuneigung einlassen (1)
sich vor Zuneigung verschließen (2)
(Sich auf Zuneigung einlassen -)
30. sehr vorsichtig sein (1)
übertrieben misstrauen, stets auf der Hut sein (2)
(Sich schützen +)
31. eigene Bedürfnisse wenig zeigen (1)
ganz unbedürftig scheinen, keine Hilfe beanspruchen (2)
(Sich anlehnen -)
32. wenig Kontakt zulassen (1)
Kontakt völlig abweisen, sich zurückziehen (2)
(Kontakt zulassen -)
EIGENE PERSON

Abbildung 3-1: Kreismodell der OPD-3-Achse II. Design: Ludwig Wendt.

3.3.1 Erhebungsverfahren (mit OPD-3 Ratingbogen Achse II)

Die Beziehungsdiagnostik der OPD verwendet eine Reihe von Begriffen und methodischen Werkzeugen, die nachfolgend eingeführt und erklärt werden: die *Erlebensperspektiven* der Patient:innen und der anderen, die *interpersonellen Perspektiven*, die *Itemliste* zur Beschreibung der Beziehungsaspekte, das hinter dieser Liste stehende *Zirkumplexmodell* sowie das Schema zur *beziehungsdynamischen Formulierung*.

Erlebensperspektiven

Entsprechend der beiden genannten unterschiedlichen Informationsquellen – die von der Patient:in geschilderten Beziehungen und das im Untersuchungsgespräch wahrnehmbare Verhalten und Erleben – wird bei der Erfassung des zentralen Beziehungsmusters zwischen der Erlebensperspektive der Patient:in und derjenigen der anderen (d.h. auch der Untersucher:in) unterschieden.

Erlebensperspektive der Patient:in (Perspektive A)
Welche innere Vorstellung die Patient:in von ihrer Beziehungsgestaltung hat, ergibt sich aus ihren Schilderungen zu Beziehungserfahrungen. Ihnen kann entnommen werden, welche Beziehungsaspekte (Verhalten und emotionale Elemente) sie selbst bei sich und ihren Interaktionspartner:innen erleben und benennen kann. Die Untersucher:in soll diese Erlebensperspektive nachvollziehen und in ihrer Beziehungsdiagnose abbilden.

Erlebensperspektive der anderen – auch der Untersucher:in (Perspektive B)
Unter dieser Perspektive geht es um die Frage, wie andere („reale“ Interaktionspartner:innen der Patient:in, aber auch der Untersucher:in) die Beziehungsangebote der Patient:innen immer wieder erleben und wie sie darauf reagieren (bzw. welches Beziehungsverhalten die Patient:in den anderen damit nahelegt). Idealerweise versucht die Untersucher:in sich in die von der Patient:in geschilderten Objekte hineinzuversetzen und zu prüfen, wie sie aus deren Perspektive die Patient:in wahrscheinlich erleben und wie sie interaktionell auf sie antworten würde. Da dies in der Praxis schwierig sein kann, lässt sich bei Betrachtung eines Videos als methodische „Brücke“ evtl. das Gegenübertragungsverhalten der Interviewer:in als Grundlage der nahegelegten Beziehungsantwort einschätzen. Pragmatisch gelingt es jedoch meistens, das eigene Erleben, vor allem die eigenen Handlungs*impulse*, in der Begegnung mit der Patient:in (als Interviewer:in oder Betrachter:in eines Videos) zu untersuchen und sich über die eigenen Impulse und Gefühle Rechenschaft abzulegen, die die Patient:in bei uns auslöst. Schließlich wird versucht, das eigene Erleben und die Vorstellungen über das Erleben anderer in Bezug auf die Patient:innen in Übereinstimmung zu bringen. Wenn dies in stimmiger Weise geschieht, dann ist mit einiger Sicherheit die Identifizierung charakteristischer Merkmale des dysfunktionalen Musters gelungen. Gelingt dies nicht, sind allerdings etwaige vertiefte Klärungen erforderlich: Die Untersucher:in muss dann prüfen, ob sie evtl. wichtige Aspekte im Beziehungsangebot der Patient:in übersehen hat oder in welcher spezifischen Weise diese ihre Beziehungen verzerrt erlebt, sodass die Diskrepanz als Folge solcher Fehlwahrnehmungen erklärbar wird.

Interpersonelle Perspektiven

Dysfunktionale Beziehungsmuster werden als spezifische Konstellationen von interpersonellen Verhaltensweisen a) der Patient:in und b) der anderen (ihrer Objekte) dargestellt. Dies gilt für beide Erlebensperspektiven, sodass sich 4 interpersonelle Perspektiven unterscheiden lassen (Abbildung 3-2).

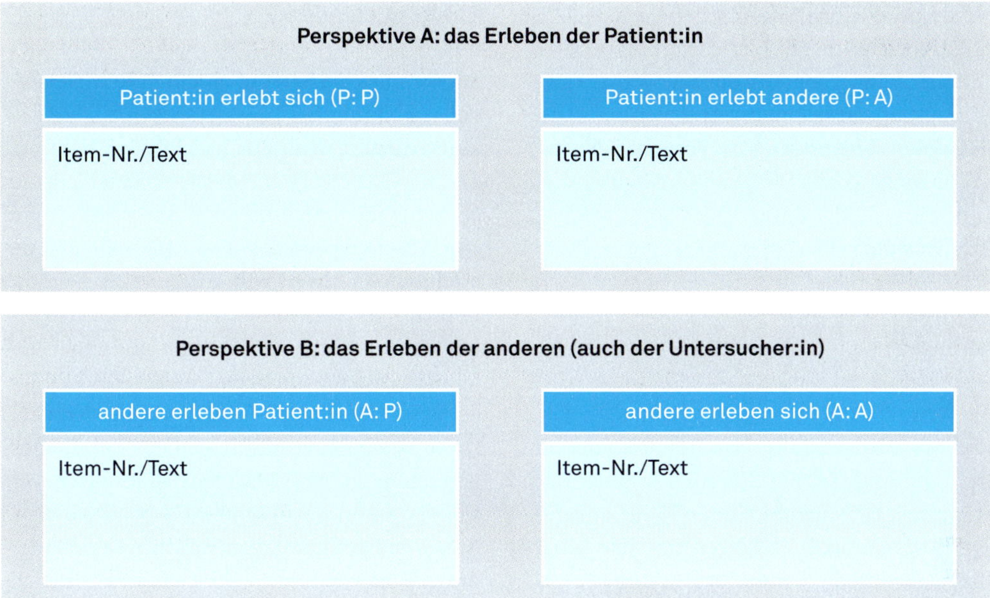

Abbildung 3-2: Interpersonelle Perspektiven.

Erlebensperspektive der Patient:in

- Die Patient:in erlebt andere immer wieder so, dass sie ...
  Hier wird auf die Verhaltensweisen der Objekte gegenüber den Patient:innen fokussiert, so wie sie von den Patient:innen mehr oder weniger durchgängig erlebt und beschrieben werden.
- Die Patient:in erlebt sich selbst immer wieder so, dass sie (andere bzw. an andere) ...
  Hier liegt der Fokus auf dem interpersonellen Erleben und Verhalten der Patient:innen selbst. Beschrieben werden diejenigen Verhaltensweisen, die im Selbsterleben der Patient:innen als dominant und mehr oder weniger durchgängig wirksam erscheinen. Hier werden Verhaltensweisen benannt, die den Patient:innen bewusst sind und die meist defensive, reaktive Aspekte (in konflikthaften Situationen) beinhalten sollten.

Erlebensperspektive der Interviewer:innen

- Andere – auch die Untersucher:innen – erleben, dass die Patient:in (sie) immer wieder ...
  Hier liegt der Fokus auf den Beziehungsangeboten der Patient:in gegenüber anderen Personen – auch der Untersucher:in. Beschrieben werden die Verhaltensweisen der Patient:in, wie sie von anderen wahrgenommen werden. Diese Verhaltensweisen sind der Patient:in selbst oft nicht bewusst. Hier spielen ggf. (schwierige) Übertragungsangebote der Patient:in eine Rolle.
- Andere – auch die Untersucher:innen – erleben sich gegenüber der Patient:in immer wieder so, dass sie ...
  Hier wird auf die Reaktionen, Impulse und Gefühle fokussiert, die die Patient:in bei anderen, d.h. auch bei der Untersucher:in, auslöst. Es wird erfasst, welche Reaktionen die Patient:innen beim Gegenüber im Sinne eines Rollenangebots induzieren (unbewusst nahegelegte Antwort). Wichtig ist, dass es

hier primär nicht darum geht, wie sich die Untersucher:in tatsächlich verhält oder verhalten würde, sondern darum, welche Handlungsimpulse in ihr ausgelöst werden. Dieses Element entspricht dem Vorgehen der psychoanalytischen Gegenübertragungsdiagnostik (vgl. Mertens, 2004; Thomä & Kächele, 2006a).

Itemliste

Die Beurteilung der 4 interpersonellen Perspektiven wird mithilfe von Items vorgenommen, die in der OPD-3 erstmalig auch nach Intensität abgestuft sind (unauffällig, akzentuiert, dysfunktional). In dieser Itemliste (Abbildung 3-3) sind die 4 interpersonellen Perspektiven durch 4 Spalten repräsentiert. Jede der 4 interpersonellen Perspektiven wird also nach Spalten getrennt bewertet.

Neben dieser klinischen Version wird eine Forschungsversion des Ratingbogens bereitgestellt (Abbildung 3-4).

In der Forschungsversion wird auf die Differenzierung der beiden an der gleichen Stelle im Kreismodell liegenden Items verzichtet und für beide Items ist nur ein Rating vorgesehen. Beispiel: Während in der klinischen Version (Abbildung 3-3) die Items 15 („vernachlässigen") und 16 („ignorieren") getrennt eingeschätzt werden sollen (was klinisch sinnvoll sein kann, weil sich auch die dahinterliegenden Beziehungsthemen unterscheiden), wird in der Forschungsversion für beide Items nur *ein* Rating abgegeben (Abbildung 3-4), da beide Items auf derselben Position im Kreismodell liegen.

Zusätzlich findet sich im Anhang (Kap. 12.1) die Item-Checkliste und darin zu allen Items in jeder Ausprägung knappe Erläuterungen, die das Rating der relevanten Items erleichtern sollen.

Zirkumplexmodell

Die Itemliste basiert auf einem Zirkumplexmodell (Abbildung 3-1), dessen spezielle Logik hier kurz erläutert wird. Zur Erläuterung dient hier das Item 7 *„sich viel/übermäßig kümmern"*, das im oberen Kreis unten rechts positioniert ist und eine Mischung von positiver Affiliation und Beeinflussung aufweist. Ihm gegenüber liegt das Item 15 *„im Stich lassen/völlig vernachlässigen"* mit einer negativen Affiliation und einer verminderten positiven Beeinflussung (in dem Sinne, dass andere sich selbst überlassen werden). Diese beiden Beschreibungen des Beziehungsverhaltens zu anderen sind thematisch verwandt, denn sie beschreiben gegensätzliche Ausformungen eines gemeinsamen Beziehungsthemas, das man mit *„sich kümmern"* bezeichnen kann. Dieses Thema wird unter den beiden Items benannt und ist jeweils mit „(+)" und „(-)", je nach Polung des Themas, bezeichnet. In gleicher Weise sind auch alle übrigen (einander auf demselben Kreis gegenüberliegenden) Items einem gemeinsamen Beziehungsthema zugeordnet. Die Zuordnung ist stets so, dass die Nummerierung der zugehörigen Items sich um 8 unterscheidet (wie 7 und 15).

Die Logik des Modells impliziert weiter, dass Items, die im oberen und unteren Kreis an identischer Stelle positioniert sind, komplementäre Beziehungsqualitäten beschreiben. Das zu dem eben genannten Thema *„sich kümmern"* (anderen Anlehnung anbieten) komplementäre Thema *„sich anlehnen"* (sich Anlehnung erlauben) wird durch die Items 23 *„sich sehr anlehnen"* und 31 *„eigene Bedürfnisse wenig zeigen"* (Differenz zwischen 23 und 31: 8) auf dem unteren Kreis dargestellt. Es gibt somit zu jedem Itempaar eines Beziehungsthemas auf dem oberen Kreis ein komplementäres Itempaar auf dem unteren Kreis in dem Sinne, dass auch die Beziehungsthemen, denen die Itempaare jeweilig zugeordnet sind (*„sich kümmern"* für Items 7 und 15 oben sowie *„sich anlehnen"* für Items 23 und 31 unten) komplementär zueinander sind. Daher sind stets 4 der insgesamt 32 Items beider

OPD-3 Ratingbogen Achse II: Beziehungsthemen (Klinische Version).

	OPD-Beziehungsthema	P:A	P:P	A:P	A:A	Res	unauffällig/nicht relevant (= 0)	akzentuiert ausgeprägt (= 1)	dysfunktional ausgeprägt (= 2)	
1	*Freiraum lassen (+)*					1	anderen Freiraum gewähren	viel Freiraum lassen	einfach machen lassen	**1**
2	*Andere anleiten (–)*					2	eher wenig anleiten	sehr wenig anleiten	überhaupt nicht anleiten, Einflussnahme vermeiden	**2**
3	*Andere anerkennen (+)*					3	freundlich anerkennen	idealisieren	völlig überschätzen	**3**
4	*Verantwortlich machen (–)*					4	verantwortlich machen	wenig zur Verantwortung ziehen	völlig unangemessen entschuldigen	**4**
5	*Zuneigung zeigen (+)*					5	Zuneigung zeigen	mit Zuneigung bedrängen	mit Liebe verfolgen, „stalken"	**5**
6	*Aggression zeigen (–)*					6	wenig Aggressionen zeigen	Konflikte eher vermeiden, herunterspielen	Übertrieben harmonisieren, Konflikte ausblenden	**6**
7	*Sich kümmern (+)*					7	sich kümmern	sich viel kümmern	sich übermäßig kümmern	**7**
8	*Kontakt aufnehmen (+)*					8	Kontakt aufnehmen	taktlos sein, sich aufdrängen	Grenzen verletzen, sehr distanzlos sein	**8**
9	*Freiraum lassen (–)*					9	sich einbringen	sich einmischen	ständig bevormunden	**9**
10	*Andere anleiten (+)*					10	angemessen anleiten	sehr anleiten oder kontrollieren	dauernd anleiten oder kontrollieren	**10**
11	*Andere anerkennen (–)*					11	kritisch anerkennen	sehr kritisieren, in Frage stellen	entwerten, demütigen	**11**
12	*Verantwortlich machen (+)*					12	verantwortlich machen	beschuldigen, Vorwürfe machen	mit Schuldvorwürfen verfolgen	**12**
13	*Zuneigung zeigen(–)*					13	Abstand wahren	wenig Zuneigung zeigen	keinerlei Zuneigung zeigen	**13**
14	*Aggression zeigen (+)*					14	Ärger zeigen	ärgerlich begegnen	bedrohen, angreifen, schädigen	**14**
15	*Sich kümmern (–)*					15	Hilfe begrenzen	Hilfe versagen, im Stich lassen	völlig vernachlässigen	**15**
16	*Kontakt aufnehmen (–)*					16	Kontakt begrenzen	wenig Kontakt aufnehmen	andere ignorieren, total übersehen	**16**
17	*Sich entfalten (+)*					17	sich eigenständig entfalten	viel Freiraum o. Selbständigkeit beanspruchen	zu sehr auf Unabhängigkeit bestehen	**17**
18	*Sich einordnen (–)*					18	sich behaupten, standhalten	sich oft widersetzen	trotzen, sich dauernd widersetzen	**18**
19	*Sich zur Geltung bringen (+)*					19	sich zur Geltung bringen	sich viel zur Geltung bringen	sich ständig wichtig machen, in den Mittelpunkt stellen	**19**
20	*Schuld anerkennen (–)*					20	eigene Verantwortung prüfen	Schuld eher von sich weisen	eigene Schuld überhaupt nicht anerkennen	**20**
21	*Sich auf Zuneigung einlassen(+)*					21	Zuneigung zulassen	sich zu sehr auf Zuneigung einlassen	sich bei Zuneigung anderer verlieren	**21**
22	*Sich schützen (–)*					22	sich öffnen	sich wenig schützen	sich in Gefahr begeben, nicht vor Aggr. schützen	**22**
23	*Sich anlehnen (+)*					23	eigene Bedürfnisse zeigen	sich sehr anlehnen, bedürftig zeigen	anklammern, sich hilflos zeigen	**23**
24	*Kontakt zulassen (+)*					24	Kontakt zulassen	sich wenig abgrenzen	sich nicht abgrenzen, zu viel an sich heranlassen	**24**
25	*Sich entfalten (–)*					25	sich eigenständig entfalten	Eigenständigkeit vermeiden	völlig unselbständig sein	**25**
26	*Sich einordnen (+)*					26	sich eher einordnen	sich sehr anpassen	sich völlig aufgeben, unterordnen	**26**
27	*Sich zur Geltung bringen (–)*					27	sich in Frage stellen	sich klein machen	sich selbst entwerten/hassen	**27**
28	*Schuld anerkennen (+)*					28	eigene Verantwortung anerkennen	sich oft die Schuld geben	sich meist die alleinige Schuld geben	**28**
29	*Sich auf Zuneigung einlassen(–)*					29	Zuneigung prüfen	sich wenig auf Zuneigung einlassen	sich vor Zuneigung verschließen	**29**
30	*Sich schützen (+)*					30	sich schützen	sehr vorsichtig sein	übertrieben misstrauen, stets auf der Hut sein	**30**
31	*Sich anlehnen (–)*					31	eigene Bedürfnisse zeigen	eigene Bedürfnisse wenig zeigen	ganz unbedürftig scheinen, keine Hilfe beanspruchen	**31**
32	*Kontakt zulassen (–)*					32	Kontakt begrenzen	wenig Kontakt zulassen	Kontakt völlig abweisen, sich zurückziehen	**32**

Patient-ID:

Datum:

Beurteiler:in:

Narrativ:

Legende: **P: A** Patient:in erlebt andere; **P: P** Patient:in erlebt sich selbst; **A: P** Andere erleben Patient:in; **A: A** Andere erleben sich selbst.

Abbildung 3-3: OPD-3 Ratingbogen Achse II: Beziehungsthemen (Klinische Version).

OPD-3 Ratingbogen Achse II: Beziehungsthemen (Forschungsversion).

OPD-Beziehungsthema		P:A	P:P	A:P	A:A	Res	unauffällig/nicht relevant (= 0)	akzentuiert ausgeprägt (= 1)	dysfunktional ausgeprägt (= 2)	
Freiraum lassen (+)	**1**					1	anderen Freiraum gewähren	viel Freiraum lassen	einfach machen lassen	**1**
Andere anleiten (-)	**2**					2	eher wenig anleiten	sehr wenig anleiten	überhaupt nicht anleiten, Einflussnahme vermeiden	**2**
Andere anerkennen (+)	**3**					3	freundlich anerkennen	idealisieren	völlig überschätzen	**3**
Verantwortlich machen (-)	**4**					4	verantwortlich machen	wenig zur Verantwortung ziehen	völlig unangemessen entschuldigen	**4**
Zuneigung zeigen (+)	**5**					5	Zuneigung zeigen	mit Zuneigung bedrängen	mit Liebe verfolgen, "stalken"	**5**
Aggression zeigen (-)	**6**					6	wenig Aggressionen zeigen	Konflikte vermeiden, herunterspielen	Übertreben harmonisieren, Konflikte ausblenden	**6**
Sich kümmern (+)	**7**					7	sich kümmern	sich viel kümmern	sich übermäßig kümmern	**7**
Kontakt aufnehmen (+)	**8**					8	Kontakt aufnehmen	taktlos sein, sich aufdrängen	Grenzen verletzen, sehr distanzlos sein	**8**
Freiraum lassen (-)	**9**					9	sich einbringen	sich einmischen	ständig bevormunden	**9**
Andere anleiten (+)	**10**					10	angemessen anleiten	sehr anleiten oder kontrollieren	dauernd anleiten und kontrollieren	**10**
Andere anerkennen (-)	**11**					11	kritisch anerkennen	sehr kritisieren, in Frage stellen	entwerten demütigen	**11**
Verantwortlich machen (+)	**12**					12	verantwortlich machen	beschuldigen, Vorwürfe machen	mit Schuldvorwürfen verfolgen	**12**
Zuneigung zeigen (-)	**13**					13	Abstand wahren	wenig Zuneigung zeigen	keinerlei Zuneigung zeigen	**13**
Aggression zeigen (+)	**14**					14	Ärger zeigen	ärgerlich begegnen	bedrohen, erpressen, schädigen	**14**
Sich kümmern (-)	**15**					15	Hilfe begrenzen	Hilfe versagen, im Stich lassen	völlig vernachlässigen	**15**
Kontakt aufnehmen (-)	**16**					16	Kontakt begrenzen	wenig Kontakt aufnehmen	andere ignorieren, total übersehen	**16**
Sich entfalten (+)	**17**					17	sich eigenständig entfalten	viel Freiraum o. Selbständigkeit beanspruchen	zu sehr auf Unabhängigkeit bestehen	**17**
Sich einordnen (-)	**18**					18	sich behaupten, standhalten	sich oft widersetzen	trotzen, sich dauernd widersetzen	**18**
Sich zur Geltung bringen (+)	**19**					19	Sich zur Geltung bringen	Sich viel zur Geltung bringen	sich ständig wichtig machen, in den Mittelpunkt stellen	**19**
Schuld anerkennen (-)	**20**					20	eigene Verantwortung prüfen	Schuld eher von sich weisen	eigene Schuld überhaupt nicht anerkennen	**20**
Sich auf Zuneigung einlassen(+)	**21**					21	Nähe zulassen	sich zu sehr auf Zuneigung einlassen	sich bei Zuneigung anderer verlieren	**21**
Sich schützen (-)	**22**					22	sich öffnen	sich wenig schützen	sich in Gefahr begeben, nicht vor Aggr. schützen	**22**
Sich anlehnen (+)	**23**					23	eigene Bedürfnisse zeigen	sich sehr anlehnen, bedürftig zeigen	anklammern, sich hilflos zeigen	**23**
Kontakt zulassen (+)	**24**					24	Kontakt zulassen	sich wenig abgrenzen	sich nicht abgrenzen, zu viel an sich heranlassen	**24**
Sich entfalten (-)	**25**					25	auf Eigenständigkeit verzichten	Eigenständigkeit vermeiden	völlig unselbständig sein	**25**
Sich einordnen (+)	**26**					26	sich eher einordnen	sich sehr anpassen	sich völlig aufgeben, unterordnen	**26**
Sich zur Geltung bringen (-)	**27**					27	sich in Frage stellen	sich klein machen	sich selbst entwerten/hassen	**27**
Schuld anerkennen (+)	**28**					28	eigene Verantwortung anerkennen	sich oft die Schuld geben	sich meist die alleinige Schuld geben	**28**
Sich auf Zuneigung einlassen(-)	**29**					29	Zuneigung prüfen	sich vor wenig auf Zuneigung einlassen	sich vor Zuneigung verschließen	**29**
Sich schützen (+)	**30**					30	Sich schützen	sehr vorsichtig sein	übertrieben misstrauen, stets auf der Hut sein	**30**
Sich anlehnen (-)	**31**					31	eigene Bedürfnisse zeigen	eigene Bedürfnisse wenig zeigen	ganz unbedürftig sein, keine Hilfe beanspruchen	**31**
Kontakt zulassen (-)	**32**					32	Kontakt begrenzen	Wenig Kontakt zulassen	Kontakt völlig abweisen, sich zurückziehen	**32**

Patient-ID:
Datum:
Beurteiler:in:
Narrativ:

Legende: **P: A** Patient:in erlebt andere; **P: P** Patient:in erlebt sich selbst; **A: P** Andere erleben Patient:in; **A: A** Andere erleben sich selbst.

Abbildung 3-4: OPD-3 Ratingbogen Achse II: Beziehungsthemen (Forschungsversion).

Kreise thematisch miteinander verwandt, wobei jeweils 2 dieser 4 zum selben Beziehungsthema gehören (7 und 15 zu *„sich kümmern“*, 23 und 31 zu *„sich anlehnen“*). Dementsprechend gibt es 8 komplementäre Paare dieser Themen.

Diese thematische Gruppierung der Items ergibt klinisch insofern einen Sinn, als man in dysfunktionalen Beziehungsmustern häufig mehrere Items eines Themenkomplexes vereinigt findet. Zur Erläuterung einige **Beispiele:**

- Eine Patientin kann die Erfahrung eigener *Vernachlässigung* (Item 15) so verarbeiten, dass sie *wenig eigene Bedürfnisse zeigt* oder *Hilfe ablehnt* (31) und sich andererseits besonders intensiv *um andere kümmert* (7), die sich ihrerseits an sie *anlehnen* oder gar *anklammern* (23) (Themenpaar: *sich kümmern/sich anlehnen*).
- Ein Patient mit einer Selbstwertproblematik kann ein Muster aufweisen, bei dem er sich sowohl *selbst klein macht* bzw. *entwertet* (27) als auch *sich selbst besonders zur Geltung bringt* bzw. *wichtigmacht* (19) und *andere sowohl entwertet* (11) als auch *idealisiert* und evtl. *überschätzt* (3) (Themenpaar: *andere anerkennen/sich zur Geltung bringen*).

Einschränkend muss gesagt werden, dass nicht immer die jeweiligen Items eine solch sinnvolle Passung ergeben. Beim Rating sollte nicht nach solchen Passungen gesucht werden, sondern in allen 4 interpersonellen Perspektiven das Verhalten so abgebildet werden, wie es sich darstellt.

Beziehungsdynamische Formulierung

Das Ziel der Diagnostik ist eine beziehungsdynamische Formulierung, welche die 4 interpersonellen Perspektiven miteinander verknüpft. Dadurch wird die rein deskriptive Erfassung des Beziehungsgeschehens zu einem dynamischen Verständnis erweitert und vertieft (vgl. Grande et al., 2004). Bei der Herstellung der Verknüpfung ist das in Abbildung 3-5 dargestellte Schema leitend, in das typische Verbindungen zwischen den Perspektiven eingezeichnet sind.

In der Erlebensperspektive der Patient:innen verläuft die Abfolge der Ereignisse typischerweise von rechts nach links (I. beziehungsdynamischer Zusammenhang): Die Patient:innen schildern wiederkehrende Beziehungsakte anderer (die z. B. enttäuschend, abweisend oder feindselig sind) und auf die sie in ihrem Erleben reagieren (müssen).

Aus der Perspektive der anderen und der Untersucher:in verhalten sich die Dinge meistens gerade umgekehrt: Was eine Patient:in als ihre Reaktion auf das Verhalten des Gegenübers schildert, erscheint hier als ein problematisches Beziehungsangebot, vermittelt durch (problematisches) interpersonelles Verhalten (z. B. subtile Entwertung, Kontrolle, Anklage), welches das Gegenüber herausfordert, verwickelt, unter Druck setzt, verschreckt usw. Meist sind es diese aktiven Momente des eigenen Beziehungsverhaltens, die im Selbsterleben der Patient:in ausgespart sind und eine charakteristische Differenz zwischen Selbst- und Fremdwahrnehmung bewirken (II. Zusammenhang).

Der dritte (III.) beziehungsdynamische Zusammenhang verbindet die beiden unteren Felder von links nach rechts. Die Patient:in legt mit ihrem Beziehungsangebot bestimmte Reaktionen nahe, die in der Gegenübertragung als Gefühle, Fantasien und Handlungsimpulse erfahrbar werden, wobei hier die Handlungsimpulse erfasst werden.

Die Untersucher:in kann nun prüfen: Wie würde es die Patient:in erleben, wenn ich jenen Impulsen nachgeben würde, die sie mir durch ihr Beziehungsangebot nahelegt? Würde sie mein Verhalten dann genau so wahrnehmen, wie sie das Verhalten anderer Personen sonst immer wieder erlebt? Diese Frage betrifft den (IV.) Zusammenhang zwischen den Feldern rechts unten und rechts oben.

Wenn der zuletzt genannte Zusammenhang stimmig hergestellt werden kann, ist die Interpretation des beziehungsdynamischen Geschehens abgeschlossen und kann in einer kompakten Formulierung zusammengefasst werden. Diese beschreibt einen sich selbst verstärkenden Zirkel und erklärt, wie die Patient:in durch ihre Beziehungsangebote genau jene Reaktionen provoziert, die sie eigentlich befürchtet und vermeiden möchte. Der stimmige Zusammenhang zwischen den in der Gegenübertragung erlebten Impulsen und dem Objekterleben der Patient:in ist ein wichtiges, wenn auch nicht ausschließliches Kriterium dafür, ob die Diagnose des dysfunktionalen Beziehungsmusters gelungen ist. Ebenso ist es möglich, dass ein zentrales dysfunktionales Element in einer Fehlinterpretation aufseiten von Patient:innen zu finden ist, z. B. wenn eine Patient:in bei anderen zwar Impulse auslöst, sich um sie zu kümmern, dass sie ein solches Verhalten dann aber als Bevormundung und Entwertung erlebt und sich dagegen wehrt.

Praktisches Vorgehen

Im Vergleich zu den Achsen III und IV ist die Achse II grundsätzlich eher verhaltensnah konzipiert. Damit zentriert sie einerseits auf beobachtbares (Beziehungs-)Verhalten, andererseits auf bewusstes affektives Erleben. Zentrale Frage ist: Was macht eine Patient:in konkret in genau der Beziehungsepisode? Je genauer und spezifischer eine Patient:in über eine bestimmte Episode berichtet („... dass ich die Szene nachdrehen könnte"), je weniger sie über mehrere Episoden abstrahiert, desto einfacher lassen sich passende Items zu einer Episode finden. Zentral ist aber auch immer gleichzeitig die Frage, inwieweit das konkrete Verhalten in der Episode habituellen Charakter haben könnte. Demnach kann die Interviewer:in dann über mehrere Episoden und das Interviewgeschehen selbst hinweg Kondensation und Abstraktion leisten („roter Faden der dysfunktionalen Beziehungsdynamik").

Die Beziehungsdiagnostik im Standardverfahren erfordert von der Untersucher:in 3 Schritte.

1. Schritt

Im 1. Schritt werden für jede der 4 interpersonellen Perspektiven in der Liste zur Itemauswahl alle Items markiert, die für die Beschreibung des dysfunktionalen Musters infrage kommen. Dies sind die in der Erlebensperspektive der Patient:in problematischen Beziehungsaspekte (bezogen auf ihr eigenes Verhalten und das der anderen) sowie die in der Perspektive der anderen/der Untersucher:in problematischen Aspekte (wieder bezogen auf das Verhalten der Patient:in und das der anderen).

Hilfreiche Fragen zur Zuordnung eines Beziehungsverhaltens zu einer der 4 Perspektiven wären z. B.:

- An welcher Stelle erfahre ich, wie die Patient:in andere erlebt (Position rechts oben, P: A)?
- Wo wird eigenes Verhalten beschrieben, welches der Patient:in bewusst ist (links oben, P: P)?
- Wo wird das schwierige Beziehungsangebot (konflikt- oder strukturbedingt) deutlich, welches der Patient:in selbst meist wenig oder nicht bewusst ist (links unten, A: P)?
- Was sind die Reaktionen der anderen oder meine eigenen Handlungsimpulse (rechts unten, A: A)?

Die Zahl der auszuwählenden Items ist bei diesem Schritt noch nicht begrenzt. Bei der Beurteilung ist darauf zu achten, dass nur die typischen akzentuierten und dysfunktionalen Verhaltensweisen markiert werden.

2. Schritt

Im 2. Schritt werden für jede der 4 Perspektiven die Ausprägungen der wichtigsten Items bestimmt und in das Auswertungsblatt aufgenommen (Abbildung 3-5). Für jede Perspektive sollten dabei maximal 3 Items ausgewählt werden. Um das dysfunktionale Beziehungsmuster möglichst prägnant zu erfassen, wird empfohlen, sich auf 2 oder sogar 1 Item pro Position zu beschränken, wenn der betreffende Fall dies zu-

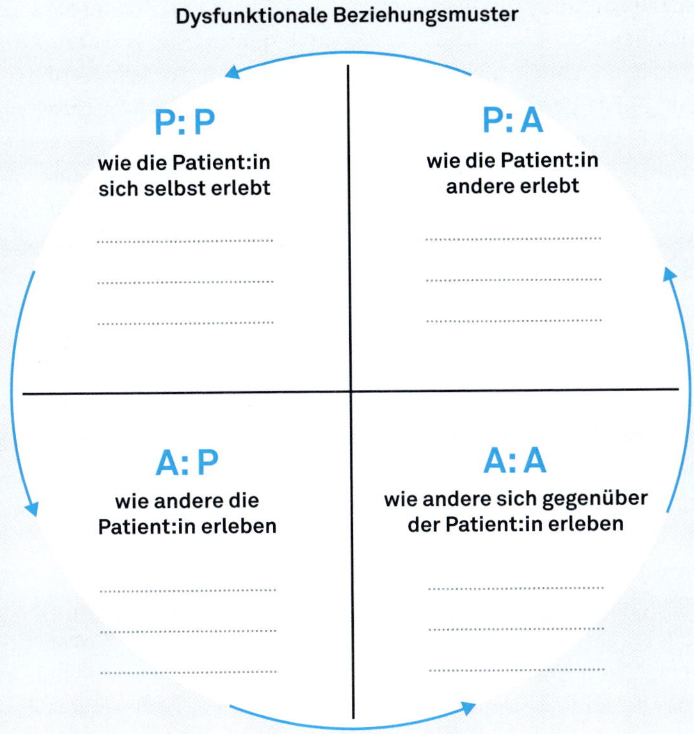

wie die Patient:in andere immer wieder erlebt:	
wie sie in ihrem Erleben darauf reagiert:	
welches Beziehungsangebot sie anderen damit (unbewusst) macht:	
welche Antwort sie anderen damit (unbewusst) nahe legt:	
wie es die Patient:in erlebt, wenn andere so wie ihnen nahe gelegt antworten:	

Abbildung 3-5: OPD-3 Auswertungsblatt Achse II: Dysfunktionale Beziehungsmuster; mit den 4 interpersonellen Perspektiven (P: A, P: P, A: P, A: A), den Zusammenhängen zwischen den Perspektiven (gebogene Pfeile) sowie den Feldern für die beziehungsdynamische Formulierung.

lässt. Zur Identifizierung der richtigen Items gibt es 2 empfohlene Varianten, die sich in der Praxis mischen können:

- Orientierung an den Themen
  - Vereinfacht sind in den beiden Kreisen insgesamt 8 Themen enthalten (s. o.), die sich sinngemäß auch als Überschriften der Items 1–8 finden: Freiraum, Kontrolle, Wert, Schuld, Liebe, Aggression, Versorgung und Kontakt.
  - Von diesen 8 Themen kann es entweder zu viel (+) oder zu wenig (–) geben, wodurch sich 16 Items ergeben. Diese 16 Items lassen sich entweder in Bezug auf ein Gegenüber oder zentriert auf die eigene Person formulieren, woraus sich die Gesamtzahl von 32 Items ergibt.
  - Die 1. Frage bei jedem Beziehungsverhalten ist: Um welche(s) der 8 Themen geht es dabei? Nach Identifizierung eines Themas ist die 2. Frage: Gibt es davon zu viel oder zu wenig? Zum Abschluss steht die Frage, ob das Beziehungsverhalten zentriert auf ein Gegenüber oder die eigene Person ist.
  - **Beispiel:** Ein Patient berichtet, dass er bei einem Streit mit seiner Mutter den Eindruck hatte, dass sie ihn nicht genügend unterstützt. Gesucht wird nach einem Item für die Position P: A, da der Patient seine Wahrnehmung anderer beschreibt. Es geht um das Thema Versorgung, davon gibt es zu wenig (–), und der Patient beschreibt, wie andere (Mutter) mit ihm etwas (zu wenig) machen (oberer Kreis). Das empfohlene Item wäre die Nr. 15.
- Orientierung an den Kreisachsen
  - Jeder der beiden Kreise ist in Achsen eingeteilt: horizontal die Affiliationsachse, vertikal die Interdependenzachse.
  - Bei jedem Beziehungsverhalten ist bei dieser Orientierung die 1. Frage: Ist das Beziehungsverhalten zentriert auf ein Gegenüber („transitiv“, oberer Kreis) oder die eigene Person („intransitiv“, unterer Kreis)? Damit verringert sich die Auswahl auf die 16 Items einer der beiden Kreise. Die 2. Frage ist: Ist das Beziehungsverhalten im Sinne einer „Affiliation“ positiv (rechte Kreishälfte) oder negativ (linke Kreishälfte)? Anschließend steht die Frage: Geht es bei dem Verhalten um zu viel (untere Hälfte) oder zu wenig (obere Hälfte) Interdependenz? Innerhalb des nun verbleibenden „Viertels“ des Kreises muss zuletzt die Entscheidung getroffen werden, welches der beiden Items/Themen, die benachbart an der Stelle im Kreis stehen (z. B. 7/8), relevanter ist.
  - **Beispiel:** Der Untersucher nimmt in einer berichteten Episode wahr, dass die Patientin ihren Sohn inadäquat verwöhnt, „überversorgt“. Gesucht wird nach einem Item für die Position A: P, da dies möglicherweise ein Beziehungsverhalten ist, das andere, aber nicht die Patientin selbst wahrnehmen. Die Patientin macht in der Episode etwas mit anderen (dem Sohn), weshalb das Item aus dem oberen Kreis kommen muss. Das Beziehungsverhalten ist affiliativ eher positiv (rechte Hälfte), und tendenziell geht es um zu viel Interdependenz/Kontrolle in Bezug auf andere (untere Hälfte). Dadurch erfolgt die Fokussierung auf das rechte untere „Viertel“ des oberen Kreises mit der Wahl zwischen einem zu viel an Kontakt (8) oder an Versorgung (7). Letzteres wäre richtig(er).

3. Schritt

Im 3. Schritt werden die in Abbildung 3-5 markierten Verbindungen zwischen den interpersonellen Perspektiven hergestellt und in einer beziehungsdynamischen Formulierung zusammengefasst. Dabei ist zu prüfen, ob der Zusammenhang zwischen den Gegenübertragungsimpulsen und dem Objekterleben der Patient:in schlüssig hergestellt werden kann, so wie dies oben erklärt wurde. Wenn dies misslingt, kann es notwendig sein, die Auswahl der Items zu überprüfen und ggf. so zu korrigieren, dass der Beziehungszirkel überzeugend geschlossen werden kann. Bedacht werden muss allerdings auch, dass manchmal das Verhalten der anderen Personen auch verleugnet oder anderweitig nicht wahrgenommen oder immer wieder fehlinterpretiert werden kann, was ebenso zur Dysfunktionalität eines Beziehungsmusters beitragen kann.

Bei der Itemauswahl ist zu beachten, dass neben dem Wortinhalt eines Items seine Positionierung in dem Zirkumplexmodell stimmen muss; das bedeutet, dass der zu erfassende Beziehungsaspekt denjenigen Ausprägungen der beiden Dimensionen Affiliation und Interdependenz entsprechen muss, die in der Position des Items auf dem Kreis repräsentiert sind. **Beispiel:** Ein Patient berichtet, dass er „aufgegeben" hat. Dieses Wort gehört zu Item 26, das dem Beziehungsthema „sich einordnen" zugeordnet ist. Der Kontext dieser Äußerung zeigt jedoch, dass dieser Patient in dem Sinne „aufgibt", dass er sich nicht mehr länger um andere bemühen möchte und seiner eigenen Wege geht. In diesem Fall verselbstständigt er sich (positive Interdependenz) und entfernt sich zugleich von den anderen (negative Affiliation). Dieses Verhalten ist reaktiv und im unteren Kreis oben links positioniert. Der Blick auf die dort notierten Items ergibt, dass das Item 32 „wenig Kontakt zulassen" das Verhalten des Patienten zutreffend beschreibt und deshalb die korrektere Wahl darstellt.

3.3.2 Klinisches Fallbeispiel

Ein 32-jähriger Patient wird nach einem depressiv-suizidalen Einbruch zur stationären Therapie aufgenommen. Seine Freundin hatte ihn – aus seiner Perspektive ganz unerwartet und unerklärlich – nach einer etwa 6 Jahre dauernden Partnerschaft verlassen, als er wegen einer Erkrankung für einige Wochen in eine Klinik musste. Die Problematik seiner Beziehungsgestaltung wird in seinen Arbeitsverhältnissen deutlich: Er übernimmt wichtige und anspruchsvolle Aufgaben und meistert diese nach seinen Angaben gut, gerät aber dennoch immer wieder in Konflikte mit seinen Vorgesetzten. Diese korrigieren von ihm getroffene Entscheidungen ohne Rücksprache und ignorieren Verabredungen, die seinem Erleben nach verbindlich waren. Dies geschieht offenbar ganz willkürlich und kraft ihrer mächtigeren Position, was den Patienten empört und dazu bringt, sich stur zu stellen und die eigene Position um jeden Preis zu behaupten. Er fühlt sich dabei vollkommen im Recht. Die Situation eskaliert schließlich bis zu einem Punkt, an dem die Kündigung ausgesprochen wird bzw. der Patient seine Sachen einfach hinschmeißt.

Im direkten Kontakt wirkt er unbeweglich und unangreifbar wie ein Monolith, lässt sich durch Fragen und Zweifel praktisch nicht bewegen. Provokant wirkt auch eine geradezu generöse Gelassenheit, durch die man sich ihm gegenüber rasch ohnmächtig und unterlegen fühlt. In der Gegenübertragung verspürt man Impulse, einen Kampf um Macht und Kontrolle mit ihm aufnehmen zu wollen, resigniert aber angesichts seiner Unberührbarkeit rasch; am Ende dominiert der Wunsch, sich aus dem Kontakt zurückziehen zu wollen.

Die für dieses Beispiel ausgewählten Items sind in dem Auswertungsblatt enthalten, das in Abbildung 3-6 gezeigt wird. Mit Bezug auf das dargestellte Schema lassen sich folgende beziehungsdynamischen Zusammenhänge formulieren:

- Der Patient ist davon überzeugt, dass er seine Dinge gut macht und dass er ein Anrecht darauf hat, dass seine Leistung respektiert und anerkannt wird. Er erlebt aber, dass andere dies entwerten (Item 11), ihn willkürlich dominieren (10) und evtl. für ihre Vorteile missbrauchen wollen (14) (P: A). Er reagiert darauf, indem er unnachgiebig auf der eigenen Position beharrt (18) und schließlich einfach geht (32).
- Nach außen hin erscheint jene Sturheit, die der Patient als völlig gerechtfertigte Antwort auf die Zumutungen vonseiten der anderen darstellt (17, P: P), als praktisch nicht verhan-

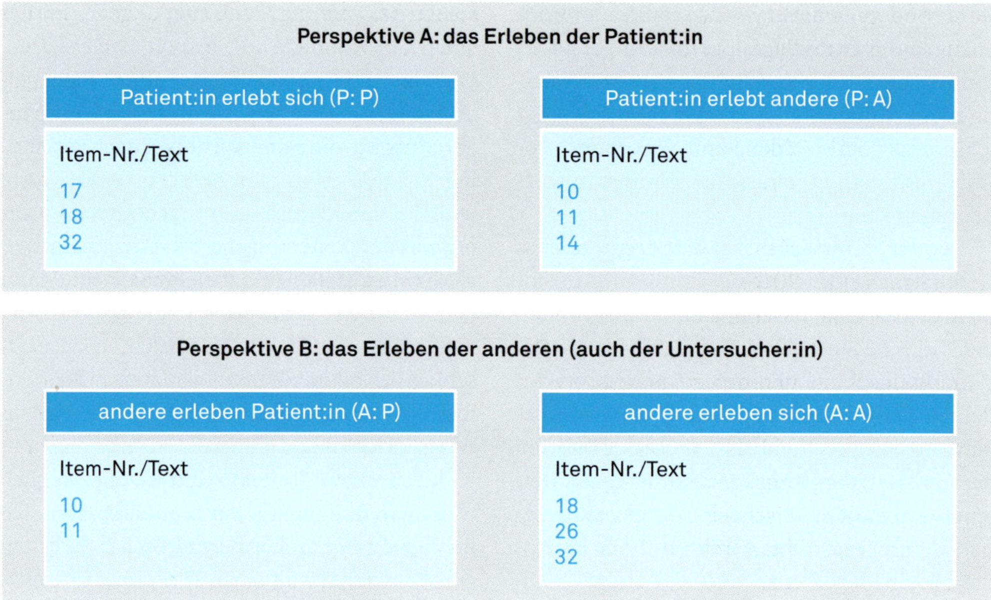

Abbildung 3-6: Auswertungsblatt Fallbeispiel.

delbarer Dominanzanspruch (10, A: P); diesen vertritt er überlegen (11, A: P) und ohne jeden Selbstzweifel.

- Der Patient macht andere dadurch wütend und verführt zu trotziger Gegenwehr (18, A: A), die jedoch ohne Wirkung bleibt und ihre Ohnmacht vertieft (26, A: A). Das bringt andere dazu, die Verhandlungen mit ihm abzubrechen und sich von ihm abzuwenden (32, A: A). Der Untersucher kann sich in Identifizierung mit den Vorgesetzten des Patienten vorstellen, dass diese angesichts fruchtloser Verhandlungen schließlich dazu übergehen, Entscheidungen ohne Rücksprache mit ihm zu fällen; in ähnlicher Weise kann er sich vorstellen, dass seine Freundin für die Trennung eine Gelegenheit wählte, in der sie eine Auseinandersetzung umgehen konnte.
- Wenn andere den Kontakt mit dem Patienten abbrechen (32) und nicht mehr mit ihm verhandeln, dann bedeutet dies in seiner Sicht des Geschehens, dass er wieder einmal ignoriert (11), hintergangen (14) und willkürlich dominiert (10) worden ist.

Dieser letzte (IV.) Zusammenhang ist stimmig, und das dysfunktionale Beziehungsmuster beschreibt einen sich im Leben des Patienten immer wiederholenden Teufelskreis.

3.3.3 Klinische Erfahrungen mit der Beziehungsachse der OPD-2

In den zurückliegenden Jahren der Ausbreitung der OPD spielte die Beziehungsachse in vielerlei Hinsicht eine zentrale Rolle. Ihr Fokus und ihr Aufbau erlaubte zunächst in der Fort- und Weiterbildung das Erlernen einer verbesserten Erfassung und Berücksichtigung interpersoneller Aspekte in klinischen Situationen und half bei der Schulung, eine entsprechende Wahrnehmungshaltung zu entwickeln. Viele Teilnehmer:innen an Schulungen erlebten die erhöhte Genauigkeit bei der gemeinsamen Erarbeitung von Beziehungskonstellationen und interaktionellen Mustern als Gewinn für die klinische Arbeit. Dadurch konnten diese Muster in der Therapie bearbeitet werden. Oft stellte eine genaue Erfassung von Beziehungsmustern die Grundlage dar für die Einschätzung lebenslanger Konfliktthemen und struktureller Schwächen.

Speziell für die Fallkonzeptualisierung in der Richtlinienpsychotherapie wurde aus den gemachten Erfahrungen, in Ergänzung zum OPD-Manual, ein klinisches Anwendungsbuch erstellt (Stasch et al., 2016).

In der Forschung waren die Erfahrungen mit dem Einsatz der Achse II uneinheitlich. Die Vielzahl der Items und deren fehlende Abstufung und Differenzierung erschwerte eine reliable Beurteilung erheblich. Deshalb waren die ersten Forschungsergebnisse mit der Beziehungsachse zwar klinisch relevant, aber aus methodischer Sicht nicht ausreichend reliabel. Einen Fortschritt stellte z. B. die Entwicklung eines Q-Sort-Instruments mit den Items der Beziehungsachse dar, das erlaubte, Beziehungselemente reliabel und valide mittels eines solchen Verfahrens in Ranglisten von Wichtigkeit einzuordnen. So gelang es z. B., typische Muster bei depressiven Patient:innen zu erfassen (Zimmermann et al., 2014). Da ein solches Vorgehen nur in Studien realistisch durchführbar ist, begann die Arbeitsgruppe früh, Überlegungen anzustellen, wie man die Achse II in der Forschung besser verwenden könnte. Diese Überlegungen sind in die hier vorliegende Revision eingegangen. Zunächst wurde die bisherige klinische Itemliste inhaltlich überarbeitet, dann fasste man den Entschluss, sie dimensional auszugestalten. Dafür wurde zu jedem Beziehungsthema bzw. zu jedem Verhaltensmuster eine „normale“ und im Mittel *nicht auffällige* Variante, eine *akzentuiert* in die besagte Richtung weisende und eine *dysfunktionale* Variante formuliert. Dies erlaubt klinisch eine genauere Differenzierung, und es entsteht für statistische Berechnungen ein besseres Skalenniveau.

Zudem wurde eine eigene Forschungsversion geschaffen, in der die Anzahl der Möglichkeiten durch Zusammenfassen der an gleicher Kreisposition liegenden Itempaare halbiert wurde. Praktisch bedeutet dies, dass man sich in der Forschungsversion nicht mehr zwischen 2 benachbarten, d. h. auch inhaltlich sehr ähnlichen Items (z. B. 15 vernachlässigen und 16 ignorieren) entscheiden muss, da diese stets zusammengefasst sind und nur gemeinsam gewählt werden können.

4 Achse III: Konflikt

4.1 Zusammengefasste Darstellung der Achse III

Unbewusste Konflikte nehmen innerhalb des psychodynamischen Verständnisses eine zentrale Stellung ein. Konflikte beinhalten das Zusammentreffen gegensätzlicher Positionen, den Widerstreit von Motiven, Wünschen, Bedürfnissen, Werten und Vorstellungen. Über kognitive Dissonanzen hinaus werden hier unbewusste Konflikte angesprochen, die Freud als die Ursache der Neurose beschrieb.

Einer jeden Konfliktkonzeption zugrunde liegt die Frage der Psychodynamik („Was die Seele bewegt"). Bei Freud war dies die Triebtheorie. Der weiterentwickelten Konfliktpsychologie liegt die psychodynamische Motivations- und Emotionstheorie zugrunde: Der Konflikt ist zu Beginn ein äußerer (d.h. in der frühen Lebensgeschichte begründet), wird im Lauf der Entwicklung verinnerlicht und zu einem innerseelischen Konfliktthema, welches das psychische Geschehen stark und nachhaltig beeinflussen kann. Konflikte stellen ein kognitiv prozedural-affektives Schema des Selbst und der Beziehung zu anderen dar, diese inneren Konflikte werden durch äußere situative Faktoren aktiviert. Die basalen Grundbedürfnisse eines Menschen (Bedürfnis nach Bindung, Bedürfnis nach Sicherheit und Kontrolle, Bedürfnis nach Autonomie bzw. Individuation, Bedürfnis nach Selbstbehauptung und Exploration, Bedürfnis nach sinnlichem Vergnügen und sexueller Erregung, Bedürfnis nach Selbstwert und Streben nach Identität und Lebenssinn) finden Eingang in die Beschreibung der Konflikte:

- K1 (Abhängigkeit vs. Individuation)
- K2 (Unterwerfung vs. Kontrolle)
- K3 (Versorgung vs. Autarkie)
- K4 (Selbstwertkonflikt [Selbst- vs. Objektwert])
- K5 (Schuldkonflikt [prosoziales Gewissen vs. selbstbezogene Motive])
- K6 (ödipaler Konflikt)
- K7 (Identitätskonflikt)
- K0 (abgewehrte Konflikt- und Gefühlswahrnehmung)

Die Konflikte K1–K7 folgen den basalen Grundbedürfnissen, hingegen beschreibt K0 mit abgewehrter Konflikt- und Gefühlswahrnehmung kein Motivationssystem, vielmehr die übersteigende Abwehr des Konflikthaften und der damit verbundenen Affekte. Diese systematisierte Konfliktkonzeption stützt sich auf 3 Kernelemente: der Wunsch (Impuls), die dazugehörige Signalangst und die Abwehr, die sich in der Lebensgeschichte in den gegenwärtigen Problemen und Übertragung verdeutlicht.

Die Identifizierung psychodynamischer (unbewusster) Konflikte erfordert induktives und deduktives Vorgehen. Induktiv beschreibt das Ausgehen von beobachtbaren Phänomenen, den sich wiederholenden Lebens- und Verhaltensweisen. Deduktiv meint die Bemühung der Patient:in, Konflikte in ihrer Lebensgeschichte adaptiv/maladaptiv zu lösen. Vor diesem Hintergrund werden zur Erschließung von Konflikten 4 zentrale Bausteine in der Erfassung des Konfliktthemas definiert:

- das repetitiv (dys-)funktionale motivationale Muster

- die Kern- und Leitaffekte (Kernaffekte bezeichnen die abgewehrten Affektzustände, Leitaffekte sind die bei einem Konfliktmodus typischen bzw. häufig anzutreffenden, vorwiegend bewussten Gefühle)
- typische auslösende Situationen
- typische Übertragungs- und Gegenübertragungsdynamiken.

Der jeweilige Konflikt wird geprägt durch die jeweilige biografische Bewältigung eher im aktiven Modus (z. B. Individuation) oder im passiven Modus (z. B. Abhängigkeit).

Die Konfliktthemen werden in allen ausgearbeiteten Konflikten (K1–K7) dargestellt als Konfliktspannung – neurotischer Konflikt – und Konfliktschema. Die Darstellung und Ausprägung eines Konflikts (Phänomenologie) ist bestimmt durch die strukturellen Funktionen (Achse IV, Struktur) eines Menschen. Gelingt eine adaptive Lösung bei hinreichenden Funktionen, erfährt das Konfliktthema eine Akzentuierung. Diese Konfliktspannung erzeugt aber bei erhaltener Flexibilität üblicherweise keinen oder nur einen geringen Leidensdruck. Bei mäßig integrierten strukturellen Funktionen werden die Beziehungen repetitiv dysfunktional (neurotischer Konflikt) geprägt, mit fixierter/unflexibler Sicherung – es besteht ein Entweder-oder. Bei gering integrierter Struktur kann es sowohl zur ständigen Instabilität/Wechsel als auch zu extremen Ausprägungen der Konfliktmodi kommen (Angst vor symbiotischer Verschmelzung und überflutender Angst vor Trennung). Die Ausarbeitung des Konfliktthemas bei eher geringem Strukturniveau als Konfliktschema stellt eine wesentliche Erweiterung zur OPD-2 dar.

Insgesamt werden alle operationalisierten Darstellungen prototypisch beschrieben, d. h. es wird das Wesentliche herausgearbeitet. Die Konfliktoperationalisierungen K1–K7 und K0 werden abgeschlossen mit einer Fallvignette im passiven Modus und im aktiven Modus.

4.2 Was sind Konflikte?

Unbewusste Konflikte nehmen (neben Selbst-, Objekt- und Beziehungsrepräsentanzen sowie strukturellen Beeinträchtigungen) eine zentrale Stellung innerhalb der psychodynamischen Störungstheorie ein: „Ohne solche Konflikte, gibt es keine Neurose“ (Freud, 1916/1917, S. 362). Einer jeden Konfliktkonzeption zugrunde liegt zwingend eine Motivationstheorie: Bei Freud war dies die Triebtheorie; Affekte wurden bei Freud als „Triebabkömmlinge“ betrachtet. Die psychoanalytische Motivationstheorie hat sich ebenso wie die Emotionstheorie und damit auch die Konflikttheorie stark weiterentwickelt. Es werden hier nur die Grundzüge dieser Entwicklung skizziert (ausführlich s. Benecke & Brauner 2017).

Konflikt (lateinisch: Zusammenstoß) beinhaltet das Zusammentreffen gegensätzlicher Positionen, den Widerstreit von Motiven, Wünschen, Bedürfnissen, Werten und Vorstellungen. Konflikte sind universelle Phänomene, wobei äußere und innere Konflikte zu unterscheiden sind.

Äußere Konflikte sind i. d. R. bewusst und einer Verarbeitung und Lösung zugänglich (Schüßler, 2002). Der „normale und antinomische Konflikt“ (Dührssen, 1981) beschreibt das Zusammentreffen unterschiedlicher bewusster Wünsche, Vorstellungen und Werte innerhalb einer Person. Alltägliche innerseelische und/oder zwischenmenschliche bewusste Konflikte sind z. B. der lustbetonte Wunsch, gut zu essen und das gleichzeitige Motiv aus ästhetischen oder gesundheitlichen Gründen schlank zu bleiben. Nicht alle bewussten Konflikte sind einer Lösung zuführbar (Dührssen, 1981), so können äußere oder innere Gründe in unaufhebbaren Gegensätzen bestehen (wie der Wunsch nach einem völlig ungebundenen, selbstständigen Leben gegenüber dem Wunsch, Familie und Kinder zu haben). In diesem Konflikt kann nur durch Verzicht eine Lösung erreicht werden. Unvereinbare Kognitionen (Wahrnehmung, Gedanken, Meinungen, Einstellungen, Wünsche und Absichten) führen zu kognitiven Konflikten (kognitive Dissonanz). Dissonante Zustände werden als unangenehm empfunden, erzeugen also innere emotionale Spannungen, die zu Belastungen führen. Diese dissonanten Spannungszustände versucht das Individuum durch Einstellungsänderung und/oder Verhalten (Handeln) zu lösen (Festinger, 1978). Diese im Wesentlichen bewussten kognitiven Konflikte (Dissonanzen) erzeugen ein Bestreben (Motivation), diesen Gefühlszustand zu beenden. Bei dem Versuch, diese Dissonanzen zu lösen, werden zumeist unbewusste Abwehrmechanismen (nicht wahrnehmen, leugnen, abwerten, rationalisieren usw.) eingesetzt, um das Problem so zu ändern, dass es zur kognitiven Überzeugung passt, oder aber es wird die kognitive Überzeugung so geändert, dass sie zum Verhalten passt. Kognitive Dissonanzen weisen also im Wesentlichen auf unbewusste Verarbeitung von Konflikten und ihrer Bewältigung hin.

Für ein psychodynamisches Verständnis ist das Konzept des **unbewussten Konflikts** entscheidend. Seit Freud wird im psychodynamischen Denken den unbewussten Konflikten eines Menschen ein zentraler Stellenwert zugewiesen. Erstmals – zusammen mit Breuer – beschreibt Freud in den *Studien über Hysterie* (Breuer & Freud, 1895) Konflikte als ursächlichen Faktor für die Entstehung von Neurosen: Neurosen sind „als Anzeichen eines Kräftespiels der Seele zu begreifen, als Äußerung von zielstrebigen Tendenzen, die zusammen oder gegenseitig arbeiten. Wir bemühen uns um eine dynamische Auffassung der seelischen Erscheinungen" (Freud, 1916/1917, S. 62). Das erste Konfliktmodell Freuds geht davon aus, dass der in einer traumatischen Situation entstandene Affekt das Individuum überwältigt und diese belastenden Gedanken und Vorstellungen verdrängt werden (Breuer & Freud, 1895). In den Entwürfen der Triebtheorie beschrieb Freud Konflikte zwischen Sexual- und Todestrieb sowie Ich-Leistungen. Der Konflikt ist also zu Beginn ein äußerer (d. h. in der frühen Lebensgeschichte begründet) und wird im Lauf der Entwicklung verinnerlicht und zu einem innerseelischen Konflikt, der dann das psychische Geschehen oft so stark und nachhaltig beeinflusst, dass der innere Konflikt leicht durch äußere situative Faktoren aktiviert werden kann und daher beständig bewältigt werden muss. Werden diese inneren Konflikte zu stark (in Relation zu den Bewältigungsmöglichkeiten) aktiviert, führt dies sehr häufig zu Symptomen.

4.2.1 Das Unbewusste

Freud benutzte das Konzept des Unbewussten in 3 unterschiedlichen Auslegungen:

- Er beschrieb das dynamische Unbewusste als das verdrängte Unbewusste, das nicht nur das Es, sondern auch Teile des Ichs und Über-Ichs, also unbewusste Triebimpulse, Abwehrhaltung und Konflikte einschließt.
- Er erklärte das Unbewusste als einen unbewussten Anteil des Ichs – Anteile, die nicht verdrängt werden, sondern immer unbewusst waren und verbleiben.
- Mit dem Vorbewussten bezeichnete Freud alle diejenigen Gedanken und Gefühle, die grundsätzlich dem Bewusstsein zugänglich sind, aber i. d. R. unbewusst bleiben (Freud, 1915).

In den vergangenen 100 Jahren heftig umstritten sind heute wesentliche Erkenntnisse über das Unbewusste neurobiologisch und gedächtnispsychologisch gesichert (Schüßler, 2002; Solms, 2015). Der überwiegende Teil der Gehirnaktivitäten findet *unbewusst* statt, d. h., der Mensch kann nicht verfolgen, auf welche Weise sein Gehirn arbeitet und wie Erinnerung oder Sprache ablaufen.

Der zweite und umfassendste Teil des Unbewussten sind die *emotional-prozedurale/implizite Verarbeitung* und das dazugehörige *implizite Gedächtnis*. Dies geschieht überwiegend unbewusst, zum Teil vorbewusst und zu einem geringen Teil bewusst. Die gesamte Verarbeitung im Gehirn erfolgt damit auf 2 Arten: dem nicht symbolischen (implizit-prozeduralen) und dem symbolisch-kategorialen (expliziten) Weg. Der komplexeste Weg ist die symbolische Informationsverarbeitung: Symbole sind verbal oder bildhaft. Die Verarbeitung erfolgt sequenziell und ist aufwendig. Die subsymbolische Informationsverarbeitung geschieht schnell, nicht in Kategorien und in mehreren Informationskanälen gleichzeitig. In der prozeduralen Verarbeitung (z. B. Fußballspielen) wird dieser Modus deutlich: Ein Spieler schießt den Ball automatisch, es ist für ihn unmöglich – oder erst nach längerer Schulung – die Bewegung zu analysieren oder in Worte zu übersetzen. Dies gilt für alle derartigen Fähigkeiten – auch für die sozialen und nonverbalen Prozesse. Ein Teil der prozeduralen Fähigkeiten erreicht die Verbindung zur symbolischen Verarbeitung. Ein erheblicher Teil der sozial-emotionalen Wahrnehmung – Bewertungs- und Handlungsmöglichkeiten sowie Gewohnheiten – geschieht komplex implizit. Die grundlegenden sozialen Erfahrungen werden in der Kindheit implizit erworben. Insbesondere affektiv-prozedurale Regeln und prototypische Erfahrungen werden implizit gespeichert und setzten sich in Schemata und *internalisierten Selbst- und Objektbeziehungsrepräsentanzen* lebenslang fort – unabhängig von der Angemessenheit einer derartigen Wahrnehmung und Verarbeitung. Prozedural-affektive Selbstkonzepte werden im Lauf der Entwicklung kognitiv überlagert und bilden dann ein **kognitiv-prozedural-affektives Schema** des Selbst und der Beziehung zu anderen (Benecke & Brauner, 2017; Schüßler, 2002).

Dieses unbewusste System umfasst alle Fähigkeiten und Erinnerungen, sowohl motorisches Verhalten als auch wahrnehmungsbezogene Eigenschaften. Implizit werden auch die wesentlichen sozialen Interaktionen abgespeichert.

Dabei ist zu berücksichtigen, dass diese früh im Unbewussten entstehenden Strukturen nicht dem klassischen Unbewussten der Psychoanalyse entsprechen, sondern vielmehr als *nicht verdrängtes Unbewusstes* angesehen werden müssen. Dieser Form des Unbewussten wird in der aktuellen Psychoanalyse eine zunehmende Bedeutung beigemessen, wie Bohleber (2013) in einer Neuvermessung des Unbewussten aufzeigt: „Das nicht-verdrängte Unbewusste steht nun seit längerer Zeit im Fokus des psychoanalytischen Interesses. Dies vor allem durch die Entdeckung des sog. impliziten/prozeduralen Wissens. Den Inhalt des nicht-verdrängten impliziten Unbewussten bilden vornehmlich die frühen Objektbeziehungen, die sich als Repräsentanzen oder als innere Objekte darin niederschlagen, als körperlich verankerte (embodied) senso-motorische Koordinationen, als Interaktions- und Handlungsschemata, als Fantasien und Erwartungen" (Bohleber, 2013, S. 811).

Das *explizite (deklarative) Gedächtnis* und die deklarativ symbolische Verarbeitung sind überwiegend bewusst oder vorbewusst, aber auch hier gibt es Bereiche, die dem Bewusstsein nicht zugänglich, also unbewusst sind. Unsere kognitive Informationsverarbeitung findet als symbolische oder subsymbolische Verarbeitung statt, wobei nur die symbolische Verarbeitung unserem Bewusstsein zugänglich ist. Demzufolge untersuchen auch die Kognitionswissenschaften im erheblichen Ausmaß unbewusste Prozesse (Posner & Rothbart, 1989). Das „kognitive Unbewusstsein" (Kihlstrom, 1999) beschreibt diese verborgenen Prozesse, die überwiegend unbewusst ablaufen, sie umfassen: Wahrnehmungsprozesse, Erinnerungen an frühere Ereignisse, innere Vorstellungen, Entscheidungserinnerungen.

Der dritte Teil des Unbewussten ist das *psychodynamische Unbewusste*: Sowohl durch bewusste Unterdrückung als auch durch unbewusste Abwehrmechanismen werden Informationen während des gesamten Verarbeitungsprozesses, vor der Bewusstwerdung bis nach der Bewusstwerdung der Information, aus dem Bewusstsein ausgeschlossen, üben aber dennoch Einfluss auf das weitere Erleben und Verhalten aus. Das dynamische Unbewusste „enthält" Impulse, Affekte, Fantasien, die unbewusst gehalten werden, weil ihre Bewusstwerdung für das Individuum unerträglich wäre bzw. scheint, beispielsweise, weil ein Impuls gegen verinnerlichte Normen verstößt, bestimmte Affekte überfluten könnten oder eine Fantasie dem Selbstbild widerspricht. Da diese Impulse, Affekte, Fantasien aber Teil der Person und mit den lebensgeschichtlich entstandenen unbewussten Konflikten verknüpft sind, drängen sie immer wieder ins Erleben und müssen daher auch immer wieder „abgewehrt" werden. Die Psyche muss also aktiv Arbeit aufwenden, um diese Inhalte unbewusst zu halten.

Dabei wird heute nicht mehr unbedingt davon ausgegangen, dass das Unbewusste als ein Ort in der Psyche aufzufassen wäre, der kategorial getrennt von dem des Bewusstseins zu betrachten sei – vielmehr wird ein Kontinuum zwischen auf der einen Seite unbewussten und auf der anderen Seite bewussten kognitiven Prozessen angenommen (Benecke & Brauner, 2017; Bohleber, 2013; Vandekerckhove & Panksepp, 2011).

4.2.2 Vom Trieb zur Motivation

Charakteristisch für die Freudsche Konzeption ist eine Dualität von gegensätzlichen, unvereinbaren Trieben. Er führte 1905 den Triebbegriff in den *Abhandlungen zur Sexualtheorie* ein (Freud, 1905) und unterschied anfänglich Ich-Triebe (Selbsterhaltung) und Sexualtriebe (Libido). Der aus der Biologie kommende Triebdrang findet einen seelischen Niederschlag in unbewussten „Triebrepräsentanzen". Die Triebenergie selbst bezeichnete Freud als Libido, ihre Gesetzmäßigkeit als Lustprinzip. Später fügte er die Konzeption eines Todestriebes (und eines Lebenstriebes) hinzu. Die Auffassung, der Mensch werde wesentlich von einer Anzahl angeborener Triebe und Grundbedürfnisse gesteuert, entstammt im Wesentlichen aus der Verhaltensforschung (Ethologie). In dieser Theorie ist der Instinkt (Naturtrieb) die innere Grundlage des wahrnehmbaren Verhaltens von Lebewesen.

Der Begriff Naturtrieb (Instinkt) gilt gegenwärtig als veraltet und wird im Wesentlichen durch Umschreibungen wie „angeborenes Verhalten" ersetzt. Die Annahme einer „angeborenen Verhaltenssteuerung (Trieb)" wird der individuell-psychosoziokulturellen (epigenetischen) Prägung des menschlichen Verhaltens nicht gerecht. Mit dem Zurücktreten des Triebbegriffs und der damit verbundenen „Einpersonenpsychologie" (alles ist im Individuum begründet und das Individuum ist auf reine „Lust" ausgerichtet) wird die intersubjektive Orientierung der Motivationssysteme (außer den selbstbezogenen) deutlich. Konzeptuell ist Motivation mehr auf das Objekt als auf die individuelle Triebbefriedigung ausgerichtet (Fairbairn, 1952). Die interpersonelle Erfahrung der ersten Beziehungen schafft Muster und Prototypen, wie man sich zum nahen, fürsorglichen Objekt verhält und was hinsichtlich Befriedigung und Frustration von diesem zu erwarten ist (Emde, 2005; Stern, 1992). Diese intersubjektive Ausrichtung des Menschen schafft die Voraussetzung der Verinnerlichung der individuellen Erfahrungen; ein Prozess, der über die Kindheit und Jugend voranschreitet. Im Erwachsenenalter aktivieren ähnliche Beziehungserfahrungen diese Prototypen der Schemata „Selbst im Bezug zu Anderen" (Stern, 1992).

Motivation beschreibt die biologisch verankerte, jedoch durch die Sozialgeschichte des Individuums geprägte Handlungsbereitschaft, die wir als Bedürfnis und Wunsch erleben und umfasst damit im Wesentlichen auch erfahrene und erlernte Muster. Das Streben nach Lust bzw. Vermeidung von Unlust (Schmerz oder Beendigung von Schmerz) und die Vorstellung davon treiben den Menschen an und motivieren ihn. Primär biologische Motive (Hunger, Durst, Sexualität) unterscheiden sich von sozial ausgerichteten Motiven (Bindung bzw. Intimität, Macht und Leistung). Zwischen – in der Regel – unbewussten Motiven und bewussten Handlungsantrieben („goals", Zielen) ist zu unterscheiden. Motive sind biologisch-stammesgeschichtlich begründet, dann individuell in der Ontogenese sozial geprägte Handlungsantriebe und gehen teilweise (oder z.T. auch verändert) über in die späteren bewussten Ziele des Erwachsenen. Motive und Ziele können im Widerspruch stehen (Konflikt, Inkongruenz, Dissonanz).

Die automatisierten motivationalen Abläufe sind „Gewohnheiten“ und tragen dadurch bereits eine starke Belohnung in sich. Am Bewährten festzuhalten schafft Sicherheit und reduziert die Furcht vor Neuem und dem Versagen (Wiederholungszwang). Die Belohnungsantizipation („Ich werde etwas Tolles erhalten!“) fördert das zielgerichtete Verhalten. Es wird nach der zu erwartenden (zu erhoffenden) Belohnung gestrebt. Direkte Belohnung und auch die Erwartung der Belohnung führen also zu entsprechenden Gefühlen und Verhaltensmustern. So können alleine die Gedanken (Fantasien) an Sexualität zu intensiver Aktivierung des Belohnungslustsystems führen.

In der allgemeinen Motivationspsychologie ist das Modell von Maslow (Maslow, 1970) etabliert, es geht von einer Hierarchie der Bedürfnisse aus. Grundlage bilden die biologischen Bedürfnisse (Nahrung, Sexualität), das Bedürfnis nach Sicherheit, das Bedürfnis nach Bindung (Zugehörigkeit – mit anderen zu leben und geliebt zu werden) sowie das Selbstwertsystem (Selbstwertgefühl und Anerkennung durch andere). Selbstverwirklichung und Transzendenz sind die obersten Stufen dieser Pyramide. In der psychologischen Forschung wurde *Selbstwirksamkeit* empirisch als wichtiges Motivationssystem bestätigt: die Überzeugung einer Person, auch schwierige Situationen und Herausforderungen aus eigener Kraft erfolgreich bewältigen zu können (Bandura, 1977). Die am Anfang deutliche Nähe zum Thema *Selbstwert* (OPD K4) wandelte sich im Lauf der Untersuchungen zum heutigen zentralen Thema „Self-efficacy: The exercise of control“ (Bandura, 1977) entsprechend OPD K2, *Kontrolle und Unterwerfung*. Es bleibt jedoch die Problematik, dass in der Selbstwirksamkeit viele selbstwertbezogene Überzeugungen (Selbstwert) beinhaltet sind. Bischof (1985; Bischof, 2009) verbindet Erkenntnisse aus der Ethologie mit psychodynamischen Ansätzen: Bindungswünsche mit Streben nach Sicherheit; Unternehmungslust mit Streben nach Erregung; Bedürfnis nach Autonomie (mit den Subsystemen: Dominanzmotiv, Geltungsmotiv, Eigenwertmotiv); Sexualität; Fürsorge.

Aus einer neurobiologischen Perspektive unterscheidet Panksepp (1998; Panksepp & Biven, 2012) 7 grundlegende motivationale Systeme:

- SEEKING: aufregende, euphorische Antizipation beim objektlosen Streben
- RAGE: durch Frustration ausgelöste Zustände von Hass oder Eifersucht
- FEAR: automatische „fight, flight, freeze“-Reaktionen auf bedrohlichen Stimulus
- PANIC/GRIEF: durch Zurückweisung und Einsamkeit ausgelöster psychischer Schmerz
- LUST: physisch-sexuelles Begehren
- CARE: Fürsorgeverhalten, besonders gegenüber eigenem Nachwuchs
- PLAY: angeborenes Bedürfnis nach „Raufen und Balgen“, aber auch Lachen.

Das basalste System ist SEEKING, das als grundlegendste Antriebssystem verstanden werden kann. Solms (2015) sieht starke Parallelen zu Freuds Libido.

Aus ganz unterschiedlichen Perspektiven – Ethologie und Neurobiologie – kommen also Bischof (2009) und Panksepp (1998; Panksepp & Biven, 2012) zu sehr ähnlichen basalen motivationalen Systemen. Diese haben zudem Ähnlichkeiten zu Motiv-Listen, die in den unterschiedlichsten klinisch-psychotherapeutischen Theorien erstellt wurden (z.B. Grawe, 2004; König, 1988; Lichtenberg, 1991; Lichtenberg et al., 2011; Weinryb & Rössel, 1991; Young et al., 2005; im Überblick: Benecke & Brauner, 2017).

Auch wenn keine abschließende Liste existiert – zu diesen basalen Motiven oder Grundbedürfnissen können wohl folgende gezählt werden (Benecke & Brauner, 2017):

- Bedürfnis nach *Bindung*: eine primäre objektsuchende Motivation, Suche nach Bezogenheit der Liebe und Bindung (Balint, 1966; Bowlby, 1969; Fairbairn, 1952; Lichtenberg, 1991)
- Bedürfnis nach *Sicherheit* (Bischof, 2009): das Sicherheitsprinzip wird von Sandler (1960) als wesentlich erachtet, es stehe über dem Lustprinzip und sorge dafür, dass als gefährlich erachtete Triebimpulse unter Kontrolle gebracht werden
- Streben nach *Autonomie* bzw. *Individuation* wird ebenfalls als ein zentrales Motiv angenommen (Erikson, 1966; Mentzos, 1984)
- Bedürfnis nach *Selbstbehauptung* und *Exploration* (Bischof, 2009; Lichtenberg et al., 2011)
- Bedürfnis nach *sinnlichem Vergnügen* und *sexueller Erregung* (Bischof, 2009; Lichtenberg et al., 2011)
- Streben nach *Selbstwerterhöhung/-schutz* (Grawe, 2004; Kohut, 1971, 1979; Mentzos, 1984)
- Streben nach Bildung einer *Identität*, dem eine starke, spezifisch menschliche motivationale Komponente zugesprochen wird (Dammann et al., 2011; Erikson, 1966, 1974; Thomä & Kächele, 2006a).

Wie schon oben erwähnt, wird das Lust-Unlust-System als ein noch basaleres System verstanden, das eine regulative Rolle in allen diesen umschriebenen Motivsystemen spielt (Panksepp & Biven, 2012; Roth, 2001; Solms, 2015).

Lichtenberg (1991) sieht – wie die OPD und wie viele andere Autoren – die Entwicklungs- und Motivationsziele in einer Abfolge und Wechselwirkung über das ganze Leben. So kann das übergeordnete Ziel der Intimität (Nähe) sich zunächst im Bindungsbedürfnis verdeutlichen und später im Leben übergehen in das allgemeine Kooperationsbedürfnis und das Bedürfnis nach sinnlichem Vergnügen und sexueller Erregung. Entwicklungspsychologisch steht am Anfang der Entwicklung das Bedürfnis nach physiologischer Befriedigung, Selbsterhaltung und Regulierung mit der Ausrichtung auf die intersubjektive Welt (Neugier, Erregung, Sicherheit) (Stern, 1992). Es folgen Bindungsbedürfnisse (Bowlby, 1969; Harlow, 1971) mit den Wünschen nach Nähe, Geborgenheit, Sicherheit, Erfahrung, Fürsorge, Intimität und Zärtlichkeit. Diesen Motivationssystemen stehen zunehmend die Bestrebungen und Wünsche nach Eigenständigkeit, Selbstständigkeit, Selbstbehauptung, Besitzansprüche (Kontrolle, Macht) und Selbstwirksamkeit entgegen. Aufbauend auf der Selbstentwicklung (Stern, 1992) mit dem auftauchenden Selbst, dem Kern-Selbst und dem subjektiven Selbst sowie dem verbalen Selbst („Ich") entwickelt sich das Bedürfnis nach Selbstbewertung mit dem Selbstwertgefühl im 3. und 4. Lebensjahr (Schüssler & Bertl-Schüssler, 1992). Selbst- und Objektwert stehen in Wechselwirkung und erwachsen aus gelungenen positiven Selbst-Objekt-Erfahrungen. Das sexuelle Motivationssystem beginnt mit den Vorformen körperlicher Lust und mit Entwicklung der Geschlechtsidentität (männlich/weiblich in Beziehung zu den Eltern und sozialen Netzwerken) in der Kindheit und setzt sich ab der Pubertät in Form von sexueller Aktivität, Verführung und sexueller Schau- und Zeigelust um. In der späten Kindheit, der Adoleszenz und im jungen Erwachsenenalter findet verstärkt die Selbstentwicklung mit der Identitätsbildung statt (Seiffge-Krenke, 2012, 2021), einem letztlich lebenslang andauernden Prozess: Ziel ist es, eine eindeutige, möglichst widerspruchsfreie Identität mit Selbsterhalt, Selbstbehauptung, Selbstbewusstsein und sozialer Kompetenz zu erlangen. Das Motivationssystem des prosozialen Gewissens entfaltet sich in enger Wechselwirkung mit der gesamten kulturellen und psychosozialen Über-Ich-Entwicklung.

Diese wechselseitige Beeinflussung aller Motivationssysteme in der Entwicklung bis hin zum Hier und Jetzt hat als Erste Anna Freud (1965) mit den Entwicklungslinien beschrieben. Das Gelingen eines Motivationssystems weist auf die davor wirkenden motivationalen Systeme hin und alle fügen sich wie ein Teppichgeflecht ineinander. Ein Faden (Motivationssystem) beginnt, er verknüpft sich mit andern, sie bilden am Ende zusammen ein individuelles Muster, die Fäden bedingen und beeinflussen einander.

Auch wenn davon auszugehen ist, dass alle Motivationssysteme vom Beginn bis zum Ende des Lebens wirksam sind, so entfalten sie sich in Abhängigkeit von Reifungsschritten (Ich-Funktion, Selbstentwicklung, Symbolisierung), und gewisse Motivationssysteme sind in spezifischen Übungsphasen bedeutsamer als andere, z. B. sind die Identitätsfindung und zugehörige Konflikte verstärkt in der Adoleszenz und im jungen Erwachsenenalter wirksam (Mentzos, 1991; Seiffge-Krenke, 2021).

Es kann davon ausgegangen werden, dass diese Systeme sowie die Erfahrungen, die ein Mensch im Lauf seines Lebens damit macht, ganz wesentlich zur Konstituierung von individuellen Persönlichkeiten und ebenso zur Ausbildung von Vulnerabilitäten und Resilienz beitragen.

4.2.3 Motivation, Emotion, Regulation und Konflikt

Der Zusammenhang von Motivationssystemen und Affekten/Emotionen bedarf der genauen Betrachtung. Motive sind verbunden mit Emotionen und werden durch diese angetrieben (Krause, 2012). Emotionen/Affekte sind aber nicht gleichzusetzen mit Motiven, auch wenn eine enge Verbindung besteht.

Emotionen können als *Werkzeuge der Motive* verstanden werden (Benecke, 2014): Sie fungieren als Indikatoren und Evaluatoren der verschiedenen Motive. Emotionen sind je nach aktiviertem Motivsystem, Situation und Interpretation des Subjekts mehr oder minder geeignete Werkzeuge im Dienst der jeweils aktivierten Motive. Emotionen dienen laut Buck (1988) aber *keiner spezifischen* Funktion und legen auch *kein bestimmtes* Verhalten nahe; vielmehr geben sie „Handlungsempfehlungen" (Frijda, 1996) und bilden die Grundlage für die *Auswahl* von Verhaltensalternativen oder intrapsychischen Prozessen (Bischof, 2009).

In der Regel werden Affekte/Emotionen (unbewusst) von Gefühlen („feelings", bewusste Wahrnehmung) unterschieden. Emotionen werden automatisch (unbewusst) ausgelöst als innere Kommunikation (homöostatische Kerneffekte), emotionale Reaktion auf unzählige Sinnesreize und emotionale Reaktion und Auswirkung von Motivation (Lust/Unlust) (Damasio, 2005).

Als Basisaffekte gelten Freude, Trauer, Furcht, Wut, Ekel sowie Überraschung (Ekman, 1992b), teilweise auch Verachtung (Krause, 2012). Diese werden aus einer evolutionspsychologischen Perspektive definiert, und es wird meist nach der Universalität emotionalen Verhaltens gesucht, z. B. nach entsprechenden Vorläufern bei unseren nahen „Verwandten". Emotionen werden in der Evolutionspsychologie als ordnungsstiftende Metaprogramme konzipiert, die zu einer adaptiven Verhaltensgenerierung beitragen (Cosmides & Tooby, 2000).

Emotionen sind umfassende, evolutionärbiologisch verankerte, körperlich-seelische Gestimmtheiten von unterschiedlicher Dauer, Intensität und Bewusstseinsnähe, die mit einem grundlegenden Handlungsimpuls eines „weg von" (bis hin zur Flucht) oder „hin zu" (Suche nach Nähe) gekoppelt sind.

Angst drängt auf Vermeidung, Ärger bereitet Angriff und Sichwehren vor, Freude signalisiert Motiverfüllung, Ekel führt zur völligen Abwehr und Vermeidung, Interesse motiviert zur Exploration und Neugier, (erotische) Lust motiviert zur Verführung und Sexualität, Trauer motiviert, Hilfe in Anspruch zu nehmen oder sich zurückzuziehen. Diese emotionalen Grundmuster werden in ihrer Ausgestaltung, Ausformung, Wertigkeit und Darstellung (emotionales Display) kulturell überprägt, sodass sowohl Emotionen wie Motivationen individuell und psychosozial-kulturell sozialisiert werden, z. B. indem sie unterdrückt bzw.

siert werden, z. B. indem sie unterdrückt bzw. verdrängt werden und/oder sich wechselseitig beeinflussen.

Emotionen koordinieren physiologische, kognitive, motivationale, verhaltensorientierte und subjektive Reaktionen in Mustern, die die Fähigkeit steigern, die adaptiven Anforderungen von inneren und äußeren Umgebungssituationen zu bewältigen. Die grundsätzliche Wertigkeit aller Emotionen ist ausgerichtet auf Lust/Unlust und entsprechend auf Vermeidung und Annäherung (Ekman, 1992a). Die geschilderten emotionalen Reaktionen verursachen eine Fülle von weiteren Emotionen, die nicht nur aus der aktuellen Wahrnehmung entstammen, sondern aus dem Gedächtnis (Repräsentationen) abgerufen werden. Die aufgerufenen Repräsentationen (Gedächtnisinhalte) setzen Programme in Gang, die wiederum entsprechende Gefühle erzeugen.

Aufbauend auf den Basisemotionen (Ekman, 1992b) entwickeln sich weitaus komplexere – durch die soziale Interaktion kontextgeprägte – soziale Emotionen: Sympathie, Stolz, Eifersucht, Neid, Liebe, Schuld und Scham. Soziale konfliktbegründete Emotionen unterliegen ebenfalls kulturellen und individuellen Prägungen (z. B. scham- oder schuldbetonte Kulturen).

Diese evolutionsbiologische Forschungsrichtung, in der Emotion primär als funktionale Zweckdienlichkeit gesehen wird, wurde von verschiedenen Seiten kritisiert (z. B. Ulich & Mayring, 2003): „Man sollte sich aber davor hüten, Affekte und Gefühle nur in Bezug auf ihre funktionale Dimension zu betrachten, ... es hat sich nämlich eine hochdifferenzierte und ständig wachsende innere Welt entwickelt, welche eigentlich das Wesentliche unseres Lebens ausmacht“ (Mentzos, 2011, S. 26).

Ein aktueller interpersoneller Konflikt kann durch die mentalen affektiven Repräsentationen des Gedächtnisses überlagert werden und so eine emotionale Reaktion erzeugen, die nicht dem Hier und Jetzt entstammt, sondern aus der Vergangenheit gespeist wird. Diese in den Grundzügen biologisch-genetisch angelegte Entwicklung wird somit für jedes Individuum soziokulturell geprägt (epigenetisch).

Aus der Gesamtmenge aller dieser komplexen Repräsentationen und Programme ergeben sich Persönlichkeitsgruppen und kulturspezifische affektiv-kognitive Eigenwelten. Emotionen bestimmen in diesen Systemen die Dynamik, Kognitionen dagegen den Inhalt und die Struktur von psychischen und sozialen Systemen aller Art.

Grundsätzlich wirken Emotion und Kognition in sämtlichen psychischen und sozialen Interaktionen und Prozessen ständig in zirkulärer Weise zusammen: Kognitionen lösen bestimmte Emotionen aus, bestimmte Emotionen beeinflussen alle Kognitionen, wobei die Emotionen sehr viel stärkeren Einfluss auf Kognitionen haben als umgekehrt (LeDoux, 1998, 2003).

Innerhalb der klinischen Theorien, die sich mit Motivation und Emotionen auseinandersetzen, besteht weitgehender Konsens darüber, dass

- gravierende Verletzungen oder dauerhafte Nichterfüllung zu konflikthafter „Daueraktivierung“ bzw. leichter Aktivierbarkeit des jeweiligen Motivsystems führen,
- auch spätere Aktivierungen dieser Motive dann meist mit der automatischen Aktivierung von leidvollen emotionalen Zuständen verknüpft sind, die aus den frühen Erfahrungen stammen und die nicht als motiv-dienliches Werkzeug fungieren,
- die Aktivierung dieser „alten“ leidvollen Emotionen wiederum den Einsatz von Emotionsregulierungsprozessen notwendig macht;

und dass des Weiteren

- psychopathologisches Erleben und Verhalten als Endresultat dieser komplexen Prozesse angesehen werden sollten, wobei dem symptomwertigen Erleben und Verhalten teilweise dann wiederum emotions- und/

oder motivregulierende Funktionen zugeschrieben werden;
- der Großteil dieser motivationalen, emotionalen und regulativen Prozesse außerhalb der bewussten Wahrnehmung ablaufen;
- Emotionsregulation auch scheitern kann und
- die Kompetenz zur Emotionsregulation einen wichtigen Aspekt psychischer Gesundheit darstellt (Holl et al., 2020, S. 177; vgl. Barnow, 2012, 2020; Benecke & Brauner, 2017).

Es kann davon ausgegangen werden, dass besonderer Regulationsbedarf dann besteht, wenn sog. *passiv-negative* Emotionen (Angst, Trauer, Einsamkeit, Scham, Schuld, Ohnmacht, Hilflosigkeit, Verzweiflung usw.) aktiviert werden. Diese emotionalen Zustände sind meist schwer erträglich, schon gar nicht über längere Zeit. Sind die individuell dominanten Motivsysteme aufgrund entsprechend negativer Erfahrungen mit solchen unerträglichen emotionalen Zuständen verknüpft, dann werden *die Motive selbst* „gefährlich", und es entwickeln sich meist hochgradig automatisierte Regulierungen, die verhindern (sollen), dass diese Motive/Wünsche und die damit verknüpften Emotionen ins subjektive Erleben gelangen (vgl. Benecke, 2018; Holl et al., 2020). Dabei können auch bestimmte bewusst erlebte Gefühle „eingesetzt" werden, um andere (unbewusst noch leidvollere) Affekte zu verdecken (z. B. Wurmser, 1990) – so kann beispielsweise Angst durch Wut abgewehrt werden, ebenso wie Wut durch Angst (z. B. Hoffmann, 2008).

4.2.4 Psychodynamische Konflikte

Wie schon oben ausgeführt, nimmt das Konzept des unbewussten Konflikts einen zentralen Stellenwert in der psychodynamischen Störungstheorie ein.

Pionierarbeit in der Systematisierung zentraler Konflikte leisteten – ausgehend vom klinischen Material – Malan (1979) sowie Strupp und Binder (1993) im Rahmen ihrer Forschung zu Kurzzeittherapien. Beiden Ansätzen ist die Annahme gemeinsam, dass die gegenwärtigen Probleme der Patient:in eine Wiederholung der zentralen Konflikte zwischen Wünschen und Ängsten sind. Die Bedeutung struktureller Faktoren wird hierbei jedoch übersehen. In die Konfliktformulierung von Perry (1990) geht demgegenüber nicht nur der Konflikt mit den bewussten und unbewussten Manifestationen ein, sondern auch die strukturelle Anpassung. In den „Psychodynamic Conflict Rating Scales" (Perry, 1990) werden 14 Konflikte definiert mit den wichtigsten Wünschen und den damit verbundenen Ängsten. Das Karolinska Psychodynamic Profile (KAPP; Weinryb & Rössel, 1991) enthält 8 Motive, die sich konflikthaft entwickeln können:
- „intimacy and reciprocity" und „dependency and separation" (entspricht im Wesentlichen OPD K1),
- „controlling personality traits" (entspricht im Wesentlichen OPD K2),
- „alexythymia traits" (entspricht im Wesentlichen OPD K0),
- „conceptions of bodily appearence and their significancy for self-esteem" (entspricht im Wesentlichen OPD K4),
- „sexual satisfaction" (entspricht im Wesentlichen OPD K6),
- „sense of belonging" (entspricht im Wesentlichen OPD K7) und
- „feeling of beeing needed" (entspricht im Wesentlichen OPD K3).

Das ausführlichste und umfassende System entwarf Lichtenberg (1989; Lichtenberg et al.,

Tabelle 4-1: Konflikte und motivationale Systeme nach Lichtenberg (1989; Lichtenberg et al., 2011).

Motivationssystem/Konflikt	**inhaltliche Nähe**
Bedürfnis nach Bindung (Attachment, Intention of closeness with the caregiver, secure and proximity)	OPD K1
Exploratory/Assertive Motives; die Ziele („goals") dieses Motivationssystems sind „dominance", „power", „competition", „mastery", „exploration"; die wesentlichen Affekte sind „safety" und „rage" (Competition, Territory)	OPD K2
Care-giving-System („care providing"/„care seeking") als generalisiertes System, dass sich von mütterlicher Fürsorge und Bedürfnissen ableitet; dieses System ist ausgerichtet auf die Absichten, Bedürfnisse und Interessen anderer vs. die Unterdrückung von Selbstinteressen	OPD K3
allianzbildendes Motivationssystem („affiliative system") mit Kooperation vs. Wettbewerb („competition")	OPD K5
Bedürfnis nach sinnlichem Vergnügen und sexueller Erregung	OPD K6

2011). Er beschreibt 6 auf dem Hintergrund von Neurobiologie und Kleinkindforschung abgeleitete elementare voneinander abgrenzbare Konflikte und motivationale Systeme, wobei die Notwendigkeit der Befriedigung von physiologischen Bedürfnissen die Basis bildet. Die Konflikte werden in Tabelle 4-1 dargestellt mit ihrer inhaltlichen Nähe zu den OPD-Konflikten.

Lichtenberg sieht – wie die OPD und wie viele andere Autoren – diese Entwicklungs- und Motivationsziele in einer Abfolge und Wechselwirkung über das ganze Leben. So kann das übergeordnete Ziel der Intimität (Nähe) sich beginnend im Bindungsbedürfnis (OPD K1) verdeutlichen und später im Leben übergehen in das allgemeine Kooperationsbedürfnis („affiliative needs", OPD K5) und das Bedürfnis nach sinnlichem Vergnügen und sexueller Erregung (OPD K6).

Die systematisierten psychodynamischen Konflikt-Konzeptionen stützen sich im Kern auf 3 Elemente, dem sog. „Konfliktdreieck", bestehend aus:

- dem Wunsch (Impuls),
- der dazugehörigen Signalangst und
- der Abwehr (die sich in der Lebensgeschichte, den gegenwärtigen Problemen und in der Übertragung verdeutlicht).

Ein Impuls löst (Signal-)Angst aus und diese Angst wiederum mobilisiert die Abwehr (Freud, 1926). Bei einer stabilen Abwehr wird weder der Impuls noch die Angst bewusst. Die *Palette Abwehr auslösender unbewusster Affektsignale* wurde mit der Zeit erweitert, z. B. um depressive Affekte (Brenner, 1982), Kränkung (Hoffmann, 1987) oder Scham (Wurmser, 1990). König (1996) nimmt an, dass alle Affekte und Stimmungen Abwehrmechanismen auslösen können.

Eine gegebene Situation (real oder in der Fantasie) aktiviert eine spezifische Repräsentanz und/oder ein unbewusst konflikthaftes Motivsystem; dabei ausgelöste Affekte (z. B. Angst, Wut, Kränkung) mobilisieren dann Abwehrprozesse (innerpsychische und/oder Handlungsoperation). Diese prozedurale Abfolge kann wiederum mit dem impliziten Gedächtnis in Verbindung gebracht werden. Im Unterschied zu anderen Handlungsprozeduren, wie dem Autofahren, die deskriptiv unbewusst sind und prinzipiell wieder bewusst werden können, *ist die Unbewusstheit des Geschehens bei Abwehrvorgängen gerade das Ziel der Operation*. Die an der Auslösung von Abwehr beteiligten oder selbst abgewehrten Affekte sind dann zwar unbewusst, aber deshalb nicht verschwunden – sie wirken weiterhin im dynamischen Unbewussten. Die abgewehrte konflikthafte Repräsentanz wirkt fort als eine Art Eingangsfilter, als Folie für die unbewusste Interpretation einer Situation, wodurch die Notwendigkeit zur Abwehr bestehen bleibt – die unbewussten Emotionen *triggern* die inneren Abwehroperationen.

Dabei spielen sich die Abwehroperationen entweder rein innerpsychisch oder auch interaktionell ab, indem die Sozialpartner in die Abwehrprozesse einbezogen werden – bedenkt man die interaktionellen Folgen von durch Abwehr verändertem Verhalten, dann sind immer beide Bereiche betroffen.

Eine *psychische Störung* kann auf einer basalen Ebene also durch ein Ineinandergreifen intrapsychischer und interpersoneller Prozesse charakterisiert werden:

- Bestimmte motivationale Systeme haben individuell besondere Bedeutsamkeit und sind leicht aktivierbar.
- Es stehen aber nur sehr eingeschränkte Interpretationsmöglichkeiten situativer Gegebenheiten zur Verfügung.
- Diese sind mit einer begrenzten Anzahl von (bewussten und/oder unbewussten) Emotionszuständen verbunden,
- für deren Regulierung können nur die immer gleichen Prozesse eingesetzt werden, was zu den bei Patient:innen zu beobachtenden maladaptiven Verhaltensweisen führt, die die Interaktionspartner:innen wiederum zu Reaktionen bewegen.
- Diese Reaktionen tragen zur Aufrechterhaltung der Störung bei, da sie von den Patient:innen wiederum in der ihnen „vertrauten" Weise interpretiert werden.

Die sichtbaren Manifestationen dieser Prozesse, die auf unterschiedlichen Strukturniveaus ablaufen können, bilden die Grundlage für die Konfliktdiagnostik.

4.2.5 Konflikt und Diagnostik

Unbewusste Prozesse oder Inhalte können nicht direkt gemessen oder erfasst, sondern nur erschlossen werden. Aber nicht nur Unbewusstes muss erschlossen werden, auch Bewusstes! Zu dem bewussten Erleben der Patient:in hat eine Therapeut:in ebenfalls keinen direkten Zugang, sondern ist auf das angewiesen, was die Patient:in berichtet und wie sie sich verhält. Sowohl Bewusstes wie Unbewusstes müssen somit durch Mitteilung und indirekte Indikatoren von der Beobachter:in erschlossen werden. Eine Erfassung ist sowohl im intrapsychischen Erleben (was und wie subjektiv berichtet wird) als auch im interpersonellen Verhalten (was und wie geschieht) notwendig und möglich. Beziehungsmuster und Beziehungsschemata sind intrapsychisch repräsentiert und äußern sich interaktionell. Konflikthafte Beziehungsmuster stellen sich in Beziehung und Übertragung als Ausdruck unbewusster und vorbewusster Gegebenheiten dar.

Die Identifizierung psychodynamischer (unbewusster) Konflikte erfordert sowohl induktives als auch deduktives Vorgehen. Induktiv beschreibt – ausgehend von beobachtbaren Phänomenen – sich wiederholende Erlebens- und Verhaltensweisen, die durch die persönliche Geschichte der Patient:in und den Verlauf der Erkrankung zurückverfolgt werden können. Deduktiv meint hier die Bemühung der Patient:in, Konflikte in ihrer Lebensgeschichte adaptiv (gelungene Lebensanpassung, Arbeitsproduktivität, persönliche Beziehung) zu lösen und zu verstehen. Maladaptive Lösungen sind an ihrer Dysfunktionalität des Erlebens und Verhaltens erkennbar. Sie führen zu sozialen Problemen (z. B. in der Partnerschaft), die mit klinischen Symptomen und/oder Persönlichkeitsstörungen verbunden sind. Konflikte und die dazugehörigen Affekte werden in der Untersuchungssituation auch durch die Analyse von Übertragung und Gegenübertragung erfahrbar (Heigl-Evers & Henneberg-Mönch, 1990), z. B. in der narzisstischen Wut der Patient:in, oder der narzisstischen Kränkung der Therapeut:in.

Eine psychodynamische Konfliktbeschreibung muss 3 grundlegende Eigenschaften erfüllen (Weisman, 1959):

- Die psychodynamische Formulierung muss von deskriptiv-phänomenologischen Beobachtungen und psychodynamischen Rückschlüssen ausgehen.
- Die Beschreibung muss präzise sein und allgemeine Verstehbarkeit und Standardisierung (Operationalisierung) erlauben.
- Die psychodynamische Konfliktformulierung muss sich aus einem klinischen Interview (und Beobachtung) erschließen lassen.

4.3 Konflikte in der OPD: von integrierten Motivsystemen über Konfliktspannungen zu neurotischen Konflikten und konflikthaft-motivationalen Schemata

Vor dem Hintergrund der dargelegten theoretischen und empirischen Grundlagen wurden von der OPD-1 bis zur OPD-3 folgende biografisch repetitiv-motivationalen Konfliktthemen ausgearbeitet:

- K1: Abhängigkeit vs. Individuation
- K2: Unterwerfung vs. Kontrolle
- K3: Versorgung vs. Autarkie
- K4: Selbstwertkonflikt (Selbst- vs. Objektwert)
- K5: Schuldkonflikt (prosoziales Gewissen vs. selbstbezogene Motive)
- K6: ödipaler Konflikt
- K7: Identitätskonflikt
- K0: abgewehrte Konflikt- und Gefühlswahrnehmung.

Die Konfliktdefinitionen folgen entwicklungspsychologischen Annahmen und gründen auf den beschriebenen basalen Motivationssystemen, die sich über ein Leben hinweg entwickeln und bestehen bleiben. Traditionelle psychoanalytische Termini (z. B. oraler oder analer Konflikt) werden aufgrund der Loslösung von der traditionellen Triebtheorie und aufgrund der schulenspezifischen Vieldeutigkeit weitgehend vermieden. Das motivational-unbewusste Konfliktmodel benutzt als Grundeinheit die konflikthafte Interaktionserfahrung des Menschen. Diese Erfahrung wird von der Phänomenologie (Oberfläche) erschlossen und über die Psychodynamik zur unbewussten Bedeutung hin abgeleitet.

4.3.1 Zentrale Charakteristika der Konfliktthemen

Vier zentrale Charakteristika definieren jedes Konfliktthema.

Das repetitiv-(dys-)funktionale motivationale Muster

Das repetitiv (dys-)funktionale motivationale Muster beschreibt den jeweiligen motivationalen Kern des Motivsystems („Worum geht es?“ „Was bewegt diesen Menschen im Inneren?“) und umfasst eine knappe Skizzierung der prototypischen (aktiven und passiven) Bewältigungsmodi.

Kern- und Leitaffekte

In der Konfliktachse der OPD-2 wurden für die jeweiligen Konflikte und Modi sog. „Leitaffekte“ benannt. Diese waren nicht durchgehend definiert: Mal wurde der abgewehrte Affekt, der das Verhalten bzw. die „Lösungen“ triggert, als Leitaffekt aufgeführt (z. B. „Angst vor Verschmelzung“ bei Abhängigkeit/Individuation im aktiven Modus), mal waren es die bewusst erlebten Gefühle bis hin zu sekundären Emotionen, die eher das Ergebnis der Abwehrprozesse darstellen bzw. selbst der Abwehr anderer Affekte dienen (z.B. „narzisstische Wut" beim Selbstwertkonflikt im aktiven Modus). Diese uneindeutige Begriffsverwendung hat zu Missverständnissen geführt.

In der OPD-3 wird daher zwischen Kernaffekten und Leitaffekten unterschieden, und diese Unterscheidung wird für alle Konflikte und Modi möglichst konsequent durchgeführt:

- **Kernaffekte** bezeichnen die *abgewehrten Affektzustände* und sind daher meist unbewusst. Kernaffekte sind meist früh entstanden und oft mit bestimmten basalen Motivationssystemen verknüpft (Benecke, 2018). Die Bewältigungsmodi (mit dem jeweils typischen Selbstbild, Erleben und Verhalten) dienen ganz wesentlich dazu, diese Kernaffekte (meist sehr schmerzlich bzw. unerträglich) vom Erleben fernzuhalten.
- **Leitaffekte** hingegen sind die bei einem bestimmten Konfliktmodus typischen bzw. häufig anzutreffenden *bewusst erlebten Gefühle*. Leitaffekte sind meist das *Ergebnis von Abwehrprozessen* bzw. haben selbst eine *Abwehrfunktion*, indem sie u.U. dazu beitragen, die Kernaffekte „in Schach zu halten".

Sekundäre Affekte entstehen aus den interpersonellen Konfliktkonstellationen. Werden z.B. die Versorgungsleistungen nicht anerkannt (K3), können infolge Enttäuschung und Ärger auftreten.

Immer zu bedenken ist allerdings, dass es keine starren 1-zu-1-Zuordnungen von bestimmten Affekten zu bestimmten Konflikten/Modi gibt. Es werden lediglich häufig anzutreffende affektive („prototypische") Konstellationen beschrieben. Zu bedenken ist weiterhin, dass gleiche bzw. ähnliche Affekte bei unterschiedlichen Konflikten/Modi vorkommen können, wenn auch meist in etwas unterschiedlicher „Färbung" (z.B. Trennungsangst, Verschmelzungsangst, Enttäuschungswut, narzisstische Wut).

Auslösende Situationen

In einer Versuchungs- und/oder Versagungssituation wird das Konfliktthema aktualisiert und/oder verstärkt (Dührssen, 1954/55). Auch hier gilt: Es werden „typische" Auslösesituationen beschrieben, ohne dass von einer 1-zu-1-Zuordnung ausgegangen werden kann.

Übertragungs- und Gegenübertragungsdynamik

Konflikte und die dazugehörigen motivationalen Bündel und ihre Affekte verdeutlichen sich in der Untersuchungssituation in Übertragung und Gegenübertragung. Auch hier werden allenfalls typische Übertragungen und Gegenübertragung beschrieben, ohne dass beispielsweise allein aufgrund einer bestimmten Gegenübertragung auf einen bestimmten Konflikt geschlossen werden kann, und umgekehrt, ohne dass ein Fehlen einer beschriebenen Gegenübertragung das Nichtvorhandensein dieses bestimmten Konflikts bedeutet.

4.3.2 Konfliktdynamik

Die jeweiligen Konfliktthemen werden ausführlich beschrieben im Hinblick auf ihren **zentralen Motivationsbereich,** der lebenslang besteht und entsprechende individuell-psychosoziale Entwicklungsschritte umfasst. Bei gelungener Entwicklung ist ein flexibel-adaptiver Umgang mit den motivationalen Themen möglich, sodass kein unbewusster Konflikt in Verbindung mit diesem Motivsystem entstanden ist und das Motivsystem als psychisch integriert betrachtet werden kann. Beispielsweise kann ein Individuum im Bereich K4 (Selbstwert/Objektwert) sich und anderen Wert zusprechen, und beides stellt für es eine Selbstverständlichkeit dar, über die üblicherweise auch nicht lange nachgedacht wird.

Bekommt ein motivationales Thema aufgrund lebensgeschichtlicher Erfahrungen eine besondere innerpsychische konflikthafte Bedeutung, dann ist dieses Thema leicht aktivierbar und mobilisiert entsprechende Bewältigungsstrategien (Abwehr). Die Art und Weise, wie sich das konflikthaft-motivationale Thema bzw. die Konfliktdynamik im Erleben und Verhalten manifestiert, hängt einerseits vom (aktiven oder passiven) Bewältigungsmodus ab, andererseits vom grundlegenden Niveau der strukturellen Integration dieser Person.

Diese Konfliktdynamik wird im Spannungsfeld des jeweiligen motivationalen Themas (*Selbstwert* in Abbildung 4-1) und der 3 Ebenen dargestellt (Abbildung 4-1):

- Konfliktspannung (oberer Pol, gut integrierte Struktur),
- neurotischer Konflikt (eher mäßig integrierte Struktur) und
- Konfliktschema (eher geringes Strukturniveau).

Bei gut integrierter Struktur ist das jeweilige Thema dann zwar vorhanden und erzeugt auch eine durchaus spürbare **Konfliktspannung**, indem ein etwas akzentuierter Wunsch nach Anerkennung und Wertschätzung spürbar wird, ebenso eine Neigung zu leichter Überheblichkeit (aktiver Modus) bzw. dazu, sich selbst infrage zu stellen (passiver Modus). Diese Neigungen sind aber reflektierbar und intrapsychisch regulierbar, sodass es selten zu interpersonellen Problemen oder kritischen Einbrüchen im Selbstwert kommt. Klinisch relevant kann dieses Thema aber unter starken Belastungen werden, wie z. B. ein Wegbrechen bisheriger Gratifikationsquellen.

Im Fall eines **neurotischen Konflikts** (auf mäßigen Strukturniveau) dominiert das Thema Selbstwert repetitiv das innere und äußere Geschehen: Die Psyche kreist permanent um die „Wert-Frage“, und diese Frage durchzieht alle Lebensbereiche sowie die Beziehungsgestaltungen. Die Modi (passiv: Selbstentwertung

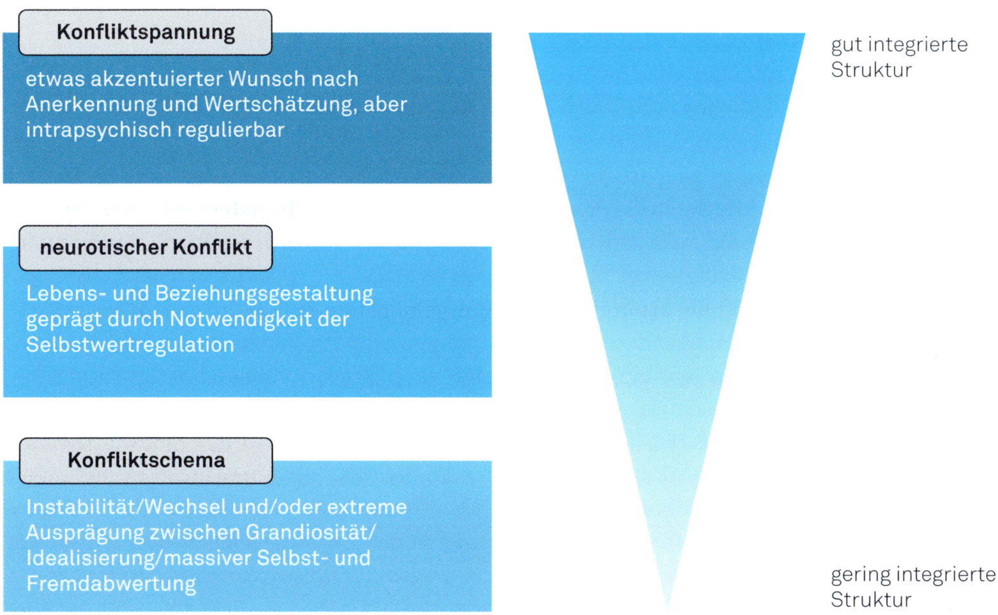
Konfliktspannung
etwas akzentuierter Wunsch nach Anerkennung und Wertschätzung, aber intrapsychisch regulierbar
neurotischer Konflikt
Lebens- und Beziehungsgestaltung geprägt durch Notwendigkeit der Selbstwertregulation
Konfliktschema
Instabilität/Wechsel und/oder extreme Ausprägung zwischen Grandiosität/Idealisierung/massiver Selbst- und Fremdabwertung
gut integrierte Struktur
gering integrierte Struktur

Abbildung 4-1: Manifestationen der Konfliktdynamik „Selbstwert“ auf unterschiedlichen Strukturniveaus.

und Bewunderung anderer; aktiv: Selbstüberhöhung und Abwertung anderer) prägen das Erleben und die Beziehungen und sind wenig bis gar nicht reflektierbar. Die repetitiv-dysfunktionalen Konfliktmuster des Erlebens und Verhaltens können in einer auslösenden Situation zu Symptomen führen. In der Regel reichen bereits geringe konflikthafte Belastungen, die aber eine hohe individuelle Bedeutung (Reaktualisierung) haben, um zu neurotischen Störungsbildern zu führen. Andererseits gestalten neurotische Konflikte bei starker Ausprägung eine konflikthafte Persönlichkeit (früher sog. „Charakterneurosen").

Im Fall stärkerer struktureller Beeinträchtigungen manifestieren sich die motivationalen Themen als **Konfliktschemata.** Motivationale Konfliktthemen und strukturelle Funktionen stellen eine Ergänzungsreihe dar (Mentzos, 1991). Konflikt und Struktur verhalten sich wie Figur und Hintergrund oder wie auf einer Bühne (Struktur) das aufgeführte Theaterstück (Konflikt): Die Bühne ist Voraussetzung für die Aufführung des neurotischen Konflikts. Auch Menschen mit erheblichen strukturellen Beeinträchtigungen im Umgang mit sich selbst und anderen werden von motivationalen Themen bestimmt: So stellen Aktivierungen der in den Konfliktschemata enthaltenen Motivsysteme hier oft die Trigger für symptomwertiges Verhalten dar (z. B. Selbstverletzungen), das wiederum auch der (letztlich dysfunktionalen) Regulierung von Motiven und Affektzuständen dienen kann. Bei gering integrierter Struktur werden oft mehrere motivationale Systeme dysfunktional und widersprüchlich, es besteht jedoch kein umschriebenes stabiles neurotisches Konfliktmuster. So besteht z. B. bei gering integrierter Struktur kein stabiles Selbstsystem, das Konfliktschema „Selbstwert vs. Objektwert" wechselt z. T. abrupt zwischen Grandiosität und Abwertung oder Selbstwert und Idealisierung, oft schon bei minimalen Anlässen. Ebenso finden sich aber auch hier gewissermaßen starr arretierte Modi, z. B. durchgängig massive Selbstentwertung oder ausgeprägter aber „stabiler" maligner Narzissmus.

So kann damit eine dimensionale Linie gezeichnet werden, von der Konfliktspannung (die meist nur unter Belastung klinisch relevant wird) über die neurotischen Konflikte (repetitiv-dysfunktionale, intrapsychische und interpersonelle Muster) bis hin zum Konfliktschema bei gering integrierter Struktur.

Die operationalisierten Beschreibungen der einzelnen Konflikte ermöglichen die Bestimmung jeweils von

- akzentuierten motivationalen Themen als **K**onflikt**s**pannung (**KS**),
- repetitiv-motivationalen **n**eurotischen **K**onflikten (**NK**) und
- **k**onflikthaft-**m**otivationalen **S**chemata (KMS).

Ein Entwurf zur Beschreibung der Manifestationen der konflikthaft-motivationen Themen bei einer noch stärkeren strukturellen Beeinträchtigung (bis desintegriert) finden sich in Kap. 4.4 „Zur weiteren Forschung vorgesehen". Wir ermutigen dazu, sich mit diesem Entwurf zu beschäftigen und dem Arbeitskreis OPD Rückmeldungen zu geben.

Außerdem lassen sich der **biografisch dominante Verarbeitungsmodus** und der **aktuelle Verarbeitungsmodus** bestimmen. Als Beispiel genannt sei ein Individuum mit biografisch überwiegend aktivem Selbstwertkonflikt (K4 aktiv, narzisstisch), der aufgrund einer schweren aktuellen Lebenskrise in den überwiegend passiven Modus im Rahmen seiner Dekompensation wechselt („Ich bin nichts mehr wert!"). Der biografisch dominante Verarbeitungsmodus wechselt also von aktiv zu aktuell eher passiv – bei gleichbleibendem Konfliktthema K4.

Für jedes Konfliktthema wird außerdem die Manifestation der neurotischen Konfliktvariante in den Lebensbereichen *Herkunftsfamilie*, *Partnerschaft/Familie*, *Beruf*, *soziales Umfeld*, *Besitz* sowie *Körper/Sexualität und Erkrankungen* prototypisch beschrieben. Diese Beschreibungen finden sich im Anhang (Kap. 12.2).

Die Operationalisierung des jeweiligen Konflikts endet mit der **Differenzialdiagnose** und Abgrenzung/Überschneidungen zu anderen Konflikten. Zuletzt folgen prototypische **Falldarstellungen** für das jeweilige Konfliktthema im aktiven und passiven Modus.

4.3.3 K1: Abhängigkeit vs. Individuation

Allgemeine Beschreibung

Zentrale Motive sind das Streben nach Affiliation (interpersoneller Annäherung), emotionaler Sicherheit und Halt gebenden Beziehungen (Bindung) zu anderen Menschen, verbunden mit dem Wunsch, sich auch ohne diese als eine in der Welt eigenständige und sichere Person zu erleben (Individuation und Verselbstständigung).

Die sozial-interpersonelle Orientierung (verbunden mit der Fähigkeit zur Beziehung) und interpersonelle Annäherung (Affiliation und Bindung) besteht von Geburt an (Balint, 1966; Bowlby, 1969; Stern, 1992). Da Menschen existenziell auf Beziehung angewiesen sind (insbesondere Kleinkinder), überwiegt diese Motivation in den frühen Jahren den Wunsch nach Individuation. Die interpersonellen Erfahrungen des Kleinkindes mit Bezugspersonen ermöglichen das Erleben von Sicherheit und Bindung – bis hin zur Entwicklung des spezifischen Bindungssystems (Bowlby, 1951). Diese Erfahrungen mit anderen ermöglichen eine zunehmende Steuerung der (Angst-)Affekte und Erregung (Fonagy et al., 2004) und schaffen die Fähigkeit zum Alleinsein. Der Prozess der Individuation als Teil des Werdens zum Individuum ist das ergänzende Motiv (Individual-Sozialisation). Dies Grundmotiv beschrieb Margret Mahler (Mahler et al., 1975) als Loslösung und Verselbstständigung – „Individuation" – verbunden mit der Entwicklung der mentalen Fähigkeiten. Der Individuationsprozess (und die Motivation) ist stark kulturell geprägt und beeinflusst (kulturell unterschiedliche Betonung der Individualität). In der Kindheit zeigt sich dieses Thema als Nähe-Distanz-Konflikt (Arbeitskreis OPD-KJ, 2013).

Bei gelungener Entwicklung hat eine Person ein sicher verankertes Vertrauen über die eigene emotionale Sicherheit der eigenen Person in der Welt (Urvertrauen). Man kann daher situativ angemessen anderen Menschen emotional sehr nahe und verbunden sein, ohne sich in seiner eigenen Individualität existenziell bedroht zu fühlen (Sich-binden-*Können*). Wenn der andere nicht anwesend ist oder sich zeitweilig entfernt, trägt das stabile Erleben der eigenen Sicherheit (Allein-sein-*Können*). Die Person kann enge, emotional nahe und tiefe Beziehungen eingehen (Abhängigkeit) und sich *gleichzeitig* als abgegrenztes, autonomes Individuum erleben (Individuation); weder Alleinsein noch In-Beziehung-Sein löst (un-)bewusste Ängste aus.

Gelingt diese Entwicklung nicht, kommt es zu einem ausgeprägten Gefühl der Unsicherheit und existenziellen Bedrohung. Es folgen Ängste vor Trennung oder Ängste vor zu großer Nähe/Verschmelzung. Lebensgeschichtlich liegen häufig Erfahrungen einer emotional zu engen oder zu distanzierten Beziehung zu den bedeutsamen Bezugspersonen zugrunde.

Demzufolge besteht einerseits übermäßige Sehnsucht nach engen Beziehungen (Abhängigkeit) bzw. Angst vor diesen (Individuation).

Die beiden Lösungsmodi beschreiben typische Bewältigungsversuche: Eine forcierte emotionale Distanzierung im Kontakt zu anderen Menschen im Sinne einer kontraphobischen emotionalen Pseudounabhängigkeit (aktiver Modus) wird als Schutz vor einer befürchteten „Verschmelzung" in der Beziehung angestrebt. In der Gegenposition (passiver Modus) wird jegliche Distanz/Trennung in der Beziehung als bedrohlich erlebt, sodass Distanzerhöhung um jeden Preis vermieden werden muss („Ohne den anderen kann ich nicht existieren").

Es dominiert in der Beziehung zu anderen Menschen die ständige Frage, wie nah oder fern darf der andere emotional erlebt werden, ohne dass dies als existenzielle Bedrohung erlebt wird.

Es geht somit in der Beziehung zu anderen Menschen existenziell um die Frage des Allein-sein-*Müssens* bzw. Zusammen-sein-*Müssens* im Unterschied zum allgemeinen Motivthema des Allein-sein-*Könnens* bzw. Zusammen-sein-*Könnens*.

Anders als bei den nachfolgenden Konfliktmotiven wird die Frage der existenziellen Abhängigkeit oder Unabhängigkeit *von* der Beziehung im Allgemeinen beschrieben und weniger die Frage der Ausgestaltung einzelner Motivthemen *innerhalb* der Beziehung. Diese Thematik entspricht den bekannten Bindungstypen (desorganisiert, unsicher-vermeidend, unsicher-ambivalent).

Soziokulturell kommt dem Motiv der Bindung und Individuation in unterschiedlichen Kulturen und Zeiten eine unterschiedliche Bedeutung und Ausprägung zu.

Zentrale Charakteristika des neurotischen Konflikts „Abhängigkeit vs. Individuation“

Repetitiv-dysfunktionales motivationales Muster

In der Selbst- oder/und Fremdwahrnehmung streben die Betroffenen in für sie signifikanten Situationen immer wieder danach, emotional ausgeprägt unabhängig von der Beziehung zu anderen zu sein (aktiver Modus) bzw. erleben sich in existenzieller Weise als abhängig von den Beziehungen zu anderen (passiver Modus). Im Kern geht es dabei um ein existenzielles Streben nach dem Halt gebenden Objekt oder dem Negieren eines solchen Bedürfnisses (Allein-sein- oder Zusammen-sein-*Müssen*).

Kern- und Leitaffekte

Der *Kernaffekt* ist eine existenzielle, subjektiv nicht erträgliche Angst vor Trennung bzw. vor Verschmelzung. Als *Leitaffekte,* die tendenziell eher bewusst sein und beobachtet werden können, erscheint im passiven Modus eine starke Angst, im aktiven Modus eine starke Aversion.

Auslösesituationen

Biografisch sind durch signifikante Objekte in der Lebensgeschichte induzierte, immer wiederkehrende Erfahrungen von mit existenzieller Angst verbundener Nähe oder Distanz zu erwarten. Im Erwachsenenalter werden dann kompensatorisch entweder Positionen der eigenen emotionalen Unabhängigkeit und Distanz („aktiver Modus“) oder aber der emotionalen Abhängigkeit und Nähe („passiver Modus“) von Beziehungen gesucht. In beiden Modi muss dann mit aller Macht versucht werden, die befürchtete Nähe (aktiver Modus) oder die befürchtete Trennung (passiver Modus) zu verhindern. Symptomwertige Auslösesituationen sind dann typischerweise solche, die diese Kompensationsversuche behindern, sei es die ungewollte emotionale Nähe zu einem Menschen im aktiven Modus wie z.B. bei Geburt eines Kindes („Vor der Geburt hätte ich ja jederzeit gehen können.“) oder der Verlust des Arbeitsplatzes bei einem ständig auswärts tätigen Ingenieur oder LKW-Fahrer („Ich konnte ausreichend Distanz halten.“). Im passiven Modus ist eine typische Auslösesituation der reale oder befürchtete Verlust des Partners bei einer zuvor extrem abhängigen und nahen Beziehung („Ohne Beziehung kann ich nicht sein.“).

Übertragungs- und Gegenübertragungsdynamik

Da Nähe oder Distanz in Beziehung als gefährlich erlebt wird, übertragen Betroffene dies auf viele weitere Objektbeziehungen. In der Behandlung kann diese Übertragung als Tendenz sichtbar werden, sich nicht auf die Behandlung einzulassen, keine Gefühle zu erleben und auch durch ständige Terminprobleme nicht präsent zu sein (aktiver Modus) oder durch ein teils übermäßiges Anklammern, Einfordern von Terminen und Nicht-lösen-Können (passiver Modus). In der Gegenübertragung mischen sich Gefühle von Sorge und Verantwortung mit Befürchtungen vor überstarken Nähewünschen und Bestrebungen der Vereinnahmung (passiver Modus). Im aktiven Modus bestehen hingegen kaum Verantwortungsgefühl, wenig Bedürfnis der Fürsorge und des Schutzes. Die abgewehrten Abhängigkeitswünsche der Patient:in können dennoch bei der Untersucher:in spürbar werden.

Aktiver und passiver Modus sowie Manifestationen

Es folgt zunächst die allgemeine Beschreibung des aktiven und passiven Modus des Konflikts Abhängigkeit vs. Individuation, gefolgt von Schilderungen, wie sich der Konflikt typischerweise auf unterschiedlichen Strukturniveaus manifestieren kann.

Allgemeine Beschreibung der Bewältigungsmodi des K1

Im **passiven Modus** dominiert der Typus des forcierten Anklammerns. Typisch ist das Bestreben zur Herstellung sehr enger und Sicherheit gewährender Beziehungen (fast) um jeden Preis. Es besteht eine Selbstwahrnehmung von Unsicherheit und Bedrohung („Ohne dich kann ich nicht leben."). Der dahinter liegende Kernaffekt von existenzieller Angst vor Trennung kann durch verschiedene Verhaltensmuster (Unterwerfung, Fürsorge, Kontrolle, Anklammern) mit teils auch aggressivem Einfordern („Du darfst mich nicht verlassen!") kompensiert werden.

In der Gegenübertragung mischen sich Gefühle von Sorge und Verantwortung mit Befürchtungen vor überstarken Nähewünschen und Bestrebungen der Vereinnahmung.

Im **aktiven Modus** findet sich typischerweise eine übersteigerte emotionale und existenzielle Unabhängigkeit von Beziehungen. Die Lebensbereiche sind geprägt vom ständigen Kampf um Eigenständigkeit und Unabhängigkeit, um die eigenen Bedürfnisse nach Anlehnung, Nähe und Bindung abzuwehren („Ich brauche niemanden."). Der dahinter liegende Kernaffekt ist die existenzielle Angst vor Nähe und Verschmelzung. Dies kann durch Verhaltensmuster von emotionaler Distanz (z. B. Desinteresse an Beziehung) und auch aggressivem Ablehnen („Komm mir nicht zu nahe.") abgewehrt werden.

In der Gegenübertragung entsteht kaum Verantwortungsgefühl, wenig Bedürfnis der Fürsorge und des Schutzes, aber oft auch spürbare Abhängigkeitswünsche bei der Patient:in.

Manifestationen des K1 auf den verschiedenen strukturellen Verarbeitungsniveaus

Die Phänomenologie des Konflikts Individuation vs. Abhängigkeit wird bestimmt durch die strukturellen Verarbeitungsniveaus. Die Steigerung „Konfliktspannung – neurotischer Konflikt – Konfliktschema" geht i. d. R. einher mit sinkender struktureller Integration „gut – mäßig – gering" bis hin zum desintegrierten Strukturniveau (Tabelle 4-2). Der obere Pol (meist einem gut integrierten Strukturniveau entsprechend) in Abbildung 4-2 ist gekennzeichnet durch die allen Menschen innewohnenden Grundbedürfnisse nach emotionaler Bindung und Verselbstständigung in der Beziehung.

Individuen mit **Konfliktspannung**, bei denen das ubiquitäre motivationale Thema der Nähe/Distanz eine gewisse Akzentuierung erfahren hat, sind zwar durch eine gewisse Belastung in diesem Bereich charakterisiert. Diese Konfliktspannung erzeugt aber bei erhaltener Flexibilität üblicherweise keinen oder nur geringen Leidensdruck.

Bei mäßig integrierter Struktur werden die Beziehungen im Sinne eines **neurotischen Konflikts** repetitiv-dysfunktional geprägt von der Notwendigkeit zur unflexiblen Sicherung der Distanz oder Nähe, um die resultierende existenzielle Angst abzuwehren. Dies wird nachfolgend noch einmal systematisch dargestellt.

Bei gering integrierter Struktur und einem **Konfliktschema** kann es zu ständiger Instabilität/Wechsel oder extremer Ausprägung der Modi kommen. Dies kann sich z. B. in Angst vor symbiotischer Verschmelzung und überflutender Angst vor Trennung und vehementen Versuchen, diese Affekte zu bändigen, äußern.

Tabelle 4-2: Charakteristik des K1 auf unterschiedlichem strukturellem Verarbeitungsniveau.

passiver Modus	**aktiver Modus**
	K1: Charakteristik der Konfliktspannung
Die Betroffenen begeben sich eher in nahe Beziehungen. Große Bedeutung hat die Wahrung der Bindung und Suche nach Nähe, mit der Tendenz, sich anderen anzupassen oder Konflikte zu vermeiden, aber nicht um jeden Preis. Die Regulierung von Nähe oder Distanz in Beziehungen ist flexibel (ambivalent), wobei interpersonell ein verstärkter Wunsch nach Nähe deutlich wird. Grundsätzlich ist noch eine funktionale Regulierung der Konfliktspannung ohne klinisch bedeutsame Auswirkungen möglich.	Die Betroffenen nehmen bevorzugt eine Position von Unabhängigkeit in Beziehungen ein. Sie wählen, falls möglich, lieber Aktivitäten, die alleine unternommen werden können und bleiben in Beziehungen zu anderen Menschen eher unverbindlich und wenig einlassend. Beziehungswünsche werden dennoch spürbar, falls möglich, wird in Beziehungen erhöhte emotionale Nähe vermieden. Grundsätzlich ist eine flexible Regulierung der Konfliktspannung ohne klinisch bedeutsame Auswirkungen möglich.
	K1: Charakteristik des neurotischen Konflikts
Typischerweise findet sich ein ausgeprägtes Streben nach abhängigen Positionen, obwohl auch gegenläufige Impulse nach Unabhängigkeit u. U. wahrgenommen werden können. Es dominiert ein Abhängig- oder Zusammen-sein-Müssen („Wenn ich dir ganz nahe bin, kannst du mich nicht verlassen."), um eine (unbewusst) befürchtete Trennung vom Sicherheit gebenden Objekt zu vermeiden. Jede reale oder fantasierte Trennung löst existenzielle Angst aus und wird häufig durch Anklammern, Anklagen oder aggressives Einfordern beantwortet („Du darfst mich nicht verlassen."). In Krisensituationen kann die emotionale Besetzung auf andere Objekte verschoben werden.	Typischerweise findet sich ein ausgeprägtes Streben nach emotionaler Unabhängigkeit von Beziehungen, es dominiert ein emotionales Allein-sein-Müssen. Abgewehrt wird die eigene Sehnsucht nach engen Beziehungen und die darin enthaltende Angst vor Verschmelzung oder Verlassenwerden. In den Lebensbereichen werden überwiegend unabhängige Positionen gesucht. Wenn die emotionale Distanz bedroht erscheint, muss diese vehement gesichert oder wiederhergestellt werden mit Flucht oder auch aggressiver Abgrenzung.
	K1: Charakteristik des Konfliktschemas
Für Konfliktschemata bei eher geringem Strukturniveau gilt allgemein eine ausgeprägte situations-/erlebensabhängige Instabilität bis hin zur Fluktuation. Konflikttypisches dysfunktionales Erleben/Verhalten erscheint sowohl in extremer Ausprägung überzeichnet oder auch diffus und zwischen den beiden Modi wechselnd und ist dann nur passager erkennbar. So kann die vorherige Tendenz zur innigen Beziehung unvermittelt in ein aggressives Streben nach Unabhängigkeit umschlagen – und umgekehrt. Es finden sich aber auch starre Arretierungen im passiven oder im aktiven Modus.	
Die existenzielle Bedeutung des Objekts ist derart überhöht, dass bei realer oder fantasierter Trennung die existenziellen Ängste schnell überflutend sind. Diese können häufig nur mittels Selbst- und/oder Fremdschädigung bewältigt oder verhindert werden. Dies kann z. B. das Ertragen von partnerschaftlicher Gewalt oder Androhung von Gewalt gegenüber Partner:innen oder sich selbst sein („Wenn du mich verlässt, dann ..."). Interpersonell lösen die Betroffenen durch ihr anklammerndes Verhalten häufig heftige Emotionen bei anderen aus.	Der existenzielle Kampf um emotionale Unabhängigkeit ist derart ausgeprägt, dass emotionale Beziehungen verunmöglicht werden. Interpersonell können die Betroffenen als emotional kalt und übermäßig distanziert erlebt werden. Situationen, in denen Nähe droht, können massive Aggressionen auslösen. Beim Gegenüber können übermäßige Vorsicht vor Annäherung (und der drohenden Aggression) oder ein Bemühen um Nähe (bei erlebter emotionaler Kälte) dominieren.
Bei Menschen mit einem **desintegrierten Strukturniveau** sind noch extremere Kompensationsmechanismen, teils mit Realitätsumdeutungen möglich (Kap. 4.4).	

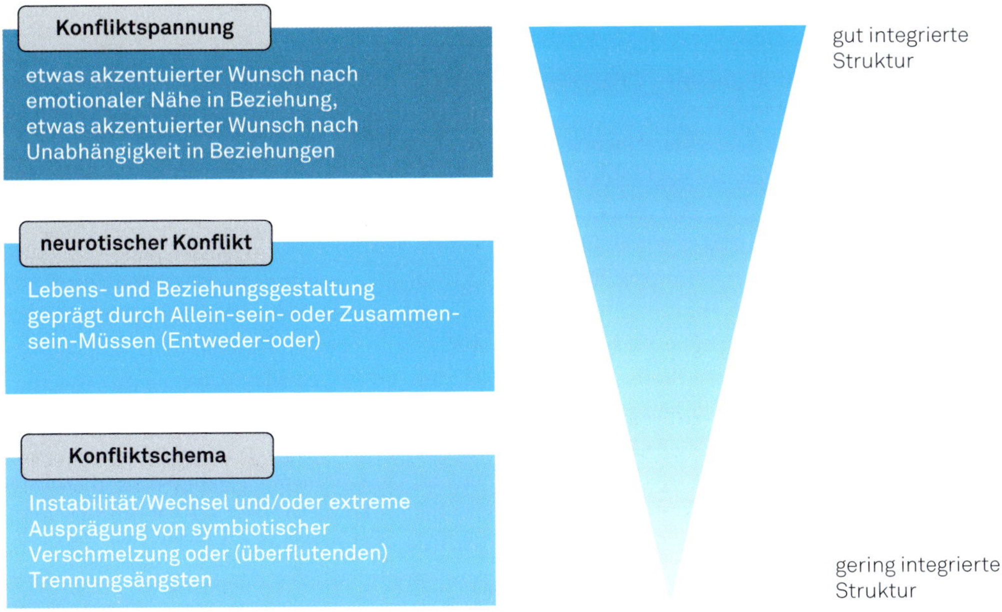

Abbildung 4-2: Die Korrespondenz der Konfliktdynamik im Spannungsfeld „Individuation vs. Abhängigkeit" und den 3 Ebenen Konfliktspannung (oberer Pol, gut integrierte Struktur), neurotischer Konflikt (eher mäßig integrierte Struktur) und Konfliktschema (eher gering integrierte Struktur).

Bei Menschen mit einem **desintegrierten Strukturniveau** sind noch extremere Kompensationsmechanismen, teils mit Realitätsumdeutungen möglich (Kap. 4.4).

Differenzialdiagnosen der Konfliktdynamik Abhängigkeit vs. Individuation

Im Unterschied zum Abhängigkeit-Individuation-Konflikt mit der grundsätzlichen Frage der Beziehungsfähigkeit der Patient:in („Abhängigkeit von der Beziehung"), geht es bei den anderen Konflikten um die emotionale Ausgestaltung innerhalb der Beziehung („Abhängigkeit in der Beziehung").

So kann der Konflikt K1 insbesondere mit dem **Versorgung-Autarkie-Konflikt** (K3, Kap. 4.3.5) potenziell verwechselt werden. Es findet sich beim Letzteren jedoch nicht die Frage, welche existenzielle Bedeutung eine Beziehung grundsätzlich hat (und daher zum Leitaffekt der Angst führt), sondern die der emotionalen Versorgung und des Kümmerns (oder dessen Abwehr) mit dem Leitaffekt der Enttäuschung/Trauer, wenn diese ausbleibt. Auch wenn Patient:innen sagen, sie haben Angst vor einer partnerschaftlichen Trennung, geht es dabei um den Verlust des emotional versorgenden Objekts (= Enttäuschung/Trauer) und nicht um den Verlust des Sicherheit gebenden Objekts (= existenzielle Angst). Im Versorgungs- vs. Autarkiekonflikt geht es um die thematische Ausgestaltung der Beziehung und nicht, ob Beziehung überhaupt erlebt werden kann.

Auch wenn zur Wahrung der eigenen Nähe oder Distanz der Partner auf der Beziehungsebene stark kontrolliert werden kann, um diesen in der eigenen Nähe oder auf Abstand zu halten, ist dies nicht mit dem zugrunde liegenden Thema des Dominanzstrebens beim **Unterwerfung-Kontrolle-Konflikt** (K2, Kap. 4.3.4) zu verwechseln.

Fallbeispiele

Individuation vs. Abhängigkeit – passiver Modus: die Hauswirtschafterin

Frau L. ist eine 52-jährige, eher unscheinbar wirkende Frau, die gleich zu Beginn des ausdrücklich als Abklärungsgespräch vereinbarten Termins nachfragt, ob es jetzt regelmäßige wöchentliche Sitzungen beim Therapeuten gebe. Sie komme auf Anraten des Hausarztes, der ihr in der letzten Woche gesagt habe, sie solle sich doch Unterstützung beim Psychotherapeuten besorgen. Sie leide seit einem Jahr unter Niedergeschlagenheit, Selbstwertzweifeln, Neigung zum Weinen, Einsamkeitsgefühlen, Müdigkeit und Erschöpfung. Außerdem habe sie Schlafstörungen, Schmerzen in den Gelenken und Kopfschmerzen; der Hausarzt habe keine Ursache gefunden.

Angefangen habe alles, als die 24-jährige Tochter von zu Hause auszog und, nicht weit entfernt, mit ihrem Freund zusammenzogen sei. Etwas später sei der 20-jährige Sohn ebenfalls ausgezogen, da er mit dem Studium begonnen habe. Seither sehe sie ihre Kinder nur noch selten, obwohl sie vorher ein enges Verhältnis zu ihnen gehabt hätte. Sie habe immer sehr an ihren Leben Anteil genommen, sie unterstützt, bei Kummer getröstet, so manche Tipps gegeben. Sie vermisse beide Kinder sehr, der Gedanke an den Verlust der Kinder verursache eine große Not.

Die Beziehung zu ihren Kindern sei ihr immer sehr wichtig gewesen, da sie seit Jahren keine leichte Ehe führe. Sie hätten es aber jetzt doch fast bis zur Silberhochzeit geschafft. Sie habe früh geheiratet, um von zu Hause wegzukommen. Alleine hätte sie einen Auszug von zu Hause nie geschafft, obwohl ihre Eltern nichts dagegen gehabt hätten. In ihrer Ehe gehe seit Jahren jeder seiner eigenen Wege, die verbindende Herzlichkeit fehle und es gebe keinen rechten Zusammenhalt. Der Mann habe Probleme mit Alkohol, habe sie auch immer wieder beschimpft und manchmal geschlagen. Als Mann habe er sich sexuell genommen, was er wollte. Sie habe sich immer gefügt und sei ihm zu Willen gewesen, auch wenn sie nicht wollte. Andere, auch ihre Kinder, hätten ihr immer wieder geraten, sich zu trennen. Die Vorstellung einer Trennung sei aber für sie immer schwierig gewesen, habe eher Angst ausgelöst. Es sei für sie wohl einfacher, diesen Mann zu ertragen, als alleine zu sein. Vor einem halben Jahr aber habe er wohl „den zweiten Frühling bekommen". Er habe wieder mal ein Verhältnis – so glaube sie wenigstens – und wolle ausziehen. Der Gedanke, nun dann doch alleine sein zu müssen, mache ihr große Angst. Sie ertrage lieber seine Eskapaden, als alleine zu leben, das halte sie nicht aus. Früher habe sie sich wenigstens an die Kinder halten können, diese fehlen ihr nun aber. Um ihren Mann nicht zum Auszug zu verleiten, sei sie selbst ins Gartenhaus gezogen. Ihr Mann lebe nun im Haus, teilweise auch mit seiner Geliebten. Sie koche und wasche für ihn und halte das Haus sauber, Hauptsache sie könne in seiner Nähe bleiben. Manchmal dürfe sie abends noch etwas bleiben, sie sähen dann zusammen fern oder redeten auch ein wenig. Wenn der Mann weg sei, sei sie immer im Haus, da fühle sie sich einigermaßen wohl, da sei dann noch ein Stück vom Mann und den Kindern spürbar.

Individuation vs. Abhängigkeit – aktiver Modus: der Vertreter

Der 58-jährige Herr I. kommt zu einem Gespräch auf nachdrücklichen Rat seines Hausarztes, der ihn schon seit Langem zur Aufnahme einer Psychotherapie zu bewegen versucht habe. Er habe dies aber nicht befolgen können, weil er ja so viel arbeite und häufig unterwegs sei, sodass er nicht regelmäßig zu Terminen kommen könne. Aber seine Beschwerden hätten sich in der letzten Zeit so sehr verstärkt, dass er nun etwas tun müsse. Er leide unter Phasen von Niedergeschlagenheit, diffusen Missstimmungen, Einsamkeitsgefühlen, unbestimmten Ängsten und allgemeiner Erschöpfung. Außerdem habe er seit einigen Monaten einen Tinnitus, der sich vor allem in Situationen mit mehreren Menschen bemerkbar mache.

In der Vorgeschichte habe sich Herr I. nie auf eine feste Beziehung oder Arbeit einlassen können, er habe im Rahmen seiner Tätigkeit als Vertreter oft Arbeitgeber, Wohnorte und Beziehungen gewechselt, war dabei beruflich jedoch voller Einsatz und sehr erfolgreich. Zwar habe es durchaus auch Phasen gegeben, in der in seinen Beziehungen Ideen von Zusammenziehen oder gar Heirat entstanden seien. Ihm habe dies aber dann eher Unruhe bereitet und es sei ihm dann zu eng geworden. Einmal habe er sogar absichtlich Streit provoziert, um dann eine Beziehung beenden zu können.

Einen Freundeskreis habe er seit seiner Schulzeit. Die anderen würden sich regelmäßiger treffen, sogar einmal im Jahr für eine Woche gemeinsam in Skiurlaub fahren. Er habe dies einmal mitgemacht, nach ein paar Tagen habe er aber wegen Unwohlsein vorzeitig nach Hause fahren müssen. Seit dieser Zeit sehe er seine Freunde nur noch bei den regelmäßigen Treffen, die er aber aus beruflichen Gründen immer wieder absagen müsse. Über persönliche Dinge würde er aber mit seinen Freunden nicht reden, aktuell wisse auch niemand, wie schlecht es ihm gehe.

Auch beruflich seien ihm die häufigen Wechsel immer sehr wichtig gewesen, um weiter voranzukommen. Er liebe seine Freiheiten in seiner Position, dass er das meiste selbst entscheiden könne, solange der Erfolg stimmt. Nur gelegentlich müsse er sich mit seinem Vorgesetzten abstimmen, das seien aber immer nur kurze Termine. In der Vergangenheit seien ihm auch immer wieder Beförderungen angeboten worden, z. B. als Teamleiter. Dies habe er sich aber nie vorstellen können, da dies mit Innendienst einhergegangen sei. Dies habe er als ein „Einsperren" erlebt. Nun sei es aber geplant, dass der Außendienst aus ökonomischen Gründen reduziert werden und er in den Innendienst versetzt werden solle, verbunden mit einer Beförderung. Dies mache ihm großen Stress, er könne sich nicht vorstellen, immer am gleichen Arbeitsplatz mit anderen Menschen zu sein. Aufgrund seines Alters finde er aber keine andere Stelle mehr und habe keine Alternative, wie er diese früher immer gehabt habe.

In der Gegenübertragung findet sich neben dem Gefühl von Desinteresse und dem Impuls, den Patienten wieder ziehen zu lassen, auch das Gefühl, „diesen einsamen Menschen unter die Fittiche zu nehmen" und zu weiteren Gesprächen einzuladen.

4.3.4 K2: Unterwerfung vs. Kontrolle

Allgemeine Beschreibung

Zentrales Motiv ist ein Mindestmaß an Kontrolle und Sicherheit des Menschen über sich selbst und die wichtigsten Belange seiner Umwelt. „Converging evidence suggests that the need for control is a biological imperative for survival" (Leotti et al., 2010; S. 457). Psychologisch wird dies als *Selbstwirksamkeit* bezeichnet (Bandura, 1977, 1997).

In der analen Entwicklung (Freud) und der „Trotzphase" wurde die Selbst- und Fremdkontrolle als Motiv der Selbstbestimmung beschrieben (Heimann, 1982), jedoch nicht als eigenständiges motivationales System anerkannt (vielmehr der Entwicklung der Libido zugeordnet). Interpersonell treffen wechselseitige Bedürfnisse aufeinander (Selbst- vs. Fremdkontrolle). Zeitgeschichtlich war das Motiv der Selbstständigkeit (Kontrolle) mit der Sauberkeitserziehung („Sauberkeitsdrill") verbunden. In der heutigen Lebenswelt des Kindes ist mehr die allgemeine motorische Einschränkung an die Stelle der Sauberkeitserziehung getreten. Je nach Kultur und Lebenswelt wird dem Kontrollmotiv des Kindes in Extremen der Entwicklung Widerstand (autoritäre Kontrolle) entgegengesetzt oder übermäßige Freiheit zur Selbstbestimmung (übermäßiges Laissez-Faire). Diese kulturellen Erziehungsstile prägen die gelungene/nicht gelungene Entwicklung. In der Kindheit zeigt sich dieser Grundkonflikt häufig in der

Achse III

Auseinandersetzung Gehorsam/Unterwerfung vs. Kontrolle/Sichauflehnen (Arbeitskreis OPD-KJ, 2013). Es geht aber genereller um die Erfahrung, selbst auf die Welt einwirken zu können (vs. Willkür ausgesetzt zu sein) – dies ist schon sehr früh im Leben von Bedeutung.

Bei gelungener Entwicklung hat eine Person ein sicher verankertes Selbstwirksamkeitserleben und kann auf dieser Basis situativ angemessen sowohl Kontrolle ausüben als auch Kontrolle abgeben und sich hingeben und unterordnen, ohne dies als Unterwerfung zu erleben. Somit kann ein Gefühl der Zufriedenheit angesichts von realisierter Selbstwirksamkeit situativ abgelöst werden durch ein Erleben von Freude an der Hingabe.

Gelingt diese Entwicklung nicht, kommt es zu defizitären Selbstwirksamkeitserfahrungen, die in der menschlichen Entwicklung meist innerhalb von Beziehungskontexten erlebt werden und mit intensiven Gefühlen von Hilflosigkeit verbunden sind. Entsprechende lebensgeschichtliche Erfahrungen lassen die Beziehung interpersonell um die Dynamik kreisen, wer die Kontrolle hat bzw. wie das erneute Erleben von *Hilflosigkeit* (Kernaffekt) vermieden werden kann. Es dominiert die Frage nach „oben – unten". Die beiden Lösungsmodi beschreiben typische Bewältigungsversuche: Durch aggressives Dominanzstreben (aktiver Modus) wird versucht, die Kontrolle niemals abzugeben, um jegliche weitere Hilflosigkeit auszuschließen. Und eine habituelle Unterwerfung (passiver Modus) erreicht die Abwehr der Hilflosigkeit durch indirekte Kontrolle über „die Mächtigen". Unterwerfung vs. Kontrolle sind die unangepassten Pole von „sich hingeben" und „sich anleiten lassen" zu können bzw. andere „anleiten" zu können. Die mögliche relative Gleichzeitigkeit von Selbstwirksamkeit und Hingabe in derselben Beziehung wird erschwert durch ein „Entweder-oder" von Macht- und Ohnmachtserleben. Bei einer noch stärkeren Zuspitzung des Konflikts geht es um die schiere Macht(-Lust) und das ohnmächtige Gefühl der Versklavung bis hin zur Unterwerfungslust.

Zentrale Charakteristika des neurotischen Konflikts „Unterwerfung vs. Kontrolle"

Repetitiv-dysfunktionales motivationales Muster

In der Selbst- oder/und Fremdwahrnehmung streben die Betroffenen in für sie signifikanten Situationen immer wieder danach, Kontrolle über Menschen und Situationen ausüben zu können bzw. sich im Übermaß zu überlassen und auszuliefern (Entweder-oder). Im Kern geht es dabei um ein Streben nach Selbstwirksamkeit bzw. der Abwehr von Hilflosigkeit.

Kern- und Leitaffekte

Der *Kernaffekt* ist eine subjektiv nicht erträgliche Hilflosigkeit. Als *Leitaffekte,* die tendenziell eher bewusst sein und beobachtet werden können, erscheint bei drohendem Ausgeliefertsein Ärger, Trotz bis zur Wut und Angst vor Unterwerfung bzw. Hingabe. Das Streben nach Dominanz und Kontrolle im aktiven Modus kann sich bis zur Machtlust entwickeln, das habituelle Unterordnen im passiven Modus bis zur Unterwerfungslust.

Auslösesituationen

Biografisch sind durch signifikante Objekte in der Lebensgeschichte induzierte, immer wiederkehrende Erfahrungen von Hilflosigkeit und Ausgeliefertsein zu erwarten. Fantasiert oder tatsächlich erlebte Analogsituationen im Erwachsenenalter durch einen „mächtigen anderen" (Partner; Vorgesetzter; soziokulturelle Ereignisse) rufen den aktiven Impuls hervor, die eigene Selbstwirksamkeit „mit allen (Macht-) Mitteln" zu verteidigen. Die Angst, die Selbstwirksamkeit zu verlieren, kann sich als Angst vor einem Sich-unterordnen-Müssen bis hin zur Versklavung steigern. Bei einem Gefühl von Aussichtslosigkeit gegenüber dem Machtstreben anderer kann sich als „vernünftiger Kompromiss" der passive Modus der Unterwerfung bewähren. Hierdurch wird zumindest eine indirekte Wirkmächtigkeit erreichbar („Ich füge mich, aber ..."). Individuen im passiven Modus dekompensieren oft dann,

- wenn sich andere nicht an die hochbesetzten und vermeintlich unumstößlichen Regeln halten (z. B. Chef ignoriert Firmenjubiläum des Mitarbeiters), oder
- wenn sie selbst in eine „mächtige" Position geraten.

Übertragungs- und Gegenübertragungsdynamik

Da die eigene Selbstwirksamkeit und Sicherheit potenziell ständig als gefährdet erlebt wird, überträgt die Betroffene diese Besorgnis auf viele weitere Objektbeziehungen. In der Behandlung kann die Gegenübertragung von der Therapeut:in als Tendenz erlebt werden, Regelungen des Therapiesettings bestimmen zu wollen oder die Affekte nur ganz kontrolliert in die Therapie einbringen zu können. Wird die dahinterliegende Übertragung nicht verstanden, stellt sich in der Gegenübertragung sekundärer Ärger und Ablehnung ein. Im Fall eines unterwürfigen Übertragungsangebots entspricht das überangepasste Verhalten keiner wirklich entspannten Beziehung, weil die Patient:in entweder darauf wartet, zu beweisen, dass sie recht hat (indirekte Kontrolle) und/oder unbewusst versucht, die Rollen umzukehren (geahnter Ärger/„Rachegefühle" bei der Patient:in und daraus resultierende Anspannung in der GÜ). Des Weiteren kann die passive, zu fügsame Beziehungsgestaltung der Patient:in die therapeutische Arbeit völlig zum Erliegen bringen (wodurch die Patient:in sich wiederum wirksam erleben kann).

Aktiver und passiver Modus sowie Manifestationen

Es folgt zunächst die allgemeine Beschreibung der aktiven und passiven Modi des Konflikts Unterwerfungs- vs. Kontrolle, gefolgt von Schilderungen, wie sich der Konflikt typischerweise auf unterschiedlichen Strukturniveaus manifestieren kann.

Allgemeine Beschreibung der Bewältigungsmodi des K2

Im **passiven Modus** dominiert der Typus der passiv-aggressiven Unterwerfung. Es besteht eine Selbstwahrnehmung von Einflusslosigkeit („Die Oberen bestimmen alles."), man muss das „Bestimmtwerden" ertragen, sich der „Willkür der Mächtigen" beugen und sich fügen. Den damit verbundenen Kernaffekten von Hilflosigkeit und Ohnmacht wird durch passiv-aggressives Verhalten (Trödeln, Verzögern, passives Unterlaufen von Anforderungen) oder durch „Pochen" auf unumstößliche Regeln begegnet. Im sich nur scheinbaren Fügen und der genauen Registrierung des „Tickens" der „Bestimmer" wird ein erhebliches Maß an Kontrolle erreicht.

Das Verharren in der untergeordneten Position ist zudem ein Schutz gegen das Durchbrechen von lebenslang angestauten Aggressionen („Wenn ich mal zu Macht komme, dann Gnade Euch Gott!") und fantasierten Rachegelüsten.

Im Gegenüber löst das unterwürfige und zugleich unterschwellig aggressive Verhalten meist schnell Verärgerung aus.

Wenn die passive Strebung habituiert, kann sie eine sekundäre Motivation im Sinne der „Unterwerfungslust" werden.

Im **aktiven Modus** findet sich typischerweise ein aggressives Dominanzstreben mit dem Versuch, andauernde Kontrolle über andere und Situationen zu erlangen. Das Macht- und Dominanzstreben dient der Abwehr der Angst, selbst bestimmt zu werden und in Zustände von Hilflosigkeit zu geraten. Beruflich und privat werden leitende Positionen angestrebt; hohe Leistungsbereitschaft sichert die Kontrolle. Die leicht auslösbare Wut dient ebenfalls dem Schutz vor Ohnmachtsempfindungen.

Auch konstruktive Kritik, abweichende Vorschläge und Eigenständigkeit anderer können eine Bedrohung darstellen und aktivieren die Angst vor Fremdbestimmtheit, sodass es interaktiv schnell zu „Machtkämpfen" kommt.

Wenn die aktive Strebung habituiert, kann sie eine sekundäre Motivation im Sinne einer „Machtlust" werden.

Manifestationen des K2 auf den verschiedenen strukturellen Verarbeitungsniveaus

Die Phänomenologie des Konflikts Unterwerfung vs. Kontrolle wird bestimmt durch die strukturellen Verarbeitungsniveaus. Die Steigerung „Konfliktspannung – neurotischer Konflikt – Konfliktschema" geht i.d.R. einher mit sinkender struktureller Integration „gut – mäßig – gering" bis hin zum desintegrierten Strukturniveau (Tabelle 4-3). Der obere Pol (entsprechend meist einem gut integrierten Strukturniveau) in Abbildung 4-3 ist gekennzeichnet durch das allen Menschen innewohnende Grundbedürfnis nach Selbst- und Fremd-Kontrolle respektive Selbstwirksamkeit.

Individuen mit **Konfliktspannung**, bei denen das ubiquitäre motivationale Thema der Kontrolle/Selbstwirksamkeit eine gewisse Akzentuierung erfahren hat, sind zwar durch eine gewisse Belastung in diesem Bereich charakterisiert; diese Konfliktspannung erzeugt aber üblicherweise keinen oder nur einen geringen Leidensdruck.

Bei mäßig integrierter Struktur mit ihrer tendenziellen Übersteuerung der Impulse und Affekte werden die Beziehungen im Sinne eines **neurotischen Konflikts** repetitiv-dysfunktional (neurotisch) geprägt von der Notwendigkeit zur unflexiblen Selbst- und Fremdkontrolle (bzw. -unterwerfung), um ein drohendes Erleben von Hilflosigkeit abzuwehren.

Bei Menschen mit gering integrierter Struktur findet sich ein **Konfliktschema**, das durch eine Untersteuerung der Impulse und Affekte geprägt ist, sodass es zu Wechsel/Instabilität von Überwältigung/Ausgeliefertsein, Macht/Ohnmacht kommen kann. Es finden sich aber auch starre Arretierungen im passiven oder im aktiven Modus, bei denen z.B. dauerhaft aggressiv-destruktiv Dominanz ausgeübt wird oder dauerhaft in einer „Versklavungsposition" verharrt wird.

Bei Menschen mit einem **desintegrierten Strukturniveau** sind noch extremere Kompensationsmechanismen, teils mit Realitätsumdeutungen möglich (Kap. 4.4).

Differenzialdiagnose der Konfliktdynamik Selbstwirksamkeit vs. Selbstwerterleben

Belastende Erlebnisse von Macht und Ohnmacht (fehlende Selbstwirksamkeit) beeinflussen zusätzlich das Selbstwerterleben. Deshalb ist die Abgrenzung von den **Selbstwertkonflikten** (K4, Kap. 4.3.6) im eigentlichen Sinn besonders zu beachten.

So ist im passiven Modus zu unterscheiden, ob sich die Beschämung aus dem Gefühl, unterworfen worden zu sein, verstehen lässt, oder ob der andere durch seine Interaktion im unbewussten und bewussten Erleben der Patient:in direkt das Gefühl der Abwertung hervorrufen wollte.

Im aktiven Modus ist zu fragen, ob das Motiv der Beherrschung und der Machtlust im Vordergrund steht oder eher das Bedürfnis, den anderen herabzuwürdigen und abzuwerten (um selbst als „herausragend" dazustehen).

Nicht selten werden andere Konfliktdynamiken mithilfe des Themas Kontrolle vs. Unterwerfung abgewehrt, z.B. kann eine habituelle Neigung zu Kontrolle dazu dienen, die mit dem K1 verknüpften Ängste (vor Trennung, vor Verschmelzung) „in Schach zu halten".

Fallbeispiele

Unterwerfung vs. Kontrolle – passiver Modus: der Verwaltungsbeamte

Der 45-jährige Herr A. springt im Wartezimmer auf, begrüßt den Untersucher mit einem Diener. Er berichtet zunächst weitschweifig von Darmbeschwerden: Er bekomme seine Verstopfung nicht in den Griff, sein Darm zwinge ihn, lange Zeit auf der Toilette bleiben zu müssen. Alle Ärzte, die er bisher aufgesucht habe, hätten ihm nicht helfen können, obwohl er die jeweils verschriebenen Medikamente und An-

Tabelle 4-3: Charakteristik des K2 auf unterschiedlichem strukturellem Verarbeitungsniveau.

passiver Modus	aktiver Modus
K2: Charakteristik der Konfliktspannung	
Es besteht eine Neigung, dass Betroffene sich eher gerne „mitnehmen“ und führen lassen, lieber Anregungen aufnehmen und „mitlaufen“. Führungsrollen werden vermieden. Bei Erkrankungsschicksalen imponiert eher das Gefühl eines geduldigen Tragenmüssens. Interpersonell werden die Betroffenen eher als angenehm, unproblematisch und gewissenhaft, vielleicht ein bisschen initiativlos und langweilig erlebt. Sie können Ereignissen und Menschen folgen und sich hingeben. Grundsätzlich ist noch eine flexible Regulierung der Konfliktspannung ohne klinisch bedeutsame Auswirkungen möglich.	Die Betroffenen haben „immer schon“ gerne eine gewisse Führungsrolle in den wesentlichen Beziehungen eingenommen und wollen gerne gefragt werden. Es besteht eine Neigung, Dinge selbst in die Hand zu nehmen, andere zu kontrollieren und sich ungern hinzugeben. Demzufolge kann z. B. materieller Besitz zum Durchsetzen eigener Strebungen eingesetzt werden genauso wie der Körper, der zu funktionieren hat. Bei Erkrankungen versuchen die Betroffenen, „den Überblick“ zu behalten. Grundsätzlich ist die Flexibilität in der Regulierung der Konfliktspannung noch so erhalten, dass meist kein bedeutsamer Leidensdruck resultiert.
K2: Charakteristik des neurotischen Konflikts	
Obwohl die Betroffenen auch gegenläufige Impulse wahrnehmen, streben sie untergeordnete Positionen an, um befürchteten aggressiven Spannungen aus dem Weg zu gehen. Interpersonell werden die Betroffenen als Ja-Sager erlebt, denen man jedoch nicht so einfach vertraut und auch wenig anvertrauen und zutrauen will. Abgewehrte Wut und Ärger können durch betont langsames Arbeiten, dem „Pochen“ auf unumstößliche Regeln oder scheinbare Fehlleistungen, die sich als „latente Opposition“ verstehen lassen, ihren Ausdruck finden. Im scheinbaren Sichfügen, wird der „Bestimmer“ genau kontrolliert. Da im Verharren in der untergeordneten Position zudem ein Schutz gegen das Durchbrechen von Aggressionen errichtet wird, kann sich in der Gegenübertragung das unterschwellig aggressive Verhalten als Verärgerung bemerkbar machen.	Typischerweise findet sich ein aggressives Dominanzstreben mit dem Versuch, andauernde Kontrolle über andere und Situationen zu erlangen. Abgewehrt werden mit dem Macht- und Dominanzstreben Ängste, selbst bestimmt zu werden und in Zustände von Hilflosigkeit zu geraten. Es bestehen Ängste vor Ereignissen und Menschen, denen man sich fügen oder hingeben muss. Die durch die permanente Anspannung leicht auslösbare Dominanz-Wut schützt auch vor Ohnmachtsempfindungen. Beruflich werden leitende Positionen oder eine Selbstständigkeit angestrebt. Eine etwaige hohe Leistungsbereitschaft sichert die Kontrolle. Interpersonell können konstruktive Kritik, abweichende Vorschläge und Eigenständigkeit anderer als Bedrohung empfunden werden, sodass es schnell zu „Machtkämpfen“ kommen kann.
K2: Charakteristik des Konfliktschemas	
Für Konfliktschemata bei eher geringem Strukturniveau gilt allgemein eine ausgeprägte situations-/erlebensabhängige Instabilität bis hin zur Fluktuation, sodass das dysfunktionale Erleben/Verhalten sowohl überzeichnet als auch diffus erscheinen kann und dann nur passager erkennbar ist. Es finden sich aber auch starre Arretierungen im passiven oder aktiven Modus.	
Die Haltung, sich anderen auszuliefern, resultiert aus der Unsicherheit, bezogen auf sich selbst und in den Beziehungen zu anderen einen sicheren eigenen Standpunkt finden zu können. Über das Sichausliefern wird eine angstreduzierende Bindung unterhalten. Das Erleben von Ausgeliefertsein hat für die Betroffenen rasch einen vernichtenden Charakter und wird teilweise als „Versklavung“ erlebt, aus der sich nur durch massive Aggression befreit werden kann. Interpersonell können die Betroffenen als „unterwürfige, lästige Kletten“ erlebt werden, die man u. U. auch von sich stoßen möchte bzw. die teilweise deutliche aggressive Tendenzen in anderen auslösen. Auch kann sich das Sichunterwerfen/Sichunterordnen/Sichsehnen nach Dominiertwerden zu einem Lustgefühl entwickeln (sekundäre Motivation), das immer wieder aufgesucht wird.	Aufgrund der weiter gesteigerten Angst vor Hilflosigkeit und Ohnmachtsempfindungen haben die Betroffenen die Tendenz, Situationen und Beziehungspartner:innen unbedingt „im Griff“ zu behalten. Dabei kommt es entweder zu chronischen Wutgefühlen oder zu unerwartet auftretenden Wutausbrüchen, wenn die Situation von den Betroffenen als unübersichtlich und unkontrollierbar erlebt wird. Eine gewisse Stabilität kann erreicht werden, wenn es gelingt, eine Machtposition zu erlangen, in der andere dieser Macht und Willkür ausgeliefert sind. Allerdings bleibt dies ein fragiles System, sodass die Machtposition immer wieder auch aggressiv „gesichert“ werden muss. In der Gegenübertragung manifestiert sich oft ein deutliches Bedrohungserleben aufgrund der möglichen, plötzlich durchbrechenden Dominanz bzw. Aggressivität.
Bei Menschen mit einem **desintegrierten Strukturniveau** sind noch extremere Kompensationsmechanismen, teils mit Realitätsumdeutungen möglich (Kap. 4.4).	

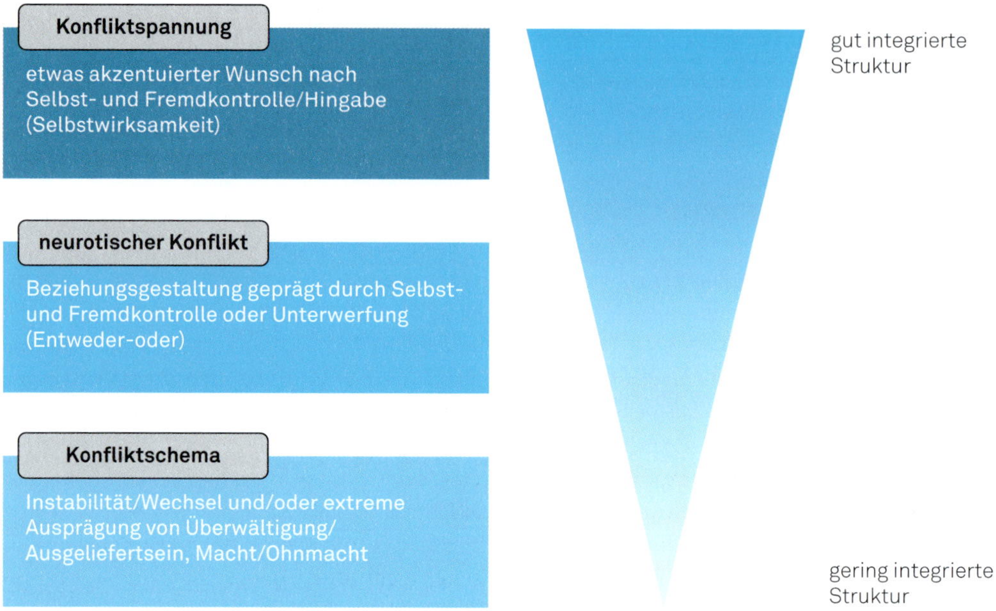

Abbildung 4-3: Die Korrespondenz der Konfliktdynamik im Spannungsfeld „Unterwerfung vs. Kontrolle" und den 3 Ebenen Konfliktspannung (oberer Pol, gut integrierte Struktur), neurotischer Konflikt (eher mäßig integrierte Struktur) und Konfliktschema (eher geringes Strukturniveau).

wendungen gewissenhaft eingenommen bzw. befolgt habe. Er habe sich schon fast damit abgefunden, dass ihm nicht zu helfen sei und erwarte vom heutigen Gespräch hier gar nichts. Auf einen möglichen Ärger angesprochen, versichert Herr A. sofort: „Nein, ich bin nicht verärgert, nur resigniert; ich frage mich, ob die Ärzte überhaupt genügend ausgebildet bzw. auf dem neuesten Stand sind."

Er stamme aus einem Arbeiterhaushalt. Vor allem der Vater sei sehr dominant und bestimmend gewesen. Er habe Angst gehabt, ihm Widerworte zu geben. Von beiden Eltern sei er als der Ältere früh dazu verpflichtet worden, sich in allem Mühe zu geben. Vor allem sei den Eltern wichtig gewesen, dass er sich an Regeln hielte. Vielfach hätten Sprüche wie „Solange Du die Füße unter unseren Tisch stellst, solange bestimmen wir!" die Basis für solche Regeln bestimmt. „Das war eine Erziehungsmethode, die ich bei meinen eigenen Kindern heute auch vertrete." In der Pubertät hätte es wohl Diskussionen mit den Eltern gegeben, aber er habe schnell eingesehen, dass es wichtig sei, sich an Regeln zu halten, damit der jüngere Bruder nicht durch ihn auf die schiefe Bahn käme.

Im weiteren Gespräch stellt sich heraus, dass Herr A. als Beamter in einem Vermessungsbereich mit einem Disziplinarverfahren bedroht ist, da er den Arbeitsanforderungen seit geraumer Zeit nicht mehr gerecht wird. Zum einen müsse er auch auf der Arbeit oft längere Zeit die Toilette aufsuchen, zum anderen versuche er, die Arbeit, von der ja der Rechtsfrieden abhänge („Vermeidung von Grenzstreitigkeiten"), genau zu machen. Mit kräftiger Stimme betont Herr A., er reibe sich dafür regelrecht auf, lese oft einschlägige Bestimmungen nach, bleibe auch länger als notwendig im Büro, aber keiner danke ihm das Engagement! Von seinem neuen Chef, den er seit 2 Jahren habe, fühle er sich in seinem Arbeitspensum übermäßig kontrolliert. Er habe schon mal daran gedacht, anstatt der notwendigen Arbeitsberichte ein weißes Blatt abzugeben, um darauf hinzuweisen, dass durch diese Berichte ja nur zusätzlich Zeit verbraucht würde, die er für seine Arbeit dringend benötige.

So sei er oft in der Freizeit erschöpft, sei froh, wenn ihn seine Familie oder ein Freundeskreis zu Aktivitäten mitziehe. Seine Frau mache ihm manchmal Vorwürfe, er hätte beruflich und finanziell mehr erreichen können. Er habe auch nichts gegen Geld, aber vor die Wahl gestellt, gehe die gewissenhafte Erledigung der Arbeit vor Karrierestreben.

Unterwerfung versus Kontrolle – aktiver Modus: der selbstständige Unternehmer

Herr B. (56 Jahre) lässt sich im Sprechzimmer auf den Stuhl fallen und breitet sofort eine Fülle von Unterlagen auf dem Tisch zwischen sich und dem Untersucher aus. Begleitet von einem Schwall von Symptomklagen hatte der Untersucher das Gefühl, er werde von den Papieren des Patienten überschwemmt. Ansätze, die sonst übliche einleitende Deklaration des Untersuchers über den Ablauf des Gesprächs voranzustellen, gehen unter in Vorwürfen: „Ich habe mir ja gleich gedacht, dass Sie nicht genügend Zeit haben werden, um mich wirklich zu verstehen! Da bräuchten Sie Stunden ...!"

Sein Internist habe ihm empfohlen, sich wegen seines hohen Blutdrucks, der nicht eingestellt werden könne, hier vorzustellen. Er habe schon überlegt, den Arzt zu wechseln, da er ihm mithilfe einer Internetrecherche nachgewiesen habe, dass es da noch andere Medikamente gegen Bluthochdruck gebe.

Anlass für das Gespräch sei schließlich gewesen, dass seine Frau drohe, ihn zu verlassen, da sie sich von ihm so eingeengt fühle. Er erlaube ihr, nachdem die Kinder jetzt zunehmend selbstständiger würden, weiterhin keine Berufstätigkeit, da sie das Haus perfekt versorgen solle. Sie habe doch alles, was sie sich nur wünschen könne, bei ihm: ein schönes Haus, ein großes Auto, 2 gesunde Kinder. Schließlich sei er als selbstständiger Handelsvertreter ein erfolgreicher Geschäftsmann. Er sei schließlich derjenige, der das Geld mit nach Hause bringe und insofern auch bestimmen könne.

Erst habe er bei einer Versicherungsfirma gearbeitet, aber das ständige „in Reih und Glied" sei nicht sein Ding gewesen. Er brauche die Freiheit, wolle sein eigener Herr sein. Und anfänglich sei es seiner Frau auch recht gewesen, dass er so viel Geld mit nach Hause gebracht habe. Jetzt wolle sie ihn wohl zu Hause anbinden, er solle sich mehr um die heranwachsenden Kinder kümmern. Dabei habe er den Kindern klare Richtlinien gegeben: Jede gute Note werde mit Geld belohnt: „Die wissen genau, wenn sie nicht spuren, gibt es nichts! – So habe ich es auch mit meinen Eltern gehalten: Als die mir reinreden wollten, habe ich den Kontakt abgebrochen." Dass seine Frau jetzt mit seinen Eltern Kontakt aufgenommen habe, mache ihn rasend.

Da er nebenbei in zahlreichen Vereinen sei, sei er nicht oft zu Hause. „Wissen Sie, als Geschäftsmann muss man die Kontakte pflegen, und als Vorsitzender kann ich dann auch Posten vergeben, das danken mir die anderen dann wieder durch Geschäftsverbindungen – eine Hand wäscht schließlich die andere! Hauptsache, ich habe die Oberhand!" Dass sein Arzt gesagt habe, er solle weniger machen, sei weltfremd: „Dann kann ich mich gleich beerdigen lassen!"

4.3.5 K3: Versorgung vs. Autarkie

Allgemeine Beschreibung

Zahlreiche neurobiologische, psychologische und psychoanalytische Motivationskonzeptionen beschreiben ein genuines evolutionär-biologisch verankertes und soziokulturell überformbares objektbezogenes Versorgungsbedürfnis (Benecke & Brauner, 2017; Bischof-Köhler, 2011; Emde, 2005; Harlow, 1971; Lichtenberg, 1991; Maslow, 1970; Panksepp & Biven, 2012). Grundlage ist das Motiv und die Bereitschaft zur Fürsorge und „Brutpflege" (Bischof, 1985, 2009; Bischof-Köhler & Bischof, 2018) als „caregiving system" (Lichtenberg et al., 2011). Die psychoanalytische Entwicklungstheorie beschrieb als Oralität anfangs die sinnliche Ausrichtung auf den Mund (oral) und erweiterte sich später zu den Bereichen Versorgung und Geborgenheit (Sandler & Dare, 1982). Die (konflikthaften/fehlenden) Interaktionserfahrungen Fürsorge/Geborgenheit des Menschen gestalten sein Bedürfnis nach Fürsorge/Geborgenheit bzw. seine Fähigkeit (Bedürfnis) der Selbstfürsorge/Versorgung anderer. Die Versorgungsbedürfnisse lassen sich klinisch klar von Abhängigkeitswünschen und die Autarkiebedürfnisse klar von Individuationswünschen unterscheiden.

Zentrales Motiv: Es geht um das grundsätzliche menschliche Bedürfnis nach emotionaler Versorgung und Geborgenheit, was auch materielle und körperliche Bedürfnisse einschließt. Die Fürsorge für emotional nahestehende Menschen („familiär-freundschaftliche Großgruppe") berührt das psychoanalytische Konzept der Oralität phänomenologisch, gründet aber nicht in dessen Triebtheorie.

Bei gelungener Entwicklung besteht einerseits eine innere Sicherheit darüber, genügend Versorgung und emotionale Geborgenheit bekommen zu haben und auch in Zukunft zu bekommen. Dies ermöglicht die Fähigkeit, sich auch selbst versorgen zu können sowie Unterstützung erbitten und annehmen zu können, ohne sich deshalb dem anderen übermäßig verpflichtet zu fühlen. Andererseits besteht auch eine innere Sicherheit darüber, anderen Zuwendung und emotionale Geborgenheit geben zu können, ohne das Gefühl zu haben, dabei selbst zu kurz zu kommen. Geben und Nehmen haben eine innere Selbstverständlichkeit und Ausgewogenheit, ohne ständige Befürchtung, zu wenig zu bekommen oder zu viel zu verlangen bzw. nicht genug zu geben. Flexibles Oszillieren um eine Mittelage zwischen den polaren Verarbeitungsmodi ist möglich. Diese Menschen sind gleichermaßen gut in der Lage, von anderen gut versorgt zu werden wie auch sich selbst und andere gut zu versorgen.

Gelingt diese Entwicklung nicht, besteht ein unausgewogen-drängendes Bedürfnis nach Versorgung und emotionaler Geborgenheit in Verbindung mit einem andauernden *Mangelerleben,* einerseits als eine schier unstillbare Bedürftigkeit oder andererseits als ein übermäßiges Geben, eine Aufopferung bis hin zur Selbstausbeutung für andere ohne Rücksicht auf die eigenen Bedürfnisse. Geben und Nehmen haben keine innere Selbstverständlichkeit und Ausgewogenheit, sondern gehen einerseits mit der beständigen Befürchtung einher, zu wenig zu bekommen oder zu viel zu verlangen bzw. mit der beständigen Sorge, nicht genug zu geben. Unbewusste Versorgungswünsche können durch forcierte Autarkie im Sinne einer Pseudoautarkie abgewehrt werden, etwa aus der biografisch gespeisten Befürchtung heraus, dass sie sowieso nicht erfüllt werden, oder aus der Furcht vor z. B. Abhängigkeit, Verpflichtung oder Ausgenutztwerden. Forcierte Pseudoautarkie erfordert hohe Anstrengungen und birgt die Gefahr, beim Versagen oder Erschöpfen der Selbstversorgung durch andere nicht sicher versorgt zu werden. Ein flexibles Oszillieren zwischen den polaren Verarbeitungsmodi ist nur unzureichend oder gar nicht möglich und es dominieren stattdessen idealtypische einseitige Konfliktlösungen im Sinne subjektiv besser ertragbarer „Auswege" aus dem Konflikt. Diese Menschen sind unzulänglich in der Lage, sowohl dafür zu sorgen, dass sie von anderen gut versorgt werden, als auch für sich selbst und andere gut zu sorgen. Versorgungs- und Geborgenheitswünsche bzw. deren Abwehr gestalten die Beziehung aus, konstituieren sie aber nicht. Vielmehr folgt die Ausgestaltung der Beziehung den spezifischen Wünschen nach emotionaler Versorgung und Geborgenheit bzw. deren Abwehr.

Zentrale Charakteristika des neurotischen Konflikts „Versorgung vs. Autarkie"

Repetitiv-dysfunktionales motivationales Muster

In der Selbst- oder/und Fremdwahrnehmung streben die betroffenen Menschen in für sie signifikanten Situationen im Übermaß immer wieder danach, emotionale Versorgung und

Geborgenheit von anderen zu erhalten bzw. pseudoautark nicht darauf angewiesen zu sein und stattdessen ihrerseits anderen emotionale Versorgung und Geborgenheit zu geben. Im Kern geht es um ein Streben nach Versorgung und Geborgenheit bzw. um die Befürchtung, diese zu verlieren oder gar nicht zu bekommen.

Kern- und Leitaffekte

Der unbewusste *Kernaffekt* ist ein subjektiv nicht erträgliches Mangelgefühl, eine Angst, nicht genug emotionale wie materielle Versorgung und Geborgenheit zu bekommen. Als *Leitaffekte,* die tendenziell eher bewusst sein und beobachtet werden können, erscheinen bei realem oder drohendem subjektivem Mangelerleben bzw. Verlust von emotionaler Versorgung und Geborgenheit primär Enttäuschung, Trauer oder Depression. Eine u.U. beständig spürbare Gekränktheit über die subjektiv erlebte Unterversorgung kann sekundär resultieren, ebenso wie Neid auf besser versorgte andere oder Schuldgefühle wegen der als übermäßig erlebten eigenen Bedürftigkeit. Wenn Menschen mit einem verfestigten Selbstverständnis als „Zu-kurz-Gekommene" die Versorgungsangebote anderer Menschen immer wieder aktiv zurückweisen, folgen daraus für sie häufig sekundäre Einsamkeitsgefühle.

Als Leitaffekte im aktiven Modus imponiert einerseits ein vordergründiger Stolz auf ihre immense Belastbarkeit (im Sinne einer unbewussten Selbstausbeutung), ihre aufopfernde Sorge um emotional bedeutsame andere und das Nichtangewiesensein auf die Unterstützung anderer. Als Ausdruck abgewehrter Versorgungswünsche bzw. subjektiv erlebter Unterversorgung schimmern untergründige Enttäuschung und Neid durch, sekundär oft auch eine Gekränktheit, da ihre tatsächliche Bedürftigkeit keine ausreichende Beachtung findet. Sekundär werden andere oft auch als undankbar erlebt, was zu Ärger, Klagen und Vorwürfen führen kann. Wenn eigene emotionale Bedürfnisse stark abgewehrt werden, führt jede Aktivierung dieser Bedürfnisse zu starken Selbstzweifeln („ich benötige zu viel") und/oder Schuldgefühlen.

Auslösesituationen

Die Thematik des emotionalen Mangels bzw. des Verlusts spielt als auslösende Situationen eine zentrale Rolle. Lebensgeschichtlich sind problematische Objektbeziehungserfahrungen mit wiederkehrenden Mangelerfahrungen bezüglich körperlicher, emotionaler und/oder materieller Versorgung zu erwarten. Im Erwachsenenalter (re-)aktivieren fantasierte oder subjektiv erlebte emotionale Mangelerfahrungen die neurotische Konfliktverarbeitung.

- Menschen im passiven Verarbeitungsmodus dekompensieren am ehesten, wenn ihre Strategien zur Sicherung ihrer Versorgung scheitern und keine Aussicht auf eine zeitnahe Befriedigung ihrer übersteigerten Bedürftigkeit erkennbar ist.
- Menschen im aktiven Verarbeitungsmodus dekompensieren am ehesten, wenn ihre forcierten pseudoautarken Strategien zusammenbrechen und damit ihre bislang abgewehrten emotionalen Versorgungswünsche durchbrechen. Dies geschieht bevorzugt bei erschöpfender Selbstüberforderung oder bei Krankheit, aber auch, wenn keine Objekte zur Versorgung mehr zur Verfügung stehen (altruistische Abtretung läuft ins Leere, z.B. Auszug der Kinder, Tod von bisher gepflegten Angehörigen).

Übertragungs- und Gegenübertragungsdynamik

Die (un-)bewusst beständig als gefährdet erlebte eigene emotionale Versorgung und Geborgenheit bzw. deren Abwehr überträgt der Betroffene auf wesentliche Objektbeziehungen. Auch in der therapeutischen Beziehung, die per se Versorgungsaspekte impliziert, werden rasch Versorgungs-Autarkie-Konstellationen in der Interaktion aktiviert.

In der Gegenübertragung werden Menschen mit passivem Verarbeitungsmodus als übermäßig bedürftig erlebt, als ob sie nie genug bekommen könnten („Fass ohne Boden"), bis hin zu sehr (ein-)forderndem, bisweilen gar „erpresserischem" Verhalten. Sie können aber auch beständig enttäuscht, lamentierend und (an-)klagend sowie wenig belastbar und schonungsbedürftig erscheinen. In der Gegenübertragung ist es daher schwierig, aktiv Forderungen an diese Menschen zu richten. Verspürt das Gegenüber anfangs noch aufrichtige Zuwendung und Unterstützungsimpulse, so weichen diese immer mehr einem Erleben von „Genervtsein" und Verärgerung, was häufig zu Rückzugstendenzen führt und den maladaptiven Interaktionszirkel verstärkt.

Menschen im aktiven Verarbeitungsmodus werden in der Gegenübertragung als äußerst leistungsstark, aufopfernd, belastbar und keinerlei Unterstützung bedürfend erlebt, sodass in der Gegenübertragung kaum oder gar keine Hilfsimpulse entstehen. Gleichzeitig wird die untergründige Sehnsucht nach Versorgung und Enttäuschung über die mangelnde emotionale Unterstützung spürbar. Reagierte das Gegenüber anfangs noch mit einer gewissen Dankbarkeit und u. U. Bewunderung diesen Menschen gegenüber, tendiert diese alsbald zu einem undankbar-verärgerten „Genervtsein" über die aufgedrängte Überversorgung, was häufig zu Rückzugstendenzen führt und den maladaptiven Interaktionszirkel verstärkt.

Aktiver und passiver Modus sowie Manifestationen

Es folgt zunächst die allgemeine Beschreibung der aktiven und passiven Modi des Konflikts Versorgung vs. Autarkie, gefolgt von Schilderungen, wie sich der Konflikt typischerweise auf unterschiedlichen Strukturniveaus manifestieren kann.

Allgemeine Beschreibung der Bewältigungsmodi des K3

Der **passive Modus** ist durch den Versuch gekennzeichnet, das innere Mangelerleben durch eine übermäßig enge Bindung an eine vorsorgende und emotionale Geborgenheit gebenden Bezugsperson zu kompensieren bzw. abzuwehren. Diese Menschen erscheinen ausgeprägt abhängig, anklammernd oder fordernd; die Beziehungsgestaltung kann mit den Begriffen „dependent and demanding" beschrieben werden.

Als Variante des passiven Modus erscheint der „Kontakthunger" mit dem Versuch, den erlebten inneren Mangel mit möglichst vielen Kontakten zu füllen. Daraus können zum Teil gar „parasitäre" Beziehungen erwachsen. Trennung wird erlebt als Verlust einer dringend benötigten Versorgungsstation und von Nestwärme.

Leitaffekte des subjektiven Mangelerlebens sind Enttäuschung, Trauer und Depression wie auch die Furcht, die Zuwendung und Versorgung des anderen zu verlieren. Häufig ist auch Neid auf die anderen anzutreffen, die nicht zu kurz gekommen sind und denen es besser geht. Die passive Strebung kann bis zu einer sekundären Motivation im Sinne einer „Lust am (Be-)klagen über das Zu-kurz-gekommen-Sein" werden.

Das Gegenüber reagiert nach initialer Sorge auf die ansprüchliche oder sogar „erpresserische" Beziehungsgestaltung letztlich meist genervt-abwehrend und ggf. mit Rückzug.

Der **aktive Modus** ist durch den Versuch gekennzeichnet, das innere Mangelerleben durch eine „Pseudoautarkie" zu kompensieren bzw. abzuwehren. In der Beziehungsgestaltung imponiert dies als übermäßige Bescheidenheit, Anspruchslosigkeit und Selbstgenügsamkeit im Sinne von „Ich brauche nichts für mich!". Diese selbstgenügsame Fürsorge um andere erlaubt eine „Erfüllung" der eigenen Bedürftigkeit („altruistische Abtretung"). Auch hier können enge Beziehungen eingefordert werden, um immer für den anderen „da sein zu können". Trennung wird als bedrohlicher Verlust des umsorgten Objekts erlebt, da es der altruistischen Abtretung die Basis entzieht.

Im bewussten affektiven Erleben dominiert bei den Betroffenen die Sorge um den anderen. Dahinter bleibt die abgewehrte (un-)bewusste eigene Bedürftigkeit untergründig jedoch meist als Sehnsucht nach emotionaler Versorgung und Geborgenheit spürbar. Dies kann sich äußern als Undankbarkeitserleben („Ich mache so viel und bekomme keinen Dank dafür!"), als unterschwelliger Neid („Die bekommen alles!") oder als unbewusste Hoffnung auf künftige Vergeltung („Irgendwann wird es mir vergolten."). Eigene Ansprüche zu stellen ist aber unmöglich und schon der Gedanke daran löst meist Schuldgefühle aus.

Das Gegenüber reagiert nach initialer Anerkennung und Dankbarkeit auf die Überfürsorglichkeit häufig mit starken Abgrenzungstendenzen und ggf. mit Rückzug.

Manifestationen des K3 auf verschiedenen strukturellen Verarbeitungsniveaus

Die Phänomenologie des Konflikts Versorgung vs. Autarkie wird bestimmt durch die strukturellen Verarbeitungsniveaus. Die Steigerung „Konfliktspannung – neurotischer Konflikt – Konfliktschema" geht i. d. R. einher mit sinkender struktureller Integration „gut – mäßig – gering" bis hin zum desintegrierten Strukturniveau (Tabelle 4-4). Wie die Abbildung 4-4 verdeutlicht, wird das menschliche Grundbedürfnis nach emotionaler Versorgung und Geborgenheit durch das jeweilige Strukturniveau unterschiedlich ausgestaltet bzw. ausgeformt.

Menschen mit einer gut bis mäßig integrierten Struktur, bei denen die Versorgungs-Autarkie-Thematik lediglich eine gewisse Akzentuierung erfahren hat, sind aufgrund enttäuschter intrapsychischer Versorgungs- und Geborgenheitswünsche zwar im Sinne einer **Konfliktspannung** belastet, doch geht diese üblicherweise ohne einen relevanten Leidensdruck und symptomwertige Einschränkungen einher.

Bei Menschen mit einer mäßig integrierten Struktur, bei denen die Versorgungs-Autarkie-Thematik tendenziell übersteuernd reguliert wird, ist die Beziehungsgestaltung im Sinne eines **neurotischen Konflikts** durch ein Entweder-oder (Versorgung vs. Pseudoautarkie) geprägt. Dieses repetitiv-dysfunktionale neurotische Muster geht üblicherweise einher mit einem deutlichen Leidensdruck und symptomwertigen Einschränkungen.

Menschen mit einer eher gering integrierten Struktur, bei denen sich die Versorgungs-Autarkie-Thematik als **Konfliktschema** zeigt und tendenziell untersteuernd reguliert wird, sind aufgrund oft abrupter Wechsel zwischen exzessiven Versorgungs- bzw. (Pseudo-)Autarkieimpulsen im Sinne eines Konfliktschemas belastet. Es kann aber auch zu Arretierung im passiven oder aktiven Modus kommen, z. B. in Form einer chronisch parasitären Lebensweise (passiver Modus) oder chronischer exzessiver Selbstausbeutung (aktiver Modus). Dieses Konfliktschema kann sowohl mit erheblichem oder auch gänzlich fehlenden Leidensdruck einhergehen.

Bei Menschen mit einem **desintegrierten Strukturniveau** sind noch extremere Kompensationsmechanismen, teils mit Realitätsumdeutungen möglich (Kap. 4.4).

Differenzialdiagnose der Konfliktdynamik Versorgung vs. Autarkie

Versorgung vs. Autarkie muss abgegrenzt werden von **Abhängigkeit vs. Individuation** (K1, Kap. 4.3.3). Da beide Motivationssysteme in der Entwicklung von Anbeginn an bestehen und sich vielfältig überschneiden, kann eine Abgrenzung manchmal schwierig sein. Während es sich beim Abhängigkeit-Individuation-Konflikt um eine existenziellen „Seins-Abhängigkeit" *von* der Beziehung handelt, geht es im passiven Modus des Versorgung-Autarkie-Konflikts um eine „Abhängigkeit" *in* der Beziehung, in der die Versorgungs- und Geborgenheitswünsche bzw. deren Verarbeitungsmodus nicht Bindung und Beziehung konstituieren, sondern sie lediglich spezifisch ausgestalten. In dem einen Fall geht es darum, dass überhaupt ein Objekt verfügbar ist (K1), im anderen Fall darum, dass

Tabelle 4-4: Charakteristik des K3 auf unterschiedlichem strukturellem Verarbeitungsniveau.

passiver Modus	**aktiver Modus**
K3: Charakteristik der Konfliktspannung	
Bei den Betroffenen besteht eine Neigung, andere enger an sich zu binden, um emotionale Versorgung und Geborgenheit zu gewinnen. Werden die Versorgungswünsche nicht erfüllt oder kommt es zur Trennung vom versorgenden Objekt, können milde Enttäuschung über den Verlust der Zuwendung oder auch leichte Verärgerung über das „Hängengelassenwerden" resultieren, was meist schnell wieder überwunden werden kann. Den Betroffenen gelingt es, dass ihnen ihr soziales Umfeld ein ausreichendes Versorgungs- und Geborgenheitserleben gibt. Interpersonell werden die Betroffenen eher als ansprüchlich erlebt, was beim Gegenüber eher zur überwiegend innerlichen Distanzierung bzw. Abgrenzung führen kann („bin nicht mehr für dich zuständig"). Grundsätzlich ist noch eine flexible Regulierung der Konfliktspannung ohne klinisch bedeutsamen Leidensdruck möglich.	Bei den Betroffenen besteht eine Neigung, sich besonders fürsorglich um andere zu kümmern – unter Zurückstellung der eigenen Bedürfnisse. Werden die Möglichkeiten zur pseudoautarken Verarbeitung der Versorgungswünsche beschränkt, können leichte Enttäuschung und Verärgerung über die „Undankbarkeit" der anderen resultieren, was meist schnell wieder überwunden werden kann. Den Betroffenen gelingt es, ihre pseudoautarken Wünsche zu realisieren und ihre etwas überfürsorglichen Neigungen umzusetzen. Grundsätzlich ist noch eine flexible Regulierung der Konfliktspannung ohne klinisch bedeutsamen Leidensdruck möglich.
K3: Charakteristik des neurotischen Konflikts	
Bei den Betroffenen besteht eine ausgeprägte *Strebung*, emotionale Versorgung und Geborgenheit zu erhalten. Sie gestalten ausgeprägt abhängige, anklammernde bzw. (ein-)fordernde Beziehungen („dependent and demanding"). Alternativ erscheint der „Kontakthunger". Hieraus erwachsen temporäre und z.T. geradezu „parasitäre" Beziehungen (z.B. „Hotel Mama" bei jungen Erwachsenen). Werden die Versorgungsbestrebungen zurückgewiesen, können als Leitaffekte starke Enttäuschung, Trauer und depressive Niedergeschlagenheit und auch Ängste über den Verlust der emotionalen Versorgung und Zuwendung resultieren. Trennung wird erlebt als bedrohlicher Verlust einer dringend benötigten Versorgungsstation und von Nestwärme. Sekundär können Neid und Ärger („Die anderen erhalten aber mehr!") auftreten.	Bei den Betroffenen besteht eine ausgeprägte *Strebung*, anderen immer wieder emotionale Versorgung und Geborgenheit zu geben, und zwar unter nahezu vollständigem Verzicht auf eigene Versorgungsbedürfnisse. Dies führt zur Gestaltung von Beziehungen im Sinne einer „altruistischen" Grundhaltung, d.h. einer u.U. bis zur Aufopferung gehenden allumfänglichen Fürsorge für andere (wie z.B. die Versorgungs-Parentifizierung). Gleichzeitig bestehen eine ausgeprägte Bescheidenheit und Anspruchslosigkeit, um möglichst niemandem „zur Last zu fallen". Im bewussten Erleben dominiert die Sorge um den anderen bei spürbarer untergründiger Traurigkeit und Sehnsucht nach Versorgung. Auch sekundärer Ärger über die Undankbarkeit anderer („Ich erbringe so viel und erhalte nichts dafür!") sind häufig, oft verbunden mit Schuldgefühlen, sobald sich die eigene Bedürftigkeit meldet.
Als Reaktion auf dieses Verhaltensmuster erlebt der Untersucher in der Gegenübertragung initial Sorge, rasch aber auch Ohnmacht und Ärger.	Werden die Möglichkeiten zur pseudoautarken Verarbeitung eingeschränkt, können als Leitaffekte Ärger, Selbstzweifel und/oder Versagensängste und Trauer bis hin zur depressiven Niedergeschlagenheit resultieren. In der Gegenübertragung ruft dieses Verhaltensmuster („Immer alles für den anderen machen") ein Abgrenzungserleben bis hin zum „Genervtsein", Ärger und Rückzugsimpulsen hervor.
K3: Charakteristik des Konfliktschemas	
Für Konfliktschemata bei eher geringem Strukturniveau gilt allgemein eine ausgeprägte situations-/erlebensabhängige Instabilität bis hin zur Fluktuation, sodass das dysfunktionale Erleben/Verhalten sowohl überzeichnet als auch diffus erscheinen kann und dann nur passager erkennbar ist. Es finden sich aber auch starre Arretierungen im passiven oder aktiven Modus.	
Bei den Betroffenen besteht ein *Ausgeliefertsein* an ein von eigenen Nöten getriebenes exzessives Verlangen, von anderen Versorgung und emotionale Geborgenheit zu erhalten. Die Beziehungsgestaltung ist eher impulsiv akzentuiert und sehr stark durch die manipulative, destruktiv-aussaugende Ausplünderung anderer geprägt. Versorgungsnöte prägen die Beziehungen, eine nahezu unersättliche „Gier" bzw. ein nahezu existenzieller „Kontakthunger": „Du musst mich versorgen!". Wird das Versorgungsbegehren nicht vollständig erfüllt oder gar zurückgewiesen, können die fragilen Regulationsmechanismen rasch zusammenbrechen, u.U. in eine schwere Depressivität münden oder auch in den aktiven Modus umschlagen („Ich brauche nichts und niemanden!"). In der Gegenübertragung resultieren sehr rasch Gefühle von Ausgebeutetsein mit entsprechendem Ärger und deutlichen Abgrenzungsimpulsen.	Bei den Betroffenen besteht ein *Ausgeliefertsein* an vorherrschende destruktiv-selbstausbeuterische Impulse, andere exzessiv versorgen zu müssen. Die Beziehungsgestaltung ist eher impulsiv akzentuiert und sehr stark durch die Verpflichtungen anderer zur Dankbarkeit bestimmt: „Du musst dich von mir versorgen lassen und dankbar sein!". Werden die Möglichkeiten zur pseudoautarken Verarbeitung der Versorgungsnöte beschränkt, können die fragilen Regulationsmechanismen rasch zusammenbrechen und u.U. in eine schwere Depressivität münden, in den passiven Modus umschlagen oder gar zur Aufkündigung der Versorgungsbeziehung bis zur völligen Vernachlässigung des anderen führen. Als Leitaffekte können heftige Enttäuschungswut sowie schwere Depressivität bis hin zu Sinnlosigkeitsgefühlen und Rückzugstendenzen über die zurückgewiesene Zuwendung resultieren. In der Gegenübertragung treten sehr rasch Abgrenzungsimpulse bis hin zu massivem Ärger bezüglich der aufgezwungenen Überfürsorglichkeit auf.
Bei Menschen mit einem **desintegrierten Strukturniveau** sind noch extremere Kompensationsmechanismen, teils mit Realitätsumdeutungen möglich (Kap. 4.4).	

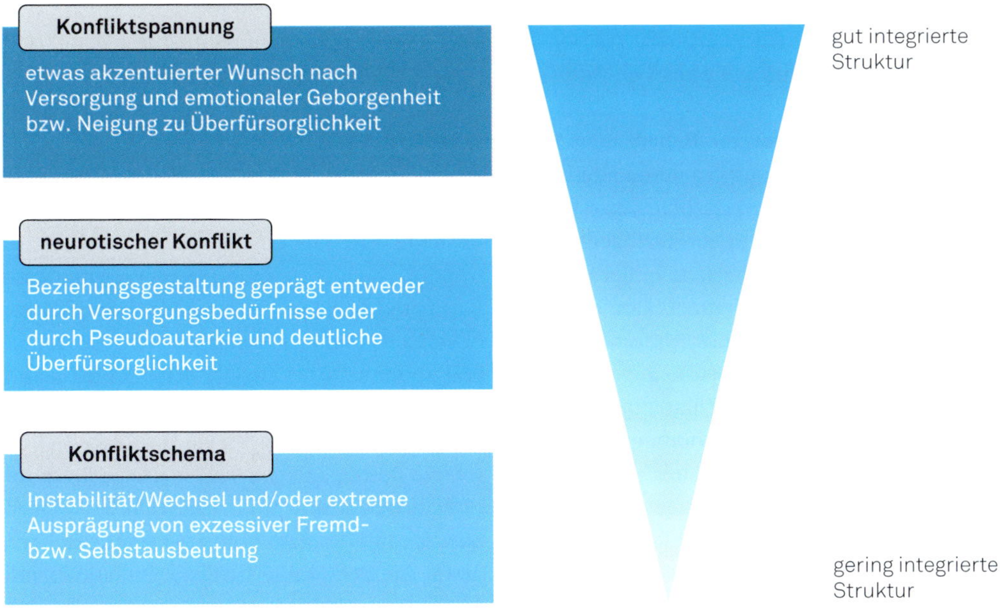

Abbildung 4-4: Die Korrespondenz der Konfliktdynamik im Spannungsfeld „Versorgung vs. Autarkie" und den 3 Ebenen Konfliktspannung (oberer Pol, eher gut integrierte Struktur), neurotischer Konflikt (eher mäßig integrierte Struktur) und Konfliktschema (unterer Pol, eher gering integriertes Strukturniveau).

ein Objekt Versorgung und Geborgenheit zur Verfügung bereitstellt (K3).

Versorgung vs. Autarkie hat Bezüge zur **Selbstwertthematik** (K4, Kap. 4.3.6). Unbefriedigte Versorgungserwartungen oder zurückgewiesene altruistische Fürsorgebemühungen können mit schmerzlich enttäuschten Kränkungen und nachhaltigen Selbstzweifeln einhergehen. Im *aktiven Modus* des Versorgung-Autarkie-Konflikts steht das pseudoautarke Verhalten als altruistische Abtretung im Dienste der Abwehr von Versorgungs- und Geborgenheitswünschen und nicht der Darstellung der eigenen Bedeutsamkeit im Dienste der Selbstwertstabilisierung, unabhängig davon, dass eine gewisse wertschätzende Anerkennung damit verbunden ist, für andere unverzichtbar geworden zu sein. Im *passiven Modus* des Versorgung-Autarkie-Konflikts stehen Enttäuschungen, Kränkungen und Selbstzweifel im Zusammenhang mit erlittenen Versorgungsmängeln und nicht im Zusammenhang mit der grundsätzlichen Wertschätzung des Betroffenen an sich durch andere.

Da sich das Motivationssystem Altruismus-Fürsorge (Brutpflege) in enger Wechselwirkung mit der Über-Ich-Entwicklung entfaltet, muss der Versorgung-Autarkie-Konflikt auch von der **Schuldthematik** (K5, Kap. 4.3.7) differenziert werden. Im *passiven Modus* des Versorgung-Autarkie-Konflikts können sekundär Schuldgefühle resultieren, wenn die Unausgewogenheit und das Ausbeuterische des eigenen Verhaltens den Betroffenen einsichtig wird. Im *aktiven Modus* des Versorgung-Autarkie-Konflikts kann die Aktivierung stark abgewehrter eigener emotionaler Bedürfnisse starke Schuldgefühle (und auch Selbstzweifel) mobilisieren. Diese können in Selbstvorwürfen und Wiedergutmachungshandlungen bis hin zu einem manchmal überhöhten Einsatz für andere münden. Abzugrenzen sind die Sühne bewusster oder unbewusster Schuldgefühle und/oder selbstquälerische, masochistische Tendenzen.

Fallbeispiele

Versorgung vs. Autarkie – passiver Modus: der Justizbeamte

Herr K. (36 Jahre) kam zur Behandlung aufgrund einer seit einem Jahr zunehmenden Depression. Die depressiven Gefühle von Sinnlosigkeit hatten sich bis hin zu Suizidgedanken gesteigert. Ängste – die Eltern zu verlieren – bestehen seit der Kindheit. Erstmals kam es zu einer klinischen Depressionssymptomatik vor 10 Jahren, als seine erste Ehefrau ihn wegen eines neuen Partners verlassen hatte. In der Folge führte er eine dreijährige Psychotherapie durch. In dieser Zeit heiratete Herr K. ein zweites Mal und kurz darauf wurde die einzige Tochter geboren. Seit der Geburt hat Herr K. das Gefühl, er werde nicht mehr beachtet. Die aktuelle Zunahme der Symptomatik führt er selbst auf die zunehmende Verselbstständigung der Tochter zurück („Die braucht mich nicht mehr.") und auf eine Beförderung als Justizbeamter. Mit dieser Beförderung hat er andere Kolleg:innen hinter sich gelassen und muss evtl. mit einer Versetzung an einen anderen Wohnort rechnen. Herr K. wirkt im Kontakt grau und unattraktiv, z. T. etwas ungepflegt, gleichzeitig klammert er sich sehr schnell an und fordert stetig die Linderung seiner „schlimmen" Depression: „Tun Sie doch was für mich!". Affektiv leitend ist die stetige Angst, dass andere ihn verlassen, er andere verlieren könnte und die depressiven Gefühle zunähmen. Er erlebt sich als abhängig von der Liebe und Versorgung anderer Menschen, obwohl er immer versuche, anderen etwas zu geben. In der Ausdrucksfähigkeit eigener Gefühle und Bedürfnisse erscheint Herr K. sehr stark gehemmt. Herr K. wuchs in einer Kleinstadt auf, der Vater versuchte sich selbstständig zu machen und scheiterte. Seit dieser Zeit hatte die Mutter die Aufgabe, für den Unterhalt der dreiköpfigen Familie zu sorgen. Zu der Mutter besteht auch heute noch eine enge Beziehung. Sie wird idealisiert, wobei sie gleichzeitig wenig fassbar und grau, nur als „Versorgerin" erscheint. Der Vater versuchte dann als Handelsreisender Erfolg zu haben, war kaum mehr zu Hause, sodass sich die Beziehung des Sohns zur Mutter weiter vertiefte. Seine erste Ehefrau lernte er während der Ausbildung kennen: „Sie war wie meine Mutter.". Voller Scham deutet Herrn K. im Gespräch anscheinend erhebliche sexuelle Probleme an, die möglicherweise dazu führten, dass sich seine erste Ehefrau einem anderen Mann zuwandte. Auch die zweite Ehefrau lernte er im Berufsumfeld kennen. Sie wird ebenfalls als unterstützend und versorgend beschrieben. Sexualität spielt seit der Geburt der Tochter kaum mehr eine Rolle. Beruflich herrschen unauffällige und gute Beziehungen vor. Er fühlte sich in seinem Beruf geborgen, bis die jetzige Beförderung dies bedrohte. Im sozialen Umfeld gibt es eher wenige Kontakte ohne wesentliche Konflikte. Die Symptome zwingen ihn, ständig zu Ärzten zu gehen.

Kommentar: Es handelt sich um einen Patienten, der grundsätzlich zu einer Beziehung in der Lage ist, wobei deren Erleben und Gestaltung durch Versorgungs- und Geborgenheitswünsche bestimmt wird. Es finden sich auch ödipale Konfliktaspekte (K4 passiv). Die strukturellen Funktionen erscheinen nicht wesentlich eingeschränkt.

Versorgung vs. Autarkie – aktiver Modus: die Hände des Vaters

Frau M. (63 Jahre) kam wegen einer depressiven Episode, starker Vergesslichkeit und multiplen Gelenkschmerzen zum zweiten Mal in stationäre Therapie, nachdem nach dem Tod beider Eltern ein Streit mit ihrer älteren Schwester, die sich nie um die Pflege der Eltern gekümmert hatte, um das elterliche Erbe juristisch eskaliert war. Zusätzlich zu ihren Verpflichtungen als aktiv-fördernde Lehrerin und umsorgende Großmutter sowie ihrem sozialen Engagement pflegte sie ihre körperbehinderten und dementen Eltern über fast 10 Jahre „Tag und Nacht" bei sich im Haus. Als ein Pflegeheim unumgänglich wurde, machte sie sich große Vorwürfe, versagt zu haben und besuchte ihre Eltern aus „Pflichtgefühl" und entgegen ihren Impulsen nahezu täglich. Als diese Eltern wenige Wochen vor der stationären Aufnahme dann kurz nacheinander verstarben, plagten sie schwere Schuldgefühle wegen der empfundenen Erleichterung über das Ende der kräftezehrenden Pflege. Ihrem beruflich exponierten Mann arbeitete sie stets im Hintergrund zu. Für ihre Kinder war sie „immer voll da". Ihre zunehmenden körperlichen Gebrechen versuchte sie jahrelang zu ignorieren und zwang sich, bis es nicht mehr ging, ihren Alltagsverpflichtungen nachzukommen und versorgte selbst mit eingegipstem Bein ihre Familie. In der Betreuung ihrer beiden kleinen Enkelkinder fühlt sie sich inzwischen allerdings körperlich wie seelisch mehr und mehr überfordert. Während ihrer Ehe fühlte sie sich von ihrem beruflich absorbierten Mann zu wenig „gesehen" und „wertgeschätzt". Emotional wie sexuell vernachlässigt ging sie in ihrer Enttäuschung und ihrem Groll darüber zeitweilig eine Affäre ein, ging aber wieder zu ihrem Mann zurück, nachdem er sie erneut umworben hatte. Im Gespräch fiel auf, dass Frau M. ihre Traurigkeit, Erschöpfung und Angst, dement und hilflos wie die Eltern zu werden, tapfer herunterzuspielen versuchte. Sich selbst beschrieb sie als eher zurückhaltend, als jemanden, die stets für andere da ist und gelernt hat, möglichst nichts und niemanden zu brauchen, alles mit sich selbst abzumachen, zu kämpfen und durchzuhalten. Biografisch war zu erfahren, dass der Vater herzlich, aber auch sehr streng und leistungsorientiert war. Im Krieg hatte er beide Hände verloren, worüber in der Familie nie geredet wurde. Statt ihre Freizeit mit Schulfreundinnen zu verbringen, erledigte sie selbst schwerste Arbeiten in Haus und Garten für den mehrfach behinderten Vater. Stolz berichtete sie: „Ich war die Hände meines Vaters, seine Augen und seine Ohren." Der geliebt-idealisierte Vater, der sich nie von seinen körperlichen Gebrechen hat einschränken lassen, war ihr großes Vorbild. Im Team mit ihm sah sie sich als „die Kümmerer" der Familie. Ihre meist jammernd-klagende Mutter verachtete sie hingegen. Deren Weinen erlebte sie als manipulativ eingesetzte Schwäche, um die Hilfe anderer zu bekommen, ohne sich selbst anstrengen zu müssen. Deren oft unberechenbare und fordernde Seite fürchtete sie. Im Bericht, dass es mit ihrer Schwester seit Jugendtagen Streitereien gab, weil diese mit der Mutter stets mehr im Bunde war, klangen neidvoll-sehnsüchtig Geborgenheitswünsche an. Die einerseits als aufopfernd und stolz auf ihre Belastbarkeit, andererseits aber auch über die unzureichende Würdigung ihres Einsatzes enttäuscht imponierende Patientin löste im Interview keinen spontanen Hilfsimpuls aus.

Kommentar: Es handelt sich um eine Patientin, die grundsätzlich zu einer Beziehung in der Lage ist. Hinter ihrer pseudoautarken Fassade ist eine abgewehrte untergründige Sehnsucht nach emotionaler Unterstützung und Geborgenheit spürbar. Es finden sich auch Hinweise auf Selbstwert-, Schuld- und ödipale Konfliktanteile (K4 passiv, K5 passiv, K6 gemischt eher passiv). Die strukturellen Funktionen erscheinen nicht wesentlich eingeschränkt.

4.3.6 K4: Selbstwertkonflikt (Selbst- vs. Objektwert)

Allgemeine Beschreibung

Zentrales Motiv ist der Wunsch nach Anerkennung und Wertschätzung. Jeder Mensch ist auf Entwicklung und Aufrechterhaltung seines Selbstwertgefühls bedacht. Der erlebte Selbstwert spiegelt die Distanz zwischen dem eigenen Ideal (Idealselbst: „So will ich, so sollte ich sein!") und der Einschätzung über den Istzustand des Selbst (Realselbst: „So bin ich") wider; eine akzeptable Distanz zwischen Ideal- und Realselbst ist eine Grundvoraussetzung für psychisches Wohlbefinden.

Aus der griechischen Mythologie (Narziss verliebt sich in sein eigenes Bild und wertet andere ab) führt Freud den „primären" Narzissmus in die Libidotheorie ein. Alfred Adler (1907) trennte sich von der Libidotheorie und sah das Minderwertigkeitserleben („Organminderwertigkeit“) und dessen körperliche und psychische Verarbeitung als wesentlich. Die Ich- und Selbstpsychologie sah in der Folge in dem Streben nach Selbstwert (und dem Vermeiden von Unwert) das Motiv für „einen spannungsfreien Ich-Zustand“ mit Wohlbefinden (Sandler & Joffe, 1969), die Selbstpsychologie (Kohut, 1971) beschrieb die narzisstische Pathologie als motivationales neurotisches Geschehen, die Objektpsychologie (Kernberg, 1975) sieht die Selbst-Objektwertigkeit als strukturelles Regulationsproblem. Das Streben nach Selbstwerterhöhung oder Selbstwertschutz findet sich in nahezu allen motivationstheoretischen Ansätzen als ein basales menschliches Motivsystem (Übersicht in Benecke & Brauner, 2017).

Bei gelungener Entwicklung besteht eine innere Sicherheit über den eigenen „Wert“ als Mensch, sodass sich die Frage, wer wie viel wert ist, gar nicht stellt, und auch keine Notwendigkeit zur Abwertung anderer besteht. Es besteht eine innere Selbstverständlichkeit und Ausgewogenheit darin, sowohl sich selbst und anderen eine Wertigkeit zuzumessen, als auch darin, sich selbst und andere infrage stellen zu können.

Das Selbstwerterleben ist abhängig von der adäquaten, narzisstischen Zufuhr durch die Beziehungspersonen. Zu viel oder zu wenig dieser Zufuhr beeinträchtigt die Verinnerlichung eines zeitlich überdauernden und von außen unabhängigeren Selbstwertgefühls (vgl. Arbeitskreis OPD-KJ, 2013).

Gelingt diese Entwicklung nicht, besteht innerlich eine existenzielle Verunsicherung bezüglich des eigenen Wertes bis hin zu Minderwertigkeitserleben, verbunden mit massiver und leicht aktivierbarer Scham/Kränkbarkeit, sodass die „Wert“-Frage bzw. deren Bewältigungsversuche das psychische Geschehen dominieren in Form des aktiven oder passiven Bewältigungsmodus. Aufgrund entsprechender biografischer Erfahrungen sind die Anstrengungen zur Anerkennung des Selbstwerts in der Vergangenheit und/oder aktuell übermäßig stark oder unzureichend/gescheitert. Dies äußert sich darin, dass Beziehungen dysfunktional zur Regulierung der Selbstwertfrage gestaltet werden (aktiv-passiv). Die Konflikte beziehen sich hierbei auf den Selbst- vs. Objektwert als die unangepassten Pole der Fähigkeit „sich selbst und andere infrage stellen zu können“ und „sich selbst und anderen eine Wertigkeit zumessen zu können“. Im aktiven Bewältigungsmodus werden die anderen entwertet und der eigene Wert überhöht. Im passiven Modus wird der Wert der anderen überhöht und die eigene Minderwertigkeit betont.

Das Motivationssystem des Selbst- vs. Objektwertes wird durch aktuelle gesellschaftliche Entwicklungen mit permanentem Druck zur Perfektionierung und Selbstoptimierung in allen Lebensbereichen und Verbreitung dieser Ideale über die Medien besonders angesprochen. Die repetitiven Konfliktmuster des Erlebens und Verhaltens führen einerseits in auslösenden Situationen zu Symptomen, andererseits gestalten sie bei starker Ausprägung eine konflikthafte Persönlichkeit bis hin zur Persönlichkeitsstörung (z. B. narzisstische oder selbstunsichere Persönlichkeitsstörung) nach DSM-5.

Zentrale Charakteristik des neurotischen Konflikts „Selbst- vs. Objektwert“

Repetitiv-dysfunktionales motivationales Muster

Die Beziehungen werden dysfunktional zur Regulierung der Selbstwertfrage gestaltet. Im aktiven Modus werden die anderen entwertet und man selbst überhöht bzw. es werden Menschen gesucht, die einen bewundern und darüber den Selbstwert stabilisieren. Im passiven Modus werden die anderen überhöht und man selbst abgewertet (Modus des Entweder-oder).

Kern- und Leitaffekt

Der *Kernaffekt,* der abgewehrt werden muss, ist die subjektiv nicht erträgliche Minderwertigkeit, eine intensive Scham/Beschämung. Als *Leitaffekte* erscheinen Angst vor Beschämung, Grandiosität und narzisstische Wut, wenn der

Selbstwert infrage gestellt/bedroht wird (Kränkung) oder Minderwertigkeitsgefühle/Scham beim Vergleich mit anderen. In Letzteren kann sich ein narzisstischer Triumph („Ich bin der größte Loser") oder die Ersparung der weiteren Beschämung („Wenn ich mich selbst klein mache, kann es kein anderer tun."; „Den Abschluss schaffe ich nie, deswegen versuche ich es gar nicht erst.") verbergen. Die Leitaffekte können bewusst, unterdrückt oder abgewehrt sein.

Auslösesituationen

Biografisch zu erwarten sind in der Lebensgeschichte immer wieder auftretende lang anhaltende Auf- und/oder Abwertung des eigenen Selbst und anderer Menschen. Auslösesituationen, die den Konflikt aktivieren und als dysfunktionaler Lösungsversuch zum Auftreten einer psychischen/psychosomatischen Symptomatik führen können sind fantasierte oder tatsächlich erlebte Situationen des Scheiterns oder der Versagung mit Kränkung des Selbstwertes oder aber Versuchungssituationen, in denen fantasierter Erfolg und Scheitern potenziell nahe beieinanderliegen, wenn Erfolg möglich erscheint, in Verbindung mit fantasiertem Scheitern.

Übertragungs- und Gegenübertragungsdynamik

Im *passiven Modus* kann in der Übertragung die idealisierende Bewunderung (für andere sowie die Untersucher:in) deutlich werden, wobei untergründig durchaus Abwertendes spürbar sein kann, in der Gegenübertragung spürbare Peinlichkeit (Fremdschämen), Gefühle des Unterstützen-/„Aufrichten"-Wollens oder des Herabsetzens. Im *aktiven Modus* wird die Untersucher:in in ihrer Kompetenz oft infrage gestellt bis hin zu offener Abwertung. In der Gegenübertragung entstehen (je nach eigener Vulnerabilität) Kränkungsgefühle, Scham und Rechtfertigungsimpulse aufgrund der Abwertung durch das Gegenüber, möglicherweise gefolgt von Ärger bis hin zu Herabsetzung oder Entwertung des Gegenübers.

Aktiver und passiver Modus sowie Manifestationen

Es folgt zunächst die allgemeine Beschreibung des aktiven und passiven Modus des Konflikts „Selbst- vs. Objektwert", gefolgt von Schilderungen, wie sich der Konflikt in typischer Weise auf unterschiedlichen Strukturniveaus manifestieren kann.

Allgemeine Beschreibung der Bewältigungsmodi des K4

Im **passiven Modus** wird die Minderwertigkeit erlebt und manchmal regelrecht vor sich hergetragen. Es besteht eine Überzeugung des eigenen Unvermögens, der Unattraktivität usw. Die damit verbundene massive Scham wird dadurch reguliert, dass der Versuch aufgegeben wird, den (meist völlig überzogenen inneren) eigenen Idealvorstellungen zu entsprechen und damit auch jegliche Aussicht auf Entwicklung. So können sich die Personen in der Existenz als „unwichtiges Mängelexemplar" gewissermaßen einrichten (auch in der Partnerwahl) und darin sogar eine Form von narzisstischer Befriedigung finden (z. B. indem aus ihrem Unglück etwas ganz „Außergewöhnliches" gemacht wird und man darin nur um sich selbst kreist). Die Selbstentwertungen („Ich war schon immer ein Verlierer") schützen vor erneuter Beschämung, Scheitern, Ausgestoßenwerden.

In der oft gezeigten idealisierenden Bewunderung anderer finden sich nicht selten subtile Entwertungen (und sei es darin, den anderen in seiner Empfänglichkeit auf die vermeintliche Bewunderung vorzuführen). Bei narzisstisch gut regulierten Personen löst sowohl das selbstabwertende als auch das andere bewundernde Verhalten eher Peinlichkeit aus.

Im **aktiven Modus** imponiert eine forcierte Selbstsicherheit der Person sowie Abwertungen der anderen als Versuch zur Bewältigung des eigenen Minderwertigkeitserlebens, eigener innerer Beschämung.

Die Person kann auf den ersten Blick selbstsicher wirken, die hintergründige Unsicherheit wird jedoch bald wahrgenommen („pseudoselbstsicher"). Die Brüchigkeit der Selbstwertregulation wird auch in der leichten Kränkbarkeit deutlich, was sich dann häufig in Gereiztheit oder „narzisstischer" Wut äußert.

Das Verhalten in allen Lebensbereichen dient der Kompensation des brüchigen Selbstwertgefühls. Insbesondere sollen die anderen die eigene „Großartigkeit" anerkennen bzw. bewundern. Verweigern sich andere, löst dies Wut und Entwertung aus.

Generell werden andere zur Stabilisierung des eigenen Selbstwertes meist entwertet.

Daher kommt es mit anderen meist rasch zu interpersonellen Konflikten, die oft mit beiderseitigen Kränkungen und Rückzug enden.

Manifestationen des K4 auf verschiedenen strukturellen Verarbeitungsniveaus

Das Selbstwertthema manifestiert sich auf den unterschiedlichen strukturellen Niveaus in einem Kontinuum mit fließenden Übergangen: Von der subklinischen **Konfliktspannung** (hohe, die Persönlichkeit prägende subjektive Bedeutung von Anerkennung und Wertschätzung in einem noch nicht dysfunktionalen Ausmaß) über die **neurotischen Konflikte** (repetitive dysfunktionale, interpersonelle und intrapsychische Muster, in denen die Lebens- und Beziehungsgestaltung zeitlich überdauernd der Bewältigung des Selbstwertkonflikts wie oben beschrieben dient) bis hin zu **Konfliktschemata** bei gering integrierter Struktur, in denen die Selbstwertregulation zwischen Grandiosität und massiver Selbst- und Fremdabwertung schwankt und auch zeitlich schnell zwischen diesen Polen oszillieren kann (Tabelle 4-5, Abbildung 4-5).

Jedem Menschen ist der Wunsch nach Anerkennung und Wertschätzung – ebenso wie die Fähigkeit, andere wertzuschätzen – eigen. Die jeweilige kulturelle und individuelle Sozialisation hat zu entsprechenden persönlichen Lösungen und inneren Mustern geführt, die immer wieder zu **Konfliktspannungen** führen (z.B. alltägliche Kränkungen belasten das Selbstwertgefühl), die im Wesentlichen adaptiv bewältigt werden können.

Beim **neurotischen Konflikt** haben sich biografisch ungeeignete oder einseitige „Entweder-oder-Lösungen" (dysfunktional) entwickelt (z.B. aktive übermäßige Kompensation, aktiver Modus der Konfliktverarbeitung). In Situationen, in denen das genannte Selbstwertthema angesprochen wird, führt dies repetitiv zu immer wieder ähnlichen Bewältigungsmustern mit den dazugehörigen Affekten (z.B. narzisstische Wut, Abwertung anderer).

Bei gering integrierter Struktur kann das Selbstwertsystem aufgrund der Probleme der Selbstregulation sowie der Probleme einer realistischen Selbst- und Objektwahrnehmung nicht stabil reguliert werden, das **Konfliktschema** Selbst- vs. Objektwert wechselt z.T. abrupt zwischen Grandiosität und Abwertung anderer oder eigener massiver Selbstabwertung und Idealisierung der anderen bei oft minimalen Anlässen/ Herausforderungen. Es finden sich aber auch starre Arretierungen im passiven oder aktiven Modus, beispielsweise in einer schweren narzisstischen Persönlichkeitsstörung (aktiver Modus) oder einer chronischen schweren depressiven Erkrankung (passiver Modus).

Bei Menschen mit einem desintegrierten Strukturniveau sind noch extremere Kompensationsmechanismen, teils mit Realitätsumdeutungen, möglich (Kap. 4.4).

Differenzialdiagnose der Konfliktdynamik Selbstwert

Bedeutsame Selbstwertkonflikte einer Person überragen eindeutig in ihrem Ausmaß jene narzisstischen Probleme, die in anderen Konfliktebenen enthalten sind. Daher ist hier nicht die grundsätzliche Kränkung bzw. Selbstwertstabilisierung durch Beteiligung des narzisstischen Motivationssystems (narzisstische „Tönung") beim Auftreten jedes anderen Konflikts gemeint.

Tabelle 4-5: Charakteristik des K4 auf unterschiedlichem strukturellem Verarbeitungsniveau.

passiver Modus	aktiver Modus
K4: Charakteristik der Konfliktspannung	
Es besteht ein akzentuierter Wunsch nach Anerkennung und Wertschätzung sowie eine *Neigung*, den eigenen Selbstwert leicht infrage zu stellen, sich innerlich zum eigenen Nachteil mit anderen zu vergleichen, sich zu schämen bzw. andere eher zu bewundern, ohne dass dies i. d. R. zu kritischen bzw. anhaltenden und klinisch relevanten Einbrüchen im Selbstwertgefühl führt.	Es besteht ein akzentuierter Wunsch nach Anerkennung und Wertschätzung sowie eine *Neigung*, den eigenen Selbstwert zu überhöhen und den Wert/die Fähigkeiten der Objekte im Vergleich zu den eigenen leicht infrage zu stellen, sich innerlich zum eigenen Vorteil mit anderen zu vergleichen. In der Regel führt dies jedoch nicht zu anhaltender stärkerer Fremdabwertung und zwischenmenschlichen Problemen.
K4: Charakteristik des neurotischen Konflikts	
Beim Vorherrschen des passiven Modus ist es zu einer von der Person auch so erlebten geringen Ausprägung oder zu einem kritischen Einbruch des Selbstwertgefühls gekommen. Narzisstische Ansprüche werden eher zurückgenommen und die Schwächen und Unwichtigkeit der eigenen Person betont. Offen oder verdeckt erfolgen jedoch Vorwürfe an andere, vor allem Ärzt:innen und öffentliche Institutionen. Der Modus kann sich auch als eine chronische Haltung der Abwehr vermitteln, in der die manifeste Selbstherabsetzung der unbewussten Selbstaufrichtung dient. Hierbei kann in der *Übertragung* die idealisierende Bewunderung (für die Untersucher:in) mit spürbarer Peinlichkeit deutlich werden, wobei untergründig durchaus Abwertendes spürbar sein kann. In der *Gegenübertragung* entstehen Gefühle des Unterstützenwollens oder des Herabsetzens.	Beim Vorherrschen des aktiven Modus imponiert eine forcierte Selbstsicherheit gegenüber anderen als Versuch zur Bewältigung einer befürchteten oder realen Selbstwertkrise und untergründiger Minderwertigkeitsgefühle. Die Personen können auf den ersten Blick selbstsicher wirken, die hintergründige Unsicherheit wird jedoch bald erahnt („pseudoselbstsicher"). Heftige Affekte von Gereiztheit und Verärgerung („narzisstische Wut") werden leicht ausgelöst, wenn das positiv-narzisstische Selbstbild infrage gestellt wird und die (unbewusste) Minderwertigkeit und Scham abgewehrt werden muss. In der *Übertragung* bzw. Interaktion wird die Untersucher:in oft infrage gestellt, bis hin zu offener Abwertung. In der *Gegenübertragung* können bei der Untersucher:in Kränkungsgefühle und Rechtfertigungsimpulse aufgrund der Abwertung durch das Gegenüber entstehen, möglicherweise gefolgt von Ärger und abwertenden Impulsen dem anderen gegenüber.
K4: Charakteristik des Konfliktschemas	
Für die Ausgestaltung der Konflikte bei eher geringem Strukturniveau gilt allgemein eine ausgeprägte situations- und erlebensabhängige Instabilität/Fluktuation, sodass dysfunktionales Erleben/Verhalten sowohl überzeichnet als auch diffus erscheinen kann und nur passager (nicht als zeitlich konstant bestimmendes und stabiles Thema) erkennbar ist, da verschiedene Motivationssysteme im Wechsel angesprochen werden können und ein Konfliktthema zwischen aktiven und passiven Bewältigungsversuchen schwanken kann. Es finden sich aber auch starre Arretierungen im passiven oder im aktiven Modus.	
Der Situation/Realität unangemessene massive Einbrüche des Selbstwertgefühls passieren schon bei kleinen realen oder fantasierten Anlässen und führen zu vernichtender Selbstkritik und generalisierten Minderwertigkeitsgefühlen. Die Reaktionen erscheinen dem Anlass unangemessen selbstdestruktiv oder der Anlass ist für das Gegenüber gar nicht erkennbar. Das kann Befremden, Vorsicht oder Entwertung des Betroffenen auslösen.	Es bestehen bei der Person Größenfantasien ohne ausreichend realistischen Bezug. Schon bei kleinen realen oder fantasierten Anlässen entstehen ausgeprägte narzisstische Wut bis hin zum Zerstörerischen und massive destruktive Entwertungen des Gegenübers, die befremdlich, dem Anlass nicht angemessen und für das Gegenüber nicht nachvollziehbar erscheinen. Das kann Befremden, Vorsicht und ggf. eigene narzisstische Wut und Entwertung des Gegenübers auslösen.
Bei Menschen mit einem **desintegrierten Strukturniveau** sind noch extremere Kompensationsmechanismen, teils mit Realitätsumdeutungen möglich (Kap. 4.4).	

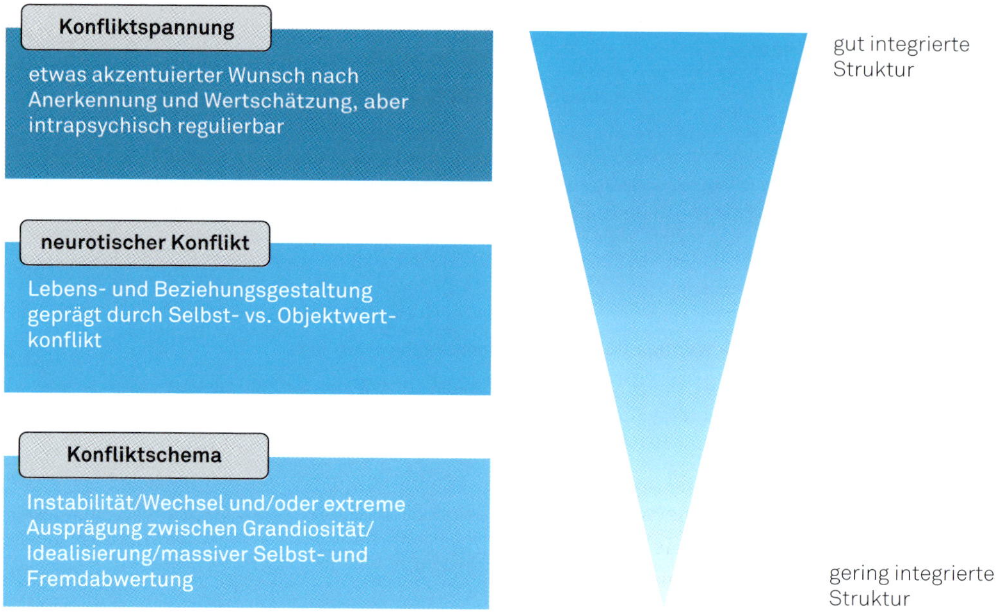

Abbildung 4-5: Die Korrespondenz der Konfliktdynamik im Spannungsfeld „Selbst- vs. Objektwert“ und den 3 Ebenen Konfliktspannung (oberer Pol, gut integrierte Struktur), neurotischer Konflikt (eher mäßig integrierte Struktur) und Konfliktschema (eher geringes Strukturniveau).

Fallbeispiele

Neurotischer Konflikt „Selbst- vs. Objektwert“ – aktiver Modus: der Finanzberater

Herr D. (52 Jahre) wird von seinem Kardiologen überwiesen, da dieser keine organischen Ursachen für das beim Patienten wiederholt aufgetretene Herzrasen finden konnte und daher psychische Faktoren annahm. Bei der Begrüßung im Wartezimmer benötigt der Patient erstaunlich lange, bis sein Blick von der gerade gelesenen Zeitschrift zum Untersucher gerichtet wird. Hierdurch erhält die Szene den Charakter einer Audienz. Auf dem Weg zum Untersuchungszimmer kann der Patient seine Enttäuschung über das junge Alter des Untersuchers nicht verbergen. Er habe eigentlich erwartet, vom Chefarzt untersucht zu werden. Zu Beginn des Gesprächs befragt er mit kritischem Unterton den Untersucher über das geplante Vorgehen der Untersuchung und über dessen Qualifikation. Er berichtet im Weiteren, dass er seit einigen Monaten niedergeschlagener, lust- und antriebsloser geworden sei und seinen bisherigen Tätigkeiten nicht mehr nachgehen könne. Wiederholt habe er Anfälle mit plötzlichem Herzrasen, Schwitzen, Luftnot, verbunden mit der Angst, an einem Herzinfarkt zu versterben. So kenne er sich nicht, er sei vorher nie krank gewesen und habe auf seine Gesundheit und Fitness besonders geachtet.

Er habe es sich nicht erlauben dürfen, krank zu sein und sei als selbstständiger Finanzberater sehr angespannt gewesen. Seine Klienten hätten ihn ständig gefordert. In diesen Kreisen könne nur überleben, wer tausendprozentige Leistung bringe. „Wenn Sie mit den Millionen anderer Leute jonglieren, können Sie sich keine Fehler leisten.“ Erst auf Nachfragen bezüglich seiner aktuellen beruflichen Situation berichtet der Patient von einem kürzlich, vor Auftreten der Symptomatik, erlittenen Konkurs, in dem er nicht nur das Geld seiner Klienten, sondern auch sein privates Vermögen ohne Absicherung bei anrüchigen Finanzgeschäften verloren habe. Nur mit Mühe und unter spürbarer Scham, die aber abgespalten erscheint, wird seine finanziell desolate Situation mit hohen Schulden und laufenden Gerichtsverfahren deutlich. Der Patient bagatellisiert seine Probleme, er sehe eigentlich keine große Schwierigkeit, dem „Schlamassel" zu entkommen: „Donald Trump hat dies ja auch geschafft".

Durch seine Probleme sei aber auch etwas Gutes entstanden. Jetzt erst merke er, was er sich und seiner Familie in den letzten Jahren angetan habe. Er habe diese vernachlässigt, nur gearbeitet und nicht bemerkt, wie wichtig ihm seine Familie sei. Ohne die Hilfe und Unterstützung seiner Frau hätte er die letzten Wochen wohl nicht überstehen können. Jetzt merke er erst, was er da für eine tolle Frau habe. Sie sehe nicht nur sehr gut aus und sei der Schwarm aller Männer, sie stehe auch hundertprozentig hinter ihm. Sie sei sein „Schmuckstück".

Da er im Moment „etwas knapp bei Kasse" sei, habe er bemerkt, wie wenig er eigentlich brauche, um glücklich zu sein. Früher habe er auf große und schicke Autos Wert gelegt. Heute fahre er einen gebrauchten Kleinwagen, den ihm sein Bruder geschenkt habe. Dieser erfülle auch seinen Zweck. Ihm sei der Luxus, der ihn umgeben habe, immer wichtig gewesen, jetzt brauche er dies nicht mehr. Er bemerke immer wieder, dass man sich auch an den kleinen Dingen des Lebens erfreuen könne, z. B. an den Blumen am Wegesrand.

Eine ausführliche biografische Anamnese kann im Erstgespräch nicht erhoben werden, da der Patient für seine Ausführungen viel Zeit in Anspruch nimmt. Ein zweites Gespräch zur Fortsetzung der Diagnostik wird vom Patienten nicht gewünscht. Er werde schon alleine mit seinen „Problemchen" zurechtkommen. Mit einem scherzhaften Schmunzeln bemerkt der Patient beim Verabschieden, dass der Untersucher durch seinen Fall sicher doch viel gelernt habe, er aber dem Untersucher leider nicht weiter als Übungsobjekt zur Verfügung stehe. Da müsse sich dieser ein anderes Opfer suchen.

Neurotischer Konflikt „Selbst- vs. Objektwert" – passiver Modus: die Schwindende

Die 26-jährige, blass und schüchtern wirkende, ausgeprägt kachektische Patientin berichtet stockend und mit leiser Stimme und zunächst, ohne der Untersucherin in die Augen zu schauen, ihr ganzes Leben drehe sich nur um das Thema Essen. Durch ihr restriktives Essverhalten wiegt sie aktuell noch 39 kg bei einer Körpergröße von 1,65 m (entspricht einem BMI von 14,3 kg/m^2). Ihr Minimalgewicht sei bisher 34 kg gewesen. Sie nehme sich aber immer noch als zu dick und „schwabbelig" wahr. Sie esse nur noch sehr wenig und vermeide kalorienreiche Nahrungsmittel. Tagsüber rechne die Patientin zwanghaft jede Kalorie des evtl. geplanten Essens in Tabellen aus, was viel Zeit in Anspruch nehme und zu sozialem Rückzug führe. Gegenregulation in Form von Erbrechen, Abführmitteln, übermäßigem Sport verneint sie.

Sie leide seit ungefähr 12 Jahren an einer Essstörung, wobei ihr diese zunächst nicht als Erkrankung bewusst gewesen sei. Damals hätten alle Mädchen in ihrer Klasse begonnen abzunehmen und sie habe sich zuvor mit 58 kg als deutlich zu dick erlebt. Sie habe dann mehr abgenommen als die anderen und sei dafür bewundert und beneidet worden. Wenig zu essen sei das Einzige, was sie besser könne als andere und sie sei auf ihre Selbstbeherrschung stolz gewesen.

Eigentlich leide sie seit ihrer Kindheit unter niedergedrückter Stimmung und dem Gefühl, nicht liebenswert und nicht wertvoll zu sein. Sie habe sich schon als Kind und Jugendliche als hässlich und dumm erlebt. Sie habe eine 2 Jahre ältere Schwester, die sehr hübsch und lebhaft und in der Schule auch immer gut gewesen sei. Mit dieser sei sie von Großeltern, Eltern und Lehrern immer verglichen worden. Wie sehr sie sich auch immer angestrengt habe, sei ihre

Schwester jedoch immer besser gewesen. Für ihre Eltern sei schulische Leistung und die Außenwirkung der Familie immer sehr wichtig gewesen. Ihre Mutter habe immer Wert auf ein attraktives, gepflegtes und modisches Äußeres bei sich und ihren Töchtern gelegt. Für die Eltern sei es deswegen auch schlimm gewesen, als sie so abgenommen habe und alle sehen konnten, dass mit ihr etwas nicht stimme und die Eltern darauf wiederholt angesprochen wurden. Das habe zu vielen Konflikten in der Familie geführt. Die Eltern hätten sie dann auch zu einem Kinder- und Jugendpsychiater „geschleppt", den habe sie jedoch als desinteressiert erlebt und es habe nichts gebracht. Die Eltern hätten zwar gedroht, sie in die Kinder- und Jugendpsychiatrie einzuweisen, dies jedoch nicht umgesetzt. Sie vermute, dass sie sich nicht die Blöße geben wollten, dass eine Tochter in der Psychiatrie sei.

Die Patientin selbst habe aber auch schon zuvor nie das Gefühl gehabt, den Ansprüchen ihrer Eltern gerecht zu werden, egal wie sie sich angestrengt habe. Dabei sei sie in der Schule schriftlich gar nicht schlecht gewesen, habe aber im Mündlichen immer schlechte Noten bekommen, weil sie sich nicht getraut habe, sich zu melden. Vor Klausuren und Prüfungen habe sie immer Angst gehabt und sei überzeugt gewesen, zu versagen, obwohl das nie passiert sei. Das Abitur habe sie dann mit 1,9 abgelegt, was sie selbst gewundert habe.

Obwohl die Lehrer ihr zu einem Studium geraten hätten, habe sie sich dies nicht zugetraut und eine Ausbildung zur Bankkauffrau begonnen. Dort sei sie dann eine der Besten gewesen. Deswegen habe sie sich jetzt doch für einen Studienplatz in Betriebswirtschaftslehre beworben und ihn auch bekommen. Das motiviere sie jetzt, gesund werden zu wollen, um bessere Chancen zu haben, das Studium zu schaffen. Allerdings befürchte sie auch jetzt schon wieder, zu scheitern und am Studienort keinen Anschluss zu finden. Wer könne sie schon interessant finden? Sie vermeide es, im Mittelpunkt zu stehen und ziehe sich zurück. Sie vergleiche sich viel mit anderen, stelle dann jedes Mal die eigene Unzulänglichkeit fest.

Sie habe sich schon öfter verliebt, habe sich aber noch nie getraut, von sich aus einem Jungen bzw. Mann ihr Interesse zu zeigen. Diese hätten sie auch eher übersehen und sich für hübschere und lebhaftere Mädchen interessiert. Im Alter von 22 Jahren sei sie zum ersten Mal in einer Beziehung gewesen. Diese habe aber nur einen Monat gehalten, da der junge Mann sie wegen einer anderen verlassen habe. Das habe sie letztlich auch nicht gewundert. Sie habe sich sowieso gefragt, was er an ihr finde.

Als die Untersucherin nach 45 Minuten auf das nahende Ende des Erstgesprächs hinweist, entschuldigt sich die Patientin, dass sie so viel Zeit in Anspruch genommen habe und bedankt sich bei der Untersucherin: Diese könne doch sicher etwas Besseres mit ihrer Zeit anfangen. Den Vorschlag einer stationären Behandlung im spezialisierten stationären Essstörungssetting nimmt die Patientin dann an.

4.3.7 K5: Schuldkonflikt (prosoziales Gewissen vs. selbstbezogene Motive)

Allgemeine Beschreibung

Zentrales Motiv: Soziale Kooperation und soziale Verantwortlichkeit (prosoziale Motivation) sind dem Menschen wesentliche Verhaltensmuster mit universeller Grundlage. Diese intrinsische Motivation zur Prosozialität (Gewissen, soziale Norm) ist ausgerichtet auf das Ziel der Kooperation und des Gruppenerhalts: Teilen von wichtigen Lebensgrundlagen, instrumentelle Unterstützung und emotionaler Beistand und Trost (Warneken & Tomasello, 2009). Das prosoziale Motivationssystem führt zu geteiltem sozialem Wohlbefinden, es tritt als positives Grundgefühl auch ohne äußere Belohnung auf. Vermutlich stärker verankert als das prosoziale Verhalten ist – bei allen Lebewesen – das selbstbezogene Eigeninteresse bis hin zum extremen (gierigen) Egoismus. Egoistische Motive führen ebenfalls zu einem subjektiven Wohlgefühl. Beide motivationalen Bereiche werden durch die sozial-moralische Entwicklung des Menschen ausgeformt. Die kulturelle psychosoziale Überformung, z.B. Unterstützung von prosozialen Aktivitäten bzw. Verurteilung des „Egoismus“ umfasst einen wesentlichen Teil des internalisierten Gewissens (Über-Ich, Freud, 1940). Soziale Emotionen motivieren uns zu Verhalten, das adaptive Bedeutung besitzt. Scham und Schuld als soziomoralische Emotionen regulieren diese prosozialen Motive. Schuldgefühle motivieren dazu, einen verursachten Schaden wiedergutzumachen (Tangney & Dearing, 2002), und durch das Zeigen von Schuld werden Opfer und Geschädigte besänftigt.

Schuld als Gefühl nach einer schädigenden Handlung ist bereits bei Kindern ab 2 Jahren erkennbar (Vaish, 2018). Ab 30 Monaten besitzen Kinder die sozial-kognitiven Voraussetzungen, um Scham und Schuld zu erleben (Barrett, 2005). Am Beginn stehen gerechtes Teilen („soziale Fairness“) und Trost, später entwickeln sich mit dem Übergang in das (Vor-)Schulalter neue und flexiblere Formen des prosozialen Verhaltens wie erweiterte Unterstützung von anderen oder Bestrafung bei nicht prosozialen (bis antisozialen) Absichten (Gerechtigkeitsempfinden). Die Verinnerlichung der (vorwiegend) elterlichen und sozial-kulturellen Gebote/Verbote erfolgt mit der Einschulung und in der Altersstufe und steht überwiegend im Dienste der Loyalität zu den Eltern – um diese Beziehung zu sichern (Arbeitskreis OPD-KJ, 2013).

Bei gelungener Entwicklung gelingt es, prosoziale und egoistische Motive in ein Gleichgewicht mit internalisierten Werten und Vorstellungen (Gewissen, Über-Ich) zu bringen (Hepach & Warneken, 2018). Es entsteht eine innere Sicherheit und Ausgewogenheit mit grundsätzlichem Wohlbefinden: Ich kann mir selbst und anderen (gemäß den kulturellen und sozialen Normen) einen direkten und indirekten Nutzen geben. Die Motivationsanteile variieren in Abhängigkeit von soziokulturellen Normen und deren Verinnerlichung. Das prosoziale Gewissen wird durch Schuldgefühle geregelt, ab dem 3. und 4. Lebensjahr erleben die Kinder Schuldgefühle, wenn sie einen Schaden verursacht haben, und sind motiviert, diesen zu beheben und die beeinträchtigte Beziehung zu reparieren (Vaish, 2018). Schuldgefühle treten i.d.R. auf, wenn man den anderen tatsächlich feindlich verletzt hat oder dessen Bedürfnisse oder Rechte beeinträchtigt hat. Das Ausmaß der verinnerlichten Normen und der sich daraus ergebenen Schuldgefühle ist stark sozial geprägt und kulturabhängig. Zur Unterstützung der Kooperation werden in der sozialen Kultur Schuldgefühle und die moralistische Aggression eingesetzt, d.h. wir tadeln oder strafen Menschen, die soziale Regeln nicht teilen.

Demzufolge sind selbstbezogene Handlungsweisen, bei denen der Einzelne Handlungen vollzieht, die uneingeschränkt eigenem Vorteil dienen („Egoismus“), i.d.R. mit Schuldgefühl verbunden. Auch bezüglich der egoistischen Handlungen entscheidet die soziokulturelle Prägung, ob Schuldgefühle erlebt werden (z.B. Umweltausbeutung nur zum eigenen Nutzen).

Gelingt diese Entwicklung nicht, kommt es auf der einen Seite zu übermäßig prosozialem Gewissen und Tendenzen (Hypersozialität in allen Lebensbereichen) mit Schuldgefühlen und auf der anderen Seite zu übermäßigem Eigeninteresse und aggressivem Egoismus bei fehlenden Schuldgefühlen. Konflikte entstehen aus dem Ringen um eine Balance zwischen der Verwirklichung eigener Interessen vs. prosoziales Verhalten in der Beziehung zu anderen gemäß der soziokulturellen Gewissensbildung (Sozialisierung von Schuld). Hier ist nicht der biologische Rahmen der Versorgung von Nahestehenden angesprochen, sondern das soziale Teilen und das Gewissen. Eigene Interessen sind mit denen der sozialen Gruppe in Ausgleich zu halten. Das bei Zuwiderhandeln gegen prosoziale Tendenzen auftretende Schuldgefühl kann extrem erlebt oder durch Verdrängung und Verschiebung abgewehrt werden. In der Regel wird die Schuld dann auf andere übertragen, und der Konflikt manifestiert sich häufig in dem Gegensatz „die Schuld bei sich vs. die Schuld bei anderen zu sehen". Es kommt also zur Fixierung und Festlegung im Sinne einer Tendenz zur Schuldabweisung oder umgekehrt zur automatischen Schuldannahme. Übertriebene prosoziale Handlungen können auch psychodynamische Reaktionsbildung gegen egoistisch-aggressive und antisoziale Tendenzen sein.

Zentrale Charakteristika des neurotischen Konflikts „prosozial vs. egoistische Tendenzen"

Repetitiv-dysfunktionales motivationales Muster

Die Beziehungen werden dysfunktional um prosoziale vs. egoistische Tendenzen reguliert. Im aktiven Modus wirken diese Menschen, als ob sie bereit seien, „eiskalt" ihre egoistischen Vorteile zu verfolgen und „ohne Rücksicht auf Schuld und Verantwortung" nach ihrem Nutzen zu streben. Dies reicht bis zum ausbeuterischen Verhalten (Mensch und Welt) ohne Rücksicht und Schuldgefühle. Es besteht eine unbewusst intendierte Verdrängung und Verleugnung von Schuldgefühlen, diese werden auf andere übertragen. Im passiven Modus zeigen die Menschen eine überangepasste und selbstlose Haltung (Hypersozialität). Diese Menschen nehmen in übertreibender Weise Schuld auf sich (Sühne und Buße). Für andere haben sie immer Entschuldigungen parat, neigen zu Selbstvorwürfen. Eigeninteresse wird mit Schuldgefühlen beantwortet und reaktiv in Hypersozialität umgewandelt.

Kern- und Leitaffekte

Kernaffekte sind die subjektiv nicht zu ertragende und daher abgewehrte Schuld im aktiven Modus bzw. die egoistische Aggression oder aggressive (moralische) Anklage im passiven Modus. Als *Leitaffekt* erscheinen im passiven Modus (Selbst-)Beschuldigung, Strafängste und Traurigkeit. Die Bestrafungsangst wird unbewusst durch die nicht erlaubten egoistischen Impulse genährt. Im aktiven Modus finden sich Schuldprojektion, Ärger (bei Beschuldigung) und egoistische Gier.

Auslösesituationen

Biografisch zu erwarten sind in der Lebensgeschichte immer wieder lang anhaltende Versuchungs- und Versagungssituationen bezüglich prosozialer und egoistischer Tendenzen, mit einer starken soziokulturellen Überprägung (z. B. kirchliche Sozialisationen, Aufsteiger und Ausbeutungsmentalität). Auslösesituationen für die Entwicklung psychischer Symptomatik sind solche, in denen die jeweils abgewehrte Seite ins Erleben drängt und die bisherige Abwehr scheitert.

- Im passiven Modus wären dies Situationen, die aggressiv-egoistische Tendenzen derart aktivieren, dass sie nicht mehr unterdrückt werden können und in der Folge die eigene vermeintliche Schuld stark ansteigt.
- Im aktiven Modus wären dies einerseits Situationen, in denen egoistischen Tendenzen scheitern, sodass das z. B. das ausbeuterische Verhalten verstärkt wird (bis hin zu störungswertigen Ausprägungen), andererseits, wenn es zu einem „Durchsickern" der bisher abgewehrten Schuld kommt.

Übertragungs- und Gegenübertragungsdynamik

Im passiven Modus wird in der Übertragung die prosoziale, selbstbeschuldigende Beziehung (auch zu der Untersucher:in) deutlich, wobei untergründig durchaus egoistisch Schuldabwehrendes vorhanden sein kann. In der Gegenübertragung kommen Mitleid, Übervorsicht und Bemühen zum Ausdruck, um der Selbstbeschuldigung der Patient:in entgegenzuarbeiten, teilweise vermischt mit aggressiven Impulsen. Im aktiven Modus (Schuldabwehr) wird die Verantwortung (Schuld) schnell auf die anderen (auch die Untersucher:in) übertragen, aggressiv-zynische Abwehr und Rechtfertigung überwiegen. In der Gegenübertragung erlebt man den Impuls, solche Menschen schnell zu verurteilen und zu konfrontieren, Böses zu wünschen (Strafe).

Aktiver und passiver Modus sowie Manifestationen

Es folgt zunächst die allgemeine Beschreibung des aktiven und passiven Modus des Schuldkonflikts (egoistische vs. prosoziale Tendenzen), gefolgt von der Schilderung, wie sich der Konflikt typischerweise auf unterschiedlichen Strukturniveaus manifestieren kann.

Allgemeine Beschreibung der Bewältigungsmodi des K5

Im **passiven Modus** werden Schuldgefühle erlebt, die Schuld wird durch selbsterzeugende oder oft angenommene Strafe und Schuld ausgeglichen. Die Menschen neigen zu Selbstvorwürfen, da sie in ihrem Empfinden gegenüber ihrer Gruppe, Institutionen oder der Gesellschaft (z.B. Kirche, Gott) zu wenig leisten oder versagt haben. Untergründig spürbare egoistische Tendenzen werden abgewehrt und z.B. mittels Reaktionsbildung in Hypersozialität umgewandelt. Die moralistische Aggression ist dem Erleben eher zugänglich und wird gegenüber Menschen eingesetzt, die nicht dieselben Gesetze und Regeln teilen, ein „Ausleben" löst aber meist auch wieder direkt Schuldgefühle aus.

Im **aktiven Modus** werden Schuldgefühle abgewehrt, z.B. verleugnet oder auf andere Menschen projiziert. Egoistische Tendenzen bestimmen das Verhalten. Prosoziale Tendenzen werden abgewehrt, um den eigenen Nutzen und Vorteil bis hin zum grenzenlosen Eigennutz verfolgen zu können „ohne Rücksicht auf Schuld und Verantwortung".

Das egoistisch-verantwortungslose Verhalten löst im Gegenüber Ablehnung aus.

Manifestationen des K5 auf verschiedenen strukturellen Verarbeitungsniveaus

Das Thema prosozial vs. egoistische Tendenzen manifestiert sich auf den unterschiedlichen, strukturellen Niveaus in einem Kontinuum mit fließendem Übergang (Tabelle 4-6, Abbildung 4-6).

Die **Konfliktspannung** beschreibt die flexible und adaptive Ausgestaltung des Wunsches nach prosozialen vs. egoistischen Tendenzen mit persönlicher Betonung eines Pols, ohne dass jedoch ein dysfunktionales Ausmaß erreicht ist. Die jeweilige kulturelle und individuelle Sozialisation hat zu entsprechenden persönlichen Lösungen und inneren Mustern geführt, die immer wieder zu Konfliktspannungen führen können (z.B. alltägliche Schuldgefühle oder Versuchungen von egoistischen Tendenzen), welche im Wesentlichen adaptiv (sowohl als auch) bewältigt werden können.

Im Rahmen der **neurotisch-dysfunktionalen Konflikte** sind repetitive interpersonelle/interpsychische Muster deutlich. Die Lebens- und Beziehungsgestaltung wird geprägt durch prosoziales oder egoistisch-aggressives Handeln mit Schuldübernahme oder Abwehr (Entweder-oder). Diese Muster sind meist recht stabil.

Bei gering integrierter Struktur, den **Konfliktschemata,** stehen entweder eine überflutende destruktive (Selbst-)Beschuldigung oder die Unfähigkeit Schuldgefühle zu erleben, verbunden mit aggressivem Egoismus, im Vordergrund. Es besteht eine Instabilität/Wechsel und/oder extreme Ausprägung von egoistischen oder prosozialen Tendenzen.

Bei Menschen mit einem **desintegrierten Strukturniveau** sind noch extremere Kompensationsmechanismen, teils mit Realitätsumdeutungen, möglich (Kap. 4.4).

Tabelle 4-6: Charakteristik des K5 auf unterschiedlichem strukturellem Verarbeitungsniveau.

passiver Modus	aktiver Modus
K5: Charakteristik der Konfliktspannung	
In der Balance zwischen prosozialen vs. egoistischen Tendenzen überwiegt der Wunsch nach prosozialem Handeln. Diese Neigung kann zur Abwehr der egoistischen Motive führen. Schuldgefühle sind leicht auslösbar und aktivieren Wiedergutmachung. In der Regel ereignen sich aber keine kritischen bzw. anhaltende und klinisch relevanten Einbrüche. In kritischen Situationen kann Schuld jedoch durchaus Leidenscharakter annehmen.	Es besteht ein Überwiegen der selbstbezogenen Eigeninteressen mit der Neigung, die Schuld eher bei anderen zu suchen, um frei von Gewissensvorwürfen zu sein. Egoistische Tendenzen werden leicht aktiviert, können situativ aber auch wieder zurückgenommen werden, sodass dies i. d. R. nicht zu stärkeren Einschränkungen und zwischenmenschlichen Problemen führt.
K5: Charakteristik des neurotischen Konflikts	
Im neurotischen passiven Modus wird die Beziehungsgestaltung geprägt durch starkes prosoziales Handeln mit Vorherrschen der Schuldübernahme und Abwehr von egoistischen Motiven. Eigeninteresse löst Schuldgefühle aus oder wird in reaktive Prosozialität umgewandelt. Diese Menschen nehmen in übertriebener Weise die Schuld auf sich. Die Interaktionen werden durch die Selbstbeschuldigungen geprägt. In der Gegenübertragung kann Mitleid entstehen, und der Wunsch, der Selbstbeschuldigung der Patient:in entgegenzuarbeiten. Wenn dies scheitert, werden manchmal auch strafend-aggressive Impulse spürbar.	Beim Vorherrschen des aktiven Modus wird die Beziehungsgestaltung geprägt durch egoistisch-aggressives Handeln, mit Abwehr der prosozialen Motive und überwiegender Schuldabwehr (Entweder-oder). Diese Menschen verfolgen egoistisch, und wenn nötig auch aggressiv, ihre persönlichen Vorteile („ohne Rücksicht auf Schuld und Verantwortung"). Schuldgefühle werden abgewehrt, verleugnet und auf andere übertragen. Verhalten und Erleben dienen dem Vermeiden von Angst und (unbewussten) Schuldgefühlen. In der Übertragung bzw. Interaktion wird das Gegenüber sehr schnell beschuldigt. In der Gegenübertragung entstehen bei der Untersucher:in Impulse der Verurteilung und der Konfrontation. Manchmal besteht auch die Tendenz, stellvertretend Schuldgefühle zu empfinden.
K5: Charakteristik des Konfliktschemas	
Für die Ausgestaltung der Konflikte bei eher geringem Strukturniveau gilt eine ausgeprägte situations- und erlebensabhängige Instabilität/Fluktuation, sodass dysfunktionales Erleben/Verhalten sowohl überzeichnet als auch diffus erscheinen kann. Da die unterschiedlichen Motivationssysteme im Wechsel angesprochen werden können und ein Konfliktthema zwischen aktiven und passiven Bewältigungsversuchen schwanken kann, können die Konfliktthemen dann oft nur passager erkennbar sein. Es finden sich aber auch starre Arretierungen im passiven oder im aktiven Modus.	
Die situations-/realitätsunangemessenen massiven Schuldgefühle ereignen sich schon bei kleinen, realen oder fantasierten Anlässen und führen zu destruktiver Selbstanklage. Das innere Wertesystem (Gewissen, Über-Ich) ist destruktiv, aber brüchig und bedarf der externalen Stabilisierung. Internalisierte Gewissenswerte können einander ablösen und verschieben. Ist dieser Modus arretiert, manifestiert sich meist deutlich selbstbestrafendes Verhalten. Das destruktive Schuldgefühl kann in anderen Situationen völlig ausblendet und ausgeschaltet werden.	Es bestehen übermäßig egoistische Strebungen bis hin zur aggressiven Gier und Ausbeutung („Nur ich und alles für mich!"). Das Schulderleben ist oft völlig ausgeblendet (oder nicht möglich), sodass fremdschädigende (aber auch selbstschädigende) Verhaltensmuster häufig sind. Die subjektive Wertehaltung (Gewissen und Über-Ich) folgt nur dem subjektiven Nutzen. Wird dieser Modus arretiert, manifestiert sich meist deutlich antisoziales Verhalten. Es kann, wenn auch selten, zum Einbruch von heftigen bis hin zu selbstdestruktiven Schulderleben kommen. Dies wird dann wiederum meist durch destruktives Agieren abgewehrt.
Bei Menschen mit einem **desintegrierten Strukturniveau** sind noch extremere Kompensationsmechanismen, teils mit Realitätsumdeutungen möglich (Kap. 4.4).	

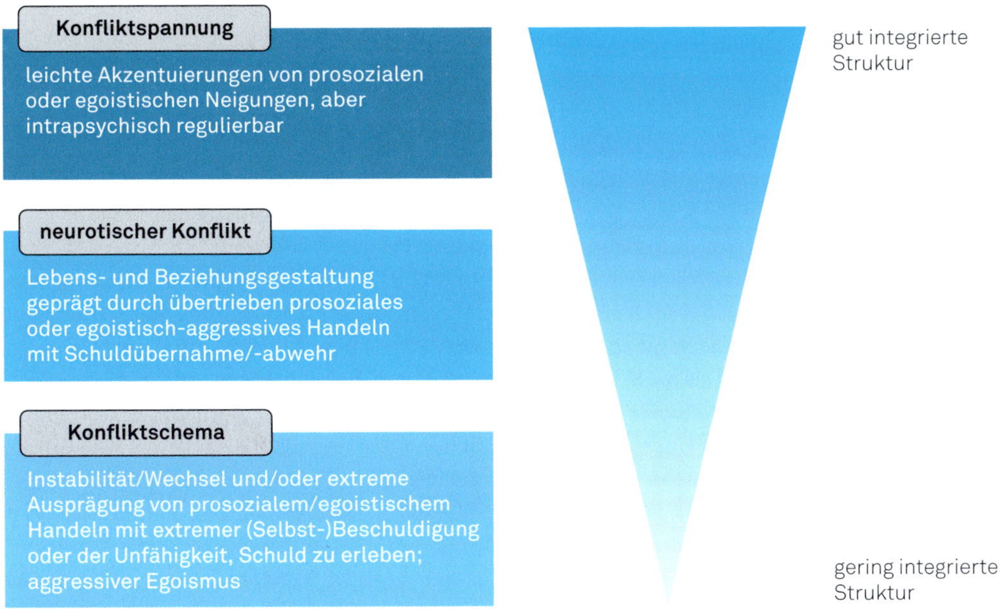

Abbildung 4-6: Die Korrespondenz der Konfliktdynamik im Spannungsfeld „prosoziale vs. egoistische Tendenzen" und den 3 Ebenen Konfliktspannung (oberer Pol, eher gut integrierte Struktur), neurotischer Konflikt (eher mäßig integrierte Struktur) und Konfliktschema (eher geringes Strukturniveau).

Differenzialdiagnose der Konfliktdynamik prosozial vs. egoistische Tendenzen zu anderen Konflikten

Eigeninteresse und Ich-Bezogenheit sind abzugrenzen vom **Selbstwerterleben** (K4, Kap. 4.3.6), das in alle Konflikte hineinragt. In manchen Kulturen werden über die Schuldgefühle hinaus prosoziale vs. egoistische Tendenzen ebenso über Schamgefühle reguliert, um die gemeinsamen Gesetze und Regeln zu teilen bzw. sich zu schämen, wenn dies verletzt wird. Diese Schamgefühle treten in unserem kulturellen Bereich im Wesentlichen im K4, **Selbstwerterleben** auf.

Des Weiteren ist die Abgrenzung vom K3, **Versorgung vs. Autarkie,** (Kap. 4.3.5) wesentlich, dort geht es um die emotionale Versorgung und Geborgenheit als Grundthema der menschlichen Existenz, nicht jedoch um die egoistischen/prosozialen Motive mit Schuldgefühlen (Gewissen).

Fallbeispiele

Schuldkonflikt – passiver Modus: die Theologin

Die Patientin (36 Jahre) war aufgrund starker Niedergeschlagenheit, Schlaflosigkeit, Grübeln, Schuldgefühl, mit Herzrasen und Schwindel krankgeschrieben und wurde vom Internisten mit Antidepressiva behandelt. Dieser überwies sie dann zur Psychotherapie. Die Patientin war vor einem Jahr in ihre Heimatstadt zurückgekehrt, da die über 90-jährige Großmutter gesundheitlich „zusammengebrochen" war, und sie hatte damals die Bewerbung und Habilitationsschrift an einer auswärtigen Universität zurückgezogen. Der Hochschullehrer, der sie betreute, sei unter Beschuss geraten, da er sie zu sehr bevorzugt und gefördert habe, in der Folge habe er sich von ihr zurückgezogen. Sie erlebte dies mit vielen Schuldgefühlen und Fluchttendenzen (die sie dann nach Hause zurückführten).

Ihre Großmutter war in ihrem Leben der bedeutsamste Mensch. Die Eltern gehörten einer Bergarbeiterfamilie an, die einerseits ehrgeizig und andererseits voller Neid auf die Reichen waren. Da beide berufstätig waren, überließen sie die Patientin der Großmutter und dem Großvater. Sie wollte nie zu den Eltern, auch wenn diese sie am Wochenende holten und erlebte beide als rachgierig und „unsozial“. Sie arbeitete sich in der Schule hervor und schloss ein Studium der Sozialwissenschaften und Theologie ab. Für ihre Konflikte mit der Mutter sah sie die Schuld ganz bei sich und machte sich bei kleineren Streitereien heftigste Vorwürfe. In ihrer Universitätsstadt erhielt sie eine Stelle und erlebte sich von ihrem Vorgesetzten zunehmend als ausgenützt. Sie versuchte sich zu wehren, erlebte heftige Schuldgefühle. In der Folge „pumpte ich mich aus“, versuchte selbstlos zu sein und unterstützte eine, in ihren Augen, egoistische Mitarbeiterin. Dann brach sie alles ab und kehrte zur Großmutter zurück. Sie pflegte die altersschwache und geliebte Großmutter; als gleichzeitig die Eltern erkrankten, übernahm sie alle Pflegeaufgaben. Die angebotene Psychotherapie konnte sie erleichtert annehmen, hat aber gleichzeitig Schuldgefühle „anderen geht es doch noch viel schlechter“. In der Übertragung suchte sie die Unterstützung beim Therapeuten „befreien Sie mich von meiner Schuld“. In der Gegenübertragung löste sie Mitgefühle und Wertschätzung, wie auch aggressive Gefühle („Steh endlich zu deinen Fähigkeiten und Wünschen!“) aus.

Schuldkonflikt – aktiver Modus: The Wolf of Wall Street

J. B. wurde in New York als Sohn eines Buchhalters geboren und wuchs in kleinbürgerlichen Verhältnissen auf, die unter dem Zeichen stehen: „Man muss es schaffen und reich werden!“. Er studierte Zahnmedizin, brach dies aber ab, als er erfuhr, dass das goldene Zeitalter der Zahnmedizin „vorbei sei und nichts für Leute ist, die einfach nur Geld machen wollen“. Er ging an die Wall Street und wurde als Börsenmakler tätig. Dort lernte er sehr schnell, dass es nicht um das Wohl des Kunden gehe, sondern darum, selbst schnell reich zu werden und sich der Menschen und des Besitzes der Erde anzueignen. Er gründet eine eigene Firma und um mehr Gewinn zu machen, verließ die Firma immer mehr die legalen Bereiche. Die Mitarbeiter wurden geschult, gemäß dem Pump-and-dump-Prinzip (Aktienbetrug), d.h. es werden wahrheitswidrige Aussagen über Werte getroffen, um Leute zu verführen. Die Mitarbeiter wurden mit hohen Prämien und menschenverachtenden Belustigungen, wie z.B. Zwergenwerfen oder sexueller Ausbeutung u.Ä. unterhalten. Als der exzessive Lebensstil immer mehr in die Aufmerksamkeit der Behörden gerät, wird er verhaftet und zu 4 Jahren Gefängnis verurteilt. Er veröffentlicht seine Memoiren „ohne jegliche Schuldreflexion“. Gegenüber den beiden mittlerweile geschiedenen Ehefrauen zeigte er dasselbe egoistische Ausbeutungsmuster. Die Kinder werden nur materiell versorgt. Von den großen Schulden gegenüber den Geschädigten hat er nur einen Bruchteil zurückbezahlt, weist diese Tatsache jedoch sofort als „Lügen und Beschuldigungen“ zurück.

4.3.8 K6: ödipaler Konflikt

Allgemeine Beschreibung

Zentrales Motiv: Das Bedürfnis, Aufmerksamkeit und Anerkennung als Frau oder Mann zu gewinnen, ist zusammen mit dem Erleben von körperlich-sinnlichem Genuss und sexueller Lust eine grundlegende menschliche Motivation. Hierzu gehören sowohl das genital-sexuelle Erleben als auch die Gesamtheit der Strebungen und Gefühle, von anderen als Frau/Mann erotisch attraktiv erlebt zu werden, sich anderen Menschen in dieser Hinsicht zeigen zu wollen sowie den Kontakt zu anderen erotisch-zärtlich gestalten und genießen zu wollen.

Freud beschrieb die Entwicklung der Libido mit dem „Ödipuskomplex“ als wichtigste und entscheidende Grundlage der Psychoanalyse

(Holder, 1982). Während die griechische Mythologie (Sophokles – König Ödipus) das gesamte Ringen um Menschsein und die (männliche) Rivalität aufzeigte, stellte Freud den erotisch-sexuellen Wunsch in den Vordergrund. Diese Betonung der Libido-Sexualität war begründet in der Unterdrückung der Sexualität in der bürgerlichen Kultur dieser Zeit. Die ödipale Grundkonstellation umfasst die Gesamtheit der ödipalen Wünsche. Freud (1923; Freud, 1924) beschrieb verschiedene ödipale Positionen für das weibliche Kind (positiver Ödipus: Begehren des Vaters, negativer Ödipus: Begehren der Mutter) und für das männliche Kind (positiver Ödipus: Begehren der Mutter, negativer Ödipus: Begehren des Vaters). Hier stellt sich dem Kind die psychische Aufgabe, den Sprung von Zweier- zu Dreierbeziehungen (und mehr) zu bewältigen, in der für jeden der Beziehungspartner positive und negative Strebungen vorhanden sind.

Die ödipale Konstellation setzt die reale oder fantasierte Präsenz von 3 Personen voraus, die sich in einem Spannungsfeld von Anerkennung als Frau oder Mann, Rivalität und Erotik/Sexualität befinden (Triangulierung). Die Lösung des Ödipuskomplexes besteht im Verzicht auf das Begehren der Elternpersonen – damit beinhaltet die ödipale Konstellation ein wichtiges Entwicklungsmotiv: die Verlagerung des Begehrens auf die außerfamiliäre Welt.

Bei gelungener Entwicklung besteht die Fähigkeit zur Triangulierung, Klarheit über die Generationsgrenzen, eine Sicherheit bezüglich des eigenen Frau- bzw. Mannseins und der dazugehörigen (sexuellen) Attraktivität, ein ungezwungener und genussvoller Umgang mit Erotik und Sexualität (weder forciert noch gehemmt) sowie mit Aufmerksamkeit (wird weder besonders gesucht, noch vermieden) und eine ungezwungene Fähigkeit zum Rivalisieren (wird weder forciert, noch vermieden).

Problematische Entwicklungen in diesem motivationalen Bereich wurden klassisch als Fixierungen beschrieben, werden aber heute als interaktives Geschehen betrachtet, das immer auch von mindestens einem Elternteil bzw. einer Bezugsperson mit Elternfunktion ausgeht (z. B. Funktionalisierung des Kindes als „besseren Partner"). Solche Entwicklungen führen zu einer fundamentalen Verunsicherung in Bezug auf die eigene Attraktivität als „vollwertige" Frau, als „vollwertiger" Mann, ebenso in Bezug auf die eigenen Kompetenzen („bin zu klein", „gehöre nicht dazu", „bin [sexuell] zu unattraktiv"); trianguläre Beziehungen sind daher immer konflikthaft: Eine gleichwertige Beziehung zu 2 oder mehr Objekten, bei gleichzeitiger Anerkennung und Akzeptanz der Beziehungen dieser untereinander ist nicht möglich, da sie für die Person eine Reaktivierung der kindlichen Unreife-, Ausgeschlossensein- und Inkompetenzerfahrungen mit sich bringt und als massive Konkurrenzsituation erlebt werden.

Die beiden Modi beschreiben typische Auswege: Ständiges Bemühen um Aufmerksamkeit, dramatisch-theatralische Emotionalität, forcierte Erotisierung und Rivalität (aktiver Modus) dienen der Kompensation der massiven inneren Zweifel und der mit der ungelösten ödipalen Konstellation verknüpften Affekte (z. B. Ausgeschlossensein, Scham). Durch eine weitgehende bis völlige Abwehr dieser gesamten Motivthematik (passiver Modus) wird die Aktivierung der entsprechenden Affekte unterbunden.

Die repetitiven Konfliktmuster des Erlebens und Verhaltens führen einerseits in auslösenden Situationen zu Symptomen, andererseits gestalten sie bei starker Ausprägung eine konflikthafte Persönlichkeit bis hin zur Persönlichkeitsstörung (z. B. histrionische Persönlichkeitsstörung).

Zentrale Charakteristika des neurotischen „ödipalen Konflikts"

Repetitiv-dysfunktionales motivationales Muster

Selbstbild und Beziehungsgestaltung sind geprägt vom Bemühen, sich ständig in Szene zu setzen, durch eine dramatisch-theatralische

Emotionalität, forcierte Erotisierung und Rivalität (aktiver Modus), oder durch Vermeidung dieser gesamten Motiv-Thematik bei oft fehlender oder fehlgeleiteter sexueller Befriedigung (passiver Modus).

Kern- und Leitaffekte

Die *Kernaffekte*, die abgewehrt werden müssen, sind zentriert um subjektiv nicht erträgliche Gefühle des Ausgeschlossenseins, der beschämenden Unreife. Ein ausgeprägter *Leitaffekt* im eigentlichen Sinne fehlt bei beiden Modi.

Beim *passiven Modus* ist vielmehr das Fehlen angemessener Affekte in konfliktspezifischen Situationen auffällig; für die Betroffene und die Untersucher:in sind allenfalls Schüchternheit und die (Scham-)Angst, die geschlechtsspezifischen Fähigkeiten zu leben bis hin zur Kastrationsangst spürbar; es kann zu einer weitgehenden Desexualisierung kommen.

Im *aktiven Modus* finden sich stark wechselnde, z. T. dramatisch-theatralische Emotionen, Erotisierung und Rivalisieren bis hin zur Schamlosigkeit als Leitaffekte, verbunden mit einer Tendenz zur Sexualisierung.

Wie bei anderen Konflikten auch können Schuldgefühle auftreten. Dabei handelt es sich aber um eine konfliktspezifische Schuldtönung, die sich z. B. bei Rivalitätsstrebungen aus der gleichzeitig bestehenden Loyalität zu beiden Beziehungspartnern ergibt, und nicht um Schuldgefühle im Kontext ausgeprägter prosozialer oder egoistischer Tendenzen.

Auslösesituationen

Biografisch ist zu erwarten, dass die betroffene Person bei der Bewältigung der ödipalen Konstellation scheiterte, beispielsweise dadurch, dass sie vom gegengeschlechtlichen Elternteil dem anderen Elternteil vorgezogen wurde, oder dadurch, dass die ödipale Thematik in der Familie tabuisiert wurde. Typische Auslösesituationen, die den Konflikt aktivieren und als dysfunktionaler Lösungsversuch zum Auftreten einer psychischen/psychosomatischen Symptomatik führen können, sind beispielsweise: fantasierte oder tatsächlich erlebte Situationen der Zurückweisung oder des Ausgeschlossenwerdens, Verlust der körperlichen Attraktivität (aktiver Modus); Versuchungssituationen durch sexuelles Interesse potenzieller Partner:innen, Notwendigkeit der Rivalisierung/Werbung bei eigenem Beziehungswunsch und dessen Scheitern (passiver Modus).

Übertragungs- und Gegenübertragungsdynamik

Im *aktiven Modus* zeigen die Betroffenen oft ein verführerisches Sich-in-Szene-Setzen, was beim (gegengeschlechtlichen) Gegenüber oft eine Faszination und (erotische) Anziehung erzeugt, oft aber auch gepaart mit Irritation oder einem „Nicht-für-voll-Nehmen", was übergehen kann in Genervtheit verbunden mit dem Impuls, die Betroffenen wegzuschicken. Im *passiven Modus* wird meist auch in der klinischen Situation eine Unbedarftheit bezüglich sexueller Thematiken gezeigt und jegliche Formen erotisierter Übertragung abgewehrt; beim Gegenüber kann dies zu starker Langeweile und Desinteresse führen, oder aber auch in Fantasien zur „Befreiung aus dem Dornröschenschlaf" mit ausgeprägter sexueller Leidenschaft („Stille Wasser sind tief!") münden.

Aktiver und passiver Modus sowie Manifestationen

Es folgt zunächst die allgemeine Beschreibung der aktiven und passiven Modi des ödipalen Konflikts, gefolgt von Schilderungen, wie sich der Konflikt typischer Weise auf unterschiedlichen Strukturniveaus manifestieren kann.

Allgemeine Beschreibung der Bewältigungsmodi des K6

Im **passiven Modus** dominieren Züge von grauer Maus, Harmlosigkeit, Kindlichkeit und Naivität. Das Selbsterleben ist weitgehend geprägt durch Resignation oder Nichtwissen um die rivalisierend-anerkennende und sexuelle Thematik; emotional dominiert Schüchternheit, (Scham-)Angst bis hin zur „Kastrationsangst" in Bezug auf die Thematik. Das Interesse an Sexualität äußert sich allenfalls untergründig in einer gewissen Koketterie, in Fehlhandlungen oder in der Gegenübertragung.

Oft werden ältere Partner:innen gewählt, die der bevorzugten primären Bezugsperson ähneln, wobei die sexuelle Thematik auch hier dann eher ausgespart wird (extrem: sog. Josefs-Ehe).

Das passive Vermeiden kann auch zu völliger Unattraktivität und der Intention von Geschlechtslosigkeit führen. Oft gelingt die vollständige Vermeidung der sexuellen Thematik nicht, die sich dann z. B. in erotisch gefärbten Schwärmereien für Idole äußert, oder es bestehen heimliche perverse Fantasien, teilweise kann es auch zu Durchbrüchen ins Verhalten kommen.

Im **aktiven Modus** wird versucht, durch die körperliche Erscheinung und unangemessen erotisierendes oder provokatives Verhalten (insbesondere als Mann/Frau) immer im Mittelpunkt zu stehen und die Aufmerksamkeit auf sich zu lenken. Diese Menschen sind getrieben, sich in Szene zu setzen, sich in den Vordergrund zu spielen, zu glänzen und (sexuell) zu verführen. Gleichzeitig können der sexuelle Vollzug und die Befriedigungsmöglichkeiten gehemmt sein. Auch in Beziehungen besteht ein ständiges Inszenieren, um Aufmerksamkeit und Anerkennung zu gewinnen. Das theatralisch-emotionale, schnell wechselnde oder widersprüchliche sexuelle Verhalten (Locken-Blocken, Dreiecksbeziehungen) und das starke Rivalisieren verursacht bei allen Beteiligten viel Leid. Da die Partnerwahl meist an den Primärobjekten orientiert ist, wird der Partner häufig als unzulänglich erlebt („Kann Vater nicht das Wasser reichen").

Der aktive Modus deckt sich weitgehend mit der Beschreibung der histrionischen Persönlichkeitsstörung im DSM-5.

Manifestationen des K6 auf den verschiedenen strukturellen Verarbeitungsniveaus

Die Phänomenologie des ödipalen Konflikts wird bestimmt durch die strukturellen Verarbeitungsniveaus. Die Reihe „Konfliktspannung – neurotischer Konflikt – Konfliktschema" geht i. d. R. einher mit sinkender struktureller Integration „gut – mäßig – und gering" bis hin zum desintegrierten Strukturniveau (Tabelle 4-7). Der obere Pol in Abbildung 4-7 (entsprechend meist einem gut integrierten Strukturniveau) ist gekennzeichnet durch das allen Menschen innewohnende Grundbedürfnis nach Aufmerksamkeit und Anerkennung als Frau oder Mann, zusammen mit dem Bedürfnis nach körperlich-sinnlichen Genuss und sexueller Lust.

Individuen mit **Konfliktspannung,** bei denen dieses ubiquitäre motivationale Thema eine Akzentuierung erfahren hat, sind zwar durch eine gewisse Belastung in diesem Bereich charakterisiert (Tendenz zu Schüchternheit; Tendenz, sich zu inszenieren, verführerisch aufzutreten); diese Konfliktspannung erzeugt aber üblicherweise keinen Leidensdruck und ist auch für die Sozialpartner meist gut regulierbar.

Bei mäßig integrierter Struktur werden die Beziehungen aufgrund des repetitiv-dysfunktionalen, **neurotischen Konflikts** geprägt von der unflexiblen Notwendigkeit zur Selbstinszenierung bzw. Vermeidung dessen, um ein drohendes Erleben von „Kleinheit/Unreife/Ausgeschlossensein" wie auch eigenem sexuellem Begehren abzuwehren.

Bei Menschen mit einem gering integrierten Strukturniveau kann es zu ständiger Instabilität oder extremer Ausprägung der beiden Modi kommen. Bei diesen Patient:innen ist die ödipale Thematik – das ödipale **Konfliktschema** – meist durchtränkt mit anderen konflikthaften Themen, insbesondere Abhängigkeit vs. Individuation (K1, Kap. 4.3.3). Trianguläre Beziehungskonstellationen können kaum ertragen werden und lösen heftige Affekte aus. Es kommt häufig zu übergriffiger/distanzloser Sexualisierung (aktiver Modus) oder zu vollständiger Verleugnung der sexuellen Dimension bzw. der

Tabelle 4-7: Charakteristik des K6 auf unterschiedlichem strukturellem Verarbeitungsniveau.

<table>
<tr><th>passiver Modus</th><th>aktiver Modus</th></tr>
<tr><td colspan="2">K6: Charakteristik der Konfliktspannung</td></tr>
<tr><td>Es besteht eine Neigung zu Schüchternheit und Vermeidung von Rivalisieren. Die rivalisierend-anerkennende und sexuelle Thematik ist aber prinzipiell bewusst zugänglich. Oft besteht der Wunsch, der/die andere möge aktiv werden, was dann meist mit verschämter Koketterie beantwortet wird. Bisweilen besteht eine schwärmerische Verliebtheit (mit „heimlichen" erotischen Fantasien) in Bezug auf idealisierte Objekte.
Probleme können entstehen, wenn ein aktives Rivalisieren (z. B. bei Beziehungswünschen, in beruflichen Kontexten) zur Wunscherfüllung gefordert wäre. Dies ist den Betroffenen meist nicht möglich, sodass sie sich dann resignativ zurückziehen.
Meist ist aber eine flexible Regulierung der Konfliktspannung ohne klinisch bedeutsame Auswirkungen möglich.</td><td>Es besteht eine Neigung, sich als Mann/Frau in Szene zu setzen sowie um Gunst und Anerkennung zu rivalisieren. Es wird großer Wert auf die körperlich attraktive Erscheinung gelegt. Die Beziehungsgestaltung in allen Lebensbereichen ist meist von einem leicht erotischen „Prickeln" bzw. von einem immer mitschwingenden Rivalisieren geprägt.
Probleme entstehen, wenn bestehende Beziehungen als „langweilig" erlebt werden oder wenn die Betroffenen nicht die erwünschte Anerkennung bekommen, was meist mit Enttäuschung und der Suche nach neuen „Herausforderungen" beantwortet wird.
Meist ist aber eine flexible Regulierung der Konfliktspannung ohne klinisch bedeutsame Auswirkungen möglich.</td></tr>
<tr><td colspan="2">K6: Charakteristik des neurotischen Konflikts</td></tr>
<tr><td>Es besteht ein deutliches Streben, die eigene Weiblichkeit/Männlichkeit, mit allen Implikationen, vor sich und anderen zu verbergen. Es dominieren Züge von „grauer Maus" und Naivität in Bezug auf sexuelle und rivalisierend-anerkennende Thematik. Eigenes sexuelles Begehren und Wünsche nach Anerkennung als Mann/Frau dürfen meist nicht bewusst wahrgenommen werden und sind unbewusst mit Scham-Angst bis hin zu „Kastrationsangst" behaftet. Nicht selten finden sich verborgene Formen der Sexualität.
Beim Gegenüber können Fantasien intensiver sexueller Leidenschaft („Stille Wasser sind tief!") entstehen.
Begehren und sexuelles Interesse anderer löst dann aber starke Scham aus, der meist nur rigide mit Rückzug begegnet werden kann. Ist dies nicht möglich oder werden die eigenen unbewussten Wünsche aktiviert, führt dies häufig zu klinisch relevanten Symptomen.
Oft werden ältere Partner:innen gewählt, die der bevorzugten primären Bezugsperson ähneln, wobei die sexuelle Thematik auch hier dann eher ausgespart wird.</td><td>Es besteht ein deutliches Streben, sich durch die körperliche Erscheinung und übermäßig erotisierendes oder provokatives Verhalten und/oder mit übertriebener Emotionalität immer in den Mittelpunkt der Aufmerksamkeit zu stellen. Ausgeschlossen oder nicht beachtet zu sein kann schwer bis gar nicht ertragen werden, sodass dann die Inszenierungen, bis hin zu theatralisch-dramatischen Gebaren, verstärkt werden.
Nicht selten wird versucht, sich in bestehende Beziehungen zu drängen („ödipaler Sprengsatz"), wobei es meist nicht primär um den sexuellen Vollzug geht, sondern um den „ödipalen Triumph".
Ein Scheitern dieser Inszenierungen oder der Verlust körperlicher Attraktivität stellen typische Auslösesituationen für psychische Störungen dar.
Beim Gegenüber wird eine Faszination und (erotische) Anziehung erzeugt, allerdings oft auch Irritation und Verärgerung durch das widersprüchliche Verhalten („Locken-Blocken"), was zu Rückzug führen kann.</td></tr>
<tr><td colspan="2">K6: Charakteristik des Konfliktschemas</td></tr>
<tr><td colspan="2">Für Konfliktschemata bei eher geringem Strukturniveau gilt allgemein eine ausgeprägte situations-/erlebensabhängige Instabilität bis hin zur Fluktuation, sodass das dysfunktionale Erleben/Verhalten sowohl überzeichnet als auch diffus erscheinen kann oder nur passager erkennbar ist. Die Modi können rasch wechseln. Es finden sich aber auch starre Arretierungen im passiven oder im aktiven Modus.
Die bei diesem Strukturniveau häufig bestehenden traumatischen Kindheitserfahrungen (emotionale und/oder körperliche Vernachlässigung, körperliche Misshandlung, sexueller Missbrauch) kontaminieren oft den gesamten ödipalen Themenbereich, z. B. indem sexuelles Begehren (das eigene und das anderer), die Selbstwahrnehmung als Mann/Frau, jegliche Wünsche nach Zärtlichkeit etc. als Trigger für die Aktivierung traumaassoziierter Selbst-/Objektrepräsentanzen und Affekte wirken.</td></tr>
<tr><td>Es besteht eine ausgeprägte Neigung zur De-Sexualisierung. Eigenes sexuelles Begehren wird hier als sehr bedrohlich erlebt, da Sexualität mit völliger Selbstaufgabe und zwar ersehnter, aber gleichzeitig gefürchteter Verschmelzung assoziiert ist. Rivalisierungstendenzen sind innerlich schnell mit destruktiven Fantasien in Bezug auf die rivalisierende Person verknüpft, z. B. Fantasien, diese zu vernichten oder von ihr vernichtet zu werden. Daher wird diese gesamte Motivthematik häufig vollkommen gehemmt bis hin zu einer Selbstwahrnehmung als vollkommen geschlechtslos und asexuell, oft begleitet durch Maßnahmen, jeglichen Anschein von Attraktivität und Geschlechtlichkeit zu verbergen oder zu „tilgen". Dies führt auch beim Gegenüber meist dazu, dass keinerlei sexuelles Interesse entsteht.</td><td>Es besteht eine ausgeprägte Neigung zur Sexualisierung nahezu aller Wünsche in nahezu allen Beziehungen. Im Unterschied zum neurotischen Modus wird hier auch der sexuelle Vollzug forciert, als „Beweis" für das eigene Frau-/Mann-Sein. Dies kann sich bis zur „Sexsucht" steigern, die dann mit wahllosen Objekten ausgelebt wird.
Oft werden trianguläre Konstellationen gesucht, gleichzeitig aber völlig ignoriert, indem z. B. die Existenz der Rival:innen massiv verleugnet wird.
Beziehungen werden oft als viel intensiver erlebt, als sie es tatsächlich sind. Es besteht ein Drang, fantasierte Beziehungen auszuagieren.
Zurückweisungen oder auch nur eine erlebte Distanzierung „danach" führen schnell zu massiven Krisen, die häufig mit selbst- und/oder fremddestruktivem Agieren einhergehen.</td></tr>
<tr><td colspan="2">Bei Menschen mit einem desintegrierten Strukturniveau sind noch extremere Kompensationsmechanismen, teils mit Realitätsumdeutungen möglich (Kap. 4.4).</td></tr>
</table>

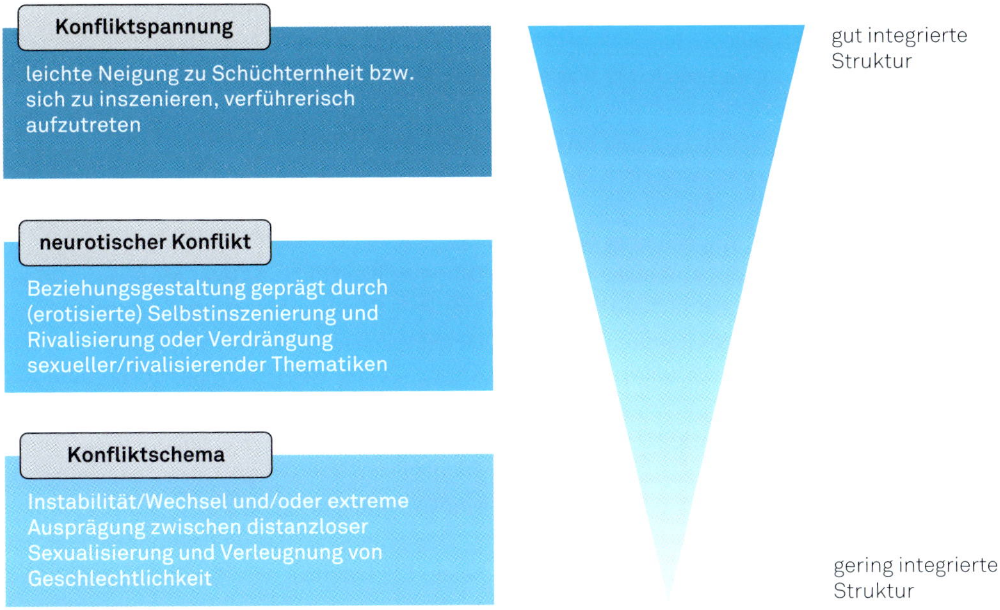

Abbildung 4-7: Die Korrespondenz der Konfliktdynamik im Spannungsfeld „ödipaler Konflikt" und den 3 Ebenen Konfliktspannung (oberer Pol, eher gut integrierte Struktur), neurotischer Konflikt (eher mäßig integrierte Struktur) und Konfliktschema (eher geringes Strukturniveau).

Geschlechtlichkeit (passiver Modus). Die Modi sind oft instabil und wechseln teilweise in kürzeren Abständen.

Bei Menschen mit einem desintegrierten Strukturniveau sind noch extremere Kompensationsmechanismen, teils mit Realitätsumdeutungen, möglich (Kap. 4.4).

Differenzialdiagnose der ödipalen Konfliktdynamik vs. Selbstwerterleben

Die ödipale Thematik von Anerkennung und Aufmerksamkeit ist oft nicht ganz einfach von der Selbstwertthematik (K4, Kap. 4.3.6) abzugrenzen. Hilfreich ist hier die Frage, ob es primär um den Wert als *ganze* Person (Selbstwert) oder um die Anerkennung *speziell* als Mann/Frau geht.

So ist im *passiven Modus* zu unterscheiden, ob sich die Scham aus einem umfassenden Minderwertigkeitserleben speist (Selbstwert) oder sich speziell auf die Thematik Mann-/Frau-Sein, sexuelle Attraktivität, Vermeidung von Rivalisierung bezieht (ödipal).

Im *aktiven Modus* ist zu fragen, ob das Sich-in-Szene-Setzen und das „Gewinnenwollen" der Erzeugung oder Aufrechterhaltung eines Grandiositätserleben dient, meist verbunden mit deutlicher Entwertung anderer (Selbstwert), oder der Versicherung der Aufmerksamkeit speziell als Frau/Mann.

Fallbeispiele

Ödipaler Konflikt – aktiver Modus, mäßiges bis geringes Strukturniveau: die Notfallpatientin

Die 30-jährige Frau A. wurde wegen einer Hyperventilationstetanie über die Notaufnahme aufgenommen. Seit 2 Jahren kam es immer häufiger, z. T. fast täglich, zu hyperventilationstetanischen Anfällen. Der erste Anfall trat auf, als sie von einer Freundin am Telefon erfuhr, dass diese einen Sohn geboren hatte.

Frau B. sprudelte im Gespräch. Sie war attraktiv und begann, sich gegenüber dem männlichen Arzt immer wieder in Szene zu setzen, z. T. völlig unangepasst zu lachen oder recht unvermittelt in eine niedergeschlagene Stimmung zu fallen und zu weinen. Angekündigt war sie als Notfall, d.h. sie hatte die Ambulanz in Aufruhr versetzt, dass sofort ein helfender Fachmann kommen müsse. Beim Gegenüber stellte sich ein Gefühl ein, einerseits attraktiv angezogen zu sein, andererseits eine Verärgerung aufgrund der (nicht angemessenen) Dramatik.

Die Lebensgeschichte war eine Aneinanderreihung von „wilden" Erlebnissen und „verrückten" Plänen. Sie entstamme einer einfachen Familie und sei als Zweitgeborene das einzige Mädchen von insgesamt 6 Kindern. Damit sei sie immer etwas Besonderes und der Liebling des Vaters gewesen. Dieser war jedoch in der Familie randständig, seit ihrer Geburt chronisch krank und berentet. Die Mutter war Hausfrau, ebenfalls ständig krank. Die Familie habe gut zusammengehalten, obwohl es ein anhaltendes Ringen um Zuwendung und Aufmerksamkeit gab. Sie zog mit 19 Jahren zu ihrem ersten Freund: Schwangerschaft, Fehlgeburt und ein „wildes Partyleben" folgten, bis sie mehr und mehr Alkohol trank. Nachdem sie ihren späteren 2. Ehemann kennen lernte, trennte sie sich vom Freund und entsagte dem Alkohol völlig. Dazwischen war sie nur aufgrund eines verrückten Plans verheiratet (1. Ehe), sie heiratete diesen Mann, um ihn aus dem Gefängnis „zu befreien". Warum sie ihn wirklich geheiratet habe, verstehe sie heute nicht mehr, kurz darauf erfolgte die Scheidung, ohne dass sie jemals mit ihm intim gewesen war. Ihren jetzigen Ehemann habe sie durch Eigeninitiative kennen gelernt, man habe lange nebeneinander geschlafen, ohne dass Intimitäten entstanden seien, er sei sehr brav und zurückhaltend-schüchtern. Seit der Heirat bestehe bei ihr ein deutlicher Kinderwunsch, ohne dass sie schwanger geworden sei. Beruflich habe sie die unterschiedlichsten Tätigkeiten durchgeführt, z. T. erheblich unter ihren Fähigkeiten. Sie habe eine Menge Freunde, ohne dass sie jedoch – außer ihrem Mann – jemanden habe, mit dem sie die Sorgen teilen könne. Sie erlebe sich zwar als körperlich anziehend, die Zuwendung der Männer werde ihr jedoch manchmal zu viel.

Ödipaler Konflikt – aktiver Modus, mäßiges Strukturniveau: der Künstler

Der 55-jährige Patient Herr B. meldet sich auf Anraten seines Hausarztes, den er aufgrund von Schlaflosigkeit und „Unruhezuständen" aufgesucht habe, unter denen er leide, seit sich seine deutlich jüngere Partnerin vor ca. einem halben Jahr von ihm getrennt hatte.

Der groß gewachsene Patient erscheint im hellen Leinenanzug mit Hut und begegnet der deutlich jüngeren Interviewerin „galant", mit festem, aber etwas zu langem Händedruck und Blick. Der Interviewerin kommt das Wort „stattlich" in den Sinn.

Der Patient beginnt ohne Umschweife und gestenreich von der Beziehung und der Trennung, die ihn „traumatisiert" habe, zu erzählen. Als Konzertpianist sei er viel auf Reisen, seine Partnerin habe das ja gewusst, nun habe sie sich ein Kind von ihm gewünscht und dass er „häuslicher" werde. Sie hätten über dieses Thema wiederholt gesprochen, er habe sich damit aber nicht anfreunden können. Seit sie dieses Thema aufgebracht habe, habe er öfter „im Bett geschwächelt". Während seiner letzten Konzertreise sei sie einfach ausgezogen. Seit dieser Zeit denke er „permanent an sie, an ihre Schönheit, ihren Liebreiz, ihre Anmut". Allerdings denke er auch oft an andere Frauen, und habe sich auch schon mehrfach mit jungen Kolleginnen getroffen. Mit eindringlichem Blick meint er: „In meinem Metier sind ja viele sehr schöne junge Frauen unterwegs ...", und mit einem Lächeln, „... so ungefähr Ihr Kaliber!". Da stelle er sich gerne dies und das vor; das helfe ihm in seiner „unendlich tiefen Trauer und Enttäuschung". Auf die Frage, ob es denn mit diesen Frauen auch mal über diese Vorstellungen hinausgegangen sei, meint Herr B: „Einmal schon, aber das war es dann eben auch nicht.", er sei „nicht bei der Sache" gewesen.

Herr B. ist das einzige Kind einer „sehr musikalisch veranlagten und feinsinnigen" Mutter und eines „eher schlichten" Vaters. Der Vater sei als selbstständiger Geschäftsmann viel weg gewesen; er sei vor ca. einem Jahr gestorben; Herr B. meint, er habe dabei nicht sehr viel empfunden, da er ihn ja kaum gekannt habe. Die Mutter hingegen habe sich ganz und gar ihrem Sohn gewidmet, sie hätten ein sehr inniges Verhältnis; noch heute besuche er sie regelmäßig so oft es gehe, und sie würden dann gemeinsam musizieren, so wie schon seit jeher. Er bewundere „ihre Grazie", ihren „feinen Intellekt"; das hätte er so noch bei keiner anderen Frau wiedergefunden.

Während der Jugendzeit habe er neben Schule und Klavierausbildung sich auch noch intensiv dem Sport gewidmet. Er habe nicht nur das „hübsche Jüngelchen" sein wollen und daher auch im Sport einen „ziemlichen Ehrgeiz" entwickelt. Es habe ihm sehr gefallen, die anderen „Jungs" gleich in mehreren Bereichen „ausstechen" und sich der „Anerkennung der Damenwelt gewiss sein zu können". Das habe sich eigentlich so durch sein Leben gezogen. Er habe all die Jahre „ein wahnsinnig aufregendes und erfüllendes Leben" geführt, habe „faszinierende Engagements" gehabt und „unglaublich tolle Frauen erobern" können. Die Beziehungen hätten aber meist nicht lang gehalten; er wisse auch nicht warum; vielleicht weil er sich „nie so richtig festgelegt" habe und ihm der „Alltag in einer Beziehung dann doch immer schnell zu grau" geworden sei.

Ödipaler Konflikt – passiver Modus, mäßiges Strukturniveau: die Studentin

Die 26-jährige Jurastudentin meldete sich aufgrund depressiver Symptome zum Gespräch. Es erschien eine eher blass und kindlich wirkende junge Frau, die in überwiegend dunklen Tönen gekleidet war, leise sprach und insgesamt einen sehr unlebendigen, wenig attraktiven Eindruck machte. Eine ausgeprägte Depressivität war für den Untersucher nicht spürbar, vielmehr überwogen Schüchternheit, Hemmung und Schamhaftigkeit. Im Gespräch war sie außerordentlich passiv, sie sprach nur sehr zaghaft über ihr Anliegen, sodass der Interviewer immer wieder nachfragen musste.

Die Symptomatik hatte eher schleichend vor ca. 2 Jahren begonnen. Im Studium habe sie sich zunehmend mit anderen Kommilitonen vergleichen müssen, doch sie vermied diese Auseinandersetzung mehr und mehr. Zudem zeigte ein Kommilitone aus ihrer Arbeitsgruppe Interesse an ihr. Um dieser erotischen Versuchung zu entgehen, versuchte sie sich noch mehr zu verhüllen, zu verstecken und sich als Frau in unauffälliger Kleidung zu verbergen. Ihr Versuch, lediglich eine „gute Freundschaft" mit ihm zu führen, führte dazu, dass er sich schließlich für eine andere Kommilitonin entschied. Dies bestätigte ihr Gefühl des Unterlegenseins und der Unattraktivität. Damals akzentuierte sich der depressive Rückzug, auch wenn die Patientin keinen inhaltlichen Zusammenhang sehen kann.

Seit dieser Zeit habe sie ihre schon vorher intensiven familiären Beziehungen noch einmal verstärkt, telefoniere täglich mit den Eltern und verbringe jedes Wochenende bei ihnen. Sowohl Vater als auch Mutter wurden von ihr zwar liebevoll, aber wenig lebendig und farblos geschildert. Die Beziehung zum Vater sei „liebevoll kumpelhaft". Er erschien mehr als ihr bester lebenslanger Freund denn als ihr Vater. Die Mutter spielte anscheinend im Familiengleichgewicht eine eher untergeordnete Rolle. Konflikte schienen keine zu bestehen. Das gesamte Familienklima wurde als konservativ behütend beschrieben. Bereits in ihrer Kindheit und Jugend war die Patientin zwar gerne mit Freunden und Freundinnen zusammen, gab sich in sozialen Beziehungen aber am liebsten „unauffällig". Seit der Pubertät habe sie vorwiegend Mädchenfreundschaften gewählt, blieb aber auch hier eher am Rande. Geschlechtsspezifische Entwicklungsschritte wie Tanzkurse usw. machte sie, weil es sich „so gehört" habe, habe jedoch dabei meist das Gefühl gehabt, es sei für sie „viel zu früh" und nicht passend. Auch in der Folgezeit zeigte bis zur auslösenden Situation kein Mann erotisches Interesse an ihr. Dies sei ihr im bewussten Erleben nicht unrecht gewesen, andererseits wünschte sie sich jedoch Schutz und Geborgenheit (weniger: sexuelles Begehren) durch einen Partner.

4.3.9 K7: Identitätskonflikt

Allgemeine Beschreibung

Das „Selbst" verstehen wir als das gesamte innere Bild eines Menschen von sich selbst (Jung, 1921). Dieses Selbst-Identitätssystem ist mit spannungsfreien Zuständen, mit Wohlbefinden und mit Sicherheitsgefühl verbunden (Sandler & Joffe, 1970). Die Identität wird durch Erfahrungen und Entwicklungsprozesse gebildet. Identität wird geschaffen, indem sich Erfahrungen/Interaktionen in Selbst-Repräsentanzen niederschlagen. Die soziale Identität konturiert sich in sozialen Rollen(-Identitäten) und wird in Interaktionsprozessen gestaltet, sie drückt sich aus in der Erwartung der anderen an mich und Befürchtungen, wie andere mich sehen (Mead, 1934). Soziale Identität bezieht sich auch auf die Wertvorstellungen einer (ethnischen) Gruppe und Kultur sowie ihre gesamten Interaktionen. Es bildet sich ein Gefühl der Zugehörigkeit zu einer Gemeinschaft, zu einer Nation mit gemeinsamer Geschichte. Diese soziale-ethnische Identität kann abgelöst oder modifiziert werden durch andere Gruppenidentitäten.

Die wesentliche Aufgabe des motivationalen Systems Identität ist die Aufrechterhaltung eines kohärenten und kontinuierlichen Selbstbildes mit der Suche nach Sinnhaftigkeit (Frankl, 1946, 1998). Bereits für Erikson (1966; Erikson, 1968) war die Suche nach der Identität (Sinn) mit Wahrung von Kontinuität und Kohärenz die wesentliche, motivationale Aufgabe des Ichs. Auch Grawe (2004) beschreibt als übergeordnetes Motiv das Streben nach Identitätskonsistenz. Thomä und Kächele (1989) bezeichnen den Widerstand gegen eine Veränderung der Identität (folgend dem Bedürfnis nach Sicherheit) als Identitätswiderstand. Insgesamt kann dem Streben nach zeitlich kontinuierlicher und kohärenter Identität eine große motivationale Bedeutung zugeschrieben werden (vgl. Benecke & Brauner, 2017; Dammann et al., 2011).

Die Identität ist kein unveränderbares Konstrukt, sie wird stetig umgestaltet (Köber et al., 2015): Anpassung an die familiär-sozialen Lebensbedingungen, Gewinnung der Geschlechtsidentität, Auseinandersetzung mit Altern und Tod – all das führt zu einer lebenslangen Identitätsarbeit, die sich im Spannungsfeld der kulturell und gesellschaftlich entwickelten Muster vollzieht.

Die Identitätsthematik ist eng mit der Verfügbarkeit über strukturelle Funktionen verknüpft (vgl. z. B. Kernberg, 1975). Dammann et al. (2011) beschreiben ein Kontinuum entlang der strukturellen Integration: reife Identität, Identitätsspannung, Identitätskrise, Identitätskonflikt, Identitätsdiffusion und schließlich Identitätsfragmentierung. Für Kernberg (1975) und ebenso im AMPD im DSM-5 sind solche Erscheinungsformen der Identität bzw. deren Störungen zentrale Indikatoren des individuellen Persönlichkeitsorganisations- bzw. Funktionsniveaus. Und auch auf der Strukturachse der OPD-3 findet sich die Facette „Identität" bei der Dimension „Selbstwahrnehmung" (Kap. 6.3).

Im Unterschied zu diesen an der strukturellen Reife orientierten Konzeptionen von Identitätsproblematiken, die im Kern auf die Verfügbarkeit der *Fähigkeiten* zu differenzieren und zu integrieren in Bezug auf das Selbstbild abzielen, geht es hier auf der Konfliktachse um das zentrale menschliche *Bedürfnis/Motiv* nach einem zumindest halbwegs konsistenten Selbstbild und erlebbaren Sinn, und um die Affekte, die entstehen, wenn dieses konsistente Selbstbild und Sinnerleben sich nicht entwickeln konnte oder konflikthaft ausgestaltet wurde, sowie um die typischen „Lösungen" in diesen Fällen. Die individuellen Bewältigungsmöglichkeiten hängen dann wieder stark vom jeweiligen Strukturniveau ab.

Zentrales Motiv: Motivational wird lebenslang der Aufbau eines Identitätssystems mit Kontinuität und Kohärenz sowie Sinnhaftigkeit angestrebt:

- Kohärenz ist das stärkste motivationale Bestreben im Bereich der Identität, unsere Identität muss zusammenhängend gestaltet werden, täglich neu.
- Dem folgt das Bestreben nach Kontinuität, das Individuum erfährt sich selbst als beständig in unterschiedlichen Situationen über die Zeit hinweg.
- All das ermöglicht Sinnhaftigkeit in der Weltsicht.

Der Aufbau von Kohärenz, Kontinuität und Sinnhaftigkeit gelingt über wiederkehrende narrative Konstruktionen. Unzureichende Übereinstimmungen werden mit Identitätswiderstand, insbesondere Rationalisierung, Verdrängung, Verleugnung usw. beantwortet (Belke & Landoll, 2000) bzw. hängt diese „Antwort" stark von der Verfügbarkeit über die strukturellen Funktionen ab.

Bei gelungener Entwicklung erwächst „das Gefühl der Ich-Identität ..., das angesammelte Vertrauen ... der Einheitlichkeit, der Kontinuität, die man in den Augen anderer hat, eine Fähigkeit ... eine innere Einheitlichkeit und Kontinuität aufrechtzuerhalten" (Erikson, 1966, S. 107). Die gesamte Identität eines Menschen gliedert sich in verschiedene Teile, z. T. erheblich widersprüchliche Teilidentitäten, die an oft spezielle Situationen gebunden sind (z. B. Vater sein/Mutter sein/berufliche Identität/erotische Identität). Der menschliche Körper ist für die Identitätsarbeit ein wichtiger Bestandteil. Die gelungene Identität führt zu einem Gefühl und Wissen um die Unverwechselbarkeit und die Bejahung und die Sinnhaftigkeit des eigenen Lebens (Keupp, 1999). Die gelungene Identitätsarbeit ermöglicht – wie bereits Erikson beschrieb – ein Zugehörigkeitsgefühl zur Gruppe bei bestehender personaler Individualität. Sie ermöglicht, sich real auf die jeweils aktuelle Situation einzustellen und dennoch seine Identität zu erhalten. In der gelungenen Entwicklung gelingt die Abgleichung mit der Realität. Ein kohärentes und stabiles Identitätsgefühl liefert die motivational-emotionale Begründung: „Warum ich so geworden bin und warum ich so fühle und handle". Diese Entwicklung der Identität reicht heute bis in die Lebensphase von 18–30 Jahren, d. h. sie hat sich zeitlich hinausgeschoben in das junge Erwachsenenalter (Seiffge-Krenke, 2012, 2021).

Übergänge von Lebensphasen (z. B. Berufseintritt, Elternschaft, Altern) sind teilweise mit erheblichen Identitätsumbrüchen verbunden und machen dann entsprechende Identitätsarbeiten für das Individuum notwendig. Heute bietet die digitale Welt deutlich erweiterte Möglichkeiten der Formung des Bildes nach außen: die sog. „digitale Identität", die wiederum auf die psychische Identität rückwirkt und auch zur Regulation von Identitätsproblemen verwendet werden kann.

Gelingt diese Entwicklung nicht, sodass kein kohärentes und stabiles sowie facettenreiches Bild vom Selbst entsteht, führt dies zu Verunsicherungs- und Entfremdungs- und/oder Sinnlosigkeitsgefühlen, die nur schwer erträglich sind. Dem begegnen die Betroffenen meist entweder mit einer Vermeidung einer konturierten Identität (passiver Modus) oder der forcierten Schaffung einer eher konstruierten Identitätssicherheit (aktiver Modus).

Da Menschen im Lauf ihrer Entwicklung oft in unterschiedlichen (Teil-)Identitäten sozialisiert werden, ergeben sich sowohl bewusste als auch – oft noch viel ausgeprägter – unbewusste widersprüchliche Selbstrepräsentanzen. Störungen können zwischen allen (Teil-)Identitäten wechselseitig auftreten: Körper-, Geschlechts-, Familienidentitäten, ethnische, religiöse, soziale, politische, emotionale und berufliche Identitäten. In Konflikte geraten dabei nicht nur diese Teilidentitäten, sondern auch Intra-Teilidentitäten, wie z. B. unterschiedliche berufliche Identitäten. Häufig sind die Identitätskonflikte im Bereich der Körperbildidentitäten: Sportlerin vs. weiblicher Körper, behinderter Körper vs. körperliche Integrität, Jung vs. Alt, aber auch postoperative Zustände z. B. nach Brustamputation. Traditionelle Gesellschaften stützen sich auf stabile, vorgegebene soziale Strukturen, wie Familie, Geschlecht, Verwandtensysteme und dergleichen. In modernen Gesellschaften verfügen Individuen über immer weniger vorgegebene (Teil-)Rollen und (Teil-)Identitäten, diese aufzubauen und Widersprüche zu harmonisieren erfordert erhebliche Anstrengungen und ist störungsanfällig. Das Nichtgelingen der Identitätsarbeit ist mit Angst, Verunsicherungs- und Entfremdungs- und/oder Sinnlosigkeitsgefühlen verbunden.

Zentrale Charakteristika des neurotischen „Identitätskonflikts"

Repetitiv-dysfunktionales motivationales Muster

Die Lebens- und Beziehungsgestaltung wird geprägt durch Bemühungen, die Verunsicherungen bzgl. der eigenen Identität und des Sinnerlebens („Wer bin ich eigentlich? Was ist mein Sinn? Wohin gehöre ich?") zu bewältigen. Im aktiven Modus besteht bei diesen Menschen eine generelle Tendenz, die Unsicherheit der eigenen Identität aktiv zu überspielen bzw. eine Teilidentität aktiv zu verleugnen und zu verdrängen. Durchgängiges Element dieses Bewältigungsversuchs ist, in den verschiedensten Identitäten, der immer bestehende überkompensatorische Umgang (Überidentifizierung) und die Vermeidung der eigenen Identitätsdissonanz. Im passiven Modus geht es um das Vermeiden des Sichfestlegens auf eine Teilidentität. Als Bewältigungsstrategien überwiegen Bagatellisierung, Rationalisierung bis hin zur Verleugnung, was im extremen Fall als völliger Identitätsmangel oder Überanpassung an Identitäten (Chamäleon) erscheint.

Kern- und Leitaffekte

Kernaffekte sind die subjektiv unerträglichen Verunsicherungs- und Entfremdungs- und/oder Sinnlosigkeitsgefühle („Ich weiß nicht, wer ich bin, und mein Leben ist sinnlos"), die abgewehrt werden müssen. Als *Leitaffekte* erscheinen klinisch Angst, Selbstabwertung, depressive Affekte im passiven Modus, aber auch Ärger bis hin zur Aggression gegenüber ausgegrenzten Identitäten („Sind keine Menschen!") im aktiven Modus.

Auslösesituationen

Biografisch zu erwarten sind in einer Lebensgeschichte lang anhaltende und konfliktbeladene Identitätsbildungen mit soziokultureller Überprägung, z. B. forcierte Identifizierung bei Verlust der ursprünglichen Identität. Auslösesituationen, die den latenten Konflikt aktivieren, kreisen einerseits um den Vergleich zwischen Teilen des Identitätssystems, andererseits um die Abgleichung der (Teil-)Identitäten mit den gegebenen soziokulturellen Anforderungen.

Übertragungs- und Gegenübertragungsdynamik

Im aktiven, kompensierten Modus erscheinen diese Menschen als ihrer selbst sicher und mit sich und ihrer Bezugsgruppe zufrieden und identifiziert. Untergründig werden Verunsicherung und Zweifel („das kann doch nicht ganz stimmen") sowohl beim Betroffenen wie auch beim Gegenüber spürbar. Im dekompensierten Zustand werden diese starke Verunsicherung und Zerrissenheit beim Gegenüber spürbar. Im passiven Modus erscheinen Rationalisierung bis hin zur Verleugnung, Identitätsunsicherheit und -dissonanz. Erlebbar werden Beliebigkeit, Farblosigkeit und Konturenlosigkeit der Identität bis hin zum Gefühl der Untersucher:in, „es gibt keine Interessen und keine (Teil-)Identitäten." In der Gegenübertragung tauchen Mitleid und Unterstützungsgefühle auf. Bei erlebter Beliebigkeit (Chamäleon) spürt man in der Gegenübertragung Irritation, aber auch Abwertungsgefühle („Der weiß nicht, was er will und will es mir nur recht machen."). Hier wird eine Überangepasstheit spürbar („Wie soll ich für Sie sein?").

Aktiver und passiver Modus sowie Manifestationen

Es folgt zunächst die allgemeine Beschreibung des aktiven und passiven Modus des Konflikts – Identitätskonflikt (Identitätsdissonanz) – gefolgt von der Schilderung, wie sich der Konflikt typischerweise manifestieren kann.

Allgemeine Beschreibung der Bewältigungsmodi des K7

Im **passiven Modus** wird versucht, das unklare oder immer wiederkehrende, chronische Gefühl der Identitätsunsicherheit oder der Identitätswidersprüche („Wer bin ich, ich kann mich nicht entscheiden, was ist mein Sinn?") dadurch zu bewältigen, indem der gesamten Identitätsfrage ausgewichen wird. Jegliche Formen der Festlegung („So bin ich!") werden vermieden, alles bleibt vage.

Spürbar sind für das Gegenüber Gefühle von (Selbst-)Unsicherheit, Angst bis hin zum Sinnlosigkeitserleben.

Im **aktiven Modus** besteht eine durchgängige Tendenz, die Unsicherheit der eigenen Identität (oder ihrer Widersprüche) forciert überzukompensieren. Es werden Teile von widersprüchlichen Identitäten verleugnet oder verdrängt, andere Teilidentitäten werden hingegen betont oder „ausgebaut". Es besteht ein überkompensierter Umgang mit den Rollenidentitäten.

Das Gegenüber erlebt Zweifel und spürt im dekompensierten Zustand Verunsicherung und Zerrissenheit.

Manifestationen des K7 auf verschiedenen strukturellen Verarbeitungsniveaus

Das Thema der Identitätsausbildung und ihrer Widersprüche manifestiert sich auf den unterschiedlichen strukturellen Niveaus in einem Kontinuum mit fließendem Übergang (Tabelle 4-8, Abbildung 4-8).

Die **Konfliktspannung** beschreibt die flexible und adaptive Ausgestaltung mit den für alle Menschen regelhaften (un-)bewussten Spannungen mit der Tendenz der persönlichen Betonung eines Poles (aktiv oder passiv) oder einer (Teil-)Identität vs. einer anderen Identität, ohne dass jedoch ein dysfunktionales Ausmaß erreicht ist. Die jeweilige kulturelle und individuelle Sozialisation hat zu persönlichen Lösungen und inneren Mustern geführt. Die lebensgeschichtlichen Brüche und Umbrüche führen verstärkt zu Konfliktspannungen (z. B. Identität als berufstätige Frau vs. Identität als Mutter). Diese Spannungen werden im Wesentlichen adaptiv bewältigt. Der Wunsch nach Selbstidentität und Sinnhaftigkeit, unter Beibehaltung von Selbstkohäsion und Kontinuität, gelingt trotz Betonung eines Pols.

Im Rahmen der **neurotisch-dysfunktionalen Konflikte** sind repetitive interpersonelle/interpsychische Muster deutlich, die geprägt sind durch ein konflikthaftes Bemühen der forcierten Identitätskonturierung bzw. der Vermeidung von Identitätsfestlegung (Dissonanz).

Beim Muster mit geringer Struktur, dem **Konfliktschema,** steht die Identitätsdiffusion im Vordergrund. Demensprechend kommt es zu heftigen Verwerfungen im Bild von sich selbst im Vergleich zum Bild, das andere von einem haben. Es besteht Instabilität, Wechsel und/oder extreme Ausprägung dieser (Teil-) Identitäten, diese werden einerseits nicht hinreichend wahrgenommen und andererseits unzureichend reguliert.

Auf den **desintegrierten Strukturniveau** findet sich häufig eine Identitätsfragmentierung, aber auch extreme Ausprägungen teils mit Realitätsumdeutung (Kap. 4.4).

Tabelle 4-8: Charakteristik des K7 auf unterschiedlichem strukturellem Verarbeitungsniveau.

passiver Modus	aktiver Modus
K7: Charakteristik der Konfliktspannung	
Ein Identitätsgefühl mit persönlichen Zielen, Plänen, Werten, Hoffnungen und Gefühlen („Das ist mein Sinn") ist grundsätzlich in wichtigen Bereichen gelungen. Immer wieder kommt es aber zu verstärktem Erleben von Identitätszweifeln an Identitäts-(teilen) und Sinnkrisen. Es besteht eine Neigung, der Identitätsfrage auszuweichen, ohne dass es jedoch klinisches Ausmaß erreicht. Auch Neigungen zur (Über-) Anpassung sind spürbar und feststellbar, es gelingt jedoch immer wieder, die eigene Kernidentität zu wahren.	Bei grundsätzlich kohärenter und kontinuierlicher Identität in den wesentlichen Bereichen ist eine Tendenz zur Unsicherheit bzw. Widersprüchlichkeit in Teilbereichen spürbar: z. B. Widersprüche im (Teil-) Identitätsbereich Körper oder zwischen (Teil-)Identitätsbereichen wie z. B. Beruf und Elternrolle. Es besteht die Neigung, eine Teilidentität zu betonen. Es gelingt aber auch immer wieder, die bestehenden Widersprüche aktiv zu verarbeiten.
K7: Charakteristik des neurotischen Konflikts	
Beim Vorherrschen des passiven Modus besteht ein unklares oder immer wiederkehrendes chronisches Gefühl der fehlenden Identitätsfestlegung mit Konturenlosigkeit und Orientierungslosigkeit mit dem Versuch, dies durch Anpassung auszugleichen. Die vorhandenen (Teil-)Identitäten sind widersprüchlich. Jegliche Formen der Festlegung („So bin ich!") werden vermieden, alles bleibt vage. Als Leitaffekte erscheinen Angst und Selbstabwertung bis hin zur depressiven Verstimmung. In der Gegenübertragung sind Interesse („Irgendetwas muss doch zu finden sein") und Mitleid, aber auch Gefühle von Langeweile bis zum Ärger möglich.	Im aktiven Modus besteht generell die Tendenz die Unsicherheit der (Teil-)Identitäten aktiv zu überspielen bzw. Widersprüche der (Teil-)Identitäten aktiv zu verleugnen oder zu verdrängen. Die überkompensatorische (Über-)Identifizierung sind wegweisend („Als-ob"). Als Leitaffekte erscheinen oft Ärger bis hin zur Ausgrenzungsaggression gegenüber anderen, die nicht dieser Identität entsprechen. Diese Menschen erscheinen übermäßig ihrer selbst, ihrer Ziele und ihres Sinns sicher. Im dekompensierten Zustand sind Angst und Zerrissenheit deutlich. In der Gegenübertragung stehen bei der Untersucher:in einerseits Gefühle „Der weiß, wo sein Leben hingeht!" bei gleichzeitiger Tendenz, das Gegenüber infrage zu stellen, an allem zu zweifeln und das Gegenüber (aggressiv) damit zu konfrontieren.
K7: Charakteristik des Konfliktschemas	
Für die Ausgestaltung der Konflikte bei eher geringem Strukturniveau gilt eine ausgeprägte situations- und erlebensabhängige Instabilität/Fluktuation, sodass dysfunktionales Erleben/Verhalten sowohl überzeichnet als auch diffus erscheinen kann. Da (partiale) Identitätssysteme und Wechsel angesprochen werden können und die Auseinandersetzung zwischen aktiven und passiven Bewältigungsversuchen schwanken kann, können die konflikthaften Identitätsbereiche oft nur passager (als ein nicht zeitlich konstant bestimmendes und stabiles Thema) erkennbar sein. Es finden sich aber auch starre Arretierungen im passiven oder im aktiven Modus, z. B. chronische Identitätsdiffusion im passiven Modus oder starre einseitige Als-ob-Identität im aktiven Modus.	
Aufgrund der schlecht integrierten Selbst- und Objektrepräsentanzen besteht kein kohärentes und stabiles Selbstbild. Mit diesem Identitätsmangel (Identitätsdiffusion) fehlen eine situations- und realitätsangemessene Identifikation und Übernahme von (Teil-)Identitäten im Äußeren. Das resignativ-passive Scheitern im Bestreben, ein Identitätssystem mit teilweiser Sinnhaftigkeit aufzubauen ist spürbar. Mit äußerer Unterstützung kann die Identität immerhin teilweise über längere Zeit „stabil gehalten" werden.	Es ist aufgrund der schlecht integrierten Selbst- und Objektrepräsentanzen nicht möglich, ein kohärentes und kontinuierliches Bild der eigenen Person zu entwerfen. Mit der Identitätsdiffusion kommt es zu heftigen Verwerfungen im Bild von sich im Vergleich zum Bild, das andere von einem haben, wobei die Widersprüche und Ambivalenzen nur z. T. erlebt werden können. Überkompensatorisch werden wechselnde (Teil-)Identitäten aufgrund äußerer Identitätsbereitstellungen (z. B. ausschließliche Rollenidentität) oder innerer, unstrukturierter Wünsche aufgebaut. Es ist das Mühen und Ringen um das Selbstbild und den Sinn in der Gegenübertragung spürbar. Bei erlebten Scheitern wechseln sich depressive Gefühle mit heftigsten Aggressionen ab.
Bei Menschen mit einem **desintegrierten Strukturniveau** sind noch extremere Kompensationsmechanismen, teils mit Realitätsumdeutungen möglich (Kap. 4.4).	

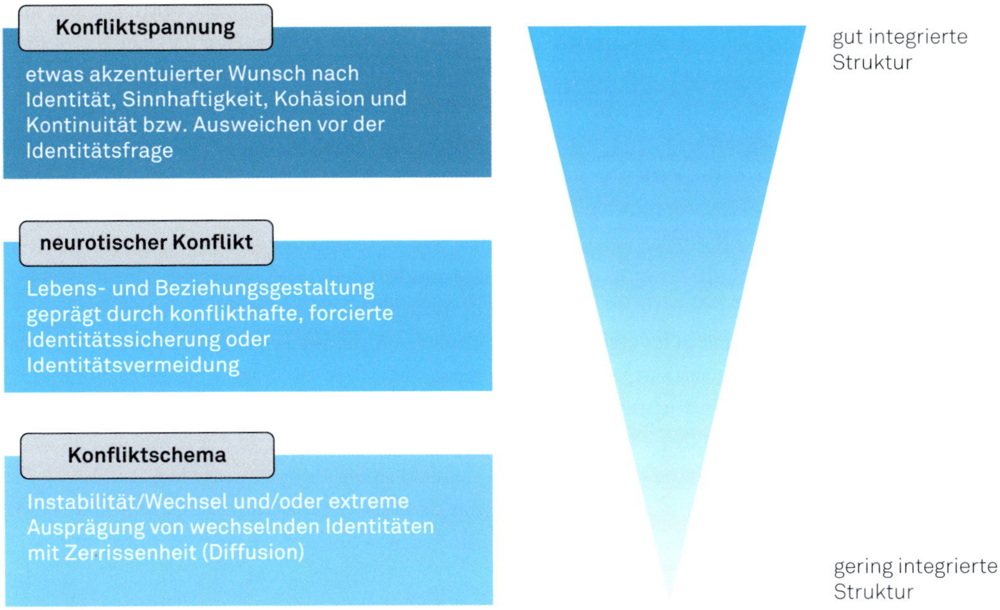

Abbildung 4-8: Konfliktdynamik des Identitätskonflikts mit den 3 Ebenen Konfliktspannung (oberer Pol, eher gut integrierte Struktur), neurotischer Konflikt (eher mäßig integrierte Struktur) und Konfliktschema (eher geringes Strukturniveau).

Differenzialdiagnose der Konfliktdynamik Identität zu anderen Konflikten

Der passive Modus K7 hat gewisse Ähnlichkeiten mit dem **passiven Modus K1** (Abhängigkeit vs. Individuation, Kap. 4.3.3): In beiden Fällen neigen die Patient:innen dazu, sich an andere/Partner:innen stark anzupassen. Während dies beim K1 aber geschieht, um die existenzielle Trennungsangst zu bändigen, wird sich bei einem dominanten K7 angepasst, um die fehlende oder widersprüchliche Identität und die damit verknüpften Verunsicherungen und Entfremdungsgefühle nicht spüren zu müssen.

Der aktive Modus K7 kann Ähnlichkeiten zum **aktiven Modus K4** (Selbstwertkonflikt, Kap. 4.3.6) aufweisen: In beiden Fällen können die Betroffenen „überzogen selbstsicher" wirken. Während dies beim K4 aber geschieht, um die innere Minderwertigkeit abzuwehren, wird bei einem dominanten K7 versucht, durch ein forciertes selbstsicheres Auftreten eigene Zweifel an der kreierten Als-ob-Identität zu zerstreuen – anderen, aber auch sich selbst gegenüber.

Erfundene oder stark manipulierte Identitäten finden sich mitunter auch bei einem dominanten K5 im aktiven Modus. Diese werden aber benutzt, um andere zu übervorteilen, was bei einem dominanten K7 nicht im Vordergrund steht.

Die Abgrenzung zur Strukturfacette „Identität" wurde schon oben beschrieben.

Fallbeispiele

Identitätskonflikt – gemischt eher aktiver Modus: die Auslandsschweizerin

Die 36-jährige Patientin kommt selbstständig zum Erstgespräch und berichtet von partnerschaftlichen Schwierigkeiten: Ihr Mann sage ihr, sie wisse nicht, was sie wolle; sie hätte studiert und sei seit Jahren in einer erfolgreichen Position tätig, da wolle sie nun Psychologie studieren und noch einmal ganz unten anfangen. Und so sei das in vielen Punkten. Er sage, sie suche etwas, wisse nicht was, und was sie habe, mache sie nie zufrieden. Solche Vorwürfe führen dann zu Auseinandersetzungen des Paares.

Zum Gespräch erscheint die Patientin mit einer Bekleidung im Stil der Vorstandsetagen, weiblich und geschmackvoll. Außerhalb der Arbeit laufe sie fast wie ein Mann herum („Die haben das bequemer").

Die Patientin ist gebürtige Schweizerin und in Zürich aufgewachsen. Sie spricht jedoch ein makelloses Hochdeutsch. Die Tochter einer Urschweizer Familie lebt seit ihrer Heirat vor 6 Jahren mit einem Deutschen in Deutschland. Darauf angesprochen, lächelt sie freundlich und sagt, das sei ihre Überanpassung. Das gehe ihr mit allem so. Viele würden diese Fähigkeit an ihr bewundern. Sie selbst sehe das aber eher skeptisch. Die Patientin kann viele Beispiele nennen. In der Firma gingen alle wie selbstverständlich davon aus, dass sie Juristin sei, obwohl sie Nationalökonomie studiert habe. Jurist sei ihr Vater, aber sie sei eher bestrebt gewesen, sich von seinem Wunsch, sie möge seinen Beruf ergreifen, abzugrenzen („So ganz scheint mir auch das nicht gelungen.").

Ihr Chef frage sie, wie sie die Stellungnahmen der Fachjuristen einschätze. Der verantwortliche Justiziar hasse sie deswegen vermutlich. Es verstand sich fast von selbst, dass auch ihr Mann Jurist war. Den Wunsch, Psychologie zu studieren, sei ein weiterer Versuch, sich abzugrenzen, nicht immer verwechselt zu werden – und er sei für sie auch Klärungsversuch, die Hoffnung, im Studium mehr über sich zu erfahren („So wie ich das bisher gehandhabt habe, müsste ich eine prima Psychologin werden.").

Sie war die Jüngste nach 3 älteren Brüdern („Da musste man sich anpassen, um zu überleben"). Der Vater war ein erfolgreicher Wirtschaftsanwalt, die Mutter Hausfrau. Die Schilderung der Kindheit bleibt merkwürdig blass. Alle 3 Brüder studierten Jura, sind allerdings in sehr unterschiedlichen Berufen tätig. Da sie kein Blut sehen könne, fiel der Beruf der Ärztin, der vom Vater noch toleriert worden wäre, aus. So sei der Kompromiss der Volkswirtschaft geblieben, von der sie nicht viel halte. Identitätsstiftend in der Familie waren offenbar der Vater und seine Sprache. Er war Schweizer Nationalist und wählte eine ausländerfeindliche Partei.

Die Patientin oszillierte zwischen Anpassung (+) und Widerstand (–). Der Mann ist Deutscher (–) und Jurist (+). Die Nationalökonomie ist bedeutungslos (–), aber trägt in sich nicht die Zeichen des Aufstands (+). Man hält sie für eine Juristin (+), aber sie darf sich nicht als solche bezeichnen (–). Sie ist Schweizerin von Geburt (+), passt sich aber so an die Ausländer an, dass sie nicht mehr als solche zu erkennen ist (–). Sie hat das falsche Geschlecht (–), will aber keine Kinder, was den Schaden etwas gutmacht (+).

Die Patientin steht mit 36 Jahren an der Schwelle eines neuen Versuchs der Identitätsfindung und diesmal ist ihr Konzept eher revolutionär (–). Deswegen erwägt sie alternativ den Gedanken, doch noch Jura zu studieren, was ihr nach eigener Einschätzung sicher nicht schwerfiele (++) („Dann müsste ich nur noch wieder ein anständiges Schweizerdeutsch lernen!").

In der Gegenübertragung dominiert das Gefühl von Ratlosigkeit und Unschärfe. Die geschilderte Dynamik schält sich erst im Lauf von mehreren diagnostischen Gesprächen heraus, wird völlig blande vorgetragen. Neben Anzeichen eines ödipal-sexuellen Konflikts steht der Identitätskonflikt im Vordergrund. Das vordergründige Feld ist das des Berufes und (weniger) das der Nationalität. Hintergründig, und mehr zu vermuten als zu sichern, steht ein Konflikt der Geschlechtsidentität – sie steckt in der falschen Haut, egal was auch immer sie für einen Beruf ergreift.

Kommentar: Neben ödipalen Aspekten (K6) wird das überwiegend aktive Ringen um Identität deutlich.

Identitätskonflikt: Zelig

Woody Allen greift in seinem Film „Zelig" die Schilderungen des Schriftstellers F. Scott Fitzgerald auf, der während einer Gartenparty in

New York jemanden Bezaubernden mit gewählter Ausdrucksweise und vorzüglicher Kleidung kennenlernt. Er passt sich in seiner Identität den Gesten der gehobenen Gesellschaft an und spricht den entsprechenden Boston-Akzent und teilt ihre Anschauungen, um im nächsten Moment in der Küche mit dem Dienstpersonal in einen anderen Tonfall zu fallen und andere Anschauungen zu vertreten. Später begegnet er ihm wieder als Baseballspieler, der sich Zelig nennt und wiederum später ist derselbe Mann Mitglied der Al-Capone-Bande und zuletzt Jazzmusiker in einer schwarzen Band. Woody Allens Film greift diese Geschichte (1983) auf und beschreibt mit „Zelig" einen unauffälligen, identitätslosen Mann, der die Fähigkeit hat, seine Erscheinung an die Menschen anzupassen, die ihn umgeben und beeinflussen („Als-ob"-Chamäleon). Die Psychiaterin der Klinik, in der er in Behandlung steht, entschlüsselt bei Zelig als Ursache dieser völligen Identitätsanpassung den übermächtigen Wunsch, angenommen und akzeptiert zu werden. Sie verbessert sein Selbstwertgefühl, worauf er sich zu einem intoleranten Menschen wandelt, um nach dem Scheitern der Therapie wieder in seine alte Identitätsüberanpassung zurückzufallen. Zelig besitzt die besondere Eigenschaft, bedingt durch seine Unsicherheit gegenüber anderen Leuten, sich mental und physisch an die jeweilige Umgebung anzupassen. Zelig wird immer bekannter, sodass er nach Deutschland flieht, wo er aufgrund der äußeren Umstände zum Nationalsozialisten wird.

Zelig erscheint als Mensch, dessen Gefühle sich nicht von den anderen unterscheiden, überangepasst, ein Mensch, der diese Anpassung zu einem extremen Grad treibt. Zeligs Grundproblem ist, dass er keine Identität als eigene benennen kann. Aufgrund dieses völligen Fehlens seiner Identität hat er die (unbewusste) Fähigkeit entwickelt, sich in andere Identitäten hineinzubegeben, wenn er einer starken Persönlichkeit gegenübertritt. In Begleitung eines indigenen amerikanischen Indianers wird er amerikanischer Indianer. In der Therapie mit seiner Psychiaterin wird er herausragender Psychiater.

Kommentar: Selbstwertaspekte sind ebenfalls vorhanden (K4 aktiv), es überwiegt die aktive Suche nach Identität und Sinn, bei völlig fehlender Kontinuität. Die strukturellen Funktionen erscheinen eingeschränkt, aber nicht gering integriert.

Identitätskonflikt – aktiver Modus: der Musiker

Der 45-jährige spanische Geiger Herr S. stellt sich vor, da er beim Landesorchester nach mehreren Vertretungsstellen nun endgültig keine feste Position erlangte und in der Folgezeit ausgeprägte depressive Verstimmungen erlebte. Im Erstgespräch wirkt er aufgeräumt, sucht den emotionalen, intensiven Kontakt mit dem Gegenüber und berichtet über sein Leiden an der Musikerkarriere.

Er folgte dem älteren Bruder mit 18 Jahren nach Deutschland und begann ein Studium am Mozarteum für Geige und Cello. Der Bruder wechselte in eine Salsa-Band, war viele Jahre dort auch finanziell sehr erfolgreich. Herr S. spielte längere Zeit, nach Abschluss des Mozarteums, in klassischen Orchestern und suchte anschließend eine feste Position im Landesorchester zu erreichen. Es folgten 2 Vertretungszeiten über jeweils 5 Jahre, bis es zuletzt keine Verlängerungsmöglichkeit mehr gab, aber auch keine Stellenoption. In dieser Situation begann er eine Musikpädagogen-Ausbildung an der Hochschule, da er „nichts anderes als Musik machen und leben könne". Durch die Arbeitslosigkeit in eine tiefe Sinnkrise gestürzt entwickelte er depressive Symptome und mit dem drohenden Auslaufen des Arbeitslosengeldes lebte er am sozialen Existenzminimum.

Herr S. stammt aus einer Familie, in der es nur Musik gibt. Sein Vater war Dirigent und Konzertmeister, seine Mutter Sängerin, und auch alle Onkel und Tanten haben im weitesten Sinne mit Musik zu tun, oft sogar berufsgebunden. Es sind insgesamt 8 Geschwister und alle 8 Geschwister leben ein Leben für die Musik und sind Musiker. Nach mehrfachen interessierten Nachfragen, ob es denn in seinem Leben noch andere Interessen oder Möglichkeiten gäbe, berichtet Herr S., dass er in seiner Jugend unglaublich gerne Fußball gespielt habe und er selbst gerne eine Fußballerkarriere angestrebt hätte. Im familiären Kontext sei dies jedoch nie ernst genommen worden. Ja, es sei eigentlich unmöglich gewesen, sodass er heute nicht mal mehr hobbymäßig irgendwelche Sportarten oder Fußball betreibe.

Kommentar: Es sind auch Selbstwertaspekte (K4 aktiv, jetzt dekompensiert passiv) vorhanden. Die lebensgeschichtliche Identität wird in der gesamten Familie von Musik beherrscht.

4.3.10 K0: abgewehrte Konflikt- und Gefühlswahrnehmung

Allgemeine Beschreibung

Zentrales Motiv ist es, intrapsychische und interpersonelle konflikthafte Spannungen nicht ins Bewusstsein dringen zu lassen, um die damit verbundene Angst bzw. die anderen anhedonischen (unlustvollen) Gefühle abzuwehren. Deswegen steht die überstarke Abwehr im Sinne einer Schutzfunktion im Vordergrund und nicht ein unbewusstes konflikthaftes Motivsystem. Es handelt sich dabei nicht um die Manifestation eines spezifischen Konflikts, sondern die Manifestation der übersteigerten Abwehr des Konflikthaften und der damit verbundenen Affekte insgesamt. Hinter der Abwehr kann sich das gesamte Konfliktspektrum (K1–K7) verbergen.

Bei gelungener Entwicklung kann eine Person auch konflikthafte, sich widersprechende Bestrebungen und anhedonische Gefühle sowie interpersonelle Spannungen in einem gewissen Umfang wahrnehmen, aushalten und handlungsleitend nutzen. Grundsätzlich ist jedoch die flexible und adäquate Abwehr (Bewältigung) von Spannungen ein notwendiges und wichtiges Element des menschlichen Erlebens und Verhaltens.

Gelingt diese Entwicklung nicht, entsteht eine überstarke Abwehr bezüglich der intrapsychischen und interpersonellen Spannungen, die das konflikthafte Motivsystem und die damit verbundenen interpersonellen Spannungen/Konflikte sowie die anhedonischen Affekte nicht ins Bewusstsein dringen lässt, also mehr oder weniger vollständig abwehrt. Dies zeigt sich dann darin, dass diese Menschen die Konflikte in sich und in zwischenmenschlichen Beziehungen übersehen und Schwierigkeiten haben, Gefühle und Bedürfnisse bei sich und anderen wahrzunehmen.

Dabei haben normative soziokulturelle Aspekte wie z. B. die Stigmatisierung psychischer Symptome und Erkrankungen, das „Funktionieren" in Beruf und Privatleben und Geschlechterrollen einen erheblichen Einfluss. Es besteht eine Nähe zur Alexithymie.

Dahinter liegen meist ein oder mehrere neurotische Konflikte im oben beschriebenen Sinne (K1–K7), die erst zutage treten, wenn die Person in der Lage ist, evtl. mit therapeutischer Hilfe, die Abwehr schrittweise zu lockern.

Zentrale Charakteristika der „abgewehrten Konflikt- und Gefühlswahrnehmung"

Repetitiv-dysfunktionales motivationales Muster

In den Schilderungen dieser Menschen erscheinen ihr Leben und ihre Beziehungen zu anderen Menschen spannungsarm und stark von Konventionen bestimmt, obwohl der Untersucher durchaus Spannungen und Konflikte vermuten und spüren kann. Ihr Leben wird von ihnen so dargestellt, als ob es bis heute nie Probleme gegeben habe. Eigenes Erleben und äußere Lebensumstände werden oft pauschal mit „alles ist normal" beschrieben. Es werden entweder kaum Gefühle und Konflikte im Bezug zu anderen Menschen genannt („Es ist alles o.k., mir geht's gut" – „Wir verstehen uns gut, es gibt keine Probleme") oder Konflikte werden technisch gelöst („Ich krieg das schon alles hin."; „Wir regeln das vernünftig"). Intensivere Gefühle bei sich und anderen erscheinen als störend und als zu vernachlässigende Größe. Belastende Lebensumstände oder Ereignisse werden vorwiegend durch Verleugnungsstrategien mit rationalem Handeln bewältigt. Gelegentlich bringt die Patient:in auch Zufriedenheit damit zum Ausdruck, dass sie ein „unaufgeregter Typ" ist, der durch nichts so leicht zu erschüttern ist. Bei Versagen der individuellen Abwehrmöglichkeiten kommt es überwiegend zum Erleben und zur Präsentation (psycho-)somatischer Symptome. Unter Umständen können psychische Symptome von der Untersucher:in wahrgenommen werden, die Patient:in drängt sie jedoch in den Hintergrund.

Kern- und Leitaffekte

Der *Kernaffekt* ist der des jeweils zugrunde liegenden Konflikts (K1–K7), der aber aufgrund der überstarken Abwehr meist zunächst nicht erkennbar ist. Aufgrund des Fehlens und Zurückdrängens der Affekte und der konflikttypischen Bewältigungsmodi gibt es meist nur wenig erfahrbare *Leitaffekte,* am häufigsten ansatzweise Angst oder diffuse Spannungszustände. Die Abwehr (Verdrängung und Verleugnung; Rationalisierung und Affektisolierung) zielt vorwiegend auf die Vermeidung von anhedonischen Affekten, die aber das Gegenüber evtl. wahrnimmt. Die hedonischen Affekte sind in geringerem Ausmaß in die Abwehr einbezogen.

Auslösesituationen

Bei Versagen der individuellen Abwehrmöglichkeiten kommt es überwiegend zu (psycho-)somatischen Symptomen. Die Auslösesituationen passen zu den jeweils zugrunde liegenden neurotischen Konflikten, sind aber aufgrund der hohen Abwehr oft schwer direkt von der Person zu erfragen. Die Auslösesituationen werden oft erst fremdanamnestisch oder durch längere Kenntnis/Beobachtung der Person deutlich und psychodynamisch verstehbar.

Übertragungs- und Gegenübertragungsdynamik

In der Übertragung erwartet die Patient:in oft von der Untersucher:in eine technische Lösung ihrer (Psycho-)Somatik. Durch die affektiv gleichförmige Schilderung oder die rationalisierende Beschreibung wird es der Untersucher:in erschwert, ein differenziertes Bild der Gesprächspartner:in und von deren Innenleben zu gewinnen. In der Gegenübertragung entwickeln sich leicht Gefühle des Desinteresses und der Langeweile oder es können in der Gegenübertragung jene Gefühle entstehen, die diese Menschen aus ihrer Darstellung aussparen oder durch Sachlichkeit überdecken. Aufgrund der abwehrenden Darstellung der Betroffenen kann in der Untersucher:in auch Ärger aufkommen. Da die Abwehr ein dynamisches Geschehen ist, kann durchaus bei intensiverem Nachfragen bzw. längerer Beobachtung der Patient:in (Lockerung der Abwehr) Konflikthaftes (Situationen, Gefühle) „aufblitzen", wird dann aber gleich wieder abgewehrt und der weiteren Erkundung durch die Untersucher:in entzogen. Das kann zunächst Interesse und Neugier, dann aber Frustration und Ärger bei der Untersucher:in auslösen. Im Hinblick auf eine Psychotherapieindikation werden die Patient:innen oft als „nicht motiviert" und „schwierig" eingeschätzt.

Aktiver und passiver Modus sowie Manifestationen

Da die Abwehr der zugrunde liegenden Konflikte und Gefühle im Vordergrund steht, gibt es **keinen aktiven und passiven Modus.** Deswegen wird im Weiteren nur geschildert, wie sich die abgewehrte Konflikt- und Gefühlswahrnehmung typischerweise manifestiert.

Manifestationen des K0 auf den verschiedenen strukturellen Verarbeitungsniveaus
Menschen mit einem **guten Strukturniveau** zeigen eine flexible und funktionale Abwehr. Gleichwohl können sie bei einer Neigung zu abgewehrter Konflikt- und Gefühlsabwehr etwas zu „sachlich" wirken, indem sie beispielsweise bei emotionalen Angelegenheiten rasch eine „technische" Lösung vorschlagen oder rasch die Notwendigkeit eine „vernünftige Lösung zu finden" betonen (Tabelle 4-9, Abbildung 4-9).

Die „abgewehrte Konflikt- und Gefühlswahrnehmung" im Sinne einer übersteigerten (aber stabilen) **neurotischen Abwehrleistung** kann sich definitionsgemäß nur auf mäßig integriertem Strukturniveau manifestieren, allenfalls im Übergangsbereich zu den benachbarten strukturellen Integrationsniveaus.

Bei Menschen mit einem **geringen Strukturniveau** ist die Abwehr grundsätzlich nicht ausreichend stabil, um sie vor einem Bewusstwerden und Überfluten durch die oft undifferenzierten und heftigen Affekte zu schützen. Es bestehen die Realität verzerrende Abwehrmechanismen (Projektion, Spaltung, Dissoziation). Demzufolge ist die Affekt- und Impulstoleranz gering, was interpersonelle Konflikte zur Folge hat, die die Person oft auch als problematisch wahrnimmt und schildert. Eine abgewehrte Konflikt- und Gefühlswahrnehmung kann bei gering integrierter Struktur diagnostiziert werden, wenn es zu einer chronischen oder lang anhaltenden arretierten „Abschaltung" von Affekten („chronische Leere") kommt.

Bei Menschen mit einem **desintegrierten Strukturniveau** sind noch extremere Kompensationsmechanismen, teils mit Realitätsumdeutungen möglich (Strukturachse, Kap. 5, z. B. Facette 1.2).

Fallbeispiele

Eingeschränkte Konflikt- und Gefühlswahrnehmung: die Normale

Frau A. (50 Jahre) wurde aus der gastroenterologischen Abteilung des Universitätsklinikums konsiliarisch vorgestellt. Sie berichtete über seit ca. einem Jahr anhaltende abdominelle Beschwerden in Form von krampfhaften Schmerzen, Durchfall im Wechsel mit Verstopfung, häufigen Stuhlentleerungen, Schleimabgang. Die ausführliche gastroenterologische Abklärung habe kein beschwerdeerklärendes organisches Korrelat erbracht: Es sei die Diagnose eines „Reizdarmsyndroms" gestellt worden. Sorgen bezüglich der abdominellen Beschwerden mache sie sich nicht. Sie sei sicher, die Ärzte würden die Ursache schon noch finden und beheben.

Tabelle 4-9: Charakteristik des K0 auf unterschiedlichem strukturellem Verarbeitungsniveau.

passiver Modus	aktiver Modus
Charakteristik der Konflikt- und Gefühlswahrnehmung auf gutem Strukturniveau	
flexible und funktionale Abwehr	
Charakteristik der neurotisch abgewehrten Konflikt- und Gefühlswahrnehmung	
Aufgrund der übersteigerten, rigiden Abwehr mit Überwiegen von Verdrängung und Verleugnung; Rationalisierung und Affektisolierung fehlen anhedonische Affekte und die Schilderung interpersoneller Probleme.	
Charakteristik der Konflikt- und Gefühlswahrnehmung auf gering integriertem Strukturniveau	
Für Konfliktschemata bei eher geringem Strukturniveau gilt allgemein eine ausgeprägte situations-/erlebensabhängige Instabilität bis hin zur Fluktuation. Eine abgewehrte Konflikt- und Gefühlswahrnehmung bei gering integrierter Struktur kann sich in einer chronischen oder lang anhaltenden arretierten „Abschaltung" von Affekten („chronische Leere") äußern.	
Bei Menschen mit einem **desintegrierten Strukturniveau** sind noch extremere Kompensationsmechanismen, teils mit Realitätsumdeutungen möglich (s. Strukturachse, Kap. 5).	

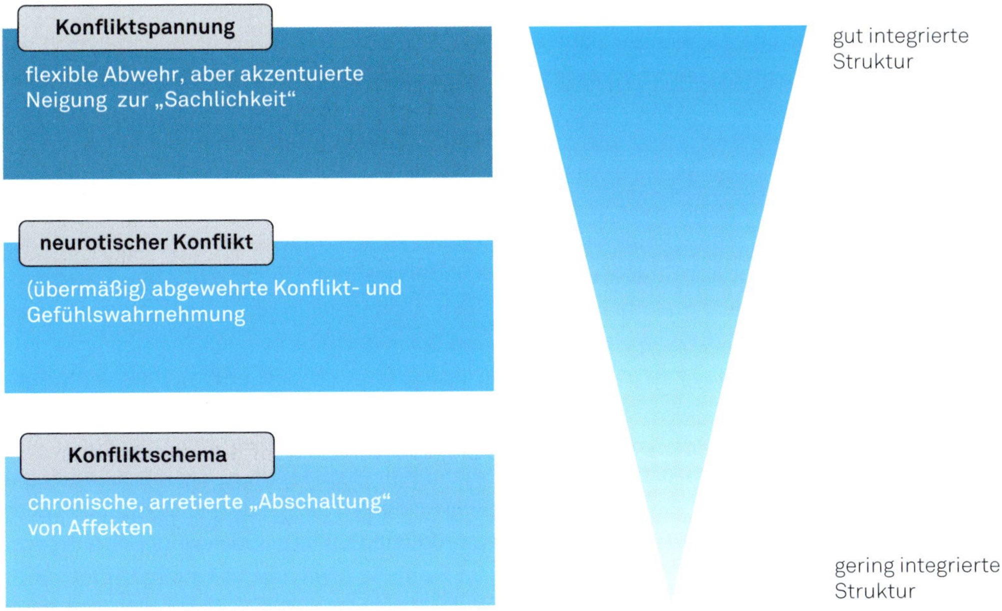

Abbildung 4-9: Die Manifestation der Abwehr auf verschiedenen Strukturniveaus (flexible Abwehr, gut integrierte Struktur), abgewehrte Konflikt- und Gefühlswahrnehmung (eher mäßig integrierte Struktur) und Versagen der Abwehr (eher geringes Strukturniveau).

Auf den Anlass der Vorstellung angesprochen, antwortete Frau A., sie wisse gar nicht, was sie hier solle. Schließlich habe sie es „im Bauch, nicht im Kopf“. Bei ihr sei alles in Ordnung.

Sie sei Hausfrau, habe 2 Kinder, von denen der jüngere Sohn vor ca. einem Jahr ausgezogen sei. Auf die Frage, wie sie dies erlebt habe: „So ist das eben im Leben“. Der Ehemann sei Elektroinstallateur und häufig auf Montage. Das mache ihr jedoch nichts aus, das sei eben sein Beruf. Ansonsten verstünden sie sich gut, in der Beziehung gebe es keine Probleme.

Sie habe ihre Arbeit im Haushalt, die sie möglichst gut und ordentlich verrichte. Ihr sei auch ein gutes Verhältnis zu den Nachbarn wichtig. Schon von ihren Eltern habe sie gelernt, dass es wichtig sei, mit allen Menschen gut auszukommen.

In der Jugend habe sie ohne Probleme eine Ausbildung zur Verkäuferin abgeschlossen. Nach dem Auszug ihres jüngeren Sohnes habe sie eine Arbeitsstelle in einer Bäckerei angenommen, sei dort jedoch vor Kurzem gekündigt worden. Die Kolleginnen, mit denen sie zusammenarbeitete, hätten sich über sie beschwert, wobei sie bis heute nicht verstehe, warum. Sie habe sich auch dort immer nur darum bemüht, ihre Arbeit möglichst ordentlich auszuführen und kein Interesse an den „Tratschereien“ der Kolleginnen gehabt.

Beim Untersucher entwickelte sich ein Gefühl von Langeweile, er unterdrückte mehrfach ein Gähnen.

In einer weiteren Untersuchungssitzung, die zusammen mit dem Ehemann der Patientin durchgeführt wurde, erfuhr der Untersucher, dass dieser seiner Frau vor Kurzem mitgeteilt habe, dass er eine außereheliche Beziehung habe und über eine Trennung nachdenke. Er habe versucht, mit seiner Frau darüber zu sprechen, jedoch wolle sie dies nicht wahrhaben. Seine Frau habe in den wesentlichen Lebensbereichen immer gut funktioniert, es sei für ihn schon immer schwer gewesen, gefühlsmäßig an seine Frau heranzukommen, sich ihr nahe zu fühlen. Sie verwende mehr Zeit und Interesse darauf, dass der Haushalt funktioniere, Haus und Garten in Ordnung seien, statt etwas mit ihm gemeinsam zu unternehmen. Obwohl sie schon 30 Jahre verheiratet seien, wisse er wenig über die Vorgeschichte seiner Frau. Von der Schwester seiner Frau habe er erfahren, dass sie als Kinder zwar oberflächlich versorgt wurden, jedoch wenig emotionale Zuwendung erfuhren und oft geschlagen wurden.

4.3.11 Der OPD-Konflikt-Ratingbogen

Der OPD-Konflikt-Ratingbogen ist in Abbildung 4-10 dargestellt. Die Einschätzung der Bedeutsamkeit spiegelt das Ausmaß wider, in welchem das jeweilige Konfliktthema das psychische Geschehen der Person bestimmt. Hilfreich bei dieser Einschätzung kann der Blick auf die Konflikt-Manifestationen in verschiedenen Lebensbereichen (siehe Kap. 12.2) sein: „sehr bedeutsam" wäre gegeben, wenn ein Konflikt sich in drei und mehr von den sieben Lebensbereichen zeigt; „bedeutsam" bei zwei Lebensbereichen; „wenig bedeutsam" bei einem Lebensbereich. Allerdings sollte diese Zuordnung nicht zu starr angewendet werden – entscheidend ist die klinische Einschätzung darüber, wie stark die Person vom jeweiligen Konfliktthema dominiert wird.

4.4 Zur weiteren Forschung vorgesehen: Dilemma und Konflikt

4.4.1 Dilemma-Konzept

In OPD-1 und OPD-2 war die Definition von Konflikten weitgehend auf neurotische Konflikte fokussiert, was das Konfliktrating mehr oder weniger auf das mäßig integrierte Strukturniveau konzentriert hatte, da davon ausgegangen wurde, dass bei schwerer beeinträchtigter Struktur erstens kaum noch umschriebene Konflikte auszumachen seien (eher seien viele oder alle Themen betroffen) und dass zweitens die konflikthaften Themen bei diesen Patient:innen therapeutisch keine besondere Bedeutung hätten, stattdessen auf die strukturellen Beeinträchtigungen fokussiert werden sollte. In der OPD-3 wird nun eine Erweiterung vorgenommen, dahingehend, dass Konflikte prinzipiell auf allen Strukturniveaus ins diagnostische Auge gefasst werden sollen, auch wenn umschriebene konflikthaft-motivationale Themen insbesondere bei Patient:innen mit sehr gravierenden strukturellen Beeinträchtigungen schwer oder in Einzelfällen auch gar nicht mehr zu erkennen sind. Dennoch lohnt sich aus unserer Sicht die Erfassung konflikthaft-motivationaler Themen auch bei diesen Patient:innen. Zudem liegt in der psychodynamischen Literatur seit Langem ein Konfliktkonzept auch für Patient:innnen mit schweren psychischen Störungen vor: das Konzept der Dilemmata und der dilemmatischen Dispositionen von Mentzos (2002).

Da sich noch nicht alle Mitglieder des Arbeitskreises OPD mit der Integration dieses Konzepts in die Konfliktachse anfreunden konnten, wird dieser Integrationsversuch hier in einem gesonderten Kapitel dargestellt.

Mentzos (2002; Mentzos, 2015) beschrieb mit den **Dilemmata** ein Konzept zur Erfassung der Psychodynamik psychotischer Erkrankungen. Der Unterschied zwischen Dilemma und Konflikt oder Konfliktschema besteht nicht zwischen den inhaltlichen motivationalen Themen und Tendenzen, sondern im Ausmaß der Bedrohung, die bei einem Dilemma das psychische Überleben betrifft sowie der eingeschränkten Lösungsmöglichkeiten aufgrund der fehlenden psychischen Repräsentierbarkeit eines Dilemmas. Daher ist ein Dilemma nicht etwas grundsätzlich anderes als ein Konflikt, sondern es ist eine Variante, die durch ein besonderes Ausmaß der existenziellen Bedrohung durch einen unauflöslichen Antagonis-

OPD-3 Ratingbogen Achse III: Konflikt.

	Biografisch repetitiv-motivationale Konfliktthemen						Biografisch dominanter Verarbeitungsmodus				
	• Konfliktspannungen (KS) • neurotische Konflikte (NK) • konflikthaft-motivationale Schemata (KMS)	nicht vorhanden/ nicht sichtbar	wenig bedeutsam	bedeutsam	sehr bedeutsam	bitte noch nachexplorieren	vorwiegend passiv	gemischt eher passiv	gemischt wechselnd	gemischt eher aktiv	vorwiegend aktiv
K1	Abhängigkeit vs. Individuation	(0)	(1)	(2)	(3)	(9)	(p+)	(p)	(p/a)	(a)	(a+)
K2	Unterwerfung vs. Kontrolle	(0)	(1)	(2)	(3)	(9)	(p+)	(p)	(p/a)	(a)	(a+)
K3	Versorgung vs. Autarkie	(0)	(1)	(2)	(3)	(9)	(p+)	(p)	(p/a)	(a)	(a+)
K4	Selbstwertkonflikt	(0)	(1)	(2)	(3)	(9)	(p+)	(p)	(p/a)	(a)	(a+)
K5	Schuldkonflikt	(0)	(1)	(2)	(3)	(9)	(p+)	(p)	(p/a)	(a)	(a+)
K6	Ödipaler Konflikt	(0)	(1)	(2)	(3)	(9)	(p+)	(p)	(p/a)	(a)	(a+)
K7	Identitätskonflikt	(0)	(1)	(2)	(3)	(9)	(p+)	(p)	(p/a)	(a)	(a+)
K0	Abgewehrte Konflikt- und Gefühlswahrnehmung	(0)	(1)	(2)	(3)	(9)	(p+)	(p)	(p/a)	(a)	(a+)

Aktueller Hauptkonflikt (AKH)/Bedeutsamkeit		Struktur				Aktueller Verarbeitungsmodus				
						vorwiegend passiv	gemischt eher passiv	gemischt wechselnd	gemischt eher aktiv	vorwiegend aktiv
AHK 1	.... /	(KS)	(NK)	(KMS)		(p+)	(p)	(p/a)	(a)	(a+)
AHK 2	.... /					(p+)	(p)	(p/a)	(a)	(a+)

	unsicher				sehr sicher
Sicherheit der Konflikteinschätzung	(1)	(2)	(3)	(4)	(5)

Abbildung 4-10: OPD-3 Ratingbogen Achse III: Konflikt.

mus und besonderer Formen der Abwehr gekennzeichnet ist.

Die **dilemmatische Disposition** ist eine innere Anlage dieser konflikthaft-motivationalen Thematik, die aber unter günstigen Bedingungen auch nur latent wirksam ist. Wird sie in konkreten Auslösesituationen aktiviert/getriggert/verstärkt, sodass aus der Disposition ein konkretes und im Hier und Jetzt lebensbedrohliches Dilemma wird („Zusammenbruch"), können die Betroffenen sich oft nur noch mittels extremer Kompensationen, oft mit Realitätsumdeutungen (z. B. „Rekonstruktion" mit psychotischer Symptomatik) aus diesem Dilemma „befreien".

Die motivationale Thematik einer dilemmatischen Disposition bzw. eines Dilemmas ist die gleiche wie bei Konfliktspannung, neurotischem Konflikt oder Konfliktschema, auch die Gegensätzlichkeit und Unvereinbarkeit ist die gleiche, ebenso der Charakter einer Vulnerabilität. Unterschiede sind das Ausmaß der Bedrohung und die Bewältigungsmöglichkeiten. Diese beiden Aspekte kennzeichnen aber eben auch genau die Unterschiede in den Manifestationsformen auf den Strukturniveaus gut integriert, mäßig integriert und gering integriert: Die Bedrohung wird immer heftiger und die Repräsentations-, Integrations- und Regulationsmöglichkeiten werden immer geringer bzw. immer *spezieller* bzw. immer radikaler. Im Fall der Psychose geht der psychische Innenraum und Spielraum gegen Null, wodurch eine „Problemverarbeitung" nur noch unter Realitätsverlust möglich ist.

Solange die dilemmatische Disposition nicht übermäßig aktiviert ist, ist die Person nicht unbedingt dem desintegrierten Strukturniveau zuzuordnen. In den Phasen aber, wenn diese Disposition aktiviert ist und sich dann z. B. das „psychotische Dilemma" im **„Zusammenbruch"** manifestiert, mit der konkreten tödlichen und unausweichlichen Bedrohung der Identität, und den daher aktivierten „psychotischen Lösungen", dann entspricht dies meist einem Strukturniveau zwischen gering-desintegriert oder desintegriert. Auch aufgrund der Variabilität in der Verfügbarkeit über die strukturellen Funktionen bei diesen (und anderen) Patient:innengruppen wurde die Strukturachse variabilisiert (s. Strukturachse, Kap. 5).

So kann damit eine dimensionale Linie gezeichnet werden, von der **Konfliktspannung** (die meist nur unter Belastung klinisch relevant wird) über die **neurotischen Konflikte** (repetitiv-dysfunktionale, intrapsychische und interpersonelle Muster) und den **Konfliktschemata** (bei eher gering integrierter Struktur) bis zu den **Dilemmata** (bei eher desintegrierter Struktur).

Von Mentzos (2002; Mentzos, 2015) als Dilemmata beschrieben und Störungsgruppen zugeordnet wurden die K1-Thematik (schizophrene Psychosen) und die K4-Thematik (affektive Psychosen). Ebenso naheliegend sind aber auch Manifestationen der anderen Konflikte als dilemmatische Dispositionen. Eine feste Zuordnung bestimmter konflikthaft-motivationaler Themen zu bestimmten Störungen ist in der OPD grundsätzlich nicht vorgesehen. Wir gehen stattdessen davon aus, dass die Manifestationen der konflikthaft-motivationalen Themen auf sehr niedrigem Integrationsniveau mit einer Vielzahl schwerer psychischer Erkrankungen einhergehen kann und umgekehrt, dass Patient:innen mit der gleichen nosologischen Diagnose sich in den dominierenden Konfliktthemen und den strukturellen Beeinträchtigungen substanziell unterscheiden können (vgl. Henkel et al., 2018).

Die folgenden Beschreibungen der Manifestationen der konflikthaft-motivationalen Themen bei starker struktureller Beeinträchtigung als Dilemmata sind als vorgeschlagene Ergänzungen bzw. Erweiterungen der jeweiligen Konfliktbeschreibungen in Kap. 4.3 zu verstehen.

4.4.2 K1: Abhängigkeit vs. Individuation, als Dilemma

Bei eher desintegrierter Struktur kann ein extremer Antagonismus zwischen der Besetzung von Selbst-Pol und Objekt-Pol vorliegen, sodass keinerlei Kompromisse zwischen Individuation und Abhängigkeit möglich sind – dilemmatische Disposition (Tabelle 4-10). Aufgrund der wenig belastbaren Selbst-Objekt-Differenzierung droht der Existenzverlust durch symbiotische Verschmelzung oder ein „autistischer" Rückzug. Bei einer Aktivierung des Dilemmas kommt es zu einem noch weitergehenden Zusammenbruch struktureller Fähigkeiten, z.B. den Zusammenbruch des Realitätsbezugs. In einem zweiten Schritt kommt es zu einer psychotischen Rekonstruktion einer Realität, d.h., es werden, z.B. im Rahmen eines Wahnerlebens, wieder ein Ich und ein Objekt und eine Beziehung zwischen Ich und Objekt hergestellt. Diese Rekonstruktion kann als ein kompromisshafter Versuch verstanden werden, nach dem „Weltuntergang" wieder Koordinaten des Erlebens zu errichten. Hierbei wird die Realitätsprüfung der Wiedererschaffung eines wie auch immer gearteten Bezugs zur Realität und zum Selbst untergeordnet. Die dabei nicht integrierbaren, sondern verworfenen Realitätsanteile („das innerlich Aufgehobene", Freud, 1911, S. 308) tauchen, wenngleich meist verschleiert, im psychotischen Symptom wieder auf.

4.4.3 K2: Unterwerfung vs. Kontrolle, als Dilemma

Bei Menschen mit einem eher desintegrierten Strukturniveau erscheint das konflikthaft-motivationale Thema als Dilemma (Tabelle 4-11): Extrem bedrohlicher Antagonismus zw. extremer Unterwerfung und „totaler" Kontrolle, psychisch nicht repräsentierbar, daher Manifestation in Form interpersoneller Muster, wechselnd oder arretiert, z.B. Verharren in bizarren und/oder gefährlichen Handlungsdialogen (z.B. sadomasochistische Konstellationen, „totale Versklavung", u.U. mit Antisozialität/malignem Narzissmus; andere Menschen oder Tiere quälen, auch massive Selbstdestruktivität [finale Suizidalität als Machtkampf]).

Tabelle 4-10: K1: „Abhängigkeit vs. Individuation" als Dilemma.

passiver Modus	**aktiver Modus**
Bei Menschen mit einem eher desintegrierten Strukturniveau manifestiert sich das konflikthaft-motivationale Thema als existenzielles und extrem bedrohliches Dilemma: extrem bedrohlicher Antagonismus zwischen Abhängigkeit und Individuation/Autonomie, psychisch nicht repräsentierbar, daher droht unter Belastung ein weiterer Zusammenbruch der Struktur mit konsekutiver Rekonstruktion unter Hintansetzung der Realitätsprüfung.	
Das Verhalten kann anklammernd und unselbstständig sein, jede eigene Entscheidung kann unmöglich sein bzw. werden andere dazu gebracht, Verantwortung zu übernehmen. Hinter diesem „sich oberflächlich von anderen steuern lassen" verbirgt sich die Unfähigkeit zu Auseinandersetzung und Kompromiss. Es zeigt sich ein Fehlen/eine ausgeprägte Schwäche der eigenen Intentionalität; die Erfahrung von Handeln und Urheberschaft ist reduziert. Es zeigen sich Emotionen ohne denkerische (metakognitive) Distanz. Ein Leitaffekt kann fehlen, Identität und Gefühlswelt können entlehnt oder „geliehen" erscheinen. Beim Gegenüber lösen diese Personen meist intensive Gefühle aus (Aversion oder infantilisierende Vereinnahmung).	Das Verhalten kann kalt, unangreifbar und extrem autonom erscheinen. Es kann eine starke Intellektualisierung vorliegen und die Unfähigkeit, mit eigenen Gefühlen in Kontakt zu treten. Abhängigkeiten (etwa zum Elternhaus) werden nicht wahrgenommen und so behandelt, als existierten sie nicht. Möglich ist auch weitgehender Rückzug in Esoterik/Philosophie und Reduzierung des zwischenmenschlichen Bereichs. Der Leitaffekt kann wie „gelöscht" erscheinen. In der Gegenübertragung können Gefühle von Angst vor eigener Grenzüberschreitung, Verletzung und Verlust (durch Rückzug der Betroffenen) aber auch fusionale Ängste und Sehnsüchte entstehen.

Tabelle 4-11: K2: „Unterwerfung vs. Kontrolle“ als Dilemma.

passiver Modus	aktiver Modus
Bei Menschen mit einem eher desintegrierten Strukturniveau manifestiert sich das konflikthaft-motivationale Thema als existenzielles und extrem bedrohliches Dilemma, mit teilweise extremeren Kompensationsmechanismen, teils mit Realitätsumdeutungen: extrem bedrohlicher Antagonismus zwischen extremer Unterwerfung und „totaler“ Kontrolle, psychisch nicht repräsentierbar, daher Manifestation in Form interpersoneller Muster, wechselnd oder arretiert, z. B. Verharren in bizarren/gefährlichen Handlungsdialogen	
Das Erleben eigener Wünsche ist praktisch gelöscht, der Fokus ist auf andere (Partner:innen) gerichtet, deren Wünsche sind die einzige Orientierung. So wird Differenz und damit Trennung vermieden. Eigene Wünsche können dann nur wahnhaft oder halluzinatorisch, als von außen kommend, auftauchen. Arretierte Unterwerfung und „Versklavung“ ohne Leidensgefühl und basalen Selbstschutz. Final angelegte, teilweise hochexpressive Suizidalität als Quelle von Macht und Kontrolle. In der Gegenübertragung Ohnmacht oder Bewunderung für die extreme Selbstaufgabe bis hin zur Infragestellung der eigenen Person, aber auch ausgeprägte Aggression, Tendenz ebenfalls zu quälen bzw. Lust diese Lüge zu zerstören.	Das Erleben der Wünsche des anderen ist praktisch gelöscht. Durch extreme Kontrolle wird Differenz und Trennung vermieden. Gefühl, der eigene Standpunkt sei absolutes Gesetz, eine andere Auffassung Verrat. Erhalt von Macht und Kontrolle unter Aufgabe von basalem Selbstschutz und basaler Empathie. Tauchen die Wünsche des anderen auf, wird mit Rückzug, Abwehr oder wahnhafter Gegenwehr reagiert: bizarre Formen des Beherrschens und Quälens anderer Lebewesen als Quelle von Macht und „totaler“ Kontrolle. Subjektives „Berechtigtsein“ zur Ausübung von Gewalt. Gegenübertragung: Bedrohungserleben, Angst vor dem Unheimlichen, Fassungslosigkeit, Ohnmacht oder auch Tendenzen, gegen dieses Zwangssystem zu revoltieren. Alternativ Unterwerfung und Angst vor der kontrollierenden Person.

4.4.4 K3: Versorgung vs. Autarkie, als Dilemma

Bei Menschen mit einem eher desintegrierten Strukturniveau sind chronisch parasitäre Lebensweise oder chronisch exzessive Selbstausbeutung/Askese in einer nicht repräsentierbaren Konkretisierung erstarrt (Tabelle 4-12). Gelegentlich finden sich überwertige oder realitätsferne Vorstellungen (z. B. Verarmungswahn; mit „Lichtfasten“ überleben wollen).

4.4.5 K4: Selbstwertkonflikt, als Dilemma

Bei Menschen mit einem eher desintegrierten Strukturniveau besteht ein nicht repräsentierbares Dilemma zwischen dem Wert, den man sich selbst zuschreibt, und dem Wert, den andere besitzen bzw. einem zuschreiben – Selbstwert vs. Objektwert (Tabelle 4-13). Folgt man dem, was für den eigenen Selbstwert existenziell ist („seinem Stern“), verliert man völlig den Kontakt zur Wertschätzung der anderen (und seinem Über-Ich). Folgt man den Werten der anderen, verliert man seinen Selbstwert und erlebt die Vernichtung seines Narzissmus. Das Dilemma erlaubt nur 2 Extreme: sich völlig unabhängig vom Über-Ich und dem Wert, den andere einem geben, machen oder sich aufgeben und seinen Selbstwert völlig aufopfern.

4.4.6 K5: Schuldkonflikt, als Dilemma

Auf dem desintegrierten Strukturniveau können sich unrealistische Schuldgefühle einerseits u. U. bis zum Schuld- oder Versündigungswahn, oder andererseits egoistische Tendenzen bis zur u. U. wahnhaften Querulation zunehmend verfestigen (Tabelle 4-14).

Tabelle 4-12: K3: „Versorgung vs. Autarkie" als Dilemma.

passiver Modus	aktiver Modus
Bei Menschen mit einem eher desintegrierten Strukturniveau manifestiert sich das konflikthaft-motivationale Thema als existenzielles und extrem bedrohliches Dilemma mit teilweise extremeren Kompensationsmechanismen, teils mit Realitätsumdeutungen: extrem bedrohlicher Antagonismus zwischen Parasitismus und Selbstausbeutung/Askese, psychisch nicht repräsentierbar, daher Manifestation in Form interpersoneller Muster, wechselnd oder arretiert, z. B. gierige Ausbeutung, lebensbedrohende Askese.	
Andere werden immer allzeit bereiter und fraglos dazu verpflichteter Spender von psychischen und materiellen Gütern erlebt. Auf Frustrationen wird vehement aggressiv reagiert, eine „Eigenbeteiligung" an der Versorgung wird als empörende Zumutung abgetan. Oft anklammerndes Verhalten, das keinerlei Rücksichten auf die jeweilige Situation der anderen, die als Fortsetzung des eigenen Selbst erlebt werden, nimmt. Gegenübertragung: Schuldgefühle dafür, andere im Stich zu lassen, alternativ aggressive Gefühle gegenüber einem über Gebühr fordernden Gegenüber und Tendenzen, den anderen im Stich zu lassen.	Die psychischen und materiellen Güter des anderen werden als unpassend oder gefährlich und nicht dem, was man benötigt, angesehen. Das betrifft z. B. Nahrung, die ganz speziell sein muss, bis hin zur Gefahr der Mangel- und Unterernährung. Auch die psychische „Nahrung" wird für nicht notwendig gehalten. Es droht Rückzug, nicht reflektiertes Asketentum und Verlust der sozialen Verbindung. Gegenübertragung: Hilflosigkeit, weil man zusehen muss, wie jemand mangels Verbindung zu anderen „verhungert", alternativ Tendenz, die Person mit Nachdruck oder Gewalt sozusagen mit Zwang zu „ernähren".

Tabelle 4-13: K4: „Selbstwertkonflikt" als Dilemma.

passiver Modus	aktiver Modus
Bei Menschen mit einem eher desintegrierten Strukturniveau manifestiert sich das konflikthaft-motivationale Thema als existenzielles und extrem bedrohliches Dilemma, mit teilweise extremeren Kompensationsmechanismen, teils mit Realitätsumdeutungen: extrem bedrohlicher Antagonismus zwischen Selbst- vs. Objektwert, psychisch nicht repräsentierbar, daher nur entweder vernichtende Selbstentwertung oder absolute Grandiosität (z. B. „manische Revolte").	
Oft vollständiger Verzicht, eigene Wünsche zu erleben geschweige denn durchzusetzen. Eigene Schmerzen, Leiden oder Überforderung werden oft lange Zeit praktisch nicht wahrgenommen. Kränkungen verlaufen unbemerkt und führen zu depressiven Zuständen, die oft deswegen situativ nicht zuordenbar sind. Nicht repräsentierbare, teilweise realitätsferne Selbstentwertung führt zu psychotisch-depressiven Zuständen bis hin zum negativistischen Wahn. Der subjektive Leidensdruck kann sogar abnehmen (Anosognosie) oder in einem verfestigten, unbewusst narzisstischen Triumph arretiert sein („Königin des Leidens", „Koryphäenkiller"). Gegenübertragung: Es dominieren entweder Tendenzen, sich von der Verzweiflung und Hoffnungslosigkeit anstecken zu lassen und sich als schädlich und inkompetente Therapeut:in zu fühlen oder den Affekt zu leugnen bzw. selbst auch die Betroffenen zu entwerten.	Kränkungen werden nicht wahrgenommen und führen zu Hyperaktivität oder zum Beginn unrealistischer Projekte. Betriebsamkeit, Rastlosigkeit und permanente Beschäftigung mit Neuem darf nicht unterbrochen werden, da dadurch Ängste ausgelöst werden. Nicht repräsentierbarer Drang zur Überkompensation des fragilen Selbstwerterlebens kann zur scheinbaren Inflation des Selbstwertes durch manische Abwehr, bis hin zur symptomwertigen Manie mit möglichem Größenwahn, führen. Eine Aufrechterhaltung des Selbstwerts ist z. T. nur noch durch Ausbruch in die Manie möglich. Gegenübertragung: Neid, Ärger oder Langeweile können auftauchen, oder Bewunderung und Sich-anstecken-Lassen mit der Verleugnung eigener Minderwertigkeitsgefühle.

Tabelle 4-14: K5: „Schuldkonflikt" als Dilemma.

passiver Modus	aktiver Modus
Bei Menschen mit einem eher desintegrierten Strukturniveau manifestiert sich das konflikthaft-motivationale Thema als existenzielles und extrem bedrohliches Dilemma mit teilweise extremeren Kompensationsmechanismen, teils mit Realitätsumdeutungen: extrem bedrohlicher Antagonismus zwischen Prosozialität vs. Egoismus, psychisch nicht repräsentierbar, daher nur vernichtende u. U. wahnhafte Entwicklungen möglich, z. B. Versündigungswahn, Querulantenwahn.	
Schuldgefühle können auch bei nichtigen Anlässen in arretierter und übermäßiger Form auftreten und sich bis zum Schuld- oder Versündigungswahn verfestigen. Die Differenzierung zwischen dem, wofür man verantwortlich ist und dem, wofür man dies nicht ist, ist nicht möglich. Mittels psychotischer Symptome können Sühne oder selbstbestrafende Aktionen eingefordert werden. Gegenübertragung: Meist finden sich Mitleiden und die Tendenz, beschwichtigend und entlastend einzuwirken, alternativ selbst die Geduld zu verlieren, zu beschuldigen oder zu strafen.	Schulderleben kann vollständig aufgehoben sein, völlige Unmöglichkeit, eigene Schuld anzuerkennen. Erlebnisse, die eigene Schuld nahelegen, werden völlig übergangen, oder es kann zu hartnäckigen Bestrebungen kommen, die eigene Schuld zu externalisieren wie Querulation oder Paranoia. Gegenübertragung: Aggression, Tendenz zur Konfrontation oder gar Bestrafung, alternativ eigenes Schuldgefühl.

Tabelle 4-15: K6: „Ödipaler Konflikt" als Dilemma.

passiver Modus	aktiver Modus
Bei Menschen mit einem eher desintegrierten Strukturniveau manifestiert sich das konflikthaft-motivationale Thema als existenzielles und extrem bedrohliches Dilemma mit teilweise extremeren Kompensationsmechanismen, teils mit Realitätsumdeutungen: extrem bedrohlicher Antagonismus zwischen einem Drang nach völlig distanzloser Sexualisierung und völliger Verleugnung/Vernichtung von Geschlechtlichkeit, psychisch nicht repräsentierbar, daher nur konkretistisch handelnd umsetzbar.	
Die Dyade in der Primärbeziehung wird gegen die Bedrohung durch den als existenzbedrohend erlebten „Dritten", den Vater, verteidigt. Er wird abgewertet, oder gar als irrelevant für die Abstammung erklärt. Verwerfung des Vaters, der „Drittheit" (Tiercité). Auch eine wahnhafte Reaktion auf den Eindringling ist möglich. Die eigene Geschlechtlichkeit kann einer asexuellen – als das Höchste angesehenen – Dyade geopfert werden, durch völlige Negierung von Geschlechtlichkeit, im Extremfall Zerstörung der eigenen Genitalien. Gegenübertragung: unter Umständen Verzweiflung, Gefühl des völligen Ausgeschlossenseins, Hilflosigkeit, Mitleid und Tendenzen zu einer aggressiven Trennung der Dyade.	Es wird – manchmal wahnhaft – die Position der Person, die über allen Gesetzen steht („Vater der Urhorde") und dem alle Frauen/Männer zustehen, eingenommen. Dies kann mit dem Drang nach völlig distanzloser Sexualisierung, enthemmtem Zurschaustellen der Geschlechtlichkeit oder sexualisiertem „Beziehungswahn" verbunden sein. Gegenübertragung: unter Umständen Verzweiflung, Mitleid und Ekel, Drang die „Ordnung" wiederherzustellen und die Allmacht zu begrenzen. Alternativ Neid auf den, der über jedem Gesetz genießen kann.

4.4.7 K6: ödipaler Konflikt, als Dilemma

Auf einem eher desintegrierten Strukturniveau manifestiert sich ein Dilemma zwischen einem Drang nach völlig distanzloser Sexualisierung und völliger Verleugnung/Vernichtung von Geschlechtlichkeit (Tabelle 4-15). Dies kann sich beispielsweise als ein sexualisierter „Beziehungswahn“ oder ein völlig enthemmtes Zurschaustellen der Geschlechtlichkeit äußern, oder andererseits eine völlige Negierung der eigenen Geschlechtlichkeit bis hin zu Zerstörung der eigenen Genitalien mit sich bringen.

4.4.8 K7: Identitätskonflikt, als Dilemma

Bei Menschen mit einem eher desintegrierten Strukturniveau findet sich ein extrem bedrohlicher Antagonismus zwischen der „Notwendigkeit, jemand zu sein“ und der Tendenz zur Nihilierung der eigenen Existenz (Tabelle 4-16). Da dieses Dilemma psychisch nicht repräsentierbar ist, bleibt entweder eine vernichtende Selbst-Nihilierung oder eine nicht repräsentierbare Tendenz zur Übernahme von Rollen und klischeehaften „Identitäten“ ohne echten Bezug zum Selbst.

Die hier vorgestellten Beschreibungen der Manifestationen der konflikthaft-motivationalen Themen bei starker struktureller Beeinträchtigung als Dilemmata sind ein erster Vorschlag zur Integration des Dilemma-Konzepts in die OPD. Wir würden uns freuen, wenn die Sinnhaftigkeit und Nützlichkeit breit überprüft wird. Erste Anwendungen stimmen uns zuversichtlich, dass dieses Konzept einen Gewinn in der klinischen Praxis erbringen kann (vgl. Sell et al., 2021).

Tabelle 4-16: K7: „Identitätskonflikt“ als Dilemma.

passiver Modus	aktiver Modus
Bei Menschen mit einem eher desintegrierten Strukturniveau manifestiert sich das konflikthaft-motivationale Thema als existenzielles und extrem bedrohliches Dilemma mit teilweise extremeren Kompensationsmechanismen, teils mit Realitätsumdeutungen: extrem bedrohlicher Antagonismus zwischen der „Notwendigkeit, jemand zu sein“ und der Tendenz zur Negierung der eigenen Existenz, Dilemma psychisch nicht repräsentierbar, daher nur entweder vernichtende Selbst-Nihilierung oder Übernahme von Rollen und klischeehaften „Identitäten“ ohne echten Bezug zum Selbst.	
Völliges Fehlen einer Identität, eines Sinns, bis hin zur völligen Negierung der eigenen Existenz. Versuch, völlig unfassbar zu sein, kann auch nicht hörbares oder unverständliches Sprechen beinhalten. Gegenübertragung: Verwirrung, Leere, Langeweile, Gefühl, nicht in Kontakt kommen zu können, die Patient:in bleibt nicht „spürbar“ oder nicht fassbar, wird vergessen und übersehen, alternativ Angst, Unsicherheit bezüglich der eigenen Identität.	Nicht repräsentierbare Tendenz zur Übernahme (besser: Konkretisierung) von Rollen und klischeehaften „Identitäten“ ohne echten Bezug zu Selbst und eigenen Werten. Versuch, durch „Leihidentität“, Übernahme von Details (z. B. Kleidung, Stimme, Haltung) einer anderen Person den mangelnden Bezug zu einem eigenen Gefühl, dem Gefühl sich als wirklich und lebendig zu fühlen, zu kompensieren. Oft klischeehafte Sprache und Trennung von Affekt und Intellekt. Gegenübertragung: quälendes Gefühl, nicht in Kontakt kommen zu können, Ärger, nicht hinter die „schillernde Wand“ blicken zu können, Hilflosigkeit, alternativ Verunsicherung der eigenen Identität, Resignation oder Fallenlassen des anderen.

5 Achse IV: Struktur

5.1 Zusammengefasste Darstellung der Achse IV

Die Struktur stellt so etwas wie den Rohbau oder das Grundgerüst der Persönlichkeit dar – die eher konstanten Charakteristika und Reaktionsweisen, die intrapsychischen und interpersonellen Kompetenzen. Dabei geht es weniger um die individuelle Färbung als vielmehr um basale Fähigkeiten und Dispositionen, die meist regulative Funktionen konstituieren. Struktur wird sichtbar im Umgang mit dem Selbst, den Beziehungen und der Welt, daher finden sich diagnostisch relevante Informationen überwiegend in herausfordernden Situationen (unter Stress) und meist im interpersonellen Bereich (einschließlich der Untersuchungssituation selbst).

Die Strukturachse umfasst 5 Dimensionen, von denen 4 in eine auf das Selbst und eine auf die Objekte/Beziehungen bezogene Subdimension unterteilt sind. Lediglich die 3. Dimension, die Abwehr, erstreckt sich über beide Bereiche, da sie (fast) immer intrapsychische und interpersonelle Aspekte vereint.

Die 5 Dimensionen sind:

- Wahrnehmung,
- Steuerung,
- Abwehr,
- Kommunikation,
- Bindung

Jede der Dimensionen enthält 2 × 3 Facetten, Ausnahme ist die Abwehr mit 1 × 3 Facetten. Die Facetten werden auf einer siebenstufigen Skala „durchdekliniert" und stellen die kleinsten Einheiten des Ratings dar (insgesamt also 27 Facetten in 9 Domänen). Die Reife bzw. Integration der Struktur erstreckt sich von „gut" (1) über „mäßig" (2) bis hin zu „gering" (3) und „desintegriert" (4). Das Strukturrating der OPD-3 erlaubt sowohl eine Erfassung klinisch relevanter zeitlicher Variabilität (z. B. bedingt durch Krankheitsepisoden) als auch divergenter Strukturniveaus in verschiedenen Lebensbereichen (z. B. bei Psychosen oder Traumafolgestörungen).

Die Strukturachse weist eine große Nähe zu den neuen Konzeptionen der Persönlichkeitsfunktion des DSM-5 (American Psychiatric Association, 2013) als auch der Schweregradbestimmung bei den Persönlichkeitsstörungen der ICD-11 auf (Blüml & Doering, 2021; Hörz-Sagstetter et al., 2021). Dies ist wenig erstaunlich, greifen doch die neuen psychiatrischen Konzepte auf psychoanalytische Modelle der Struktur bzw. Persönlichkeitsorganisation (z. B. Kernberg) zurück. Somit kann die Strukturachse ohne Weiteres zur Persönlichkeitsdiagnostik aus deskriptiv-phänomenologischer Sicht eingesetzt werden, auch wenn sie konzeptionell und von ihrer inhaltlichen Breite deutlich darüber hinausgeht.

5.2 Was ist Struktur?

5.2.1 Begriffsbestimmung

Die Struktur umfasst die grundlegenden Fähigkeiten der Persönlichkeit, mit sich selbst, mit den Beziehungen und mit anderen differenziert umzugehen. Dabei werden nicht die Inhalte des

Erlebens, Denkens und Handelns erfasst, sondern deren Voraussetzungen.

Die Struktur kann entwicklungsbedingt beeinträchtigt sein, was die Grundlage für eine Vielzahl psychischer Erkrankungen, den sog. strukturellen Störungen darstellt; von größter Bedeutung ist dies für die Persönlichkeitsstörungen. Strukturelle Störungen können bei einer Vielzahl von psychischen Störungen auftreten; umgekehrt stellt eine gut integrierte Struktur einen protektiven Faktor für die psychische Gesundheit dar.

Synonyma sind Funktion[2] oder Organisation der Persönlichkeit. Die Struktur wird entlang eines Kontinuums von Integrationsniveaus verschiedener Persönlichkeitsaspekte operationalisiert; analog wird auch von der Adaptivität der Persönlichkeitsfunktionen gesprochen.

5.2.2 Struktur und die aktuellen Trends in Klassifikation und Forschung

Seit dem Erscheinen der OPD-1 im Jahr 1996 (Arbeitskreis OPD, 1996) mit dem ersten Entwurf der Strukturachse hat das Thema international eine unerwartete Aufmerksamkeit und Verbreitung erfahren. Das, was ursprünglich als eine psychoanalytische Idiosynkrasie verstanden worden war, hat seither Einzug in den Mainstream der psychiatrischen Diagnostik gehalten. Das DSM-5 der American Psychiatric Association (2015) hat in seinen „Teil III" eine Diagnostik der Persönlichkeitsfunktion aufgenommen, die in weiten Teilen der OPD-Strukturachse entspricht – die Skala zur Erfassung des Funktionsniveaus der Persönlichkeit (SEFP; American Psychiatric Association, 2015, S. 1065ff.) erscheint wie eine Adoption der OPD-Strukturcheckliste (Arbeitskreis OPD, 2006, S. 432ff.). Nicht zuletzt die SEFP des DSM-5 hat den Boom des Strukturthemas weiter beschleunigt: Die diagnostischen Instrumente schießen wie Pilze aus dem Boden und eine große Zahl klinischer Studien fokussiert neuerdings die „Persönlichkeitsfunktion". Mit Fug und Recht darf die Strukturachse der OPD als eine Pionierin der Strukturdiagnostik angesehen werden, die den Trend, wenn schon nicht allein losgetreten, so doch wesentlich beeinflusst und bei der Entwicklung verschiedenster Konzepte und Instrumente Pate gestanden haben dürfte.

Natürlich wurde die OPD-Strukturachse auch vom Zeitgeist eingeholt – hat sich doch international in der Psychiatrie seit Anfang der 1990er Jahre und dem Erscheinen von ICD-10 und DSM-IV mit ihrer deskriptiv-phänomenologischen Diagnostik und Symptomfokussierung die Erkenntnis durchgesetzt, dass es relevante Kategorien psychischer Gesundheit und Krankheit auch jenseits des Symptoms gibt. Es ist beispielsweise klar geworden, dass die bloße Reduktion der Depressivität noch lange nicht bedeutet, dass eine Patient:in mit sich, ihren Beziehungen, ihrer Arbeit und ihrem Leben zufrieden sein kann. Zu dieser Entwicklung dürfte auch der relative Bedeutungsverlust der Psychopharmakologie und das enorme Erstarken der Psychotherapie beigetragen haben: Nahezu alle aktuellen Leitlinien für die verschiedenen psychischen und psychosomatischen Störungen halten Psychotherapie für unerlässlich, wenn nicht sogar für die erste Wahl der Behandlung. Die psychotherapeutische Beschäftigung mit der Patient:in lässt aber sehr schnell klar werden, dass das, was Freud (1904) als Ziel der Psychoanalyse formulierte, nämlich die Herstellung der „Leistungs- und Genußfähigkeit" (Freud, 1904, S. 8; etwas abweichend oft als Liebes- und Arbeitsfähigkeit zitiert), schulenübergreifend für eigentlich jede Patient:in (und Therapeut:in) ein Behandlungsziel darstellt. Ist die Strukturdiagnostik im DSM-5 und – wie zu erwarten – auch in der ICD-11 (Bach & Simonsen, 2021; Oltmanns & Widi-

---

2 Streng genommen bezeichnen die Begriffe Struktur und Organisation eine nicht sichtbare intrapsychische Organisationsform, während Funktionen die beobachtbaren Manifestationsformen der zugrunde liegenden Struktur darstellen. Meist werden die Begriffe jedoch synonym verwendet.

ger, 2019; Weltgesundheitsorganisation, 2018) noch begrenzt auf die Diagnostik der Persönlichkeitsstörungen, so hat doch längst das Bestreben eingesetzt, auch bei anderen Störungsbildern Persönlichkeits- und Funktionsaspekte mit zu berücksichtigen (s. z. B. Doering et al., 2018).

Eine weitere interessante Parallele findet sich zwischen Strukturdiagnostik, wie z. B. in der OPD, und dem sog. P-Faktor von Caspi et al. (2014) sowie Fonagy et al. (2017a; Fonagy et al., 2017b) oder dem G-Faktor von Sharp (Sharp et al., 2015), die beide für eine „allgemeine Persönlichkeitspathologie" stehen und eine empirisch generierte Untermauerung des Konzepts von Persönlichkeitsfunktionen darstellen. Auch wenn dies bislang noch nicht empirisch überprüft wurde, so ist doch anzunehmen, dass es weite Überschneidungsbereiche mit dem Strukturkonzept gibt.

In der OPD-3 folgt die Strukturachse in Aufbau und Inhalt weitgehend der vorangegangenen OPD-2. Einige wenige Facetten wurden neu benannt und differenziert beschrieben; alle Texte der Strukturcheckliste wurden ergänzt bzw. neu formuliert. Die hervorstechendste Änderung dabei ist die Manualisierung aller 7 Strukturniveaus – zuvor waren nur die 4 „Hauptniveaus" dargestellt und die 3 „Zwischenniveaus" nicht extra formuliert. Zudem wurde der Abwehr als eigener Dimension wieder mehr Raum auf der Strukturachse eingeräumt.

Darüber hinaus wurde die Strukturcheckliste durch sog. „Kernsätze" ergänzt. Diese sollen deutlich machen, welche zentralen Aspekte in einer (Sub-)Dimension jeweils enthalten sind, und wie diese sich auf einem Kontinuum von gut bis desintegriert verändern.

Noch mehr Augenmerk wurde bei der Facettenformulierung darauf gelegt, dass das desintegrierte Niveau nicht einfach Psychopathologie bzw. Symptomatik von psychotischen oder dissozialen Störungsbildern abbildet. Vielmehr soll unabhängig von der Diagnose die zugrunde liegende Struktur erfasst werden. Zuletzt wurde ein Variabilitätsrating der Struktur eingeführt, das fakultativ beispielsweise bei psychotischen Patient:innen eingesetzt werden kann. Dieses trägt der Tatsache Rechnung, dass die Struktur nicht immer vollkommen stabil bleibt, sondern in Abhängigkeit von belastenden Einflüssen wie Traumatisierungen oder Krankheitsepisoden beeinträchtigt werden kann.

Im Folgenden wird zunächst der Strukturbegriff allgemein sowie psychologisch und psychoanalytisch definiert und seine Entwicklungslinien werden aufgezeigt, bevor die Operationalisierung der OPD beschrieben wird.

5.2.3 Strukturbegriff im Allgemeinen

Als Struktur wird im Allgemeinen die geordnete Zusammenfügung von Teilen in einem Ganzen verstanden; Strukturen lassen sich mithilfe der Regeln ihres Funktionierens und ihrer Entstehungsgeschichte beschreiben und definieren.

In diesem Sinne wird der Strukturbegriff in vielen unterschiedlichen Disziplinen verwendet, z. B. in Form von Begriffen wie die „erdgeschichtliche Struktur des Rheingrabens", die „molekulare Struktur eines Kristalls", die „Altersstruktur der Bevölkerung", die „Herrschaftsstruktur einer Gesellschaft", die „Struktur von Texten, Zeichensystemen, Sprachen, Kommunikation" und anderen (Küchenhoff, 2002, 2012a).

Um Strukturen als sinnvoll und zweckmäßig zu verstehen, findet i. d. R. ein Rekurs auf ihre Entwicklungsgeschichte statt, d. h. auf die Entstehung ihres Aufbaus und Funktionierens unter historisch zurückliegenden Bedingungen. Da über Funktion, Aufbau und Geschichte von Strukturen stets nur Hypothesen gebildet werden können, und die Strukturen nicht dem Augenschein oder der direkten Untersuchung zugänglich sind, haben die Strukturdimensionen immer den Charakter von Modellen und erklärenden Konstrukten. Diese können nur im Rahmen von theoretischen Annahmen formuliert werden. Daher sind solche Strukturmodelle stets auf bestimmte Theorien bezogen und in deren Begriffssprache abgefasst. Der Umgang mit Strukturbegriffen erfordert daher auch die ständige kritische Überprüfung der sie begründenden theoretischen Annahmen.

Strukturen lassen sich meist als Zusammensetzung von Substrukturen und diese ihrerseits als Teil von übergeordneten Gefügen in einem Netzwerk von Einflussgrößen verstehen. Sie sind ein Ensemble von Informationen, das seinerseits Erfahrungen und ihre Verarbeitung organisiert. Hier liegt die Nähe zum Systembegriff, der seinerseits die dynamischen Prozesse des homöostatischen Ausgleichs im Sinne von Regelkreisen und das Wirksamwerden nichtlinearer Prozesse betont.

5.2.4 Psychologischer Strukturbegriff

Struktur im psychologischen Sinne bezeichnet das ganzheitliche Gefüge von psychischen Dispositionen. Sie umfassen alles, was im Erleben und Verhalten des Einzelnen regelhaft, repetitiv abläuft (bewusst oder bewusstseinsfern). Struktur begründet den zeitüberdauernden, persönlichen Stil (Shapiro, 1965), in dem der Einzelne immer wieder seine intrapsychischen und interpersonellen Gleichgewichte herstellt. Die unbeeinträchtigte Struktur verfügt flexibel und kreativ über Funktionen, die intrapsychisch und interpersonell regulierend bzw. adaptiv wirken.

Struktur ist nicht starr und unveränderlich, sondern entwickelt sich über die Lebensspanne. Gleichwohl ist die Veränderungsgeschwindigkeit dieser Prozesse so langsam, dass der Eindruck von Konstanz überwiegt – hier ist die Berührungsstelle zu Begriffen wie Identität, Charakter oder Persönlichkeit. Um einer zu statischen Konzeption von Struktur entgegenzuwirken, sei auf die Argumente verwiesen, die es nahelegen, Struktur unter dynamischen Gesichtspunkten zu betrachten: Psychische Strukturen sind, aus einer Entwicklungsperspektive betrachtet, dynamisch, da sie sich lebensgeschichtlich bilden. Zwar gründen sie auf genetisch verankerten Persönlichkeitsdispositionen, werden aber während der Kindheit erst geformt und unterliegen im Verlauf der Lebensentwicklung mehr oder weniger großen Veränderungen.

Psychische Strukturen sind Dispositionen und als solche nicht direkt beobachtbar; sie manifestieren sich nur in konkreten, aktuellen Situationen als Funktionen, von denen auf überdauernde Strukturmerkmale zurückgeschlossen wird. Solche Rückschlüsse sind niemals erschöpfend; die Beschreibung von Persönlichkeitsstrukturen ist immer vorläufig und unabgeschlossen. Zudem impliziert der Strukturbegriff eine zeitüberdauernde Stabilität, die ihm auf der psychologischen Ebene nur eingeschränkt zukommen dürfte: Auf der Hintergrundannahme von potenziell lebenslang möglichem Wachstum der Persönlichkeit beinhaltet der Strukturbegriff auch Aspekte von Entwicklungsdynamik mit einem zeitlichen, wenn auch langsamen Veränderungspotenzial. Strukturen verändern sich durch die Integration neuer Erfahrungen, stellen damit Regelhaftigkeit her, bis sie sich durch Integration andersartiger Erfahrungen wieder verändern.

5.2.5 Psychoanalytischer Strukturbegriff

Schwerpunkte

Wie auch in anderen Wissenschaften lässt sich in der psychoanalytischen Literatur kein einheitlicher Strukturbegriff finden. In der historisch gewachsenen Diskussion lassen sich jedoch mehrere Schwerpunkte unterscheiden (siehe auch Rudolf, 2020):

Das **topografische Strukturmodell:** Freud spricht, z. B. in „Das Ich und das Es" (1923) oder in den „Neuen Vorlesungen" (1933), von den „Strukturverhältnissen der seelischen Persönlichkeit", wenn er das Zusammenspiel von Ich, Es und Über-Ich beschreibt. Anliegen dieses Strukturmodells ist es nicht, einzelne Inhalte zu beschreiben, sondern das Zusammenspiel verschiedener Inhalte, das Regelwerk des psychischen Funktionierens in der Topografie des „psychischen Apparats", z. B. um die Systeme Bewusst/Unbewusst zu unterscheiden.

Die **Charakterstruktur:** Hier handelt es sich um Begriffe, die in einer reduzierten Form Typologien von charakterlichen Haltungen beschreiben. Dabei sind die Typologien theoretisch fundiert, also aus der Metapsychologie und Entwicklungspsychologie abgeleitet (z. B. orale Persönlichkeit, analer Charakter, vgl. Abraham, 1925). Als diagnostische Kategorie bildet der Begriff der Charakterneurose einen Gegentypus zu dem der Konfliktneurose. Hier bestehen Übergänge zu dem, was in den zeitgenössischen Diagnosesystemen als Persönlichkeitsstörung beschrieben ist.

Die **Neurosenstruktur:** Im neurosenpsychologischen Konzept von Schultz-Hencke (1951) wird von hysterischer, zwanghafter, depressiver und schizoider Neurosenstruktur gesprochen. Es handelt sich dabei um ein triebtheoretisches Konzept, das die charakterlichen Folgeerscheinungen bestimmter Triebverdrängungen beschreibt. In der Regel wird klinisch ein Nebeneinander von mehreren Strukturanteilen (z. B. depressiv-hysterische Neurosenstruktur) diagnostiziert (vgl. auch Schwidder, 1972a, 1972b).

Die **Ich-Struktur:** Nach den Ausformulierungen der psychoanalytischen Ich-Psychologie (Hartmann, 1939) wurde es möglich, Ich-Funktionen zu systematisieren (Bellak & Hurvich, 1969) und später auch zu operationalisieren, sodass sich daraus eine Einschätzung ich-strukturellen Funktionierens („Ich-Stärke, Ich-Schwäche") ableiten ließ.

Struktur und Objektbeziehungen

Die psychoanalytische Theorie der Internalisierungsprozesse mit ihren Reifungsschritten der Errichtung von Selbst- und Objektrepräsentanzen wurde von Kernberg im Rahmen seiner Objektbeziehungstheorie systematisch dargelegt und bezogen auf die Störungen der Persönlichkeit klinisch-therapeutisch nutzbar gemacht (Kernberg, 1970, 1976, 1980, 1984). Da Kernbergs Konzeption stark auf entwicklungspsychologischen Modellen fußt, wird im folgenden Kapitel die Entwicklungspsychologie der Struktur dargestellt.

In Rudolfs Konzeptualisierung der Struktur haben neben der Objektbeziehungstheorie und der Ich-Psychologie insbesondere die Entwicklungspsychologie und die Bindungstheorie eine große Bedeutung (Rudolf et al., 2002; Rudolf, 2020). Sein Modell war von Beginn an zentral für die Konzeptualisierung der OPD-Strukturachse und wird daher im Wesentlichen im Kapitel zur Operationalisierung der Struktur wiedergegeben.

5.2.6 Entwicklungspsychologie der Struktur

Besondere Bedeutung für das Verständnis des Strukturkonzepts hat die Säuglings- und Kleinkindforschung, die vor dem Hintergrund der Entwicklungspsychologie, aber auch der Bindungsforschung durchgeführt und gegen Ende des 20. Jahrhunderts mehr und mehr von Psychoanalytikern aufgegriffen wurde (Dornes, 1997; Emde, 1981; Fonagy et al., 1998; Fonagy et al., 2004; Grossmann et al., 1989; Lichtenberg, 1983; Stern, 1979; Stern, 1992). Die Befunde betonen die angeborene objektsuchende Aktivität des Säuglings und seine früh entwickelte Kompetenz, den betreuenden Erwachsenen in soziale Interaktionen einzubinden. In diesen – meist – lustvollen Interaktionsspielen sind auch die Vorgänge der körperlichen Versorgung, der Ernährung und der emotionalen Geborgenheit einbezogen, welche die klassische freudianische Theorie (im Sinne der Oralität bzw. der frühen libidinösen Beziehung) in den Vordergrund gestellt hatte. In diesen frühen Entwicklungsabschnitten beginnt das Ich, sich zu organisieren, indem es sich interessiert, handlungsbereit und emotional auf das Nicht-

Ich, d.h. die Welt der Objekte ausrichtet (intentional-kommunikative Funktion des Ich, vgl. Rudolf, 1977). Die repetitiven Interaktionen zwischen dem Säugling und seinen verfügbaren, emotional fördernden Objekten beinhalten die Einübung der strukturellen Funktionen speziell durch die Erfahrung des empathischen Verstanden- und angemessenen Behandeltwerdens. Die Entwicklung der Struktur des Selbst ist dann vorläufig abgeschlossen, wenn das Ich sich selbst zum Objekt nehmen und sich damit reflexiv auf sich selbst beziehen kann (Stern, 1992). Die damit verknüpfte Etablierung eines abgegrenzten seelischen Binnenraums und die beginnende begrifflich-symbolische Repräsentation der Erfahrungswelt lassen sich etwa ab dem 18. Lebensmonat beobachten. Die Arbeitsgruppe von Fonagy betont hier die Aspekte der zunehmenden Psychisierung und Mentalisierung, die schließlich in der Verfügbarkeit über die selbstreflexive Funktion („reflective functioning") zum Ausdruck kommen (Fonagy et al., 2004).

In der ständigen Beziehung zur Objektwelt differenziert sich einerseits die steuernde, organisierende Funktion des Ichs, ferner entstehen Bilder des Selbst und der wichtigen Objekte (die Selbstrepräsentanzen und die Objektrepräsentanzen). Die Objekte werden als vom Selbst getrennt erlebt, wiedererkannt, affektiv besetzt und verinnerlicht. Die von den wichtigen Objekten erfahrenen emotionalen Einstellungen und insbesondere die affektiv besetzten Interaktionen zwischen Kind und Bezugsperson färben nicht nur deren Bild und die Einstellungen zu ihr, sondern auch das Bild des Selbst sowie den Selbstwert. Die Struktur des Selbst und die Struktur der Objektbeziehungen reifen also in intensiver Wechselseitigkeit. Das Selbst gewinnt zunehmend an Kohärenz, Abgegrenztheit und Fähigkeit der Selbstorganisation. Damit einhergehend festigt sich aber auch die Fähigkeit zur Objektbindung an Sicherheit gebende andere. Die Sicherheit der Objektbindung begünstigt wiederum die Entwicklung der Selbstautonomie, die in weiteren Schritten dazu führt, dass das erstarkte Selbst sich von den Objekten zu lösen und mit ihnen auseinanderzusetzen beginnt. Am Ende der Entwicklung steht ein autonomes Selbst, das ein Gefühl von Identität ausgebildet hat, und das sein Selbstbild und seinen Selbstwert sowie seine Steuerungs- und Handlungsfähigkeit immer wieder regulieren kann.

Ebenso fokussiert Kernberg in seinem objektbeziehungstheoretischen Modell auf die Entwicklung der von ihm sog. „Persönlichkeitsorganisation" (s. z.B. Kernberg, 1988). Er geht davon aus, dass frühe Beziehungserfahrungen verinnerlicht werden, wobei zunächst nur Teilaspekte des Selbst und des Objekts erfahren und im Gedächtnis gespeichert werden können (Teilselbst, Teilobjekt). Diese sind entweder nur gut oder nur schlecht und werden durch einen entsprechenden positiven oder negativen Affekt verbunden. Diese Teilobjektbeziehungsdyaden stellen die Bausteine der Persönlichkeit dar. Um das Ende des 3. Lebensjahres werden die verinnerlichten Teilaspekte des Selbst und der Objekte integriert, wobei die Spaltungsabwehr zwischen den positiven und negativen Anteilen aufgehoben wird. Diese Identitätsintegration führt zu ganzen, gestalthaften inneren Bildern des Selbst und der Objekte, die durch Graustufen (im Gegensatz zur Schwarz-Weiß-Sicht) und das Auftreten ambivalenter Affekte gekennzeichnet sind. In Kernbergs Modell hat bei Menschen mit einer strukturellen Störung („Borderline-Organisationsniveau") diese Integration nicht stattgefunden, es besteht eine Identitätsdiffusion, im Rahmen derer bei Erwachsenen weiterhin idealisierte und entwertete Selbst- und Objektanteile unverbunden repräsentiert sind. Dies ist beispielsweise bei Patient:innen mit einer Borderline-Persönlichkeitsstörung der Fall. Wie auch empirisch gezeigt werden konnte (Doering et al., 2013), korrespondiert das neurotische Organisationsniveau Kernbergs mit dem mäßig integrierten Strukturniveau der OPD, während das Borderline-Organisationsniveau dem gering integrierten Strukturniveau entspricht.

Entwicklungspsychologische und psychoanalytische Strukturmodelle liegen mittlerweile auch für die Diagnostik und die Behandlung psychotischer Störungen vor (Dümpelmann, 2018; Küchenhoff, 2012b, 2018; Lempa et al., 2017). Die Strukturachse der OPD-3 enthält Beschreibungen, die versuchen, psychotische Erkrankungen präziser als in früheren Fassungen zu berücksichtigen. Dies bezieht sich vor allem auf die gestörte oder instabile Fähigkeit zur Selbstkonstitution und Urheberschaft, auf die symbolische Kommunikation psychischen Erlebens und auf die sich daraus ergebende Eigenart, bei Konflikten – die bei Psychosen eine dilemmatische Form (Mentzos, 2011; Mentzos, 2015) annehmen – mit teils radikaler Verleugnung der Realität und Externalisierungen, mit Auflösung der Ich-Grenzen und Verschmelzung oder mit Besetzungsentzug und Isolation zu reagieren (Dümpelmann, 2018; Lempa et al., 2017). Weiterentwicklungen hierzu sind zu erwarten und aufgrund der klinischen Bedeutung psychotischer Störungen notwendig.

5.3 Empirische Ansätze zur Erfassung der Struktur

Zur Operationalisierung der Persönlichkeitsstruktur war eine Vielzahl von theoretischen Ansätzen als Vorläufer einer Standardisierung der psychodynamischen Strukturdiagnostik verfügbar, auf die sich auch die Autoren des ersten OPD-Manuals stützen konnten. Clarkin (Clarkin, 2004) nennt darunter Sullivans Konzeptualisierung des Psychiatric Interview 1953/54. Es folgte „The initial interview in psychiatric practice" von Gill et al. (1954) und das „Tavistock Interview" von Balint und Balint (1961). Die von Anna Freud ab 1963 veröffentlichten „Metapsychologischen Entwicklungsprofile für Kinder bzw. Erwachsene" stellen frühe, erst 1987 publizierte Ansätze zur Operationalisierung der Persönlichkeitsstruktur dar wie auch das Klassifikationssystem des „Hampstead Index für Kinder" von Sandler (1962). Im deutschsprachigen Bereich war das „Psychoanalytische Erstinterview" von Argelander (1970) weitverbreitet, wie auch die „Biographische Anamnese" von Dührssen (1981) und der „Leitfaden für die psychiatrische Untersuchung" von Kind (1973).

Die eigentliche Operationalisierung von Teilkomponenten der Struktur wie die der Abwehrmechanismen (Vaillant, 1971), der Ich-Stärke im Menninger-Projekt (Kernberg et al., 1972) und der Ich-Funktionen (Bellak et al., 1973) bereiteten weiter den Weg für die OPD-Strukturachse. Doch die Begriffe Charakter und Struktur blieben lange Zeit unscharf. Es wurde dafür plädiert, psychische Struktur stets in Relation zu einer Charakterdiagnose in Beziehung zu setzen. Hoffmann verband strukturelle und charakterologische Merkmale in einem zweidimensionalen Operationalisierungsentwurf zur Beschreibung von Ausmaß und Beschaffenheit der Pathologie (Hoffmann, 1984).

Als ein wesentlicher Ausgangspunkt für das moderne psychodynamische Denken ist Kernbergs innovatives Konzept der psychischen Struktur anzusehen. Hier werden mit dem Begriff Struktur grundlegende Regulationstypen bzw. die gesamte Organisation psychischen Funktionierens entlang eines Entwicklungs- und Reifegradienten erfasst, die sich hinsichtlich der Tragfähigkeit bei Belastungen bzw. pathologischer Prozesse an dimensionalen Merkmalen orientieren. Beschrieben werden globale Niveaus oder Ebenen des Funktionierens, die einem spezifischen Aufbau, einer Organisation entsprechen. Seine darauf basierende dimensional orientierte Klassifikation der Persönlichkeitsstruktur wurde wegweisend. Sie umfasste als Dimensionen für reifere und pathologische Entwicklungen die Ich- und Über-Ich-Strukturen, internalisierte Objektbeziehungen, Entwicklung libidinöser und aggressiver Triebderivate sowie Abwehrmechanismen einschließlich der Natur pathologischer Charakterzüge. Dabei werden bereits in einer frühen, weniger bekannten Version, 3 Strukturebenen der Charakterpathologie unterschieden (Kernberg, 1970).

Diese Klassifikation regte weitere Arbeitsgruppen an: In Schweden legte eine Arbeitsgruppe eine Standardisierung von Kernbergs bis dahin nicht strukturiertem klinischem „Strukturellen Interview" vor, das „Karolinska Psychodynamic Profile (KAPP)" (Weinryb & Rössel, 1991). In Deutschland entwickelte eine Arbeitsgruppe das „Heidelberger Rating" auf der Basis von Konstrukten wie psychosexueller Entwicklungsstand, Aspekten der Ich-Funktionen und der Über-Ich-Struktur, Entwicklung des Narzissmus sowie der emotionalen Ausdrucksfähigkeit (Engel et al., 1979). Ein auf Kernberg basierendes Verständnis psychovegetativer Störungen als Ich-strukturelles Problem entstand mit dem „Strukturellen Entwicklungsniveau" (Ermann, 1982). Es folgte die „Multiaxiale Diagnostik in der Psychosomatik" (Schüssler et al., 1990), ebenfalls mit Bezug auf Kernbergs Arbeiten (zur Theorientwicklung der Persönlichkeitsstruktur s. Pouget-Schors, 2014).

Als direkte Vorläufer der OPD-Strukturachse können u. a. 2 operationalisierte Modelle angesehen werden:

- Mit dem „Münchner Strukturniveau der Persönlichkeitsorganisation" entwickelte eine Arbeitsgruppe einen systematischen Ansatz zu Kernbergs frühem Modell von 1970 (Lohmer et al., 1992). Dieses unterscheidet auf der Konstruktebene ein 3-stufiges Strukturniveau der Persönlichkeitsorganisation mit dem Ziel, die sog. „Frühstörungen" als mittleres Strukturniveau von den reiferen Neurosen bzw. den Borderline-Persönlichkeitsstörungen abzugrenzen. Beurteilt wurden: Art und Pathologie der Objektbeziehung, Ich-Struktur und Abwehrmechanismen, Über-Ich-Entwicklung, Umgang mit libidinösen und aggressiven Triebimpulsen, Qualität der Angst und die Patient-Therapeut-Beziehung. Die darauf basierte Operationalisierung der Struktur-Dimensionen wurde 1993 erstmals in Heidelberg in der Struktur-Arbeitsgruppe der Operationalisierten Psychodynamischen Diagnostik OPD vorgestellt (Pouget, 1993).
- Aus der Heidelberger Arbeitsgruppe unter Leitung von Rudolf stammte das langjährig entwickelte Modell der 17 Items umfassenden ISO-Skalen (Ich-Selbst-Objektbeziehungs-Items), ein Lösungsansatz auf der Item-Cluster-Ebene mit skalierten Abstufungen (Rudolf, 1995). Kongruenzen von beiden Modellen bildeten die Basis der OPD-1-Strukturachse – nach Modifikationen durch die Autoren des Arbeitskreises OPD, die auch andere der erwähnten Vorarbeiten und Neuentwicklungen – wie v. a. das schwedische „Karolinska Psychodynamic Profile KAPP" (Weinryb & Rössel, 1991) – bis zur Publikation des OPD-1-Manuals (Arbeitskreis OPD, 1996) berücksichtigten.

Wie dargestellt war Kernbergs „Strukturelles Interview" einer der ersten systematisierten Ansätze zur klinischen Strukturdiagnostik. Seine spätere Konzeptualisierung orientierte sich an der Trias von Identitätsdiffusion, primitiver Abwehr und Realitätskontrolle als den Parametern, die eine Unterscheidung von neurotischem, Borderline und psychotischem Strukturniveau ermöglichten (Buchheim et al., 1987; Kernberg, 1981a). Später ist aus diesem unstrukturierten klinischen Interview primär zu Forschungszwecken das „Strukturierte Interview zur Persönlichkeitsorganisation" (STIPO; Clarkin et al., 2004) entwickelt worden, das in seiner revidierten Form (STIPO-R, Clarkin et al., 2016) 6 Dimensionen umfasst (Identität, Objektbeziehungen, primitive Abwehrmechanismen, Abwehrmechanismen auf höherem Niveau, Aggression, Wertvorstellungen). Wallerstein entwickelte für die Erfassung struktureller Veränderungen in der Psychotherapieforschung die „Scales of Psychological Capacities" (SPC; Wallerstein et al., 1989), die von Huber et al. (2006) ins Deutsche übersetzt und validiert wurden („Skalen psychischer Kompetenzen", SPK).

Wichtige Teilaspekte der Struktur, bezogen auf die Bindung, und davon abgeleitet die Mentalisierungsfähigkeit erfasst das „Adult Attachment Interview“ (AAI; George et al., 1985), das es erlaubt, den Erwachsenen-Bindungsstil zu bestimmen. Auf der Basis des AAI kann mithilfe der „Reflective Functioning Scale“ (RF-Scale; Fonagy et al., 1998) die Mentalisierungsfähigkeit erfasst werden.

Zur Erfassung der Persönlichkeitsfunktion nach DSM-5 wurden jüngst 2 Interviews entwickelt, das „Structured Clinical Interview for the DSM-5 Alternative Model for Personality Disorders“ (SCID-5-AMPD; First et al., 2018), das noch nicht in deutscher Übersetzung vorliegt, und das „Semistrukturierte Interview zur Erfassung der DSM-5 Persönlichkeitsfunktionen“, das auch in deutscher Sprache veröffentlicht wurde (Zettl et al., 2019). Auch wenn sich das DSM-5 nicht explizit auf psychoanalytische Modelle beruft, so ist doch unübersehbar, dass die Inhalte nahezu vollständig ihre Vorläufer in der psychoanalytischen/psychodynamischen Theoriebildung finden.

Es gibt auch eine ganze Reihe von Fragebögen zur Erfassung des Strukturniveaus. Die 3 in deutscher Sprache validierten und etablierten Fragebögen sind der „OPD-Strukturfragebogen“ (OPD-SF; Ehrenthal et al., 2012; Schauenburg et al., 2012), das „Borderline-Persönlichkeitsinventar“ (BPI; Leichsenring, 1997; Salzer & Leichsenring, 2012) sowie das „Inventar zur Persönlichkeitsorganisation“ (IPO; Dammann et al., 2012). Letzteres stellt die deutsche Adaptation des „Inventory of Personality Organization“ (Clarkin et al., 2000) aus der Arbeitsgruppe um Kernberg dar, das konzeptionell mit dem Strukturellen Interview und dem STIPO korrespondiert. Alle 3 Instrumente erfassen nahe verwandte Konstrukte und zeigen hohe Interkorrelationen (König et al., 2016).

Neuerdings wurden auch 3 Fragebögen vorgelegt, die unmittelbar auf die Erhebung der Persönlichkeitsfunktion nach DSM-5 abzielen: der „Level of Personality Functioning Scale – Self-Report“ (LPFS-SR; Morey, 2017; Kerber et al., 2022), das „General Assessment of Personality Disorder“ (GAPD; Livesley, 2009; Zimmermann et al., 2015) und das „Standardized Assessment of Severity of Personality Disorder“ (SASPD; Olajide et al., 2018, deutsch: Rek et al., 2020).

„Struktur“ ist als ein äußerst robustes Konzept anzusehen (Hörz-Sagstetter et al., 2021). Die unterschiedlichen Kurzfragebögen zur Erfassung von Struktur bzw. „personality function“ lassen sich ineinander überführen (Zimmermann et al., 2020). Die Interviews korrelieren relativ hoch miteinander (Doering et al., 2013; Doering et al., 2014), und auch die Fragebögen zeigen so hohe Übereinstimmung mit den Interviews, dass ein Einsatz zu Screening-Zwecken und in Forschungsprojekten gerechtfertigt erscheint.

Zwar bilden Fragebögen das Strukturniveau (relativ) reliabel ab, jedoch haben sie den Interviewverfahren gegenüber – besonders den wenig strukturierten, wie der OPD – den Nachteil, dass sie kaum klinische Informationen liefern. Deshalb können sie niemals eine klinische Diagnostik ersetzen. Diese ist nach einem positiven Fragebogen-Screening in jedem Fall erforderlich, um Indikationsstellung und Therapieplanung zu ermöglichen.

5.4 Operationalisierung der Struktur in der OPD

Die OPD bemüht sich um eine Integration der beschriebenen psychodynamischen Strukturkonzepte und verzichtet dabei so weit wie möglich auf die Verwendung tradierter psychoanalytischer Begriffe, um stattdessen das Verhalten und Erleben von Patient:innen möglichst beobachtungsnah zu erfassen. Das führt zu einer funktionalen Beschreibung der Struktur als Selbst in seiner Beziehung zu den Objekten (Rudolf, 1995; Rudolf et al., 2002), was sich in weiten Bereichen im Ansatz der freilich weit jüngeren Skala zur Erfassung des Funktionsniveaus der Persönlichkeit des DSM-5 wiederfindet.

Ähnlich wie alle psychischen Vorgänge zugleich körperlich ablaufen und dadurch einen scheinbaren Dualismus begründen, lassen sich alle strukturellen Funktionen sowohl auf das psychische Innen wie auf das soziale Außen, d.h. auf das Selbst und auf die Objekte, beziehen.

Struktur des Selbst

Das Selbst entwickelt sich im Sinne Sterns (Stern, 1992) von einem Kernselbst über ein subjektives Selbst hin zu einem verbalen Selbst. Dieses reife Selbst ist gekennzeichnet durch seine reflexive Funktion (Selbstreflexion): Das Ich nimmt sich selbst zum Objekt der inneren Wahrnehmung. Es gewinnt dadurch ein Selbstbild und in der Konstanz und Kohärenz ein Erleben der Identität. Das Selbst integriert alle psychischen Funktionen und Dispositionen zu einem Ganzen und es reguliert die Innenvorgänge (Affektregulierung, Impulssteuerung). Die Verfügbarkeit einer flexiblen Abwehr unter Bezug auf ein verinnerlichtes (internalisiertes) Wertesystem ist ein Teil des Regulationsgeschehens.

Als Niederschlag der wichtigen Beziehungserfahrungen finden von klein auf Internalisierungsprozesse statt, die nicht nur ein inneres Bild der wichtigen Objekte (Objektrepräsentanzen) errichten, sondern auch das Selbstbild gestalten (Selbstrepräsentanzen).

Der Bezug auf die internalisierten, ausreichend guten Objekte ist mitentscheidend für die Funktion der Selbststeuerung und Affektregulierung, speziell der Selbstberuhigung und Selbsttröstung. Der selbstreflexive Bezug zur eigenen inneren Welt bedeutet strukturell auch die Fähigkeit zur inneren Kommunikation, zum inneren Dialog, wobei die eigene Emotionalität, die eigene Bedürfniswelt, die Fantasiewelt und die Erfahrungen des körperlichen Erlebens (Küchenhoff, 2012a; Küchenhoff & Argawalla, 2013) von besonderem Gewicht sind.

Bezug auf die Objekte

Alle genannten Selbstaspekte finden ihre Entsprechung in der Beziehung zu den äußeren Objekten. Entwicklungspsychologisch bilden die Beziehungserfahrungen die Grundlage für die Entwicklung und Regulierung des Selbst. Parallel zur reflexiven Wahrnehmung des Selbst lässt sich die realistische Wahrnehmung der Objekte beschreiben. Realistisch im erwachsenen Sinne wird sie durch die sichere Differenzierung von Selbst und Objekt, durch die Abgrenzung beider und die Akzeptanz dessen, dass das Objekt unabhängig vom Selbst eine eigene Realität besitzt. Hier bestehen Parallelen zum Konzept der Mentalisierung, in dem mehrere Strukturdimensionen zusammenfließen.

Den Vorgängen der Selbststeuerung entspricht die strukturelle Fähigkeit, Beziehungen so zu gestalten, dass eigene und fremde Interessen angemessen berücksichtigt und auch zugleich eine emotional bedeutsame Beziehung vor eigenen störenden Impulsen und Affekten geschützt werden kann. Wie schon im Namen enthalten, korrespondieren die beiden Steuerungsdimensionen mit dem Konzept der Emotionsdysregulation, das allerdings häufig weniger beziehungsdynamisch gedacht wird (s. z. B. Linehan, 1996).

Die Tatsache, dass andere als abgegrenzte Objekte erlebt werden können, erfordert es (da sie nicht eins sind und alles voneinander wissen), sich kommunikativ verständlich zu machen. Das geschieht auf dem Weg des emotionalen Ausdrucks, der den anderen erreichen muss, bzw. auf dem Weg des emotionalen Berührtwerdens durch den anderen; dabei spielt die Fähigkeit, sich vorübergehend in die Innenwelt des Anderen hineinzuversetzen (Empathie) eine entscheidende Rolle.

Dimensionen und Facetten der Struktur

Struktur kann somit nach OPD auf 5 Dimensionen (Wahrnehmung, Steuerung, Abwehr, Kommunikation und Bindung) beschrieben werden, die jeweils den Bezug zum Selbst und den Bezug zu den Objekten unterscheiden. Jede Dimension hat 2 (eben selbst- bzw. objektgerichtete) Subdimensionen, von denen jede durch 3 Facetten beschrieben ist (Tabelle 5-1) – eine Ausnahme bildet die Abwehr, die die Grenzen zwischen Selbst und Objekt übergreift (s. u.).

Die strukturellen Dimensionen sind nicht unabhängig voneinander. Sie bilden Strukturaspekte aus verschiedenen Perspektiven ab und erfassen die komplexen Funktionsmuster in verschiedenen Zusammenhängen. Es hat sich allerdings gezeigt, dass sie statistisch mittelgradig bis hoch miteinander korrelieren (z. B. Benecke et al., 2009; Doering et al., 2013).

In die OPD-3 wurden die meisten der Operationalisierungen der OPD-2 übernommen und etwas erweitert. Es wurde besonderer Wert darauf gelegt, die Operationalisierung der Strukturdimensionen unabhängig von Aspekten psychischer Störungen bzw. psychopathologischer Symptomatik zu formulieren. Dies zeigte sich beim desintegrierten Strukturniveau als besonders relevant. Mit der neuen Formulierung soll es möglich sein, sowohl Patient:innen mit einer eher psychotischen Desintegration als auch solche mit einer eher psychopathischen Desintegration abzubilden.

Tabelle 5-1: Dimensionen und Facetten der Struktur.

Selbst		**Objekt/Beziehung**	
Selbstwahrnehmung		**Objektwahrnehmung**	
ST1.1	Selbstreflexion	ST1.4	Selbst-Objekt-Differenzierung
ST1.2	Affektdifferenzierung	ST1.5	objektbezogene Affektdifferenzierung
ST1.3	Identität	ST1.6	integrierte Objektwahrnehmung
Selbstregulation		**Beziehungsregulation**	
ST2.1	Impulssteuerung	ST2.4	Beziehungen schützen
ST2.2	Affekttoleranz	ST2.5	Antizipation
ST2.3	Selbstwertregulierung	ST2.6	Interessenausgleich
Abwehr			
ST3.1	Lebens- und Erlebensmöglichkeiten		
ST3.2	Interpersonalität		
ST3.3	Mechanismen		
Kommunikation nach innen		**Kommunikation nach außen**	
ST4.1	Affekte und Fantasien erleben	ST4.4	emotionale Kontaktaufnahme
ST4.2	lustvolles Erleben	ST4.5	Intimität
ST4.3	Körperselbst	ST4.6	Empathie
Bindung an innere Objekte		**Bindung an äußere Objekte**	
ST5.1	Internalisierung	ST5.4	Bindungsfähigkeit
ST5.2	Introjekte nutzen	ST5.5	Vertrauen
ST5.3	Variabilität	ST5.6	Bindung lösen

Zu jeder der 27 Facetten wurden 2 oder mehr sog. „Kernsätze" formuliert. Diese fassen jeweils in einem Satz die zentralen Themen der Facette in ihrer Ausprägung von guter bis hin zu immer geringerer Integration zusammen. Die Kernsätze stellen Hilfen zum Verständnis bzw. zum Rating dar, werden selbst aber nicht geratet.

Abwehr

Der Abwehr kommt eine **Sonderstellung** zu, weil sie sowohl das Selbst als auch die Beziehungen reguliert, weil sie sowohl emotionale als auch kognitive Aspekte hat, und weil sie sowohl funktionale als auch inhaltliche Charakteristika aufweist. Im Unterschied zur Regulationsfähigkeit im Allgemeinen geht mit der Abwehr immer das Bemühen einher, belastende Inhalte vorübergehend oder dauerhaft aus dem Bewusstsein fernzuhalten. Die Abwehr durchdringt alle Strukturdimensionen, stellt daher aber auch ein zentrales Moment der neurotischen Konflikte dar – genauer gesagt, der Konfliktbewältigung, für die sie das Instrumentarium umfasst, mit dessen Hilfe aus der Konfliktspannung ein neurotischer Konflikt wird, indem jeweils ein Pol in das Unbewusste verlagert wird, der damit dem Leben und Erleben entzogen ist. Auch das Beziehungsverhalten ist i. d. R. von Abwehrleistungen geprägt (mäßig integriertes Niveau) oder direkter Ausdruck der Abwehr (geringes/desintegriertes Niveau). Und selbstverständlich sind auch Krankheitserleben und Behandlungsvorstellungen von Abwehr geprägt. Man kann also feststellen, dass die Abwehr im Grunde alle Achsen der OPD-3 maßgeblich beeinflusst und prägt. Diese Allgegenwärtigkeit der Abwehr und die Tatsache, dass sie so schwer zu objektivieren ist, da man sie ja nie selbst, sondern immer nur ihr Resultat zu sehen bekommt, darf als Ursache dafür angesehen werden, dass der Operationalisierung der Abwehr traditionell ein wechselhaftes Schicksal beschieden ist. In der OPD selbst war sie noch in der OPD-1 eine eigene Strukturdimension, verschwand dann aus der OPD-2 scheinbar, um nur implizit in einzelnen Strukturfacetten aufzutauchen – am deutlichsten in der Facette „Beziehungen schützen", wo sie immerhin in Parenthese vorkam. Nun ist sie in die OPD-3 wieder als eine eigene Dimension zurückgekehrt und steht wie in der OPD-1 an 3. Stelle der Dimensionen. Auch im DSM ist es der Abwehr nicht wesentlich anders ergangen: War sie im DSM-IV immerhin als „Skala zur Erfassung der Abwehrmechanismen und Copingstile" wenigstens im Anhang für „weitere Forschung" enthalten, so fehlt sie nun im DSM-5 wieder, da diese Skala kaum beforscht wurde und daher nicht den Sprung in die „Skala des Funktionsniveaus der Persönlichkeit" geschafft hat.

Die OPD-3 gibt der Abwehr als einer zentralen Ich-Funktion nun den Platz als eine eigene Dimension auf der Strukturachse – im Wissen, dass Abwehr mehr ist als nur ein Strukturmerkmal. Sie wurde bewusst nicht einer anderen Strukturdimension als eigene Facette zugeordnet, da sie wie erwähnt alle Strukturdimensionen durchdringt. Verortet wird sie nicht zufällig in der Mitte der Strukturachse, wo sie zwischen Wahrnehmung und Regulation einerseits sowie Kommunikation und Bindung andererseits die Selbst- und Beziehungsbereiche überspannt.

Inhaltlich fokussiert die Operationalisierung stärker die funktionellen als die inhaltlichen Aspekte, was der allgemeinen OPD-Definition der Struktur entspricht. Es werden 3 Facetten definiert, die verschiede Aspekte der Abwehr fokussieren:

- der Erhalt bzw. die Aufgabe von Lebens- und Erlebensmöglichkeiten,
- die intrapsychische vs. interpersonelle Abwehr sowie
- die einzelnen Mechanismen, die für die Abwehr eingesetzt werden.

Bei der Abwehr zeigt sich die **Variabilität der Struktur** in zweifacher Weise:

- Erstens unterliegt sie Mikroschwankungen, die von Alltags-States abhängen. In Beziehungskonflikten kommen beispielsweise die meisten Menschen an einen Punkt, an dem sie projektive Identifikationen und andere Mechanismen des gering integrierten Strukturniveaus nutzen. Allerdings können sie bei prinzipiell mäßigem oder gutem Strukturniveau nach überschaubarer Zeit auf ein besseres Funktionsniveau zurückkehren und das Geschehene reflektieren. Außerdem beobachten wir interpersonelle Regulationsmechanismen auf gutem Strukturniveau, die nicht als dysfunktional anzusehen sind, sondern zu einer reifen Stabilisierung z. B. eines Paares beitragen – zwar kann auch hier Material (kollusiv) ins Unbewusste verlagert werden, dennoch stellt sich die Frage, ob der Begriff „Abwehr“ für diese Prozesse geeignet ist.

- Zweitens ist die Abwehr in anderer Weise einer Variabilität durch Krankheitsepisoden unterworfen, wie sie im Variabilitätsrating der Struktur erfasst wird. In der psychotischen Episode kann eine Patient:in in einigen oder allen Lebensbereichen gering oder desintegrierte Abwehr einsetzen, während sie im Intervall möglicherweise mäßig funktioniert. Auch bei der Abwehr gilt die Operationalisierung, dass das unter den üblichen Alltagsbedingungen vorherrschende Niveau zu raten ist.

Die **3 Facetten der Abwehr** zielen wie erwähnt primär auf die Funktionalität der Abwehr, das heißt: Wie hoch ist der Preis, der für eine (relative) Stabilität zu entrichten ist. Anders ausgedrückt, wie viele Lebens- und Erlebensmöglichkeiten muss das Individuum opfern, um sich zu stabilisieren. Bei reifen Persönlichkeiten sind diese Verluste gering, bei abnehmendem Strukturniveau werden sie immer größer bis hin zur Aufgabe von erfüllten Beziehungen oder der beruflichen Leistungsfähigkeit. Es gibt „Art brut“-Künstler, die trotz ihrer Psychose großartige Kunst schaffen können – allerdings nur solange sie in beschütztem Rahmen einer Institution leben und keine emotional aufwühlenden Beziehungserfahrungen machen müssen. Sie haben sich also auf eine „kleine Insel im großen Ozean“ zurückgezogen, wo sie sehr eingeschränkt leben und erleben, aber eben künstlerisch und im Alltagsvollzug funktionieren können.

Ein weiterer funktionaler Aspekt der Abwehr ist die Frage, inwieweit andere Menschen im Sinne einer **interpersonellen Abwehr** in die Abwehrbemühungen des Individuums einbezogen werden müssen, damit eine (relative) Stabilität erreicht werden kann. Die zentralen Mechanismen der interpersonellen Abwehr – Spaltung und projektive Identifikation – treten i. d. R. ab dem gering integrierten Strukturniveau auf (abgesehen von den erwähnten Mikroregressionen reiferer Persönlichkeiten). Je schlechter das Strukturniveau, desto stärker sind die abwehrbedingten Verzerrungen der sozialen Realitätswahrnehmung bis hin zu einer ausschließlich konstruierten sozialen Realität.

5.5 Diagnostisches Vorgehen

5.5.1 Diagnostisches Material

Die in der Patient:in bereitliegenden strukturellen Muster manifestieren sich im interaktionellen Handeln. Das bedeutet für die Diagnostik, dass die Untersucher:in etwas von der Struktur ihrer Patient:in in der unmittelbaren Situation der Begegnung erlebt und dass sie aus den Schilderungen der Patient:in über ihr Alltagsleben und ihre Lebensgeschichte ein Bild von ihrer Struktur gewinnt. Erleichtert wird die strukturelle Diagnostik durch die Möglichkeit, die Patient:in spontan oder auf Nachfrage zu introspektiv gewonnenen Einschätzungen der eigenen Person und ihres Verhaltens sprechen zu lassen.

Das Erkennen von psychischer Struktur ist notwendigerweise an verbale und nonverbale Kommunikation gebunden. Voraussetzung für die Einschätzung struktureller Aspekte ist ein diagnostisches Interview, das die Entfaltung einer Beziehung zwischen Patient:in und Untersucher:in ermöglicht. Um die Phänomene reflektieren und interpretieren zu können, benötigt die Untersucher:in Grundkenntnisse über die Theorie und Entwicklung der Persönlichkeit und diagnostische Erfahrungen. Sie sollte möglichst Selbsterfahrung besitzen, um im Erleben und Bewerten der eigenen Gegenübertragung zwischen Beobachtung und Introspektion wechseln zu können.

Struktur konstituiert sich aus dem Selbst und seinen Beziehungen zu den Objekten, genauer gesagt aus der Verfügbarkeit über psychische Funktionen in der Regulierung des Selbst und seiner Beziehung zu den inneren und äußeren Objekten. Der Grad der Verfügbarkeit oder der Einschränkung der jeweiligen Funktionen determiniert das strukturelle Integrationsniveau.

Die beiden Konstrukte Struktur und Konflikt beschreiben unterschiedliche psychische Aspekte. Konflikt als repetitives Muster beschreibt inhaltliche, auf Motivationssysteme bezogene psychodynamische Aspekte des Geschehens und damit auch Bedingungen der Symptomauslösung. Struktur bezieht sich auf die Vulnerabilität der Persönlichkeit aufgrund einer beeinträchtigten Verfügbarkeit der basalen psychischen Fähigkeiten, auf die Disposition zur Krankheit aufgrund der unterschiedlichen bzw. eingeschränkten Kapazität zur Verarbeitung von inneren Konflikten und äußeren Belastungserfahrungen.

Die gleichen Konfliktthemen zeigen auf unterschiedlichem Strukturniveau unterschiedliche Ausgestaltungen (z.B. verschiedenartige Qualität der Affekte, unterschiedliche Bilder des Selbst und der Objekte, verschiedenartige Qualität und Intensität der Bedürfnisse, unterschiedlich reife Abwehr usw.). Empirisch fand sich ein Zusammenhang einzelner Konflikte mit bestimmten Strukturniveaus: Abhängigkeit- vs. -Individuation-Konflikt und Selbstwertkonflikt bei reduziertem Strukturniveau, ödipal-sexuelle Konflikte bei besser integriertem Strukturniveau (Grande et al., 1998), was aber nicht dahingehend missverstanden werden sollte, dass die jeweiligen Konfliktthemen nicht auch auf anderen Strukturniveaus anzutreffen wären. Je reduzierter das Strukturniveau ist, desto schwieriger wird es, stabile Konfliktmuster zu identifizieren. Bei gering bis desintegriertem Strukturniveau finden sich zwar die gleichen motivational konfligierenden Muster, diese sind jedoch nicht in dem Sinne neurotisch organisiert, dass ein Pol stabil und dauerhaft abgewehrt werden kann; stattdessen sind beide Pole abwechselnd aktiviert, wobei es auch hier zu arretierten Extremen kommen kann. In früheren OPD-Versionen wurde hier u.U. auf ein Konfliktrating ganz verzichtet. Die OPD-3 sieht nun vor, dass Konfliktthemen auf jedem Strukturniveau geratet werden sollen. Zwar handelt es sich auf gering oder desintegriertem Niveau nicht um neurotisch konfigurierte Konflikte, die primär und wesentlich auf der inneren Bühne abgehandelt werden und bei denen konflikthafte Impulse, Affekte und Fantasien meist recht stabil und übersteuernd aus dem Bewusstsein ferngehalten werden. Gleichwohl sind auch bei stärkerer struktureller Beeinträchtigung die gleichen motivationalen Themen wirksam und nehmen Einfluss auf das psychische Geschehen und die jeweilige Symptomatik, sodass auch auf gering oder desintegriertem Niveau entsprechend die Bedeutsamkeit dieser Themen (sowie die Bewältigungsversuche) auf der Konfliktachse markiert abgebildet werden soll, sofern dies möglich ist.

Das klinische Material, das es unter strukturellen Gesichtspunkten zu untersuchen gilt, beinhaltet:

- die von der Patient:in berichteten Interaktionen und Erfahrungen ihres Lebens
- die in der diagnostischen Beziehung gezeigten strukturellen Fähigkeiten
- die von der Therapeut:in erlebte Gegenübertragung und die erlebte Szene im Hier und Jetzt
- die von der Patient:in spontan oder auf Nachfrage introspektiv gewonnenen Einschätzungen der eigenen Person und ihres Verhaltens.

Für die Einschätzung der Struktur sieht das OPD-Interview obligatorisch die Generierung einer Selbst- und einer Objektbeschreibung von der Patient:in vor. Auf diese Technik, die bereits in Kernbergs Strukturellem Interview enthalten war (Kernberg, 1981b, Buchheim et al., 1987), wird in Kap. 7 zur Interviewführung der OPD genauer eingegangen.

5.5.2 Zeitfenster

Als Zeitfenster für die Einschätzung der Struktur dienen i.d.R. 5 Jahre. Davor liegende Prozesse sollen nicht in das Rating einfließen. Bei Adoleszenten sollte das Zeitfenster verkürzt werden, z.B. wäre ein Zeitfenster von 1 oder 2 Jahren bei einer 19-jährigen Patient:in sinnvoll, da auf diese Weise pubertätsbedingte Veränderungen im Bereich der strukturellen Fähigkeiten das Rating nicht allzu sehr verzerren oder erschweren. Ebenso kann das Zeitfenster für bestimmte wissenschaftliche Fragestellungen verkürzt werden. Dies gilt z.B. für Verlaufsstudien, bei denen Behandlungseffekte über einen kürzeren Zeitraum hinweg erfasst werden sollen. Beträgt der Behandlungszeitraum beispielsweise 1 Jahr, kann das Zeitfenster für die OPD-Interviews auf 6 Monate verkürzt werden.

Tritt eine zeitliche Variabilität der Struktur auf, kann diese innerhalb des 5-Jahres-Zeitfensters liegen oder auch einen noch längeren Zeitraum betreffen. Nicht zuletzt für solche Fälle kann es sinnvoll sein, das Zeitfenster zu verlängern. Es sind dies beispielsweise Patient:innen mit Abhängigkeitserkrankungen, bei denen eine Verschlechterung des Strukturniveaus konsumbedingt über viele Jahren eingetreten ist. Hier kann das Zeitfenster auf 6, 7 oder auch 10 Jahre verlängert werden. Detailliertere Ausführungen zur zeitlichen Dynamik der Strukturveränderungen finden sich im Modul Abhängigkeitserkrankungen der OPD-2 (Arbeitskreis OPD - Abhängigkeitserkrankungen, 2013) und erläutert auch bei Jakobsen (2014).

5.5.3 Einschätzung der Variabilität der Struktur

Das Strukturniveau der Persönlichkeit wird nach wie vor als relativ zeitstabil angesehen, und viele Konzeptionalisierungen von Struktur gehen davon aus, dass zum einen die verschiedenen Strukturdimensionen hoch miteinander korrelieren, und dass zum anderen i.d.R. Strukturdefizite in allen Lebensbereichen sichtbar werden. Für die 1. Annahme gibt es eine Vielzahl empirischer Untersuchungen (z.B. die Validierungsstudien der OPD-Strukturachse, z.B. Benecke et al., 2009; Doering et al., 2014); die 2. Annahme spiegelt sich beispielsweise im Kriterium B der allgemeinen diagnostischen Kriterien für Persönlichkeitsstörungen des DSM-5, das von „Beeinträchtigungen in sozialen, beruflichen und anderen wichtigen Funktionsbereichen“ (American Psychiatric Association, 2015, S. 885) ausgeht.

In jüngerer Zeit setzt sich allerdings mehr und mehr die Überzeugung durch, dass die Struktur weniger stabil sein dürfte als bislang angenommen. Basis dafür sind einerseits Langzeitverlaufsstudien von Patient:innen mit Persönlichkeitsstörungen, wie z.B. die Collaborative Longitudinal Personality Disorders Study (CLPS; Skodol et al., 2005). Hopwood et al. (2009) konnten aus Daten dieser Studie zeigen, dass die diagnostischen Kriterien der Borderline-Persönlichkeitsstörung alles andere als zeitstabil waren. Des Weiteren zeigt die klinische Realität – die wir nicht zuletzt dank des durch die OPD geschärften strukturdiagnostischen Blicks immer genauer zu erfassen in der Lage sind –, dass viele Patient:innen im Verlauf oder in der Folge von Krankheitsepisoden bzw. chronifizierenden psychischen Störungen vorübergehende oder dauerhafte Veränderungen ihres Strukturniveaus erfahren. Zu denken ist hier beispielsweise an Patient:innen mit Psychosen, Traumafolgestörungen, Suchterkrankungen oder hirnorganischen Störungen. Um diese „Schwankungen“ der Struktur zu erfassen, wurde ein Variablitätsrating entwickelt, das bei den

Patient:innen zur Anwendung kommen soll, die innerhalb des Zeitfensters von üblicherweise 5 Jahren nicht durch ein einziges Strukturniveau abgebildet werden können.

Zeitlicher Verlauf

Bei der **1. Verlaufsform** kann eine Patient:in aufgrund einer langfristigen, evtl. chronifiziert erscheinenden Erkrankung (z. B. schizophrene Psychose) auf einem relativ niedrigen Strukturniveau in das 5-Jahres-Fenster eintreten und dann eine vorübergehende oder dauerhafte Remission erleben, die mit einer Verbesserung des Strukturniveaus einhergeht. Ähnliches ist denkbar, wenn eine suchtkranke Patient:in Abstinenz erreicht und in der Folge auch ihre strukturellen Funktionen wieder verfügbarer werden.

Die **2. Verlaufsform** ist eine zeitlich limitierte Verschlechterung: Eine Patient:in mit einer affektiven Psychose erlebt innerhalb des 5-Jahres-Zeitfensters eine schwere depressive Episode, die ihr Strukturniveau für einige Monate relevant verschlechtert; sie erreicht nach Abklingen der depressiven Episode jedoch wieder ihr Ausgangsniveau.

Die **3. Verlaufsform** ist eine Veränderung des Strukturniveaus, die innerhalb des 5-jährigen Zeitfensters eintritt und zum Zeitpunkt der OPD-Diagnostik noch anhält, d. h., eine Rückkehr zum Ausgangsniveau ist nicht eingetreten (was freilich keine prognostische Implikation beinhaltet, denn eine Remission in der Zukunft kann und soll nie ausgeschlossen werden).

Diese Konzeptualisierung einer Auslenkbarkeit des Strukturniveaus auf der Zeitachse geht von einer gleichgerichteten Veränderung aller Dimensionen des Gesamtstrukturniveaus aus – daher wird im Rating lediglich das Gesamtstrukturniveau zugrunde gelegt.

Variabilität in Lebensbereichen

Die klinische Realität zeigt auch differenzielle Veränderungen der Struktur, bei der in divergenter Weise einzelne Lebensbereiche betroffen sind und andere (weitgehend) unberührt bleiben. Dies findet sich beispielsweise bei Patient:innen mit Psychosen, die z. B. beruflich auf hohem Niveau funktionieren, aber im Bereich persönlicher Beziehungen phasenweise oder dauerhaft dramatisch dekompensieren. Ähnliches tritt bei Traumafolgestörungen auf, wo traumarelevante Bereiche (z. B. Straßenverkehr oder Sexualität) hinsichtlich der strukturellen Funktionsfähigkeit massiv beeinträchtigt sein können, während das Funktionsniveau in anderen Lebensbereichen weitgehend erhalten bleibt.

Diese Variabilität bzw. Divergenz der Struktur organisiert sich quasi orthogonal zu den erstgenannten Formen der Auslenkung, sodass in verschiedenen Lebensbereichen unterschiedliche Strukturniveaus vorherrschen. Dadurch kann kein unter üblichen Alltagsbedingungen vorherrschendes Niveau bestimmt werden – es besteht vielmehr ein „Nebeneinander“ verschiedener Strukturniveaus, eine Art „doppelte Buchführung“. Das zugehörige Variabilitätsrating wird für die einzelnen Lebensbereiche durchgeführt, wie sie auf der Achse III (Konfliktachse) der OPD definiert sind. Hervorzuheben ist, dass in diesem Rating der zeitliche Verlauf keine Rolle spielt. So sind hier auch chronifizierte Zustandsbilder abzubilden, die sich im Verlauf des 5-Jahres-Zeitfensters nicht verändern. Dies kann z. B. bei Patient:innen mit einer Schizophrenie in Form des Phänomens einer „doppelten Buchführung“ der Fall sein, die damit einhergehend dauerhafte bzw. lang anhaltende divergente Strukturniveaus in verschiedenen Bereichen ihres Lebens (z. B. Berufsleben vs. Partnerschaft) aufweisen.

Rating 1 – zeitliches Variabilitätsrating

Die zeitliche Auslenkung ist die Folge einer psychischen Erkrankung (z. B. Psychose, hirnorganische Störung, Suchterkrankung) und/oder einer Traumatisierung. Eine Remission der Auslenkung ist spontan möglich, kann aber auch auf eine Behandlung oder andere Einflussfaktoren zurückzuführen sein.

Beim zeitlichen Variabilitätsrating wird von einer Veränderung des Integrationsniveaus, ausgehend von einem Ausgangsniveau ausgegangen. Als *Ausgangsniveau* wird das Funktionieren unter üblichen Alltagsbedingungen und außerhalb von Krankheitsepisoden mit Auswirkungen auf das Strukturniveau angesehen (Ratingbogen in Kap. 5.6). Die Schwankungen im Strukturniveau müssen

- innerhalb des definierten *Zeitfensters* der Strukturachse auftreten – also i. d. R. in den letzten 5 Jahren,
- relevante *Auswirkungen* auf das alltägliche Leben haben (Beziehungen oder Arbeitsfähigkeit belasten oder bedeutsam verbessern) und
- *mindestens 4 Wochen* anhalten.

Wird bei **Kriterium A** (Variabilität des Strukturniveaus) „nein“ angekreuzt, entfällt das übrige zeitliche Variabilitätsrating.

Kriterium B bezeichnet das aktuelle Strukturniveau. Ist dieses im Vergleich zum Ausgangsniveau verändert und wenn ja, in welche Richtung?

- **Beispiel 1:** Ein Patient mit einer bipolaren Störung hatte vor 3 Jahren eine depressive Episode, die sein Strukturniveau von mäßig (2,0) auf gering bis desintegriert (3,5) verschlechterte. Seit inzwischen 2 Jahren funktioniert der Patient wieder auf seinem Ausgangsniveau von 2,0. In diesem Fall ist bei Kriterium B das „Ausgangsniveau“ anzukreuzen.
- **Beispiel 2:** Eine Patientin wurde vor 2 Jahren Opfer einer Entführung und mehrfacher Vergewaltigung. Seitdem ist ihr ursprünglich gut bis mäßiges (1,5) Strukturniveau auf ein geringes Strukturniveau (3,0) abgesunken und sie leidet unter einer schweren posttraumatischen Belastungsstörung, die zum Untersuchungszeitpunkt noch unverändert besteht. Hier ist „schlechter“ anzukreuzen.
- **Beispiel 3:** Ein Patient mit einer Heroinabhängigkeit hat es vor 1,5 Jahren geschafft, abstinent zu leben und keinerlei Drogen mehr zu konsumieren. Zudem hat er einen Job als Lagerarbeiter angenommen, dem er gewissenhaft nachkommt, und er ist mit seiner neuen Partnerin zusammengezogen. Die Partnerschaft wird als ein wenig kompliziert, aber stabil beschrieben. Das Strukturniveau während der Zeit des aktiven Konsums war gering (3,0) mit einigen – allerdings kurzdauernden – Einbrüchen. Inzwischen befindet sich das Gesamtstrukturniveau stabil bei mäßig bis gering (2,5). Hier ist „besser“ anzukreuzen.

Wenn die Erkrankung bereits im frühen Lebensalter begonnen hat und länger als 5 Jahre besteht, ist das Strukturniveau, das vor 5 Jahren (Beginn des Zeitfensters) bestand, als Ausgangsniveau anzunehmen. Unter Umständen sind dann keine Schwankungen innerhalb des Zeitfensters zu raten.

Das **Kriterium C** erfasst das Ausmaß der Auslenkung, wobei in 1er-Schritten – im Sinne der Ratings für die Strukturdimensionen der Achse IV – geratet werden kann, ggf. soll zum nächsten ganzzahligen Schritt aufgerundet werden. Eine feinkörnigere Abstufung erscheint angesichts der Notwendigkeit, das Ausgansniveau retrospektiv einzuschätzen, nicht sinnvoll. Die Richtung der Auslenkung ergibt sich aus Kriterium B. Das Rating in Beispiel 1 wäre demnach „±2“, in Beispiel 2 wäre es ebenfalls „±2“ und in Beispiel 3 läge es bei „±1“.

Kriterium D beschreibt die Dauer der Auslenkung, wobei jeweils die aktuelle oder die letzte Strukturveränderung gemeint ist, also „6–12 Monate“ in Beispiel 1, „1–2 Jahre“ für die Beispiele 2 und 3.

Unter **Kriterium E** wird im Freitext die Ursache dieser Auslenkung in Form der Diagnose und/oder der Traumatisierung festgehalten – „depressive Episode, bipolare Störung", „PTSD nach schwerer Traumatisierung von 1,5 a" bzw. „Abstinenz seit 1,5 a, Opioidabhängigkeit" für die Beispiele.

Rating 2 – Variabilitätsrating, Lebensbereiche

Das Variabilitätsrating für die Lebensbereiche kann mit und ohne das vorangegangene zeitliche Variabilitätsrating stattfinden: Besteht die Variabilität länger als das 5-Jahres-Zeitfenster, entfällt das zeitliche Variabilitätsrating, liegt ihr Beginn innerhalb des Zeitfensters, werden beide Variabilitätsratings durchgeführt.

Ausgehend vom Gesamtstrukturniveau, das bei verschiedenen Strukturniveaus in den Lebensbereichen immer nur ein Durchschnittswert sein kann, wird beim Variabilitätsrating festgehalten, in welchen Lebensbereichen die Patient:in schlechter bzw. besser als das Gesamtstrukturniveau eingeschätzt wird. Es kann dabei das Gesamtstrukturniveau dem der meisten Lebensbereiche entsprechen, sodass nur 1 oder 2 divergente Lebensbereiche markiert werden, es kann aber auch in der Mitte zwischen 3–4 besseren und 3–4 schlechteren Lebensbereichen liegen, sodass alle Lebensbereiche entweder als schlechter oder als besser im Vergleich zum Gesamtstrukturniveau geratet werden.

Abschließend kann auch hier die Ursache der Auslenkung festgehalten werden.

- **Beispiel 1:** Ein 45-jähriger Patient leidet seit seinem 18. Lebensjahr unter einer paranoiden Psychose. Nach anfänglich dramatischem Verlauf ist er seit gut 12 Jahren relativ stabilisiert (unter antipsychotischer Medikation). Er hat seine Tätigkeit als Schauspieler wieder aufnehmen können und ist an einem namhaften staatlichen Theater in Hauptrollen erfolgreich. Der Patient lebt allein, versorgt sich selbst und hat einen großen Freundeskreis, in dem er gut integriert ist. Es besteht jedoch auch nach der Stabilisierung die Neigung, immer dann paranoid zu reagieren, wenn er sich verliebt oder wenn es zu einer körperlichen Nähe mit einer Frau kommt. Diese umschriebene Strukturveränderung beeinträchtigt ihn jedoch nicht so stark, dass er sich am Theater krankschreiben lassen müsste. Sein Strukturniveau in den Lebensbereichen „Partnerschaften und Familie" sowie „Körper und Sexualität" liegt bei gering bis desintegriert (3,5), in allen anderen Lebensbereichen liegt er bei mäßig. Sein Gesamtstrukturniveau wird mit mäßig bis gering eingeschätzt (2,5), im Variabilitätsrating werden 5 Lebensbereiche als „besser", die 2 genannten als „schlechter" geratet. Als Ursache der Variabilität wird „paranoide Psychose" angegeben.
- **Beispiel 2:** Eine 34-jährige Busfahrerin hat vor 3 Jahren einen Unfall erlebt, bei dem sie einen älteren Mann angefahren hat, der an den Unfallfolgen verstarb. Seither leidet sie unter einer PTSD und kann ihren Beruf nicht mehr ausüben. Sie befindet sich in Frührente. In allen anderen Lebensbereichen funktioniert sie unverändert gut, sie hat einen Mann und 2 Kinder, die sie hingebungsvoll versorgt. Sie fahre selbst nicht mehr Auto, was sie jedoch nicht vermisse, da ihr Mann sie fahre, oder sie mit der U-Bahn oder dem Zug fahren könne. Sozial ist sie in ihrem Freundeskreis und ihrer verzweigten Verwandtschaft gut integriert. Das Strukturniveau im Lebensbereich „Beruf" ist gering (3,0), in allen anderen Lebensbereichen jedoch unverändert gut (2,0). Im Variabilitätsrating wird lediglich der Lebensbereich Beruf mit „schlechter" geratet. Im zeitlichen Variabilitätsrating wird keine Variabilität geratet, da sich das mäßige (2,0) Gesamtstrukturniveau durch die Traumatisierung und die PTSD nicht verändert hat. Ursache der Variabilität ist hier die PTSD.
- **Beispiel 3:** Eine 73-jährige Patientin leidet seit 4 Jahren unter einem hypochondrischen

Wahn, nachdem sie zuvor immer gesund und gut (2,0) strukturiert war. Der Wahn beeinträchtigt sie in den Lebensbereichen „Körper/Sexualität“ sowie „Erkrankungen“ schwer, da sie viel zum Arzt geht und ständig wahnhaft um ihre „Innereien“ besorgt ist, von denen sie fürchtet, sie durch das versehentliche Trinken eines Schlucks Geschirrspülmittel irreversibel zerstört zu haben; ihr Strukturniveau ist desintegriert (4,0). Obwohl sie allein zu Hause viel Zeit mit ihrer „Körperpflege“ verbringt - sie bereitet sich heilende „Elixiere“ zu - ist sie sozial weiterhin unauffällig, da sie sich im Beisein ihrer Kinder- und Enkelkinder nichts von ihrer Störung anmerken lässt. Das Gesamtstrukturniveau der Patientin ist seit Beginn der Wahnerkrankung mäßig bis gering integriert (2,5) - dementsprechend werden beide Variabilitätsratings ausgefüllt. Als Ursache der Variabilität wird „hypochondrischer Wahn“ vermerkt.

5.5.4 Integrationsniveaus der Struktur

Wie schon die OPD-2- unterscheidet auch die OPD-3-Strukturachse 7 Strukturniveaus: 4 „Hauptniveaus“ und 3 „Zwischenstufen“. Im Gegensatz zur OPD-2 werden in der OPD-3 alle 7 Stufen detailliert operationalisiert. Im Folgenden werden die allgemeinen Charakteristika der 7 Niveaus dargestellt (Tabelle 5-2).

Niveau: gute Integration

Die gut integrierte psychische Struktur stellt einen psychischen Innenraum zur Verfügung, in dem psychisches Erleben (z. B. Kognitionen, Affekte, Fantasien, Erinnerungen, Entscheidungen) differenziert wahrgenommen werden kann. Ebenso können Konflikte intrapsychisch ausgetragen werden; diese ereignen sich zwischen unterschiedlichen Bedürfnissen sowie zwischen Bedürfnisregungen einerseits und internalisierten Normen (in Gestalt eines ausgereiften Über-Ichs) und Idealen andererseits.

Tabelle 5-2: Allgemeine Beschreibung der Integrationsniveaus.

Niveau	Beschreibung
1 gut	stabiles Vorhandensein der strukturellen Fähigkeiten, die auch unter Belastung gut zur Verfügung stehen
1,5 gut bis mäßig	gute Verfügbarkeit der strukturellen Fähigkeiten, die allerdings in einzelnen Bereichen und gelegentlich aussetzen; unter Belastung kann es dabei zu einem Verlust der vollen Flexibilität der Fähigkeiten kommen
2 mäßig	mangelnde Flexibilität und Einengungen; es liegt eine dauerhafte Übersteuerung vor, selten kann es zu Durchbrüchen mit intensiven Gegensteuerungen kommen
2,5 mäßig bis gering	deutliche Einschränkungen bei den strukturellen Fähigkeiten; die Fähigkeiten werden aber unter günstigen Bedingungen oder mithilfe anderer aufrechterhalten
3 gering	starke Einschränkungen der strukturellen Fähigkeiten; typischerweise herrscht eine Untersteuerung vor
3,5 gering bis desintegriert	strukturelle Fähigkeiten sind kaum noch verfügbar; eine gewisse Kompensation ist ohne Realitätsverleugnung möglich
4 desintegriert	strukturelle Fähigkeiten sind nicht mehr verfügbar, Kompensationen sind nur unter Realitätsverleugnung möglich

Das gut integrierte Strukturniveau ist dadurch gekennzeichnet, dass die regulierenden Funktionen der Patient:in prinzipiell verfügbar sind und dass sie über längere Lebensperioden hinweg auch bei inneren und äußeren Belastungssituationen erhalten oder wiedergewonnen werden können. Das gut integrierte Strukturniveau stellt damit einen zentralen psychischen Resilienzfaktor dar.

Die zentrale Angst gilt dem Verlust der Liebe des Objekts.

Die Gegenübertragung solchen Patient:innen gegenüber ist gekennzeichnet durch das Gewahrwerden von Gefühlsregungen, die sich auf die Wiederbelebung biografisch relevanter Erfahrungen mit früher tatsächlich erlebten Personen beziehen.

Niveau: gute bis mäßige Integration

Auf dieser Zwischenstufe sind die Funktionen der guten Integration im Prinzip vorhanden, sie gehen jedoch in Situationen und Phasen von relevanter Belastung (gemeint sind hier eher Life-Events als Krankheitsepisoden) zeitweise verloren. Dann nähern sich die Betroffenen dem Funktionieren des mäßigen Strukturniveaus an, was jedoch nicht dauerhaft vorherrscht, sondern nach Ende der Belastungssituation wieder einem guten Funktionieren weicht.

Niveau: mäßige Integration

Zur Charakteristik des mäßig integrierten Niveaus gehört es, dass die Verfügbarkeit über die beschriebenen Fähigkeiten und Funktionen prinzipiell vorhanden, aber herabgesetzt ist. Auch hier herrschen intrapsychische Konflikte vor, die nun aber eine andere Ausgestaltung und einen anderen Umgang damit als beim gut integrierten Niveau aufweisen: Auf der Wunschseite stehen unbewusste Regungen der gierigen Bedürftigkeit, der Bemächtigung, der Unterwerfung; auf der deutlich übersteuernden Gegenseite finden sich strenge rigide und strafende Normen („unreifes Über-Ich") sowie überzogene Ideale. Kennzeichnend ist eine „Übersteuerung" sowohl von Impulsen und Wünschen als auch Affekten und Fantasien. Diese Übersteuerung ist meist recht stabil; nur gelegentlich kommt es zu Durchbrüchen, die aber direkt wieder übersteuernd „wegreguliert" werden.

Die zentrale Angst gilt dem Verlust des Objekts oder der Trennung vom wichtigen Objekt und der Angst vor den eigenen heftigen Impulsen.

Dem entspricht in der Gegenübertragung ein punktuell schwer aushaltbares Erleben, das aber durch konsequente therapeutische Selbstreflexion immer wieder auf die für die Patient:in relevanten Beziehungserfahrungen zurückgeführt werden kann.

Niveau: mäßige bis geringe Integration

Auf diesem Niveau herrscht ein beeinträchtigtes Funktionieren vor, die Regulationsfähigkeit ist eingeschränkt und interpersonelle Abwehr tritt auf. Unter stabilisierenden Bedingungen kann jedoch über gewisse Phasen hinweg ein besseres Funktionieren möglich sein (z. B. an einem sehr klar strukturierten Arbeitsplatz oder in einer haltenden Wohnumgebung). Die Betroffenen verfügen dann über die Fähigkeiten des mäßigen Niveaus. Fallen die stabilisierenden Bedingungen jedoch weg, kommt es auch bei alltagsüblichen Belastungen wieder zu einem Absinken des Funktionsniveaus. Bei psychotischen Störungsbildern kann es bereits auf diesem Niveau zu – meist begrenzten – Verleugnungen der Realität kommen.

Niveau: geringe Integration

Im Gegensatz zu den vorher beschriebenen Strukturniveaus ist hier die Verfügbarkeit der regulierenden Funktionen deutlich reduziert –

und zwar entweder dauerhaft (im Sinne eines Entwicklungsdefizits) oder immer wieder im Zusammenhang mit Belastungssituationen (strukturelle Vulnerabilität). Im Gegensatz zu den vorgenannten Strukturniveaus ist der seelische Binnenraum wenig entwickelt. Das Selbst ist sehr bedürftig, sehr kränkbar, sehr impulsiv, die Bilder der Objekte sind bedrohend, verfolgend oder sehnsüchtig idealisiert. Die normative Struktur (im Sinne des Über-Ichs) ist dissoziiert. Unbewusste Wunschregungen werden nicht intrapsychisch gebunden, sondern richten sich direkt nach außen. Kennzeichen ist eine „Untersteuerung". So kommt es weniger zu intrapsychischen Konflikten als zu einem Vorherrschen interpersoneller Konflikte (in Partnerschaft, Beruf und sozialem Umfeld). Realitätsverleugnungen können auftreten. Alternativ kann ein Rückzug auf die Innenwelt bestehen, das Selbst erscheint dann bedürfnislos, nicht berührbar, leer, unenergetisch und dadurch extrem übersteuert – all dies jedoch unter Aufgabe weiter Lebens- und Erlebensbereiche.

Die zentrale Angst gilt der Vernichtung des Selbst durch das böse Objekt oder durch den Verlust des guten Objekts.

Die Gegenübertragung ist durch Heftigkeit gekennzeichnet, durch Abruptheit des Erlebens und durch die Tatsache, dass die Gefühlsreaktionen über die Realpräsenz der Patient:in nachwirken. Diese Patient:innen wiederholen zwar auch an ihrem Gegenüber biografisch relevante Konflikte, mobilisieren aber vor allem via projektive Identifizierungen im anderen psychisches Erleben, das ihnen selbst nicht bewusst und für sie nicht aushaltbar ist.

Niveau: gering bis desintegriert

Bei diesem Niveau liegt prinzipiell eine Desintegration vor. Die Betroffenen können sich jedoch zumindest phasenweise, durchaus aber auch über längere Strecken ohne bzw. mit deutlich begrenzten Realitätsumdeutungen, auf einem nahezu gering integrierten Niveau stabilisieren.

Niveau: Desintegration

Desintegriert ist nicht gleichbedeutend mit desorganisiert. Die dauerhaft fehlende Kohärenz des Selbst und die überflutende Emotionalität können im Sinne einer Restitution durch z. B. postpsychotische, posttraumatische oder psychopathische Organisationsformen überdeckt werden. Selbst- und Objektbilder erscheinen konfundiert, empathische Objektwahrnehmungen sind oft so gut wie unmöglich, Verantwortung für eigenes impulsives Handeln wird vielfach nicht erlebt (die Dinge geschehen einfach). Desintegration kann sowohl im Rahmen psychotischer Erkrankungen und Zustandsbilder auftreten als auch bei antisozialen bzw. psychopathischen Persönlichkeiten. Wichtig ist es insbesondere hier darauf hinzuweisen, dass das Strukturniveau unabhängig vom Vorliegen einzelner Krankheitssymptome bzw. -syndrome ist.

Die Abwehr ist i. d. R. interpersonell und von ausgeprägten introjektiven und projektiven Mechanismen geprägt. Realitätsverleugnungen sind häufig und können sowohl verheißungsvoll als auch bedrohlich sein. Zwischenmenschliche Beziehungen können symbiotisch erlebt und gestaltet oder aber ganz vermieden werden.

Die zentrale Angst gilt den unheimlichen Objekten, die eher medial als objektal erscheinen, ferner der Angst vor dem Ich-Verlust und der Selbstauflösung.

Die Gegenübertragung kann durch das Erleben des Unverständlichen, Befremdlichen, bedrohlich Unheimlichen charakterisiert sein.

5.5.5 Rating

Für das Rating sind eine klinische und eine Forschungsversion vorgesehen. Das klinische Rating erfolgt entlang der 9 Subdimensionen, wobei sich die Bewertung einer Subdimension aus der Einschätzung der 3 zugehörigen Facetten bildet, die einzeln operationalisiert sind. Der Ratingbogen findet sich in Kap. 5.6. Für bestimmte wissenschaftliche Fragestellungen kann es von Bedeutung sein, auch alle Facetten einzeln zu raten; diesem Zweck dient die Forschungsversion des Ratingbogens (ebenfalls Kap. 5.6). In beiden Fällen wird am Ende ein Rating des Gesamtstrukturniveaus vorgenommen. Das Gesamtniveau wird i. d. R. dem arithmetischen Mittel aus den Ratings der 9 Subdimensionen entsprechen. Es ist jedoch auch möglich, im Einzelfall die Einschätzungen der Subdimensionen so zu gewichten, dass das Gesamtstrukturniveau vom arithmetischen Mittel um eine 0,5er-Stufe nach oben oder nach unten abweicht. Dies ist ggf. gut zu begründen.

5.5.6 Operationalisierung der Strukturfacetten

Im Folgenden finden sich die Operationalisierungen der einzelnen Strukturfacetten, wobei immer 3 Facetten einer der 9 Subdimensionen zugeordnet sind, die auf dem Ratingbogen einzuschätzen sind.

Selbstwahrnehmung: Die Subdimension Selbstwahrnehmung enthält die Facetten Selbstreflexion (Tabelle 5-3), Affektdifferenzierung (Tabelle 5-4) und Identität (Tabelle 5-5).

Objektwahrnehmung: Die Subdimension Objektwahrnehmung enthält die Facetten Selbst-Objekt-Differenzierung (Tabelle 5-6), objektbezogene Affektdifferenzierung (Tabelle 5-7) und integrierte Objektwahrnehmung (Tabelle 5-8).

Selbstregulation: Die Subdimension Selbstregulation enthält die Facetten Impulssteuerung (Tabelle 5-9), Affekttoleranz (Tabelle 5-10) und Selbstwertregulierung (Tabelle 5-11).

Beziehungsregulation: Die Subdimension Beziehungsregulation enthält die Facetten Beziehungen schützen (Tabelle 5-12), Antizipation (Tabelle 5-13) und Interessenausgleich (Tabelle 5-14).

Abwehr: Die Abwehr enthält die Facetten Erlebensmöglichkeiten (Tabelle 5-15), Interpersonalität (Tabelle 5-16) und Mechanismen (Tabelle 5-17).

Kommunikation nach innen: Die Subdimension Kommunikation nach innen enthält die Facetten Affekte und Fantasien erleben (Tabelle 5-18), lustvolles Erleben (Tabelle 5-19) und Körperselbst (Tabelle 5-20).

Kommunikation nach außen: Die Subdimension Kommunikation nach außen enthält die Facetten emotionale Kontaktaufnahme (Tabelle 5-21), Intimität (Tabelle 5-22) und Empathie (Tabelle 5-23).

Bindung an innere Objekte: Die Subdimension Bindung an innere Objekte enthält die Facetten Internalisierung (Tabelle 5-24), Introjekte nutzen (Tabelle 5-25), und Variabilität (Tabelle 5-26).

Bindung an äußere Objekte: Die Subdimension Bindung an äußere Objekte enthält die Facetten Bindungsfähigkeit (Tabelle 5-27), Vertrauen (Tabelle 5-28) und Bindung lösen (Tabelle 5-29).

Die Dimension „Abwehr" hebt als einzige die Polarisierung in Selbst- vs. Objekt/Beziehungsfokus der Strukturachse auf, indem sie beide Bereiche einschließt. Zu jeder Subdimension wurden sog. „Kernsätze" formuliert. Sie definieren das jeweilige Thema und fassen die Spannbreite der zugehörigen Facetten vom gesunden Funktionieren bis hin zur ausgeprägten Beeinträchtigung im entsprechenden Bereich in Form einer Polarität zusammen. Dabei werden die in den Kernsätzen beschriebenen Themen dimensional verstanden, wobei die Operationalisierungen auf diesem Kontinuum 7 Ausprägungen anbieten.

Die Tabellen können als *Volltext* der Operationalisierung der Strukturfacetten verstanden werden. Eine kondensierte Kurz-Checkliste der Strukturachse findet sich im Anhang (Kap. 12.3).

1 Gut	1,5	2 Mäßig	2,5	3 Gering	3,5	4 Desintegriert
Die Fähigkeit, den Blick auf die eigene Person zu richten, ist vorhanden. Es kann realitätsgerecht wahrgenommen werden, was für ein Mensch man ist und was in einem vorgeht. Dies kann in Begriffe gefasst werden. Rückmeldungen der anderen werden in angemessener Weise einbezogen, relativiert oder zurückgewiesen. Oft entstehen dabei neue Erkenntnisse.	Die Fähigkeit, den Blick auf die eigene Person zu richten und sich authentisch wahrzunehmen ist prinzipiell vorhanden, aber zeitweise (unter Druck) beeinträchtigt. Begriffe stehen phasenweise nur eingeschränkt zur Verfügung. Es werden eher abstrakte Zuschreibungen als lebendige Situationen geschildert. Wenn durch das Gegenüber etwas infrage gestellt wird, entsteht eine Irritation, die aber meist aufgelöst werden kann.	Die Fähigkeit zur Selbstreflexion ist eingeschränkt, verläuft unflexibel in gleichen Bahnen. Sie richtet sich vor allem auf das handelnde Selbst (was Person gesagt und getan hat). Das Selbstbild wirkt weniger differenziert, aber kohärent. Es fällt schwer, treffende sprachliche Begriffe zu finden. Auf relativierende Bemerkungen des Gegenübers reagiert die Person mit Kränkung, Unverständnis oder Rückzug.	Die Selbstreflexion ist unter Belastung (emotionale Situationen, Kritik) häufig nicht möglich. Nur unter günstigen Bedingungen bzw. mit Hilfe kann das handelnde Selbst reflektiert und ein kohärentes, wenngleich wenig differenziertes Selbstbild geschaffen werden. Mit empathischer Unterstützung und Vorschlägen durch das Gegenüber kann das Selbstbild deutlicher und verständlicher werden, bei kritischer Rückmeldung kann die Instabilität deutlich zunehmen.	Selbstreflexive Wahrnehmung ist kaum möglich; Person kann auch mit Unterstützung kein kohärentes Bild von sich und seiner inneren Situation entwerfen; widersprüchliche Selbstaspekte stehen nebeneinander. Keine Begriffe für innere Vorgänge oder drastische und unverständliche Schilderung von affektiven Zuständen und Situationen. Interesse kann als Angriff interpretiert werden. Kritische Rückmeldungen führen zu massiver Selbstabwertung, unkritischer Übernahme oder werden vollständig abgewehrt.	Die selbstreflexive Wahrnehmung ist stark eingeschränkt und bedroht die Kohärenz des Selbst. Dabei können eine affektive Überflutung oder eine Nivellierung auftreten. Rudimentäre Selbstaspekte bestehen, können jedoch nicht miteinander in Verbindung gebracht werden. Reflexion des handelnden Selbst gelingt nur unter stützenden Bedingungen. Rückmeldungen bleiben folgenlos oder rufen heftige Abwehrreaktionen hervor. Alternativ führen sie zu fundamentaler Infragestellung bzw. Verlust der Integration des Selbst.	Versuche der Selbstreflexion werden vermieden oder können zu einer affektiven Überflutung führen. Es besteht keine Kohärenz des Selbst. Innen- und Außenwelt können nicht unterschieden, das Selbst nicht mehr als abgegrenzt erfasst werden. Reflexion von Urheberschaft des Selbst ist im Extremfall nicht mehr möglich. Rückmeldungen gehen ins Leere oder verstärken die Fragmentierung des Selbst.

Kernsätze zur Selbstreflexion

	gute Integration	bei Einschränkung zunehmend
Selbstreflexion	gute Selbstreflexion (psychische und körperliche Aspekte)	weniger differenziertes Selbst- und Körperbild, widersprüchliche Selbstaspekte unverbunden, einige Selbstaspekte befremdlich im Vordergrund, bis hin zu völligem Fehlen der Reflexion des Selbst als Urheber
Rückmeldungen nutzen	angemessene Nutzung von Rückmeldungen	Abwehr von Rückmeldungen, zunehmend Einbrüche im Selbstbild bis hin zu völligem Ignorieren/Ausblenden

Tabelle 5-4: Operationalisierung der Affektdifferenzierung (ST1.2 in Tabelle 5-1) mit Kernsätzen.

1 Gut	1,5	2 Mäßig	2,5	3 Gering	3,5	4 Desintegriert
Affekte können differenziert wahrgenommen werden und haben eine große Variabilität. Widersprüchliche Affekte sind integrierbar, d.h. sie können in ihrer Ambivalenz wahrgenommen werden. Affekte können in einen Verstehenszusammenhang mit situativen Aspekten gebracht werden, d.h. man kann im Kontakt emotional adäquat und flexibel reagieren.	In Momenten von Belastungen und großem emotionalen Druck kommt es gelegentlich dazu, dass Affekte vermieden werden und ihre Variabilität zeitweise eingeschränkt ist. Die Fähigkeit, widersprüchliche Affekte wahrzunehmen und zu integrieren, kann unter emotionalem Druck eingeschränkt sein. Ein affektiver Verstehenszusammenhang kann in belastenden Situationen nicht immer hergestellt werden	Affekte werden nur eingeschränkt wahrgenommen und in schwierigen Situationen zur Wahrung der Stabilität auch vermieden. Die Variabilität der Affekte und das Erleben ambivalenter Affekte sind eingeschränkt; Hin-und-Hergerissensein zwischen verschiedenen Affekten. Das affektive Erleben prägt das Innenleben in meist negativer Weise. Erlebniskontexte können nur schwer verstanden werden; die Handlungssteuerung durch die Affekte ist eingeschränkt	Affekte können oft nicht differenziert wahrgenommen werden und zeigen kaum Variabilität. Lediglich ansatzweise ist eine integrierende Wahrnehmung ambivalenter Affekte möglich, die aber schon unter geringer Belastung verloren gehen kann. Es kommt zu Reizbarkeit und affektiver Überschwemmung, ein Verstehen kontextueller Zusammenhänge ist dann nicht mehr möglich. Die Nähe eines Objekts kann unterstützen, aber auch belasten	Affekte können nicht differenziert wahrgenommen oder nachvollziehbar benannt werden. Affekte werden als undifferenzierte Zustände erlebt, die von großer Intensität und Dauer sein können oder aber schnell wechseln. Alternativ dazu besteht ein stereotyper, sich in den Vordergrund drängender Affektausdruck. Gemischte Affekte entstehen selten. Affekte äußern sich entweder in Erregung, Entfremdung oder Affektleere. Affekte können kaum situativ verstanden und zur gezielten Verhaltenssteuerung eingesetzt werden.	Kein innerer Abstand zu den eigenen Gefühlen und keine reflexive Wahrnehmung von Affekten und Affektkorrelaten. Ausgeliefertsein an heftige, nicht ausgestaltete und oft quälende emotionale Zustände, die nicht in Worten benannt werden können, oder Affektleere. Widersprüchliche Affekte bestehen gleichzeitig und nebeneinander, ohne dass dies so wahrgenommen wird. Situativ angemessenes emotionales Reagieren nur mit Unterstützung ansatzweise möglich.	Kein innerer Abstand zu den eigenen Gefühlen und keine reflexive Wahrnehmung von Affekten und Affektkorrelaten. Affekte äußern sich als somatische Erregung oder unbenennbare Qual. Alternativ werden Affekte und affektiv bedeutsame Ereignisse völlig gelöscht, gar nicht oder aber völlig inadäquat erlebt und/oder tauchen nur noch externalisiert in der Außenwelt auf. Es ist kein situativ angemessenes emotionales Reagieren möglich.

Kernsätze zur Affektdifferenzierung		
	gute Integration	bei Einschränkung zunehmend
Affektvariabilität	Kontextbezogenheit	weniger bis keine differenzierte und variable Affektwahrnehmung, stattdessen überwiegen undifferenzierte Affektzustände.
Affektintegration	Ambivalente Affekte können toleriert und integriert werden.	geringere Fähigkeit bis hin zur Unfähigkeit der Integration und Tolerierung ambivalenter Affekte.
Kontextbezogenheit	Affekte können in einen kontextuellen Verstehenszusammenhang gestellt werden und sind handlungssteuernd.	Loslösung der Affekte von Situation und Kontext, keine Handlungssteuerung durch Affekte mehr möglich.

Tabelle 5-5: Operationalisierung der Identität (ST1.3 in Tabelle 5-1) mit Kernsätzen.

1 Gut	1,5	2 Mäßig	2,5	3 Gering	3,5	4 Desintegriert
Das Selbstbild ist facettenreich und umfassend, sodass ein kohärentes Bild der eigenen Person entworfen werden kann. Widersprüchliche Aspekte des Selbst können kognitiv und affektiv erlebt und gut ertragen werden. Das Selbstbild ist stabil, d.h., es steht in Zusammenhang mit der biografischen Herkunft und richtet sich in die Zukunft.	Das Selbstbild ist differenziert und umfassend; Einschränkungen der Kohärenz und Vielfältigkeit können unter Druck auftreten. Gelegentliche Schwierigkeit, das Selbstbild kontinuierlich aufrechtzuerhalten. Ein zeitweises Hadern mit sich selbst kommt vor. Biografische Bezüge können plausibel hergestellt werden und weisen in die Zukunft.	Das Selbstbild ist zwar kohärent, wirkt aber eingeengt und rigide. „Grautöne" des Selbst können nur eingeschränkt wahrgenommen, dargestellt und ertragen werden. Bestimmte konflikthafte Aspekte können stabil ausgeblendet werden. Das Selbstbild ist grundsätzlich stabil, kann aber konfliktbedingt infrage gestellt werden. Ein Zusammenhang zwischen Vergangenheit und Zukunft kann hergestellt werden.	Das Selbstbild ist unter günstigen Bedingungen kohärent und nachvollziehbar. Allerdings ist dieses Bild z.B. schon bei leichter Frustration deutlich und nachhaltig beeinträchtigt. Verschiedene Selbstaspekte können mit Unterstützung ins Selbstbild aufgenommen werden. In schwierigen Situationen kommt es zu Instabilität oder auch Verzerrung des Selbstbilds. Dies geht mit einem beeinträchtigten Bezug zu Vergangenheit und Zukunft einher.	Kein kohärentes Bild der eigenen Person. Verschiedene Selbstaspekte stehen unverbunden nebeneinander und sind in ihrer Komplexität deutlich reduziert. Die Person hat „unterschiedliche Gesichter". Zu verschiedenen Zeiten treten unterschiedliche Selbstaspekte in den Vordergrund. Es bleibt unklar, woraus Verhalten und Erleben entstanden sind und wie sie sich in Zukunft entwickeln werden.	Das Selbstbild ist nicht kohärent und wenig komplex; Verzerrungen und Fragmentierungen können aber mit Unterstützung partiell korrigiert und phasenweise stabilisiert werden. Identitätsaspekte werden in unverbundenen Vorstellungen deponiert. Biografische Bezüge, die von anderen hergestellt werden, können nachvollzogen werden. Kontinuität aus der Vergangenheit in die Zukunft hinein kann nicht hergestellt werden.	Fehlen eines kohärenten Selbstbildes. Stattdessen Fragmentierung, verzerrte oder klischeehafte Eigenschaftszuschreibungen. Die Identität kann in Ersatzbildungen untergebracht sein. Biografische Schilderungen wirken fantasiegeleitet. Zukunftsentwürfe sind nicht vorhanden oder wirken abwegig.

Kernsätze zur Identität		
	gute Integration	bei Einschränkung zunehmend
Kohärenz	Ein gestalthaftes und integriertes Selbstbild kann entworfen werden.	Auftreten unverbundener und fantasierter Selbstaspekte, die nicht integriert werden können.
Komplexität	Vielfältige Selbstanteile können zugleich kognitiv und affektiv erlebt werden. Graustufen können entstehen.	reduzierte Komplexität des Selbstbildes. Die kognitiv-emotionale Erfahrung des Selbst ist zunehmend schwarz-weiß oder diffus.
Stabilität	Es besteht eine klare Kontinuität des Selbstbildes über die Zeit hinweg.	Auftreten von Wechseln im Selbstbild. Die Person hat verschiedene Gesichter und verändert sich abrupt oder erscheint fixiert in fantasierten Ersatzbildungen.

Tabelle 5-6: Operationalisierung der Selbst-Objekt-Differenzierung (ST1.4 in Tabelle 5-1) mit Kernsätzen.

1 Gut	1,5	2 Mäßig	2,5	3 Gering	3,5	4 Desintegriert
Affekte, Impulse und Gedanken können bezüglich der Zuordnung zum Selbst oder zu den Objekten sicher auseinandergehalten werden; Person kann sich sicher abgrenzen und den anderen von außen wahrnehmen. Andere werden als Personen mit eigenen Wünschen und Zielen erlebt, die von den eigenen abweichen können.	Affekte, Impulse und Gedanken können prinzipiell sich selbst oder den Objekten zugeordnet werden. Es kommt punktuell im neurotischen Konfliktbereich zu Verwirrungen darüber, von wem welcher Impuls ausgegangen ist. Andere können meist als eigenständige Individuen erlebt werden.	Im Konfliktbereich ist die Zuordnung von Affekten, Impulsen und Gedanken bezogen auf das Selbst und die Objekte beeinträchtigt. Die distanzierte Wahrnehmung des anderen ist dauerhaft erschwert. Manchmal ist dann nicht mehr klar, von wem die Rede ist.	Selbst und Objekt sind teilweise bzw. bestimmte Bereiche betreffend konfundiert. Unter stabilen Bedingungen können Selbst und Objekt differenziert wahrgenommen werden. Unter Belastungen geht diese Fähigkeit verloren. Andere werden dann nicht mehr als abgegrenzte Personen erlebt.	Selbst und Objekt sind oft konfundiert und werden häufig miteinander verwechselt; dem Objekt werden diejenigen Affekte zugeschrieben, die für das Selbst unerträglich sind. Häufig sind unrealistische Zuschreibungen (projektive Identifizierungen) beobachtbar. Verschwimmen der Ich-Grenzen in engen Beziehungen.	Drohende Fusion von Selbst- und Objektaspekten; es fehlt das sichere Bewusstsein, dass der andere vom Selbst getrennt ist und über eigene Wünsche, Impulse und Bedürfnisse verfügt. Andere werden als Erweiterungen des Selbst wahrgenommen oder scheinen nicht existent. Unter Umständen Versuch der Abgrenzung mittels radikalem Rückzug in Innenwelten.	Aufgrund anhaltender Fusion und Verdichtung von Selbst- und Objektaspekten wird das Objekt nicht als vom Selbst getrennt wahrgenommen; Auflösung der Ich-Grenzen. Verlust von Meinhaftigkeits- und Urheberschaftsgefühl. Alternativ Allmachtserleben und/oder vollständige Aufgabe der Objektbesetzung. Innen- und Außenwelt können nicht unterschieden werden.

Kernsätze zur Selbst-Objekt-Differenzierung

	gute Integration	bei Einschränkung zunehmend
Differenzierung	sichere Differenzierung zwischen Selbst und Objekt durch sichere Zuordnung von Affekten, Impulsen und Gedanken zum Selbst oder zu den Objekten	unsichere Zuordnung von Affekten, Impulsen und Gedanken, Konfundierung bis hin zu Verwechslung oder Fusion
Abgrenzung	sichere Abgrenzung und Fähigkeit, andere als eigenständige Personen von außen wahrnehmen	unsichere bis fehlende Abgrenzung und Fähigkeit, andere vom Selbst zu unterscheiden

Tabelle 5-7: Operationalisierung der objektbezogenen Affektdifferenzierung (ST 1.5 in Tabelle 5-1) mit Kernsätzen.

1 Gut	1,5	2 Mäßig	2,5	3 Gering	3,5	4 Desintegriert
Die affektive Innenwelt anderer kann zutreffend wahrgenommen sowie differenziert und lebendig geschildert werden. Affekte der Objekte können in einen Verstehenszusammenhang mit situativen Aspekten sowie mit deren Verhalten gebracht werden.	Unter Druck kommt es gelegentlich dazu, dass Affekte anderer nur eingeschränkt wahrgenommen werden können. Der Zusammenhang zwischen situativem Kontext und wahrgenommenen Affekten anderer geht dann partiell verloren. Das Verstehen des Verhaltens der anderen ist dann zeitweise erschwert.	Konfliktbezogen werden Affekte anderer nur eingeschränkt wahrgenommen und in schwierigen Situationen zur Wahrung der Stabilität auch ausgeblendet. Kontextbezogenes Verstehen des Erlebens und Verhaltens anderer ist dadurch eingeengt, kann jedoch mithilfe der anderen gelockert werden.	Affekte anderer können zeitweise nicht differenziert wahrgenommen werden. Das Verständnis für die affektive Innenwelt der anderen geht schnell verloren. Dadurch häufig Missinterpretation des Erlebens und Verhaltens anderer, was aber unter stabilisierenden Bedingungen oder mithilfe der Interviewer:in annährend korrigiert werden kann.	Affekte anderer können nicht differenziert wahrgenommen und nur in groben Kategorien geschildert werden. Entsprechend ist die affektive Innenwelt anderer überwiegend unverständlich bzw. wird projektiv „verständlich gemacht". Widersprüche zwischen zugeschriebenen Affekten und Verhalten können nicht integriert und aufgelöst werden.	Die affektive Innenwelt anderer kann nur mit erheblichen Verzerrungen wahrgenommen werden. Der situative Kontext und das affektive Erleben anderer werden vor dem Hintergrund eigener Wünsche und Ängste interpretiert. Dies führt oft zu massiven Fehldeutungen des Verhaltens anderer.	Affekte anderer können meist gar nicht wahrgenommen, geschweige denn verstanden werden. Stattdessen werden anderen bedrohliche oder verheißungsvolle Affekte verzerrt zugeschrieben. Dem Verhalten anderer kann meist nur unter Realitätsverleugnung Sinn zugeschrieben werden.

Kernsätze zur objektbezogenen Affektdifferenzierung

	gute Integration	bei Einschränkung zunehmend
Affektwahrnehmung	Affekte anderer können differenziert und in großer Variabilität wahrgenommen werden.	weniger bis keine differenzierte und variable Affektwahrnehmung mehr möglich; Verzerrung in Richtung negativer oder inadäquater Affekte
Kontextbezogenheit	Affekte anderer können in einen kontextuellen Verstehenszusammenhang gestellt werden.	Loslösung der zugeschriebenen Affekte von Situation und Kontext
Verhaltenserklärung	Affekte anderer können mit deren Verhalten in Verbindung gebracht werden.	Nichtverstehen des Verhaltens anderer; inadäquate Erklärung des Verhaltens anderer

Tabelle 5-8: Operationalisierung der integrierten Objektwahrnehmung (ST1.6 in Tabelle 5-1) mit Kernsätzen.

1 Gut	1,5	2 Mäßig	2,5	3 Gering	3,5	4 Desintegriert
Die Objektwahrnehmung ist kohärent. Unterschiedliche Seiten anderer Menschen können zu einem lebendigen und realistischen Bild integriert werden. Man kann sich die geschilderten Personen vorstellen, versteht deren Motive und Handlungsweisen, dadurch sind die Schilderungen lebendig und interessant. Durch Konflikte wird die Wahrnehmung des Gegenübers nicht beeinträchtigt, sie bleibt stabil.	Die Objektwahrnehmung ist kohärent. Andere werden grundsätzlich als Menschen mit eigenen Zielen, Wünschen, Ansprüchen erlebt und geschildert. Unter Druck ist diese Fähigkeit vorübergehend eingeschränkt und unterschiedliche Seiten können nicht immer zu einem lebendigen Bild integriert werden. Die Schilderung der anderen ist dann von den eigenen Konflikten emotional gefärbt und kurzfristig instabil.	Die Objektwahrnehmung ist kohärent, kann aber konfliktbedingt beeinträchtigt sein. Andere werden dann in ihrer Komplexität und Widersprüchlichkeit nicht wahrgenommen, sondern entsprechend den eigenen Wünschen erlebt. Dadurch wirken die Schilderungen einseitig und unvollständig. Die Wahrnehmung des anderen ist konfliktbedingt beeinträchtigt und wird vorübergehend instabil.	Eine kohärente Objektwahrnehmung gelingt häufig nicht. In schwierigen Situationen geht die Kohärenz der Wahrnehmung verloren und es herrscht eine Spaltungstendenz mit Schwarz-Weiß-Sicht vor. Andere Menschen werden dann zwar klischeehaft oder flach aber noch teilweise nachvollziehbar geschildert. Typisch ist ein Wechsel von Kohärenz in Inkohärenz.	Eine kohärente Objektwahrnehmung ist nicht möglich. Andere werden in Extremen erlebt, besonders gut oder schlecht. Widersprüche können nicht integriert werden. Die Beschreibung anderer ist oft nicht mehr nachvollziehbar und mutet leer oder befremdend an. Das Verhalten anderer kann kaum in einem situativen Zusammenhang verstanden werden, eine Distanz zu den Objekten ist noch möglich. Typisch ist ein Kippen von Idealisierung in Entwertung.	Keine kohärente Objektwahrnehmung. Extreme herrschen vor. Andere werden phasenweise als vorwiegend aggressiv, ungerecht und bedrohlich erlebt. Alternativ wird das Objekt symbiotisch vereinnahmt und kann ausschließlich als gut erlebt werden. Die Schilderungen sind realitätsfern. Unter stabilisierenden Bedingungen kann noch eine Distanz zu den Objekten eingenommen werden.	Die Objektwahrnehmung ist nicht kohärent. Andere werden schnell als aggressiv-verfolgend und bedrohlich oder idealisiert erlebt. Einzelne Eigenschaften stehen für das ganze Objekt. Eigene Ängste, Befürchtungen und Wünsche bestimmen die Wahrnehmung und Interpretation; der andere wird nicht mehr als sicher abgegrenztes Gegenüber erlebt.

Kernsätze zur integrierten Objektwahrnehmung		
	gute Integration	bei Einschränkung zunehmend
Ganzheitlichkeit	Andere werden kohärent mit positiven und negativen Anteilen erlebt, Graustufen treten auf, es entsteht ein gestalthaftes Bild.	Verlust der Kohärenz mit Schwarz-Weiß-Sicht und Fragmentierung
Nachvollziehbarkeit	Das Bild der anderen ist nachvollziehbar und steht im Einklang mit der Realität der betreffenden Person und ihrer biografischen Entwicklung.	Verzerrung des Bildes der anderen bis hin zur Beliebigkeit oder Fehlen der Wahrnehmung der anderen
Stabilität	Andere werden über die Zeit stabil in gleicher oder ähnlicher Weise wahrgenommen.	Auftreten von häufigen oder abrupten Wechseln in der Wahrnehmung der anderen

Tabelle 5-9: Operationalisierung der Impulssteuerung (ST2.1 in Tabelle 5-1) mit Kernsätzen.

1 Gut	1,5	2 Mäßig	2,5	3 Gering	3,5	4 Desintegriert
Aggressive, sexuelle und orale Impulse und Wünsche können differenziert und abgestuft erlebt und gesteuert werden. Bedürfnisse können aufgeschoben aber auch befriedigt werden. Kontrollverluste können in geringem Ausmaß auftreten und ertragen werden.	Aggressive, sexuelle und orale Impulse und Wünsche können differenziert und abgestuft erlebt, aufgeschoben und befriedigt werden. Unter Druck kann eine Übersteuerung auftreten. Begrenzte Kontrollverluste kommen vor und werden eher schlecht ertragen.	Impulse und Wünsche werden erlebt und zum Teil als quälend empfunden. Sie sind überwiegend durch Übersteuerung gehemmt. Bedürfnisse sind chronisch aufgeschoben oder ausgeblendet. Selten können Impulse durchbrechen, worauf mit Übersteuerung reagiert wird.	Impulse und Wünsche werden drängend erlebt oder ausgeblendet. Unter stabilisierenden Umständen tritt eine Übersteuerung auf, in schwierigen Situationen eine Untersteuerung. Bedürfnisse können nicht gut aufgeschoben werden. Kontrollverluste kommen in Spannungssituationen vor, was als Versagen erlebt wird.	Andrängende Impulse und Wünsche können nicht reguliert werden (chronische Untersteuerung). Aufschieben der Bedürfnisbefriedigung ist nicht möglich, allenfalls wird sie verleugnet. Massive Kontrollverluste münden oft auch in selbst- und fremdgefährdende Handlungen, was i.d.R. als Versagen erlebt wird. Realitätsferne Überzeugungen können zeitweise der Steuerung dienen.	Impulse sind unmittelbar und massiv drängend oder aufgehoben bzw. negiert. Massive Kontrollverluste können zu schweren selbst- und fremddestruktiven Handlungen führen. Alternativ ist die eigene Intentionalität reduziert. Überstarke Zweifel und leeres Reflektieren können das Handeln lähmen.	Steuerungs- und Regulationsfähigkeit der Impulse sind aufgehoben oder u.U. an realitätsferne und/oder bizarre Überzeugungen gekoppelt. Bedürfnisse können ggf. unter Aufgabe der Realität direkt in Handlung umgesetzt werden, ohne den Kontext zu berücksichtigen. Dramatische Kontrollverluste mit u.U. schwerster Selbst- und Fremdschädigung können auftreten. Alternativ können Impulse und Wünsche völlig fehlen.

Kernsätze zur Impulssteuerung		
	gute Integration	bei Einschränkung zunehmend
Steuerung von Impulsen und Wünschen	Impulse und Wünsche können erlebt und situationsangemessen berücksichtigt, aber auch aufgeschoben oder aufgegeben werden.	Unangemessenheit bei der Berücksichtigung von Impulsen und Wünschen entweder in Form von Übersteuerung oder Untersteuerung
Aufschieben von Befriedigung	Bedürfnisse können erlebt, befriedigt, aber auch aufgeschoben werden.	Rigidität oder Scheitern des Aufschiebens
Kontrollverlust	Kontrollverluste kommen nur in geringem Ausmaß vor und können ertragen werden.	Angst vor Kontrollverlusten und/oder reales Auftreten von Kontrollverlusten

Tabelle 5-10: Operationalisierung der Affekttoleranz (ST2.2 in Tabelle 5-1) mit Kernsätzen.

1 Gut	1,5	2 Mäßig	2,5	3 Gering	3,5	4 Desintegriert
Affekte, auch wenn sie heftig sind, können situationsangemessen erlebt werden. Spontane angemessene Strategien des Gegensteuerns und Ausgleichens sind verfügbar. Ambivalente Affekte können erlebt und ertragen werden.	Heftige Affekte können i. d. R. gehalten werden, werden aber unter Druck übersteuernd reguliert. Kompensatorische Strategien gelegentlich in Form einer Übersteuerung. Ambivalente Affekte können erlebt und ausgehalten werden, nur in seltenen Fällen Vermeidung.	Affekte werden eingeschränkt erlebt. Heftige und speziell negative Affekte können schlecht ertragen werden und werden meist übersteuernd reguliert. Das Erleben ambivalenter Affekte ist in belastenden Situationen oft unterdrückt.	Affekte können überfluten und impulsives Verhalten auslösen. Unter stabilisierenden Bedingungen gelingt eine Übersteuerung mit Unterdrückung ambivalenter Affekte, was auch unter Zuhilfenahme realitätsferner Überzeugungen geschehen kann.	Affekte überfluten häufig und werden als so unerträglich erlebt, dass sie impulsives Verhalten oder Rückzug auslösen; alternativ werden sie ignoriert. Gegenregulation ist üblicherweise dysfunktional. Ambivalente Affekte können nicht erlebt werden.	Bereits weniger intensive Affekte können nicht ertragen werden und lösen diffuse hochgradige Erregung und Handlungsdruck aus. Gegenregulation erfolgt durch heftigste innere und äußere Reaktionen. Alternativ können Leere-Zustände und affektives Unbeteiligtsein auftreten, dann werden Affekte kaum erlebt.	Heftige reflektorische Gegenhandlungen bereits bei minimaler Affektintensität. Ambivalenz tritt nicht auf, nur noch Ambitendenzen. Häufig Überflutung durch undifferenzierte Affekte. Alternativ können Affekte völlig abgeschaltet sein.

Kernsätze zur Affekttoleranz

	gute Integration	bei Einschränkung zunehmend
Affekte erleben und aushalten	Affekte können erlebt, ertragen und reguliert werden.	Ausagieren oder Ausblenden von intensiven Affekten
Ambivalente Affekte erleben	Ambivalente Affekte können erlebt und ertragen werden.	Verlust der Fähigkeit zu Toleranz ambivalenter Affekte und Auftreten undifferenzierter Affekte
Gegenregulation	Adäquate spontane Strategien des inneren Ausgleichs zur Sicherung des Wohlbefindens	weniger gegenregulatorische Strategien und Überflutung durch Affekte, u. U. fehlendes Affekterleben oder Externalisierungen

Tabelle 5-11: Operationalisierung der Selbstwertregulierung (ST2.3 in Tabelle 5-1) mit Kernsätzen.

1 Gut	1,5	2 Mäßig	2,5	3 Gering	3,5	4 Desintegriert
Das Selbstwertgefühl kann mit realistischen Einschränkungen und Schwankungen aufrechterhalten und nach Infragestellungen angemessen schnell wiedergewonnen werden.	Das Selbstwertgefühl kann zumeist aufrechterhalten werden. Bei konflikthaften Infragestellungen spürbare Schwankungen, hier gelingt die Wiederherstellung mit Aufwand.	Das Selbstwertgefühl ist störbar, was sich in Empfindlichkeit, Selbstüberhöhung oder -entwertung, -bestrafung, Rückzug äußert. Die realistische Einschätzung ist erschwert; es bedarf der Bestätigung durch andere.	Das Selbstwertgefühl ist schon bei leichter Verletzung sehr fragil. Kränkbarkeit, Scham, Ekel und Entwertung sind häufig, habituelle Selbstbewertung. In günstigen Situationen oder mit Unterstützung kann das Selbstwertgefühl aber mit Mühe stabilisiert werden.	Das Selbstwertgefühl ist sehr fragil, was sich in großer Kränkbarkeit, unrealistischen Größenvorstellungen, Scham, Ekel vor sich selbst, Entwertung anderer, Beziehungsabbrüchen und einer Unfähigkeit, eigene Grenzen zu akzeptieren, zeigt. Starke Selbstwertschwankungen oder eine unflexible Arretierung des Selbsterlebens. Versuche, das Selbstwertgefühl zu stabilisieren, sind zunehmend dysfunktional.	Das Selbstwertgefühl kann auch nach kleinen Infragestellungen kaum reguliert oder wiederhergestellt werden. Dies zeigt sich in erheblichen und anhaltenden Verzerrungen der eigenen Selbstbewertung (Grandiosität oder chronisch niedriges Selbstwertgefühl), sowie in ausgeprägt dysfunktionalen, auch interpersonellen Kompensationsversuchen.	Das Selbstwertgefühl scheint durch ein inneres unrealistisches System der Selbstwertsteuerung ersetzt. Rigide, verzerrte Selbstzuschreibungen von Grandiosität oder generelles Selbstunwertgefühl sind häufig oder wechseln sich ab. Ein stabiles, ausgeglichenes Selbstwerterleben ist nicht verfügbar, Versuche der Selbstwertstabilisierung sind dysfunktional oder wirken befremdlich.

Kernsätze zur Selbstwertregulierung		
	gute Integration	bei Einschränkung zunehmend
Stabilität des Selbstwertgefühls	Das Selbstwertgefühl ist flexibel, insgesamt positiv gefärbt und situationsüberdauernd stabil.	Beeinträchtigung der Stabilität des Selbstwertgefühls mit übermäßiger Kränkbarkeit bis hin zu Bedrohungen des Selbst
Adaptivität des Selbstwerterlebens	Das Selbstwertgefühl ist dem Anlass entsprechend variabel und auslenkbar.	sehr starker Wechsel von Idealisierung und Entwertung oder Rigidität mit extremen Festschreibungen des Selbsterlebens
Wiedergewinnung des Selbstwertes	Der Selbstwert kann nach alltäglichen Kränkungen sowie größeren Infragestellungen angemessen wiederhergestellt werden.	dysfunktionale Versuche der Wiederherstellung des Selbstwertes mit starken Verzerrungen in Bezug auf das Selbst und die Objekte

Tabelle 5-12: Operationalisierung von Beziehungen schützen (ST2.4 in Tabelle 5-1) mit Kernsätzen.

1 Gut	1,5	2 Mäßig	2,5	3 Gering	3,5	4 Desintegriert
Die anderen werden unabhängig von der eigenen aktuellen Bedürfnislage beachtet. Auch bei Interessenkonflikten Aufrechterhaltung der Identifikation mit der Beziehung und konstruktive Bemühungen um Reparation.	Unter Druck gerät der andere vorübergehend aus dem Blick. Rupturen der Beziehung können nach Krisen mit gewissen Schwierigkeiten repariert werden, die Identifikation mit der Beziehung kann wieder hergestellt werden.	Andere können in konflikthaften Bereichen nicht als eigenständige Personen unabhängig vom Selbst beachtet werden. Sie erfüllen eine Funktion für die Regulation der eigenen inneren Konflikte. An die Stelle von aktivem Bemühen tritt in umschriebenen Bereichen ein Hinnehmen eines Mangels an Nähe und Bezogenheit.	Die Fähigkeit, andere als eigenständige Personen zu beachten, geht zunehmend verloren, und ist meist nur unter stabilisierenden Bedingungen möglich. Beträchtliche Bereiche der Beziehung bleiben von Identifikation und reparativer Wiederannäherung ausgespart und können nicht gemeinsam gelebt werden.	Andere können nur in Abhängigkeit von der eigenen Person und eigenen Bedürfnissen erlebt werden. Beziehungen können mitunter langfristig erhalten werden; dies geschieht dann entweder unter weitgehender Aussparung gemeinsamen Erlebens oder durch verschmelzende Nähe nach stürmischen Krisen (On-Off-Beziehung).	Andere sind überwiegend Selbstobjekt, alternierend zwischen Bedrohung und Idealisierung. Als eigenständige Person kommt er nicht vor. Ein Sicheinsetzen für die Beziehung erfolgt auf dysfunktionale Weise, gelegentlich durch fremd- oder selbstdestruktive Handlungen, z. B. beherrschende Kontrolle, um die Beziehung zu erhalten.	Andere sind entweder eine Extension des Selbst oder nicht existent. Die Fähigkeit, Beziehungen zu schützen, ist weitgehend verloren. Der Schutz von oder vor Beziehungen findet nur noch in Eigenweltlichkeit und Fantasie statt. Das Erleben der Beziehung ist stark von eigenen Vorstellungen bestimmt, die überwertig und existenziell sind. Unter Umständen drastische hochgradig destruktive Handlungen zum „Schutz“ von Beziehungen.

Kernsätze zu Beziehungen schützen

	gute Integration	bei Einschränkung zunehmend
Beziehung beachten	Andere werden als eigenständige Personen wahrgenommen und beachtet.	Aus-dem-Blick-Verlieren der anderen
Sich aktiv einsetzen	aktives und konstruktives Bemühen um die Beziehung; gelingende Reparation nach Krisen	Unfähigkeit, die Beziehung mit konstruktiven Mitteln zu schützen

1 Gut	1,5	2 Mäßig	2,5	3 Gering	3,5	4 Desintegriert
Es besteht die Fähigkeit, die Folgen des eigenen Handelns zu antizipieren. Dies beeinflusst das eigene Handeln in konstruktiver Weise. Die eigene Position kann aus verschiedenen Blickwinkeln gesehen werden; die probeweise Einfühlung in die Perspektive der anderen flexibilisiert das Beziehungshandeln.	Die Fähigkeit zur Antizipation der Folgen des eigenen Handelns kann in belastenden Situationen vorübergehend eingeschränkt sein. Perspektivübernahme und die Einfühlung in das Erleben der anderen können bei Aktivierung zentraler innerer Konflikte erschwert sein und das Beziehungsverhalten vorübergehend beeinträchtigen.	Die Antizipation der Folgen des eigenen Handelns ist durch unbewältigte innere Konflikte eingeschränkt oder verzerrt. Dies beeinflusst das Handeln. Im Bereich neurotischer Konflikte ist die Möglichkeit zur Perspektivübernahme eingeschränkt; dies engt die Bezogenheit des eigenen Handelns auf andere ein.	Die Antizipation der Folgen des eigenen Handelns ist deutlich eingeschränkt und meist nur unter stabilisierenden Bedingungen zeitweise möglich. Nur dann und in begrenztem Ausmaß kann die Antizipation zur Handlungssteuerung eingesetzt werden. Perspektivübernahme ist ohne Hilfe stark eingeschränkt, woraus häufig eine Starrheit im Beziehungshandeln resultiert.	Antizipation der Folgen des eigenen Handelns ist kaum möglich. Die Reaktionen anderer auf das eigene Tun werden oft als überraschend erlebt. Eine Perspektivübernahme findet kaum statt, falls doch, dann kommt es zu Verzerrungen und Fehldeutungen. Das Handeln in Beziehungen ist häufig dysfunktional.	Eine Antizipation der Folgen des eigenen Handelns erfolgt nicht. Eine echte Übernahme der Perspektive anderer findet nicht statt, das Beziehungshandeln ist starr und/oder manipulativ-zweckgerichtet oder desorganisiert.	Die Antizipation der Folgen des eigenen Handelns ist durch innere Überzeugungen gesteuert, die bizarr sein können. Diese ersetzen eine Perspektivübernahme und determinieren das Beziehungshandeln. Alternativ desorganisiertes oder autistisches Beziehungsverhalten.

Kernsätze zur Antizipation

	gute Integration	bei Einschränkung zunehmend
Antizipieren	Antizipation ist gut möglich.	Unmöglichkeit zu antizipieren bis hin zur Verzerrung durch realitätsferne innere Überzeugungssysteme und Desorganisation
Antizipation nutzen	Die Antizipation trägt konstruktiv zur Steuerung des Beziehungsverhaltens bei.	Unfähigkeit, die Konsequenzen des eigenen Verhaltens auf andere zu antizipieren
Perspektivübernahme	Perspektivübernahme ermöglicht Einfühlung in andere und damit Flexibilität im Verhalten und Erleben in Beziehungen.	Verlust der Möglichkeit, sich in andere hineinzuversetzen, und Entstehung dysfunktionalen und realitätsfernen oder autistischen Beziehungsverhaltens

Tabelle 5-14: Operationalisierung des Interessenausgleichs (ST2.6 in Tabelle 5-1) mit Kernsätzen.

1 Gut	1,5	2 Mäßig	2,5	3 Gering	3,5	4 Desintegriert
In Beziehungen können prinzipiell eigene Interessen aufrechterhalten und die der anderen angemessen berücksichtigt werden. Das Handeln wird von stabilen verinnerlichten Werthaltungen bestimmt. Zentral ist die Achtung vor den Bedürfnissen sowie der psychischen und körperlichen Integrität des anderen. Dem Wertesystem kann flexibel und situationsangemessen gefolgt werden. Handlungen, die dem Wertesystem zuwiderlaufen, werden schuldhaft erlebt.	In Beziehungen können meist die eigenen Interessen aufrechterhalten und die der anderen angemessen berücksichtigt werden. Konfliktbedingt kann partiell eine eher altruistische oder eine eher egoistische Haltung auftreten. Der Interessenausgleich kann dann deutlich erschwert sein. Die verinnerlichten Werthaltungen bestimmen das Handeln. Situativ und konfliktbedingt kann es jedoch zu Einschränkungen der Flexibilität des Handelns kommen, wobei rigidere Maßstäbe angewandt werden und „Verfehlungen" zu verstärkten, z.T. unangemessenen Schuldgefühlen führen können.	Es stehen dauerhaft die eigenen oder die anderen Interessen im Vordergrund, so dass Schwierigkeiten beim Interessenausgleich erfolgen oder eine stark einseitige Tendenz vorherrscht. Die verinnerlichten Werthaltungen sind rigide. Insbesondere bei Konflikten ist ein flexibler, situationsangemessener Umgang mit den Werten nicht mehr möglich. „Fehlverhalten", aber auch bereits Wünsche und Vorstellungen, die den Werten entgegenstehen, lösen intensives übermäßiges Schulderleben aus.	Die Beziehung ist grundsätzlich geprägt durch das Gefühl der Bedrohtheit eigener Interessen und fehlender Vorstellung von den Interessen der anderen. Mit einem vorsichtig und rücksichtsvoll agierenden Gegenüber ist ein Interessenausgleich aber partiell möglich. Die inneren Werthaltungen werden brüchig und es kann zu umschriebenen Handlungen im Widerspruch zum eigenen Wertsystem kommen. Diese können entweder mit heftigen Schuldgefühlen beantwortet oder aber unter Vermeidung des Schulderlebens übergangen werden. Unter stabilisierenden Bedingungen können die inneren Werthaltungen aufrechterhalten werden.	Die Beziehung ist geprägt durch das Gefühl der Bedrohtheit eigener Interessen und fehlender Vorstellung von den Interessen der anderen. Es kann nicht durchgehend auf verinnerlichte Werthaltungen zurückgegriffen werden. Diese existieren zwar, sind jedoch nicht sicher und stabil verankert. Es kommt immer wieder zu Handlungen im Widerspruch zum eigenen Wertsystem. Wünsche, Impulse und Verhalten sind nicht konsistent adäquat mit dem Schulderleben verbunden; dieses kann sowohl extensiv-vernichtend als auch weitgehend ausgeschaltet sein. Es können auch hochidealisierte und unflexible Werthaltungen bestehen, die wenig alltagstauglich sind.	Überwertiges und existenzielles Erleben eigener Interessen, die oft schwer nachvollziehbar sind. Fanatisches Verfolgen übergeordneter Interessen. Stabile verinnerlichte Werthaltungen existieren kaum und wenn, dann in überwertiger, schwer nachvollziehbarer Form. Das realitätsferne Wertesystem ist rigide und situationsunangemessen, kann jedoch auch in Reaktion auf eigene Wünsche und Impulse vorübergehend suspendiert werden. Das Erleben von Schuld kann an den eigenen „Ehrenkodex" gebunden sein. Das Schulderleben kann völlig ausgeblendet werden oder zu heftiger Selbstdestruktion führen.	Eigene oder andere Interessen werden einem inneren System folgend ungeachtet der interpersonellen Realität verfolgt oder verleugnet. Ein Austausch findet nicht statt. Das innere System ist oft bizarr und schwer nachvollziehbar. Ein stabiles inneres Wertesystem gibt es nicht oder es ist bizarr ausgestaltet. Verletzen Wünsche, Impulse und Verhalten das rudimentäre/bizarre Wertesystem, kommt es zu starkem Scham- und Schulderleben, das Selbst- oder Fremddestruktion auslösen kann. Alternativ können Scham-, Schuld- und Reuegefühle völlig fehlen.

Kernsätze zum Interessenausgleich

	gute Integration	bei Einschränkung zunehmend
Berücksichtigung eigener Interessen	Die eigenen Interessen können flexibel auch im Kontakt mit anderen aufrechterhalten und geäußert werden, fremde Interessen können berücksichtigt werden.	Verzerrung der eigenen Interessen und im Extrem völliges Übersehen oder Überhöhung auch von Fremdinteressen
Werteberücksichtigung	Es besteht ein sicheres, verinnerlichtes Wertesystem, das das Handeln leitet.	Brüchigkeit des Wertesystems bis hin zu realitätsfernen Ideenwelten, die das Handeln leiten
Flexibilität/Rigidität	Flexibilität erlaubt eine situationsangemessene Anpassung des Handelns ohne Preisgabe der Bindung an das eigene Wertesystem.	Einengung des Handlungsspielraums durch rigide, die Situation nicht berücksichtigende Wertebindung oder Aufhebung wertegeleiteten Handelns durch extreme Flexibilisierung des Wertesystems
Schulderleben	Schuld und Reue werden im Fall eines Fehlverhaltens adäquat erlebt.	unangemessen starkes Schulderleben oder aber Verlust von Schuld- und Reuegefühlen.

Tabelle 5-15: Operationalisierung der Lebens- und Erlebensmöglichkeiten (ST3.1 in Tabelle 5-1) mit Kernsätzen.

1 Gut	1,5	2 Mäßig	2,5	3 Gering	3,5	4 Desintegriert
Belastende innere und äußere Vorgänge können wahrgenommen und bewältigt werden. Lebens- und Erlebensmöglichkeiten bleiben in vollem Umfang erhalten.	Gelegentliche Überregulation bei belastenden inneren und äußeren Vorgängen mit Aufgabe von einigen Lebens- und Erlebensmöglichkeiten.	Bestimmte Lebens- und Erlebensbereiche werden für die Wahrung der inneren Stabilität aufgegeben. Belastende Prozesse werden dann nicht mehr bewusst wahrgenommen und können nicht adaptiv bewältigt werden.	Es gehen beträchtliche Lebens- und Erlebensmöglichkeiten verloren. Unter stützenden Bedingungen können Spaltungsprozesse zurückgenommen werden und es kann eine Distanz zu den Inhalten geschaffen werden.	Stabilisierung gelingt nur durch Ausschluss weiter Bereiche des Erlebens und meist nur kurzfristig. Innere und äußere Vorgänge können bedrohlich verfolgenden oder verschmelzenden Charakter erhalten.	Belastende innere und äußere Prozesse können nur unter erheblicher Realitätsverzerrung bewältigt werden. Stabilisierung gelingt nur unter Aufgabe weiterer Erlebensbereiche.	Stabilisierung ist nur auf sehr begrenzten „Erlebnisinseln" und/oder mit Realitätsverzerrung bzw. -umdeutung möglich. Es kommt zu Zusammenbrüchen der Abwehr mit Überflutung durch belastende Erlebnisinhalte und impulsiven Reaktionen.
Kernsätze zu Erlebensmöglichkeiten						
	gute Integration			bei Einschränkung zunehmend		
Erhalt von Lebens- und Erlebensmöglichkeiten	volles Spektrum der Lebens- und Erlebensmöglichkeiten			Verlust von Lebens- und Erlebensmöglichkeiten; Impulse, Affekte, Fantasien müssen dem Erleben ferngehalten werden, polarisieren, überfluten oder fragmentieren.		

Tabelle 5-16: Operationalisierung der Interpersonalität (ST3.2 in Tabelle 5-1) mit Kernsätzen.

1 Gut	1,5	2 Mäßig	2,5	3 Gering	3,5	4 Desintegriert
Intrapsychische flexible Abwehr steht grundsätzlich zur Verfügung und kann flexibel eingesetzt werden. (Soziale) Realität kann adäquat wahrgenommer werden. Interpersonale Mechanismen sind allenfalls adaptiv vorhanden, wobei sie Erlebensmöglichkeiten erweitern können.	Intrapsychische Abwehr steht überwiegend zur Verfügung, ist aber mitunter etwas unflexibel. Unter Belastungen können interpersonelle Mechanismen mit weniger adaptiver Funktion zum Tragen kommen, wichtige Beziehungen sind davon aber kaum belastet.	Die Abwehr ist meist intrapsychisch, aber rigide. (Soziale) Realität kann unter Belastung verzerrt wahrgenommen werden. Belastungen können zu einem zeitlich begrenzten Auftreten interpersoneller Mechanismen führen, die Beziehungen punktuell oder langfristig belasten können.	Interpersonelle aber auch intrapsychische Abwehr. Je nach Ausmaß der Belastungen kommt es zu einem Kippen von intrapsychischer in interpersonelle Abwehr, die dann phasenweise zu einer verzerrten Wahrnehmung der sozialen Realität führt.	Belastungen können kaum intrapsychisch bewältigt werden. Es dominiert interpersonelle Abwehr, deren Auswirkungen die Beziehungen schwer belasten. Die Abwehr ist in ihrem Gesamtbild instabil und wechselhaft (dysfunktionale Flexibilität) oder aber arretiert. Die (soziale) Realität wird überwiegend verzerrt wahrgenommen und auch umkonstruiert.	Beziehungen sind geprägt von ausgeprägt dysfunktionalen interpersonellen Abwehrprozessen. Die Umwelt wird als bedrohlich oder verheißungsvoll erlebt.	Intrapsychische, reife Abwehrprozesse gehen verloren, auch interpersonelle Abwehr führt kaum noch zu Stabilisierung. Interpersonelle Realität ist meist nicht mehr zugänglich. Drastischer Schutz vor oder Flucht in realitätsferne Beziehungskonstrukte.

Kernsätze zur Interpersonalität		
	gute Integration	bei Einschränkung zunehmend
Intrapsychisch vs. interpersonell	Abwehr ist i.d.R. intrapsychisch.	interpersonelle Abwehr und Verlust der Fähigkeit zu intrapsychischer Abwehr.
Rigidität	Abwehr ist flexibel.	unflexible Abwehr
Realitätsverzerrung	Soziale Realität kann adäquat wahrgenommen werden.	Verzerrung der Realitätswahrnehmung bis hin zu einer ausschließlich konstruierten sozialen Realität

Tabelle 5-17: Operationalisierung der Mechanismen (ST3.3 in Tabelle 5-1) mit Kernsätzen.

1 Gut	1,5	2 Mäßig	2,5	3 Gering	3,5	4 Desintegriert
Vorherrschen reifer Abwehrmechanismen mit guter Adaptivität, wie Sublimierung oder Humor; gute Adaptivität.	Überwiegend reifere Abwehr mit einigen Einschränkungen der Adaptivität, z. B. Verdrängung, Rationalisierung, Intellektualisierung.	Relativ reife Abwehr, deren Adaptivität aber dauerhaft eingeschränkt ist, z. B. chronische Verdrängung, Reaktionsbildung, Wendung gegen das Selbst, Intellektualisierung, Affektisolierung	Unter Belastung treten unreife Mechanismen auf, die allerdings unter stabilen Bedingungen wieder aufgegeben werden können, z. B. Spaltungstendenz und projektive Identifizierung, aber auch Formen von Verdrängung.	Es treten überwiegend dysfunktionale und unreife Mechanismen auf, typischerweise Spaltung, Idealisierung, Entwertung und projektive Identifizierung, mitunter in schnellem Wechsel.	Häufig sind veränderte Realitätskonstruktionen und/oder andauernde Spaltungen, massive Projektionen und interpersonelles Ausagieren.	Die Vorstellungswelt ist bedroht durch Fragmentierungen, Desymbolisierung, Konkretismus, autistischen Rückzug, und/oder bizarre interpersonelle Abwehr.

Kernsätze zu Mechanismen

	1 Gut – 2,5	3 Gering – 4 Desintegriert
	gute Integration	bei Einschränkung zunehmend
vorherrschende Mechanismen	Sublimierung, Humor; Überwiegen reifer Mechanismen, die flexibel eingesetzt werden	Einsatz unreifer Mechanismen, wie Spaltung, Idealisierung, Entwertung, projektive Identifikation, autistischer Rückzug bis hin zur Aufgabe des Realitätsbezugs
Adaptivität	gute Adaptivität	Verlust der Adaptivität und Anstieg der Dysfunktionalität

Tabelle 5-18: Operationalisierung von Affekte und Fantasien erleben (ST4.1 in Tabelle 5-1) mit Kernsätzen.

1 Gut	1,5	2 Mäßig	2,5	3 Gering	3,5	4 Desintegriert
Affekte können in ihrer Vielfältigkeit zugelassen und erlebt werden. Dadurch wird ein lebendiges Erleben möglich. Es bestehen ein Gefühl der Lebendigkeit und ein spielerischer, neugieriger Kontakt zur eigenen Innenwelt. Die inneren Erlebnisräume können durch Fantasien erweitert werden. Dadurch können kreative Lösungen entwickelt werden.	Affekte können in ihrer Vielfältigkeit zugelassen und erlebt werden. Nur unter besonderem Druck werden sie eingeschränkt erlebt. Unter Druck können die Lebendigkeit und der Kontakt zur Innenwelt zeitweise eingeschränkt sein. Fantasien sind in belastenden Situationen phasenweise suspendiert. Die Entwicklung kreativer Lösungen fällt dann schwer.	Affekte werden eingeschränkt erlebt und normativ dargestellt. Der Zugang zu inneren Prozessen, Neugier und Lebendigkeit sind nur begrenzt vorhanden. Aus Angst vor Kontrollverlust wird die Lebendigkeit gebremst. Fantasien vermögen nur selten innere Erlebnisräume zu erweitern. Zur Wahrung der Stabilität werden sie oft vermieden und abgewehrt. Kreative Lösungen werden zugunsten „sicherer“ Alternativen zurückgestellt.	Einseitige Affekte überwiegen i.d.R. und eine Distanzierung ist schwierig. Unter günstigen Umständen können sie abnehmen, ohne dass dies zu einer generellen Entlastung führt. Oszillieren zwischen farblos unlebendigem, bedrohlich überflutendem oder aber neugierig impulsivem Umgang mit der eigenen Innenwelt. Fantasien fehlen nahezu oder sind dramatisch kreativ ausgestaltet. Unter Stabilisierung entstehen manchmal kreative, aber auch dysfunktionale Lösungen.	Einseitige, negative oder positive Affekte (z.B. Panik, Wut, Ekel, Verachtung oder Ekstase) drängen sich auf und okkupieren anhaltend das innere Erleben und die Konstruktion psychischer Realität. Innenwelten zunehmend bedrohlich gefärbt. Der Kontakt mit dem inneren Erleben ist intensiv und kann sehr belebend sein. Es kommt schnell zu Überflutungen, Angst und Unbehagen. Fantasien von bedrohlich über entrückt bis hin zu quälender innerer Leere. Die Lösungen sind selten kreativ, meist eher vermeidend oder destruktiv.	Einzelne Affekte können befremdlich in den Vordergrund treten; alternativ dazu anhaltendes affektives Unbeteiligtsein. Kein Kontakt zu inneren emotionalen Prozessen, oder dieser wird als massiv bedrohlich bzw. verheißungsvoll erlebt. Realitätserleben und Fantasien sind nicht sicher zu trennen. Fantasien können zu verunsichernder Gewissheit werden. Unter stabilisierenden Bedingungen kann ein punktueller Realitätsbezug ermöglicht werden. Kreative Lösungen entstehen nicht; spannungsreiche innere Leere oder massive Impulsivität.	Es dominieren einzelne Affekte oder sie wechseln sich mit anderen einzelnen Affekten ab. Es kann auch eine anhaltende Gefühllosigkeit auftreten. Ein Kontakt zu inneren emotionalen Prozessen wird entweder blockiert oder verläuft überflutend; massiv bedrohlich oder verlockend. Realität und Fantasien können nicht unterschieden werden. Fantasien werden zu verunsichernder Gewissheit und können massive Ängste und Entgrenzungserleben mobilisieren; bizarre Ausgestaltung. Kreative Lösungen sind nur unter Aufgabe der Realität möglich.

Kernsätze zu Affekte und Fantasien erleben		
	gute Integration	bei Einschränkung zunehmend
Lebendigkeit	Vielfältige lebendige Affekte bereichern das Dasein. Negative Affekte können dabei auch wertgeschätzt werden.	Rigidität der Affekte bis hin zu Überflutung oder völligem Ausblenden
Affektqualität	Positive Affekte herrschen vor und stützen die Person auch in schwierigen Momenten.	Vorherrschen einseitiger Affekte bis hin zur massiven und dauerhaften Beeinträchtigung des Affekterlebens
Neugier auf emotionale innere Prozesse	Lebendigkeit und spielerisch neugieriger Umgang mit der eigenen Innenwelt	Verlust von Lebendigkeit und Neugier, stattdessen zunehmendes Erleben von Bedrohung oder realitätsferner Verheißung, im Extrem Verlust der Wahrnehmung des Mentalen
Fantasie	Innere Erlebnisräume können durch Fantasien erweitert werden.	Verschwimmen von Fantasie und Realität, bedrohliches und ängstliches oder von der Realität entkoppeltes verheißungsvolles Erleben der Fantasien
Kreativität	Kreative Lösungen können entwickelt werden.	Unfähigkeit, kreative Lösungsansätze ohne Aufgabe der Realität zu entwickeln

Tabelle 5-15. Operationalisierung von lustvollem Erleben (S14.2 in Tabelle 5-1) mit Kernsätzen.

1 Gut	1,5	2 Mäßig	2,5	3 Gering	3,5	4 Desintegriert
Der eigene Körper kann lustvoll erfahren werden. Erotik und sexuelle Erregung können (alleine oder mit einem Partner) befriedigend erlebt werden. Sinnliches, geistiges, kulturelles, kulinarisches oder Naturerleben können als lustvoll und bereichernd erfahren werden.	In belastenden Situationen sind die Möglichkeiten zum lustvollen Erleben des eigenen Körpers, von Erotik und Sexualität sowie von nicht sexuellen Genüssen zeitweise eingeschränkt.	Das lustvolle Erleben des eigenen Körpers, von Erotik und Sexualität ist rigide und normativ begrenzt. Auch das nicht sexuelle Genießen ist in seiner Intensität, Spontaneität und Expansivität eingeschränkt, kann aber in vorgegebenen Strukturen mit sublimatorischer Konnotation durchaus befriedigend stattfinden.	Der lustvolle Umgang mit dem eigenen Körper, Erotik und Sexualität wird entweder vermieden oder erfolgt impulsiv und kann überfluten und gelegentlich Angst auslösen. Nicht sexuelles Genießen kann gelingen, sehr intensiv und rauschhaft sein, kann aber auch unzugänglich bleiben oder Unbehagen und Ängste mobilisieren. Unter günstigen Bedingungen kann lustvolles Erleben phasenweise gelingen.	Der eigene Körper, Erotik und Sexualität können entweder nicht lustvoll erlebt werden und bleiben unlebendig oder das Erleben gestaltet sich sehr intensiv und überflutend. Es können heftige Affekte von Ekel, Enttäuschung, Wut oder Verschmelzungsangst auftreten. Nicht sexuelle Genüsse werden entweder rauschhaft, z. T. auch bedrohlich erlebt oder bleiben unzugänglich.	Der eigene Körper und die Sexualität sind entweder einem lustvollen Erleben unzugänglich oder es entsteht eine massive diffuse Erregung mit Entgrenzung und u. U. Angst vor Selbstverlust. Letztere können als sehr bedrohlich erfahren werden. Möglicherweise erfolgt eine Bindung der Erregung an Partialobjekte. Ausgeprägte sexuelle Hemmungen sind möglich. Nicht sexuelle Genüsse können intensiv erlebt werden, aber auch schnell ins Exzessive oder in Langeweile und innere Leere kippen	Körpererleben und Sexualität sind geprägt von intensiv drängenden Vorstellungen, die schnell bedrohlichen Charakter annehmen können. Die Intensität des Erlebens kann Ängste vor Selbstverlust und/oder destruktive Fantasien und Impulse hervorrufen. Alternativ wird interpersonelle Lust wegen massiver Ängste vor Nähe und Intimität vermieden bis hin zu einer generellen Anhedonie. Auch die nicht sexuelle Genussfähigkeit ist extrem exzessiv oder entleert.

Kernsätze zum lustvollen Erleben

	gute Integration	bei Einschränkung zunehmend
lustvolles Erleben von Körper und Sexualität	Der Körper, Erotik und Sexualität können lustvoll und befriedigend erlebt werden.	Unfähigkeit, Körper und Sexualität als lustvoll zu erleben, stattdessen Vermeidung oder Bedrohung und Überflutung durch das innere Erleben
nicht sexuelle Genussfähigkeit	Sinnliches, geistiges, kulturelles, kulinarisches oder Naturerleben sind lustvoll und bereichernd.	Verlust der Fähigkeit, nicht sexuelle Genüsse lustvoll zu erleben

Tabelle 5-20: Operationalisierung des Körperselbst (ST4.3 in Tabelle 5-1) mit Kernsätzen.

1 Gut	1,5	2 Mäßig	2,5	3 Gering	3,5	4 Desintegriert
Der eigene Körper wird als belebt, positiv sowie als Ganzheit und zu sich gehörig erlebt. Die Aufmerksamkeit auf den Körper wechselt situationsadäquat unc es besteht ein angemessen selbstfürsorglicher Umgang mit dem eigenen Körper.	Unter Druck wird der Körper gelegentlich als unlebendig erlebt; das Gefühl der Ganzheit und Verbundenheit mit dem Körper bleiben bestehen. Situativ kann sich die Aufmerksamkeit auf den Körper fixieren, überwiegend ist der Umgang mit dem eigenen Körper von angemessener Selbstfürsorge geprägt.	Der Körper kann manchmal als wenig belebt und als Last empfunden werden. Dabei wird er als Ganzheit erlebt, es kann jedoch kurzfristig ein Fremdheitserleben auftreten. Die Aufmerksamkeitsfokussierung auf körperliche Prozesse kann längere Zeit anhalten. Gelegentlich wird der Körper vernachlässigt.	Außerhalb stabilisierender Bedingungen ist das Körpererleben immer wieder wenig lebendig oder fremd und kann belastend oder bedrohlich werden. Das Erleben des Körpers als Ganzheit geht phasenweise verloren. Es kann über längere Zeit eine Fokussierung der Aufmerksamkeit auf körperliche (Dys-)Funktionen bestehen. Der Körper wird gelegentlich vernachlässigt oder geschädigt.	Der Körper wird immer wieder als eingefroren, belastend, fragmentiert oder fremd erlebt; das Körpererleben kann aber auch überhöht lebendig sein. Leicht entstehen Fixierungen auf körperliche Dysfunktionen bis hin zur Verdinglichung eines entfremdeten Körpers. Der Körper wird vernachlässigt oder – oft schädigend – zum Gegenstand diverser Manipulationen gemacht.	Der Körper wird immer wieder als abgestorben, fragmentiert oder auch getrennt von der Psyche erlebt. Die sensible Wahrnehmung des Körpers kann zeitweise verändert sein. Die Aufmerksamkeit auf körperliche Dysfunktionen fixiert sich und wird von Panik und Verzweiflung begleitet. Der Körper wird massiv vernachlässigt oder durch übertriebene und entstellende Maßnahmen dauerhaft geschädigt.	Der Körper wird überwiegend als abgestorben, fragmentiert oder auch fremdbeeinflusst empfunden. Es besteht eine oft starre Aufmerksamkeitsfokussierung auf veränderte, oft negative Körperaspekte. Die Verbindung zwischen Psyche und Soma scheint weitgehend verloren gegangen. Der Körper kann direkt massiv geschädigt oder vernachlässigt werden, wofür oft jegliche Wahrnehmung fehlt.

Kernsätze zum Körperselbst

	gute Integration	bei Einschränkung zunehmend
Vitalität	lebendiges und bejahendes Körpergefühl	Gefühl der Starrheit und der Last
Ganzheitlichkeit	integriertes (verbundenes) Körperbild	Fragmentierung des Körperbildes
Selbstgefühl	Integration des Körpers ins Selbstbild	Entfremdung des Körpererlebens
Aufmerksamkeits-fokussierung	Flexibilität in der Zuwendung zum eigenen Körper	Fixierung in der Beobachtung des eigenen Körpers
Selbstfürsorge	Fähigkeit, sich körperlich zu pflegen, zu ernähren und zu bewegen	Vernachlässigung und Schädigung des Körpers

Tabelle 5-21. Operationalisierung der emotionalen Kontaktaufnahme (S14.4 in Tabelle 5-1) mit Kernsätzen.

1 Gut	1,5	2 Mäßig	2,5	3 Gering	3,5	4 Desintegriert
Die Person verfügt über die Fähigkeit zu lebendiger Kontaktaufnahme. Durch affektive Beteiligung ist die Kommunikation belebend, interessant und fruchtbar. Konflikte werden moderiert und authentisch ausgetragen, sie beeinträchtigen die Kommunikation nicht anhaltend.	Es besteht die Fähigkeit zu lebendiger Kontaktaufnahme. Durch affektive Beteiligung kann die Kommunikation bei Übereinstimmung fruchtbar sein; wenn negative Affekte berührt werden, wird die Kommunikation zeitweise schwierig. In Konflikten werden Rückzug und Furcht vor Auseinandersetzungen spürbar.	Die Suche nach Kontakt ist spürbar, die Kontaktaufnahme ist gleichwohl gehemmt. Eine reduzierte Affektexpression macht es schwer, sich lebendig mitzuteilen. Die Kommunikation ist aufgrund einer höheren Empfindlichkeit (z. B. defensiv-retentives, forderndes, vorwurfsvolles Verhalten) mühsam.	Das Interesse an Kontakt und Beziehungsaufnahme ist sehr schwankend, kann aber unter stabilisierenden Bedingungen gelingen. Durch reduzierte Affektexpression oder durch Vorherrschen negativer Affekte kann es für die Person schwer sein, sich mitzuteilen. Die Kommunikation ist dann aufgrund erheblicher Verletzbarkeit schwierig.	Vermeidung der Kontaktaufnahme oder drängendes distanzloses Kontaktverhalten. Da die Stimmungslage schnell wechselt oder aber situationsunangemessen arretiert ist, erreichen das Gegenüber widersprüchliche oder unverständliche affektive Botschaften. Es können beim Gegenüber Verwirrung, Leere, Distanz, das Gefühl von Als-ob, Mangel an Bezogenheit sowie Wechsel zwischen Überengagement und Resignation entstehen.	In der Kontaktaufnahme können massive Wechsel in der Affektivität und Bezogenheit oder situationsunangemessene Arretierung die Kommunikation unberechenbar oder irritierend machen. Reduzierte Affektexpression, Unbeteiligtsein, Mangel an warmen Affekten oder überschießende Affekte machen die Verständigung sehr schwer. Es entstehen beim Gegenüber regelmäßig Verwirrung, Leere, Distanz, das Gefühl von Als-ob, Mangel an Bezogenheit sowie Wechsel zwischen Überengagement und Ohnmacht.	Kontaktaufnahme ist nicht möglich oder folgt stereotypen Mustern. Kommunikation wird oft verweigert oder vermieden. Unter Umständen kann die emotionale Kontaktaufnahme parathym erfolgen oder völlig fehlen. Affekte werden leicht mobilisiert, können aber nicht kontrolliert und symbolisiert werden, sodass es leicht zu diffuser Erregung und evtl. zur Sprengung des Rahmens kommen kann; alternativ leblos und eingemauert wirkender Kontakt. Im Gegenüber entstehen intensive Gefühle, völlig isoliert oder hochgradig einbezogen zu sein.

Kernsätze zur emotionalen Kontaktaufnahme

	gute Integration	bei Einschränkung zunehmend
Kontaktaufnahme	Interesse an und Wunsch nach Kontakt	Vermeiden oder Scheitern der emotionalen Kontaktaufnahme
Affektivität	Lebendigkeit der Kommunikation	Reduktion der affektiven Modulation von Kommunikation
Konfliktfähigkeit	Konfliktfähigkeit in der Auseinandersetzung mit anderen	Verletzbarkeit und kommunikative Unklarheiten

Tabelle 5-22: Operationalisierung der Intimität (ST4.5 in Tabelle 5-1) mit Kernsätzen.

1 Gut	1,5	2 Mäßig	2,5	3 Gering	3,5	4 Desintegriert
Es besteht die Fähigkeit, zärtliche Gefühle und sexuelle Nähe gleichzeitig herzustellen und zu tolerieren. Abhängigkeit kann gut ertragen und auch befriedigend erlebt werden. Die Fähigkeit, eine innige emotionale Verbundenheit zu anderen Menschen herzustellen und aufrechtzuerhalten, ist verbunden mit der Fähigkeit, Geben und Nehmen aufeinander abzustimmen. Es besteht ein lebendiges und flexibles Sich-einander-Öffnen und -Anvertrauen.	Die Fähigkeit, Intimität aufzubauen und diese gleichzeitig im emotionalen und im sexuellen Bereich aufrechtzuerhalten, ist in belastenden Situationen beeinträchtigt. Die Abhängigkeitstoleranz kann phasenweise eingeschränkt sein. In umschriebenen Situationen geht die Fähigkeit zum fortgesetzten verbalen und nonverbalen Dialog und zum Interessenausgleich vorübergehend verloren. Das reziproke Sichanvertrauen kann in Belastungssituationen eingeschränkt sein.	Zärtliche Gefühle und Sexualität können verbunden werden, allerdings sind die einen oder anderen eingeschränkt. Es besteht eine Angst vor Verletzung in intimen Beziehungen. Abhängigkeit wird vermieden oder es findet ein Anklammern statt. Ein flexibles Geben und Nehmen ist jedoch nur eingeschränkt möglich; es steht das eine oder das andere im Vordergrund. Es besteht die Tendenz, unflexibel Wege und Grenzen der Intimität zu definieren.	Zärtliche Gefühle und Sexualität können nur sehr schwer verbunden werden. Es kommt leicht zu begrenzten emotionalen Überflutungen. Das Beziehungserleben und -verhalten kippt in Spaltungen zwischen Sexualität und emotionaler Nähe mit Vermeidung der Sexualität in der Partnerschaft und/oder Ausleben sexueller Beziehungen ohne emotionale Nähe. Es findet sich ausgeprägte Abhängigkeitsvermeidung oder aber Anklammern. Ein reziprokes Geben und Nehmen ist kaum möglich. Intime Dinge werden zeitweise ängstlich zurückgehalten oder unkontrolliert mitgeteilt.	Spaltung in entsexualisierte Liebesbeziehung und sexuelle Aktivität ohne emotionales Engagement. Das Zusammentreffen von Intimität und emotionaler Nähe führt zu Überflutung, Gefühl des Selbstverlusts und oft zu impulsivem Handeln. Abhängigkeit kann nicht längerfristig toleriert werden. In intimen Situationen wird nur das eigene Erleben wahrgenommen; alternativ intensive Unterwerfung und Selbstaufgabe. Intime Details werden misstrauisch verborgen oder unüberlegt, einseitig und impulsiv offenbart.	Weder sexuelle noch emotionale Intimität werden toleriert. Beides führt zu emotionaler Überflutung und drohendem Selbstverlust. Alternativ radikale Vermeidung von Nähe oder massive Manipulation des Objekts. Abhängigkeitsvermeidung oder höchst dysfunktionale Abhängigkeitsbeziehungen. Sexualität vorwiegend in abhängigen oder perversen Arrangements. Divergierendes Erleben führt zu hochgradiger Verwirrung, emotionaler Überflutung und Bedrohungserleben u. U. mit Selbstverlust. Ein wechselseitiges Sichöffnen ist nicht möglich.	Intimität kann nicht gelebt werden. Nähe führt zu Verschmelzung und Selbstverlust; oder andere werden als Ding genutzt, besessen und kontrolliert. Alternativ wird Nähe vollständig vermieden. Abhängigkeit wird radikal vermieden oder in symbiotischen Arrangements agiert. Die Wahrnehmung eines abgegrenzten Gegenübers ist unmöglich. Das Erleben des Objekts wird ignoriert oder Subjekt und Objekt sind verschmolzen. Ein Sich-einander-Öffnen ist nicht möglich.

Kernsätze zur Intimität

	gute Integration	bei Einschränkung zunehmend
Integration von Sexualität und Liebe	Sexuelles Begehren und Liebe können verbunden werden.	Probleme, Sexualität und liebevolle Gefühle zu verbinden
Abhängigkeitstoleranz	Abhängigkeit kann ertragen und als bereichernd erlebt werden.	Schwierigkeit, Abhängigkeit positiv zu erleben oder überhaupt zu ertragen
wechselseitiges Geben und Nehmen	Ein flexibler Wechsel von Geben und Nehmen ist möglich.	Einseitigkeit, Ökonomisierung und Starrheit beim Geben und Nehmen
sich einander öffnen können	Ein wechselseitiges sich Anvertrauen, Öffnen und Mitteilen ist möglich.	Schwierigkeit, sich angstfrei zu öffnen und andere zu erleben

Tabelle 5-23: Operationalisierung der Empathie (ST4.6 in Tabelle 5-1) mit Kernsätzen.

1 Gut	1,5	2 Mäßig	2,5	3 Gering	3,5	4 Desintegriert
Der Wunsch und die Fähigkeit, sich in andere einzufühlen, prägen die Kommunikation. Anteilnahme und Identifikation mit der inneren Welt der anderen sind gut möglich. Das emotionale Verstehen kann dem Gegenüber in anteilnehmender Weise kommuniziert werden.	Der Wunsch und die Fähigkeit, sich in andere einzufühlen, prägen die Kommunikation, sind aber in belastenden Situationen eingeschränkt. Prinzipiell besteht die Fähigkeit, sich mit der inneren Welt der anderen zeitweise zu identifizieren. Im Allgemeinen kann das Verstehen den anderen kommuniziert werden.	Die Einfühlung in andere ist konfliktbedingt erschwert. Anteilnahme und Identifikation mit anderen sind unter dem Druck eigener Wünsche und Befürchtungen eingeschränkt. Es fällt immer wieder schwer, das Verstehen dem Gegenüber mitzuteilen.	Die Einfühlung in andere ist spürbar eingeschränkt und meist nur unter stabilisierenden Bedingungen möglich. Die Identifikation mit dem inneren Erleben anderer ist oft schwierig. Anteilnahme und Verstehen können nur schwer adäquat kommuniziert werden.	Die Erlebniswelt anderer kann schlecht nachempfunden werden. Anteilnahme und Identifikation mit den anderen sind kaum möglich. Ein übersteigert sensitives Verstehen kann möglich sein, bleibt jedoch immer an eigene Wünsche und Ängste geknüpft. Zumeist handelt es sich nicht um ein wirkliches anteilnehmendes Verstehen.	Einfühlung in und Identifikation mit der inneren Welt anderer ist i. d. R. nicht möglich. Stattdessen dominieren unhinterfragte, fehlerhafte oder übersensible Zuschreibungen, die von eigenen Befürchtungen oder Wünschen geprägt sind. Es werden Zuschreibungen kommuniziert, die im Gegenüber Irritation und/oder das Gefühl von Intrusion auslösen. Alternativ wird die Kommunikation vermieden.	Die Einfühlung in andere ist nicht möglich oder führt zu symbiotischen Zuständen. Die innere Welt der anderen ist nicht zugänglich. Das Erleben der anderen wird von massiven Zuschreibungen bestimmt. Statt Identifikation oft Verschmelzung mit dem projektiv aufgeladenen Objekt. Alternativ existiert keine Vorstellung über psychische Innenwelten, die Kommunikation erfolgt entemotionalisiert, funktionalisierend oder bleibt im Konkreten.

Kernsätze zur Empathie

	gute Integration	bei Einschränkung zunehmend
sich in die emotionale Welt anderer einfühlen	Fähigkeit zur Einfühlung in die Kommunikationspartner:innen	Unfähigkeit zur Einfühlung in das Gegenüber
sich mit der inneren Welt anderer identifizieren	Fähigkeit zu Anteilnahme	Probleme, sich die Welt der anderen zu eigen zu machen
das Verstehen dem Gegenüber mitteilen können	Es ist möglich, das emotionale Verstehen und Anteilnehmen dem Gegenüber einfühlsam mitzuteilen.	Unfähigkeit, Verstehen und Anteilnahme einfühlsam mitzuteilen

Tabelle 5-24: Operationalisierung der Internalisierung (ST5.1 in Tabelle 5-1) mit Kernsätzen.

1 Gut	1,5	2 Mäßig	2,5	3 Gering	3,5	4 Desintegriert
Die Fähigkeit, emotionale stabile innere Bilder von wichtigen Menschen zu entwerfen und aufrechtzuerhalten, ist durchgängig gegeben. Zentrale Angst ist es, die Liebe des Objekts zu verlieren.	Die Fähigkeit, emotionale stabile innere Bilder von wichtigen Menschen zu entwerfen und aufrechtzuerhalten, ist meist gegeben. Unter besonderem Druck oder in konfliktrelevanten Situationen kann sie vorübergehend eingeschränkt sein. Zentrale Angst ist es, die Liebe des Objekts zu verlieren.	Die Fähigkeit, stabile innere Bilder von wichtigen Personen zu entwerfen und so von ihrer äußeren Präsenz unabhängiger zu sein, ist erschwert: Innere Bilder können nach kürzerer Zeit oder in konflikthaften Situationen in ihrer Differenziertheit verblassen oder eingeschränkt sein. Zentrale Angst ist, das wichtige, stützende, steuernde Objekt zu verlieren.	Die Beziehungen zu anderen Menschen hinterlassen selten konsistente positive innere Bilder. Es überwiegen verunsichernde Objektvorstellungen. Die zentrale Angst vor Beschädigung, Leere und Verlorenheit kann mithilfe eines Gegenübers durch besondere Anstrengung und Anpassungsleistung zeitweise aufgehoben werden.	Die Beziehungen zu anderen Menschen hinterlassen kaum positive innere Bilder. Sind diese vorhanden, so sind sie einseitig idealisiert oder es überwiegen aversive Objektvorstellungen. Zentrale Angst ist es, durch die Objekte beschädigt zu werden.	Stabile innere Bilder von anderen existieren nicht. Idealisierte oder bedrohliche Teilaspekte anderer werden internalisiert. Diese sind karg und beliebig. Häufig zeigen die inneren (Teil-)Objekte aggressive bzw. sadistische Qualitäten. Die zentrale Angst besteht vor Verschmelzung und/oder Vernichtung durch das Objekt.	Das Fehlen von konstanten Bildern anderer kann zu innerer Leere führen oder durch innere, mitunter magisch anmutende Welten ersetzt werden. Die inneren (Teil-)Objekte können bizarr, unheimlich, verführerisch oder auch leblos sein. Teilaspekte können für die ganze Person stehen. Die zentrale Angst betrifft die Vernichtung von Selbst und Identität.

Kernsätze zur Internalisierung

	gute Integration	bei Einschränkung zunehmend
Stabilität und Qualität der inneren Bilder	Innere Bilder wichtiger anderer sind stabil, kohärent, differenziert und insgesamt eher positiv.	Instabilität und Desintegration dieser Bilder durch starke Verlustängste bis hin zu massiv bedrohlichen Objektvorstellungen
inneres Arbeitsmodell von Beziehungen	Bilder vom Selbst und wichtigen anderen in Beziehungen sind stabil, kohärent, differenziert und insgesamt eher positiv. Die grundsätzliche Sicherheit besteht, dass andere für einen da sein können.	Unsicherheit, ob andere für einen da sein können. Zunehmende Schwierigkeiten, ohne Realpräsenz des Objekts, diesem eine emotionale Bedeutung zuzuschreiben, Angst vor Vernichtung und/oder Verschmelzung

Tabelle 5-25: Operationalisierung von Introjekte nutzen (ST5.2 in Tabelle 5-1) mit Kernsätzen.

1 Gut	1,5	2 Mäßig	2,5	3 Gering	3,5	4 Desintegriert
Mithilfe internalisierter guter Beziehungserfahrungen ist es möglich, sich in schwierigen Situationen auf die verinnerlichten Objekte zu beziehen (in einen „inneren Dialog" zu treten), für sich zu sorgen, sich zu beruhigen und für sich einzustehen. Mit sich selbst allein zu sein kann gut toleriert und, sofern selbstgewählt, über längere Zeit hinweg auch genossen werden.	Unter Druck ist es phasenweise weniger gut möglich, die verinnerlichten guten Objekte zu nutzen, um für sich einzustehen und sich zu beruhigen; die Objekte werden dann zeitweise eher fordernd und kritisch. Mit sich selbst allein zu sein kann in belastenden Phasen zwar toleriert, aber oft nicht positiv erlebt werden.	Die inneren Objekte sind eher antreibend, kritisierend, fordernd oder vernachlässigend. Daher fällt es schwer, für sich einzustehen und sich zu beruhigen. Ein entlastender „innerer Dialog" mit den Objekten ist meist nicht möglich. Mit sich selbst allein zu sein kann toleriert werden, wird jedoch konfliktabhängig als Belastung oder Entlastung erlebt.	Es gelingt nur selten, sich auf positive innere Objekte zu beziehen. Da diese als sehr kritisch, fordernd, mitunter entwertend und vernachlässigend erlebt werden, gelingt es in Krisen nicht, sich zu beruhigen. Unter stabilisierenden Bedingungen kann zeitweise ertragen werden, mit sich selbst allein zu sein Dies kann jedoch verlorengehen, dann entstehen innere Leere, Angst und Unruhe.	Die inneren Objekte sind eher aversiv oder übererregend, daher können sie nicht genutzt werden, um sich zu beruhigen. Ein „innerer Dialog" entwirft entweder realitätsfern ideale oder quälende Bilder. Mit sich selbst allein zu sein hat den Charakter einer Überlebensform in gewisser Isolation oder bekommt schnell eine bedrohliche Qualität, die etwa impulsives Handeln im Sinne von Selbstschädigung oder Sexualisierung von Beziehungslosigkeit nach sich ziehen kann.	Die internalisierten Teilobjekte haben ausgeprägt bedrohliche oder übererregende Qualität oder werden nicht erlebt. Sie führen zu heftigen, teils abrupten Erregungszuständen, Ohnmachtserleben und Verwirrung. Mit sich selbst allein zu sein kann schwere Krisen hervorrufen, die dysfunktional bewältigt werden, z. B. auch, indem die Isolation überhaupt nicht wahrgenommen wird oder fantasierte Ersatzbeziehungen entstehen.	Ausgeliefertsein an innere Teilobjekte, die eine überwiegend autonome Form gewonnen haben. Dies kann zu heftiger Erregung und typischerweise zu völlig realitätsfernen inneren Gewissheiten führen. Mit sich selbst allein zu sein wird entweder nicht toleriert oder aber es erhält durch Verleugnung der Realität eine fantastische Qualität.

Kernsätze zu Introjekte nutzen		
	gute Integration	bei Einschränkung zunehmend
Selbstberuhigung durch positive innere Objekte	Internalisierte gute Beziehungserfahrungen erleichtern die Selbstberuhigung.	Unfähigkeit, sich zu beruhigen, da die inneren Bilder von anderen antreibend, kritisierend und vernachlässigend oder sehr bedrohlich sind
sich Mut machen, für sich sorgen	Internalisierte gute Beziehungserfahrungen erleichtern und ermöglichen es, innerlich Kraft für Entscheidungen und Handlungen zu entwickeln, und/oder freundlich mit sich umzugehen.	Unfähigkeit, sich Mut zu machen oder für sich zu sorgen, da hilfreiche innere Bilder entweder nicht genutzt werden oder nicht zur Verfügung stehen
mit sich selbst allein sein	Internalisierte gute Beziehungserfahrungen ermöglichen es, es gut mit sich selbst auszuhalten, im Reinen zu sein, sich zu mögen, auch in Situationen des Alleinseins.	Unfähigkeit, es gut mit sich selbst auszuhalten, im Reinen zu sein, sich zu mögen. Dies wird oft deutlich, wenn eine Person auf sich selbst zurückgeworfen ist, insbesondere in Situationen des Alleinseins.

Tabelle 5-26: Operationalisierung der Variabilität (ST5.3 in Tabelle 5-1) mit Kernsätzen.

1 Gut	1,5	2 Mäßig	2,5	3 Gering	3,5	4 Desintegriert
Innere Bilder wichtiger anderer sind unterschiedlich und vielfältig. Je nach Gegenüber und Situation variieren die Beziehungen hinsichtlich Intensität, Qualität, Nähe und Inhalten, die geteilt werden. Es ist gut möglich, unterschiedliche Beziehungen zu verschiedenen Menschen zugleich zu repräsentieren, d. h. emotionalen Zugang zu diesen haben: Triadische Beziehungen können unterhalten werden.	Die inneren Bilder wichtiger anderer sind unterschiedlich und vielfältig. In belastenden Situationen kann die Fähigkeit, andere in ihrer Unterschiedlichkeit und Vielfalt wahrzunehmen und differenziert zu repräsentieren, eingeschränkt sein. Bei sonst guter Fähigkeit zu triadischen Beziehungen werden dann vermehrt dyadische Konstellationen gesucht.	Wichtige andere werden weniger differenziert repräsentiert, die inneren Bilder ähneln sich eher. Auch die Qualität und Intensität der Beziehungen sind weniger vielfältig und eher dyadisch. Rivalität wird in Beziehungen nach Möglichkeit vermieden oder steht konfliktbedingt im Fokus der Aufmerksamkeit. Bestehende triadische Beziehungen sind leicht störbar.	Es besteht wenig Variabilität hinsichtlich der inneren Bilder wichtiger anderer, und diese sind vorwiegend negativ getönt. Triadische Beziehungen können nur unter stabilisierenden Bedingungen repräsentiert werden, ansonsten ist jeweils nur eine Person innerlich zugänglich und auch emotional erfahrbar.	Beziehungen erscheinen funktionalisiert – es wird vom anderen sehr oft nur das wahrgenommen, was in Bezug auf das Selbst bedeutsam ist. Infolgedessen sind die inneren Bilder anderer oft kaum zu unterscheiden und in ihrer Individualität kaum erkennbar. Zudem sind sie durch Spaltungen oder Fragmentierungen gekennzeichnet. Triadische Beziehungen können nicht repräsentiert werden.	Innere Bilder von anderen sind klischeehaft und in hohem Maße funktionalisiert; individuelle Unterschiede lassen die Repräsentanzen nicht erkennen. Beziehungen werden auf einem von regressiven Impulsen geprägtem Niveau erfahren und repräsentiert. Triadische Beziehungen können nicht repräsentiert werden und werden als bedrohlich erlebt.	Die inneren Bilder von anderen orientieren sich zum Großteil an eigenen Fantasien, sind bedrohlich oder verheißungsvoll und haben dabei wenig bis keinen Realitätsbezug. Bindungen existieren überwiegend zu den fantasierten anderen, Realbeziehungen irritieren und bedrohen, sind rein funktional oder werden vermieden. Triadische Beziehungen scheinen nicht zu existieren.

Kernsätze zur Variabilität

	gute Integration	bei Einschränkung zunehmend
Unterschiedlichkeit	Zu verschiedenen Objekten können unterschiedliche Grade von Nähe, Distanz und Beziehungsqualität erlebt werden.	Tendenz, bestehende Unterschiede nicht wahrzunehmen, sodass das Gegenüber zunehmend austauschbar wird bis hin zu realitätsfernen fantasierten inneren Bildern
Vielfältigkeit	In Beziehungen können die Vielfältigkeit und Veränderung von Objekten wahrgenommen und innerlich repräsentiert werden.	Funktionalisierung von Beziehungen und selbstbezogene innere Bilder, die wenig variabel und von Spaltung oder Fragmentierung charakterisiert sind
triadische Beziehungen	Unterschiedliche Beziehungen zu verschiedenen Objekten können toleriert und zugleich repräsentiert werden.	Präferenz von dyadischen Beziehungen bis hin zum Vorherrschen austauschbarer, klischeehaft anmutender innerer Bilder und fehlender Triangulierungsfähigkeit

Tabelle 5-27: Operationalisierung der Bindungsfähigkeit (ST5.4 in Tabelle 5-1) mit Kernsätzen.

1 Gut	1,5	2 Mäßig	2,5	3 Gering	3,5	4 Desintegriert
Andere haben emotionale Bedeutung; es bestehen die Fähigkeit und der Wunsch, sich an sie zu binden. Beziehungen werden aktiv geschützt, Nähe situationsgerecht flexibel gestaltet. Die aus der emotionalen Bedeutsamkeit resultierenden Abhängigkeitsgefühle können gut toleriert und genossen werden.	Andere haben emotionale Bedeutung; es bestehen die Fähigkeit und der Wunsch, sich an sie zu binden. Unter Druck ist die Fähigkeit zur Gestaltung der Nähe eingeschränkt. Konfliktbedingt kann es zu Distanzierung oder vorübergehender überhöhter Abhängigkeit kommen, die dann nicht mehr flexibel ausgestaltet und positiv erlebt werden kann.	Bindungen und dauerhafte Beziehungen sind meist möglich, Abhängigkeit und Nähe können jedoch oft nicht genossen und flexibel gestaltet werden. Stattdessen ist die emotionale Bedeutung der wichtigen anderen entweder überhöht oder wird vermieden. Beziehungen sind konflikthaft oder aber zum Teil emotional entleert.	Beziehungen sind entweder durch dramatische Einbrüche und heftige Konflikte charakterisiert oder es besteht eine gefühlsarme Distanz. Alternativ werden Bindungen häufig vermieden oder durch oft wechselnde kurzfristige Beziehungen ersetzt. Abhängigkeit kann zeitweise unter stabilisierenden Bedingungen toleriert und dem anderen eine emotionale Bedeutung zugestanden werden.	Es ist nicht möglich, eine dauerhafte Objektbezogenheit aufrechtzuerhalten. Abhängigkeit wird entweder ganz vermieden oder aber sehr intensiv erlebt, was schließlich bedrohlich wird und zu forcierter Distanzierung führen kann (On-off-Beziehung). Dennoch können instabile und dramatische Beziehungen über einen langen Zeitraum bestehen. Alternativ häufig wechselnde intensive, aber wenig nachhaltige Beziehungen oder aber chronische Isolation.	Symbioseartige Beziehungen oder starre und ängstliche Wahrung der Autonomie und ausgeprägte Vermeidung von Objektbindungen. Hochdysfunktionale Beziehungen, die oft nicht von Dauer sind. Der Erfahrung von Abhängigkeit wird mit dysfunktionalen (oft aggressiven oder destruktiven) Versuchen begegnet, das Objekt zu kontrollieren, alternativ dazu weitgehende, manchmal auch masochistische Selbstaufgabe.	Abhängigkeit kann nicht toleriert werden. Wenn Beziehungen für kurze Zeit bestehen, sind sie entweder funktionalisiert, ohne dass den anderen emotionale Bedeutung gegeben wird, oder symbioseartig, wobei andere wie ein Ding besessen und dysfunktional, mitunter aggressiv kontrolliert werden. Alternativ kommt es zu vollständiger Unterwerfung. Der andere ist dabei weniger eine reale Person als ein mächtiges fantasiertes inneres Objekt.
Kernsätze zur Bindungsfähigkeit						
	gute Integration			bei Einschränkung zunehmend		
Objektbezogenheit	Enge Beziehungen können hergestellt werden, der Wunsch sich zu binden besteht, der andere kann als eigenständige Person erlebt und respektiert werden.			Überhöhung der emotionalen Bedeutsamkeit der Objekte bis hin zu symbioseartigen Beziehungen, oder aber ausgeprägte Vermeidung von Kontakt		
Objekten eine emotionale Bedeutung geben	Wichtige andere werden emotional bedeutsam.			Bedrohung durch andere, die emotionale Bedeutung erlangen		
Abhängigkeitstoleranz	Abhängigkeitsgefühle in wichtigen Beziehungen werden toleriert und können genossen werden.			Vermeidung von Abhängigkeit, dysfunktionale Kontrolle des Objekts oder völlige Aufgabe der Eigenständigkeit		

Tabelle 5-28: Operationalisierung des Vertrauens (ST5.5 in Tabelle 5-1) mit Kernsätzen.

1 Gut	1,5	2 Mäßig	2,5	3 Gering	3,5	4 Desintegriert
Es besteht ein sicheres Grundvertrauen in andere Menschen. Anderen wird in angemessener Weise Glauben geschenkt; andere Menschen können als gute Objekte in Anspruch genommen werden.	Bei gegebenem Grundvertrauen können andere Menschen in schwierigen Lebenslagen zumeist als gute Objekte in Anspruch genommen werden. Unter großem Druck oder in konfliktrelevanten Situationen entsteht die Neigung, sich primär selbst helfen zu wollen.	Das Vertrauen in andere ist eingeschränkt; alternativ kann unkritisches Vertrauen in andere bestehen. Bestimmt durch innere Konfliktthemen kann u. U. auch bei innerer Bedürftigkeit nur schwer Unterstützung gefunden und angenommen werden.	Ein sicheres Grundvertrauen in andere besteht nicht. Dies kann durch übertriebene Vertrauensseligkeit versuchsweise kompensiert werden. Aufgrund von starkem Misstrauen kann Hilfe anderer argwöhnisch und offensiv zurückgewiesen werden. Unter besonderem Bemühen des Gegenübers kann kurzzeitig vorsichtig Hilfe angenommen werden.	Aufgrund von starkem Misstrauen wird unterstützende Hilfe anderer reflektorisch, ängstlich, misstrauisch oder aggressiv zurückgewiesen. Kein sicheres Vertrauen in andere und keine Vorstellung davon, dass andere ohne Hintergedanken hilfreich sein könnten. Alternativ dysfunktionales Vertrauen und ein Sich-dem-anderen-Ausliefern.	Hilfe ist nur schwer von einem Angriff auf den Kern der Persönlichkeit differenzierbar. Keine Vorstellung von hilfreichen anderen. Hilfsangebote werden als potenzielle Manipulationen oder Angriffe heftig zurückgewiesen oder ignoriert. In anderen Fällen erfolgt ein höriges Sichausliefern an andere.	Hilfe wird mit Zerstörung und/oder Bemächtigung gleichgesetzt. Hilfe kann nur noch von fantasierten allmächtigen Figuren erwartet werden oder ist unvorstellbar. Möglich ist auch die Identifikation mit einem allmächtigen Retter, dem man sich bedingungslos ausliefern kann.

Kernsätze zum Vertrauen		
	gute Integration	bei Einschränkung zunehmend
Objektqualität	Grundvertrauen und realistische Zuversicht in das Wohlwollen anderer	Färbung der Erwartungen an die Objekte durch eigene Wünsche bis hin zu ausgeprägtem, habituellem Misstrauen. Alternativ dysfunktionales Sichausliefern
Glauben schenken	Unterstützungsangeboten anderer wird realitätsgerecht Glauben geschenkt, Verbindlichkeit, Verlässlichkeit und Gegenseitigkeit sind internalisierte Erfahrungswerte.	Schwierigkeiten, andere realitätsgerecht als glaubwürdig und verlässlich einzuschätzen, bis hin zur Unfähigkeit, sich überhaupt vorstellen zu können, dass andere das meinen, was sie sagen
Hilfe annehmen	Andere können als gute und unterstützende Objekte in Anspruch genommen werden.	Ängstliche, misstrauische oder aggressive Zurückweisung der Unterstützungsangebote anderer trotz Bedürftigkeit

Tabelle 5-29: Operationalisierung von Bindung lösen (ST5.6 in Tabelle 5-1) mit Kernsätzen.

1 Gut	1,5	2 Mäßig	2,5	3 Gering	3,5	4 Desintegriert
Trennungen können mit einem angemessenen Gefühl von Trauer toleriert, herbeigeführt und bewältigt werden. Die affektive Besetzung vom verlorenen Objekt kann abgezogen werden, wobei ein angemessen positives inneres Bild erhalten bleiben kann. Dadurch entsteht eine innere Freiheit für neue Bindungen.	Grundsätzlich können Trennungen mit einem angemessenen Gefühl von Trauer ertragen, herbeigeführt und bewältigt werden. Affektive Besetzungen können von verlorenen Objekten unter Erhalt eines angemessen positiven inneren Bildes abgezogen werden. Zeitweise kann es bei befürchteten oder realen konflikthaften Verlusten zu einem verstärkten Anklammern oder Verleugnen der Trennung kommen.	Abschiede werden übergangen oder es findet ein Anklammern an die Objekte statt, um befürchtete Verluste zu vermeiden. Daher mitunter Verharren in konflikthaften Beziehungen. Nach Trennungen kann die affektive Besetzung lange nicht abgezogen werden, positive innere Bilder werden nach einer Trennung abgewehrt. Neue Beziehungen können dadurch belastet werden.	Die innere Erfahrung der Loslösung und des Abschiednehmens unter Trauer existiert nur sehr eingeschränkt. Mit aktiver Unterstützung anderer kann Trauer partiell ertragen werden; dennoch enthalten reale Trennungen oft ein erhöhtes Risiko für Symptombildung oder kompensatorisch-impulshafte Handlungen. Verharren in dysfunktionalen Beziehungen oder Trennung mit Zerstörung der inneren Objekte.	Die inneren Erfahrungen der Loslösung und des Abschiednehmens unter Trauer sind nicht möglich; reale Trennungen lösen gleichwohl häufig Symptombildung oder kompensatorisch-impulshafte Handlungen aus. Die affektive Besetzung kann nicht vom verlorenen Objekt abgezogen werden; innere Objekte werden zerstört oder idealisiert aufrechterhalten.	Trennungen werden scheinbar ohne Regung hingenommen oder mit Hinwendung zu reiner Sachlichkeit verleugnet. Trennungen können massive und z.T. verstörende Reaktionen wie plötzliche Suizidalität oder Fremdaggression auslösen. Symbiotische Beziehungen werden durch Zerstörung der inneren Objekte gelöst, alternativ bleibt ein idealisiertes inneres Bild erhalten.	Bei Trennungen wird in keiner Weise auf den Verlust reagiert, sondern die Hinwendung zu inneren, fantasierten Welten erhöht. Sichtbare emotionale Reaktionen bleiben meist aus; die Abwendung von der Realität wird aber oft massiv verstärkt. Alternativ wird das innere Objekt zerstört, u.U. kann es zu Zerstörung des realen Objekts und/oder Suizidalität kommen.

Kernsätze zu Bindung lösen

	gute Integration	bei Einschränkung zunehmend
Trennungen und Abschiede einleiten	Affektive Besetzungen von Objekten können abgezogen werden.	Anklammern und/oder Verleugnung von realen Verlusten, bis hin zu plötzlichen, schwer nachvollziehbaren Trennungshandlungen
Trennungen und Abschiede verarbeiten	Trennungen und Abschiede können toleriert, ertragen und angemessen betrauert werden.	massive innere und äußere Reaktionen, oder aber Vermeidung bzw. Verleugnung affektiver Reaktionen auf Trennung und Verlust

5.6 OPD-3 Ratingbogen Achse IV

Die Ratingbögen der Strukturachse sind in der klinischen Version in Abbildung 5-1 und in der Forschungsversion in Abbildung 5-2 dargestellt.

OPD-3 Ratingbogen Achse IV: Struktur (Klinische Version).

Zeitfenster: ☐ 5 Jahre ☐ verkürzt/verlängert auf: ______________ n. b. = nicht beurteilbar

	gut ①	gut bis mäßig 1,5	mäßig ②	mäßig bis gering 2,5	gering ③	gering bis desintegriert 3,5	desintegriert ④	nicht beurteilbar ⑨
1a Selbstwahrnehmung	①	○	②	○	③	○	④	⑨
1b Objektwahrnehmung	①	○	②	○	③	○	④	⑨
2a Selbstregulation	①	○	②	○	③	○	④	⑨
2b Beziehungsregulation	①	○	②	○	③	○	④	⑨
3 Abwehr	①	○	②	○	③	○	④	⑨
4a Kommunikation nach innen	①	○	②	○	③	○	④	⑨
4b Kommunikation nach außen	①	○	②	○	③	○	④	⑨
5a Bindung innere Objekte	①	○	②	○	③	○	④	⑨
5b Bindung äußere Objekte	①	○	②	○	③	○	④	⑨
Struktur gesamt	①	○	②	○	③	○	④	⑨

Zeitliches Variabilitätsrating

Variabilität des Strukturniveaus	nein ⓪	ja ①	n. b. ⑨

Weiter, falls ja ①:

aktuelles Strukturniveau	Ausgangsniveau ⓪		schlechter ①		besser ②	n. b. ⑨
Ausmaß der Variabilität	±1 ○		±2 ○		±3 ○	n. b. ⑨
Dauer der Auslenkung(en)	< 3 ○ Monate	3–6 ○ Monate	6–12 ○ Monate	1–2 ○ Jahre	>2–3 ○ Jahre / >3 ○ Jahre	n. b. ⑨
Ursache der Auslenkung (Erkrankung/Traumatisierung)						n. b. ⑨

Auslenkung des Gesamtstrukturniveaus in den verschiedenen Lebensbereichen

Divergente Strukturniveaus	nein ⓪	ja ①	n. b. ⑨

Besseres Funktionieren	Lebensbereich	Schlechteres Funktionieren
☐	Herkunftsfamilie	☐
☐	Partnerschaft/Familie	☐
☐	Beruf	☐
☐	Soziales Umfeld	☐
☐	Besitz	☐
☐	Körper/Sexualität	☐
☐	Erkrankungen	☐
Ursache der Variabilität (Erkrankung/Traumatisierung)		

Abbildung 5-1: OPD-3 Ratingbogen Achse IV: Struktur (Klinische Version).

OPD-3 Ratingbogen Achse IV: Struktur (Forschungsversion).

Zeitfenster: ☐ 5 Jahre ☐ verkürzt/verlängert auf: ____________________

	gut ①	gut bis mäßig 1,5	mäßig ②	mäßig bis gering 2,5	gering ③	gering bis desintegriert 3,5	desintegriert ④	nicht beurteilbar ⑨
Selbstwahrnehmung	①	○	②	○	③	○	④	⑨
ST1.1 Selbstreflexion	①	○	②	○	③	○	④	⑨
ST1.2 Affektdifferenzierung	①	○	②	○	③	○	④	⑨
ST1.3 Identität	①	○	②	○	③	○	④	⑨
Objektwahrnehmung	①	○	②	○	③	○	④	⑨
ST1.4 Selbst-Objekt-Differenzierung	①	○	②	○	③	○	④	⑨
ST1.5 Objektbezogene Affektdifferenzierung	①	○	②	○	③	○	④	⑨
ST1.6 Integrierte Objektwahrnehmung	①	○	②	○	③	○	④	⑨
Selbstregulation	①	○	②	○	③	○	④	⑨
ST2.1 Impulssteuerung	①	○	②	○	③	○	④	⑨
ST2.2 Affekttoleranz	①	○	②	○	③	○	④	⑨
ST2.3 Selbstwertregulierung	①	○	②	○	③	○	④	⑨
Beziehungsregulation	①	○	②	○	③	○	④	⑨
ST2.4 Beziehungen schützen	①	○	②	○	③	○	④	⑨
ST2.5 Antizipation	①	○	②	○	③	○	④	⑨
ST2.6 Interessenausgleich	①	○	②	○	③	○	④	⑨
Abwehr	①	○	②	○	③	○	④	⑨
ST3.1 Erlebensmöglichkeiten	①	○	②	○	③	○	④	⑨
ST3.2 Interpersonalität	①	○	②	○	③	○	④	⑨
ST3.3 Mechanismen	①	○	②	○	③	○	④	⑨
Kommunikation nach innen	①	○	②	○	③	○	④	⑨
ST4.1 Affekte und Fantasien nutzen	①	○	②	○	③	○	④	⑨
ST4.2 Lustvolles Erleben	①	○	②	○	③	○	④	⑨
ST4.3 Körperselbst	①	○	②	○	③	○	④	⑨
Kommunikation nach außen	①	○	②	○	③	○	④	⑨
ST4.4 Emotionale Kontaktaufnahme	①	○	②	○	③	○	④	⑨
ST4.5 Intimität	①	○	②	○	③	○	④	⑨
ST4.6 Empathie	①	○	②	○	③	○	④	⑨
Bindung innere Objekte	①	○	②	○	③	○	④	⑨
ST5.1 Internalisierung	①	○	②	○	③	○	④	⑨
ST5.2 Introjekte nutzen	①	○	②	○	③	○	④	⑨
ST5.3 Variabilität	①	○	②	○	③	○	④	⑨
Bindung äußere Objekte	①	○	②	○	③	○	④	⑨
ST5.4 Bindungsfähigkeit	①	○	②	○	③	○	④	⑨
ST5.5 Vertrauen	①	○	②	○	③	○	④	⑨
ST5.6 Bindung lösen	①	○	②	○	③	○	④	⑨
Struktur gesamt	①	○	②	○	③	○	④	⑨

Abbildung 5-2: OPD-3 Ratingbogen Achse IV: Struktur (Forschungsversion).

6 Zusammenspiel der Achsen und individuelle Psychodynamik

6.1 Grundsätzliche Überlegungen

Die OPD ist mit ihren 4 Achsen ein multiaxialer Ansatz. Multiaxiales Vorgehen bietet die Möglichkeit, das komplexe Bedingungsgefüge, das bei der Mehrzahl psychischer Phänomene und psychischer Störungen vorzufinden ist, besser abzubilden.

In mathematisch-theoretischen Vorstellungen sind beschreibende Achsen grundsätzlich unabhängig voneinander und stehen damit in einem mathematischen Raum senkrecht aufeinander (z. B. X- und Y-Achse). Dies gilt nicht für unterschiedliche klinische Achsen, in denen seelische Phänomene mit unterschiedlicher Tiefe (bewusstes/unbewusstes Erleben und Verhalten) erfasst werden. Vielmehr gleicht der multiaxiale Ansatz der OPD dem berühmten indischen Sinnbild des Ertastens eines Elefanten durch mehrere blinde Menschen: Alle Teile gehören zum Elefanten, alle Teile stehen in Wechselwirkung und jeder nimmt einen unterschiedlichen Teil richtig wahr – aber nicht das Ganze. Die Achsen I bis IV der OPD sind damit in dem, was sie und wie sie erfassen, nicht unabhängig voneinander, vielmehr erfassen sie aus unterschiedlicher Sicht verschiedene Anteile der Person oder tiefere Phänomene (Unbewusstes), die miteinander in Wechselwirkung stehen.

Im Folgenden wird versucht, das Zusammenspiel der Achsen untereinander in den wichtigsten Elementen verstehbar zu machen.

6.2 Prozess der Gewinnung und Integration des diagnostischen Materials

Für den diagnostischen Prozess auf der Grundlage der OPD lassen sich 2 gegenläufige Bewegungen nachzeichnen.

Der Weg zur **Gewinnung und Aufnahme des diagnostischen Materials** beginnt bei Aspekten, welche die grundlegende Zugänglichkeit der Patient:in für eine diagnostische Exploration betreffen und Teile dessen ausmachen, was in der Achse I „Krankheitserleben und Behandlungsvoraussetzungen" beschrieben wird. Wichtig sind hier z. B. ihre Beschwerden/Symptome, das Krankheitsmodell der Patient:in und ihre (fehlende) Offenheit für eine psychologische Herangehensweise an ihre Beschwerden. Die Untersuchung schreitet dann fort zu den Beziehungserfahrungen der Patient:in, die als diagnostischer Zugang zur Psychodynamik von zentraler Bedeutung sind und zu deren detaillierter Exploration im OPD-Interview gezielt angeleitet wird. Sowohl aus den Beziehungsschilderungen als auch der unmittelbar wahrnehmbaren Beziehungsgestaltung der Patient:in lassen sich ihre typischen interpersonellen Inszenierungen bzw. Arrangements entnehmen, die in der Achse II abgebildet werden. Diese Beziehungsmuster stellen gleichsam eine Oberfläche dar, in der sich ihre Konfliktbereitschaften niederschlagen, die in der Begegnung mit anderen kompromisshaft bewältigt werden. Die Form und Qualität dieser Bewältigung schließlich lenkt den Blick auf die funktionelle Ausstattung der Patient:in, d.h. auf ihre strukturellen Möglichkeiten und Einschränkungen, die einen mehr oder minder haltbaren Rahmen für das dynamische Spiel der psychischen Kräfte zur Verfügung stellen.

Der Weg zur **Integration des diagnostischen Materials** führt in die umgekehrte Richtung. Er beginnt bei den strukturellen Voraussetzungen. Diese stellen nach dem Verständnis der OPD eine grundlegende diagnostische Dimension dar, welche die Qualität und den Charakter der übrigen durch die OPD beschriebenen Merkmale wesentlich (mit-)bestimmt. Das Ausmaß der strukturellen Beeinträchtigung beeinflusst und begrenzt das Gewicht, das lebensgeschichtlich erworbene Konfliktdispositionen bei der Entstehung und Aufrechterhaltung von Beschwerden haben. Es beeinflusst die Qualität der Affekte, die mit stärker struktureller Beeinträchtigung immer „archaischer" und immer schwerer zu regulieren sind. Es prägt die habituellen Beziehungsmuster, die bei stärkerer struktureller Einschränkung zunehmend ineffizient und brüchig werden, sodass die Aufnahme dauerhafter Beziehungen immer schwieriger wird oder überhaupt misslingt. Die strukturelle Verfasstheit eines Individuums bestimmt weiter, ob die „Krankheit" bedeutungsvoll im Sinne der neurotischen Symptombildung ist oder ob die Art, Vielfalt, Heftigkeit und Wechselhaftigkeit der Beschwerden anzeigt, dass basale psychische Funktionen beeinträchtigt sind und die Regulierungsmöglichkeiten des Betroffenen ständig überfordert werden. Alle diese Punkte berühren schließlich die Voraussetzungen und Möglichkeiten einer eventuellen psychotherapeutischen Behandlung, die der Art und dem Gewicht der strukturellen Schwierigkeiten konsequent angepasst werden muss.

Der Prozess der Gewinnung und Integration des diagnostischen Materials ist in Abbildung 6-1 zusammengefasst.

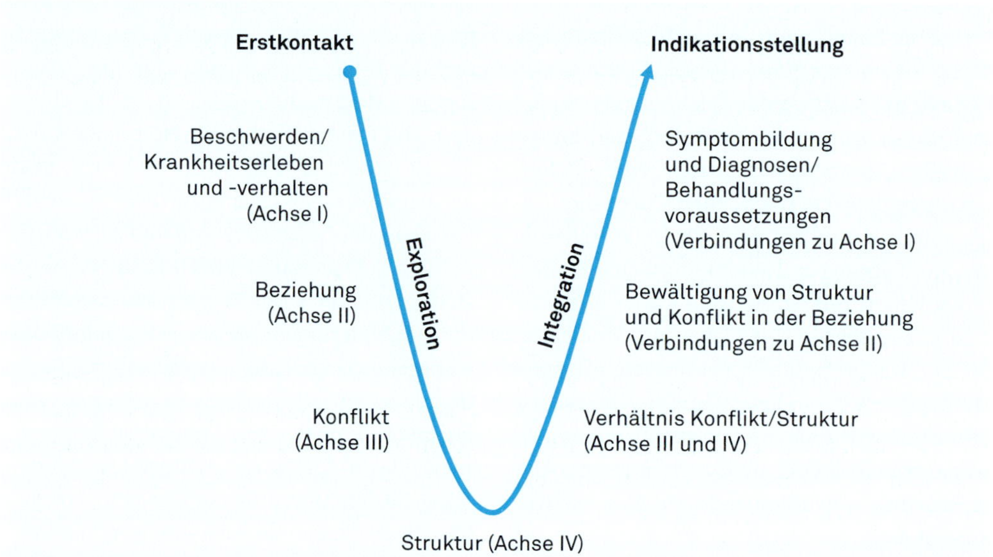

Abbildung 6-1: Gewinnung und Integration des diagnostischen Materials. Darstellung des diagnostischen Prozesses, beginnend links oben mit der Sammlung und Aufnahme des diagnostischen Materials bis zur Prüfung der strukturellen Voraussetzungen, dann werden die achsenbezogenen Befunde – ausgehend von dieser Basis –zu einem kohärenten Gesamtbild als Grundlage der Indikationsstellung integriert.

6.3 Zusammenhang der Achsen

6.3.1 Konflikt und Struktur (Verhältnis der Achsen III und IV)

Die Konfliktdiagnostik in der OPD-3 ist eng mit der Strukturdiagnostik verschränkt. Für jedes konflikthaft-motivationale Thema sind die Manifestationsformen auf den unterschiedlichen Strukturniveaus beschrieben, von Konfliktspannung über neurotische Konflikte bis Konfliktschemata (und Dilemmata). Konflikt und Struktur stellen Pole einer klinischen Ergänzungsreihe dar (Mentzos, 1991).

Die Strukturdiagnostik beschreibt ein Kontinuum der strukturellen Integration mit den Polen einer sicheren Verfügbarkeit struktureller Funktionen und Fähigkeiten auf der einen Seite und schweren Funktionseinschränkungen auf dem anderen Ende. Wenn eine Patient:in über die Funktionen problemlos verfügt, werden sie gewöhnlich nicht Gegenstand des diagnostischen Interesses und bilden stattdessen den Hintergrund für das Konfliktgeschehen, auf das sich die Aufmerksamkeit vor allem richtet. Wenn die Funktionen andererseits eingeschränkt sind oder versagen, wird der diagnostische Blick von den Inhalten des konfliktdynamischen Geschehens (den unbewussten Motiven, Ängsten und der Abwehr) ab- und auf die strukturelle Ausstattung der Patient:in gelenkt. Konflikt und Struktur verhalten sich wie Inhalt und Form, d.h., sie beziehen sich auf das „Warum“ und das „Wie“ einer Störung. Wenn die Struktur trägt, dominieren Inhalt und Bedeutungen, wenn sie fragil ist, treten die gestörten Funktionsabläufe in den Vordergrund. Allerdings wird das psychische Geschehen auch bei starker struktureller Beeinträchtigung von dem „Warum“, dem Inhalt, mitbestimmt, auch wenn dies oft dann schwer oder gar nicht mehr zu erkennen ist.

Eine *Bühnenmetapher* (vgl. Rudolf & Grande, 2002) veranschaulicht das Gesagte: Geht man ins Theater und hat keinerlei Vorwissen zum Stück, sucht man unwillkürlich nach einem dramatischen Inhalt, der das Handeln der Figuren auf der Bühne erklärt, d.h. nach den konfligierenden Motiven und Handlungsstrategien der Protagonisten. Dies entspricht der Konfliktorientierung. Man setzt dabei voraus, dass die Aufführung nicht durch Einwirkungen gestört oder gar bestimmt wird, die mit dem Inhalt des Stücks nichts zu tun haben, z.B. lockere Bühnenbilder oder Kulissen, die gemieden werden müssen, falsch gestellte oder brüchige Möbel, unvorbereitete oder ungeeignete Mitspieler. Im Fall einer solchen strukturell bedingten Problematik wäre die Suche nach einem dramatischen Geschehen, welches das Geschehen auf der Bühne verstehbar macht, erschwert, da man fortwährend durch unpassende Vorgänge irritiert wäre und schließlich realisieren würde, dass dort zwar ein Spiel versucht wird, dieses aber durch funktionale Beeinträchtigungen des Bühnenaufbaus oder der Protagonist:innen so gestört wird, dass ein schlüssiger Inhalt nur schwer zu erkennen ist. Das wäre der Moment, in dem sich jene Rahmenelemente in den Vordergrund drängen würden, die sonst den selbstverständlichen Hintergrund der Handlung bilden und ihr eigentlich problemlos dienen sollten. Dies entspricht einer Strukturorientierung.

Wenn eine psychische Störung vorliegt, können dysfunktionale Konflikte und strukturelle Beeinträchtigungen mit unterschiedlichem Gewicht dafür verantwortlich sein. Überwiegt das Gewicht der strukturellen Problematik auf dem geringen bzw. desintegrierten Strukturniveau, sind Konfliktanzeichen häufiger den sog. Konfliktthemen (oder Dilemmata) zuzuordnen, die (im Bild gesprochen) lediglich den „Versuch einer Aufführung“ darstellen, der aber aufgrund der ungeeigneten und beschädigten Bühne immer wieder stark gestört wird. Konfliktanforderungen können in solchen Fällen häufig als Anlass für das Sichtbarwerden einer Strukturauffälligkeit eine Rolle spielen, wenn durch sie einzelne strukturelle Funktionen angesprochen und dabei überfordert werden: Die motivationalen Themen triggern dann gewissermaßen die strukturelle Dysfunktion, die wiederum dazu führen kann, dass die motivationalen Themen fast unkenntlich werden oder sich aber auch teilweise in extremen Ausprägungen zeigen (z.B. aus Nähe wird Verschmelzung, aus Kontrolle wird Versklavung, aus Selbstwert wird Größenwahn). Auch wenn die strukturelle Vulnerabilität einer Patient:in das vordringliche Problem darstellt, lohnt sich der gleichzeitige Blick auf das damit verknüpfte motivational-konflikthafte Geschehen, allein schon, um mit der Patient:in ein besseres Verständnis der Anlässe und inneren Auslöser ihrer strukturellen Überforderungen erarbeiten zu können. Um im Bild zu bleiben: Es sind die mit dem motivationalen Geschehen verknüpften Affekte, die z.B. den Stuhl auf der Bühne zusammenbrechen lassen – der Stuhl bricht also nicht einfach so zusammen, und gleichzeitig kann der zusammenbrechende Stuhl auch wieder eine regulierende Funktion haben, z.B. weil dadurch ein noch stärkeres Anfluten des Affekts gebremst wird oder um andere gefährliche Handlungen zu verhindern. Die funktionalen Wechselwirkungen zwischen Konflikt und Struktur können auf allen Strukturniveaus vielfältig sein.

Bei besserer struktureller Ausstattung kommen die Konflikte mehr in den Vordergrund, die dann (gleichsam als latentes Skript) das Geschehen auf der Bühne zunehmend bestimmen und dadurch sinnvoll bzw. verstehbar machen. Aber auch die Ausgestaltung und der „Umgang" mit neurotischen Konflikten, also typischerweise bei mäßig integrierter Struktur, werden von eben dieser mäßigen Integration bestimmt: Die Rigidität der Abwehr, das Übersteuern von Affekten und Wünschen, die Funktionalisierung wichtiger anderer zur eigenen Konfliktbewältigung sind hier die Kennzeichen des strukturellen Niveaus. Das heißt, die Arbeit an den Konflikten ist immer auch zugleich Arbeit an der Struktur (z.B. im Sinne der Flexibilisierung der Abwehr, der Verbesserung der Differenzierungsfähigkeit bei der Wahrnehmung von sich selbst und anderen, der Vertiefung der emotionalen Kommunikation, der Veränderung von Beziehungsrepräsentanzen usw.).

Insofern handelt es sich immer um Mischformen, die teilweise hohe Anforderungen an die Diagnostiker:in stellen. Während sich manche konflikthaft-motivationalen Themen auf allen in der OPD definierten Strukturniveaus gut erkennen lassen (z.B. Abhängigkeit vs. Individuation; Selbstwert), finden sich andere Themen bei starker struktureller Beeinträchtigung seltener (Grande et al., 1998) oder in sehr stark entstellter Form. Gleichwohl sprechen aktuelle empirische Ergebnisse dafür, dass sich auch bei stärkerer struktureller Beeinträchtigung individuelle konflikthaft-motivationale Profile bestimmen lassen (Henkel et al., 2022). Und auch bei sehr schwer strukturell beeinträchtigten Patient:innen mit psychotischen Erkrankungen lassen sich individuell bedeutsame konflikthaft-motivationale Themen identifizieren und in ein psychodynamisches Gesamtverständnis integrieren (vgl. Sell et al., 2021).

6.3.2 Bewältigung von Konflikt und Struktur in Beziehungsmustern (Verbindungen zu Achse II)

Nach unserem Verständnis sind habituelle Beziehungsmuster, die in der Außenperspektive als dysfunktional erscheinen, primär adaptive Regulierungsleistungen im zwischenmenschlichen Bereich, mit denen Patient:innen eine Bewältigung sowohl ihrer Konfliktneigungen als auch ihrer strukturellen Vulnerabilitäten versuchen. (Unbewusstes) „Ziel" ist es dabei, interpersonelle Situationen so zu steuern, dass ein möglichst hohes Maß an Befriedigung interpersoneller Bedürfnisse und Interessen bei gleichzeitig ausreichendem Schutz für das Selbst erreicht wird. Das sich daraus ergebende habituelle Beziehungsverhalten wird oft als Kompromissbildung zwischen Wünschen und Befürchtungen konzeptualisiert (z.B. Luborsky, 1995). Aus der Perspektive der OPD ist jedoch zu beachten, dass sich die Schutzmaßnahmen nicht nur auf jene Befürchtungen beziehen, die aufgrund konflikthafter Wünsche bestehen, sondern auch auf strukturbedingt erlebte Ängste und Bedrohungen (Rudolf, 2000). Darüber hinaus ist zu berücksichtigen, dass im Beziehungsverhalten u. U. verschiedene Konfliktdispositionen und/oder strukturelle Empfindlichkeiten gleichzeitig bewältigt werden. Wenn diese Möglichkeiten beachtet werden, ergeben sich eine Reihe von Prinzipien, die bei der Gestaltung von Beziehungsmustern zur Wirkung kommen:

- *Einfache Kompromissbildungen:* Bei in erster Linie konfliktbedingten Störungen können Beziehungsmuster als Kompromissbildungen zwischen Wunsch und Befürchtung verstanden werden. Beispielsweise erlebt ein Patient seine Versorgungswünsche unbewusst als unerträglich für andere, befürchtet deren Zurückweisung und präsentiert sich deshalb selbst als besonders wenig bedürftig und sehr hilfsbereit. Seine Kompromissbildung besteht darin, dass er sich um andere intensiv kümmert, in der unbewussten Erwartung, sich dadurch mittelbar ein Anrecht auf Zuwendung zu erwerben.
- *Konfliktverschränkungen:* Komplexere Konstellationen mit dem Charakter einer Kompromissbildung entstehen, wenn 2 oder mehrere Konfliktdispositionen verschränkt sind. Im gerade beschriebenen Beispiel kann eine zusätzliche Konfliktthematik im Bereich von Unterwerfung vs. Kontrolle dazu führen, dass die altruistische Einstellung einerseits als dienstbar und pflichtgebunden imponiert, wobei aber die Hilfeleistungen für andere zugleich unbewusste Kontrollbedürfnisse befriedigen.
- *Schutz struktureller Vulnerabilitäten:* Bei stärker strukturell bedingten Störungen können Beziehungsmuster die Aufgabe übernehmen, besonders vulnerable Punkte einer Patient:in zu schützen, die in der Begegnung mit anderen berührt werden. Auch solche Muster lassen sich als Kompromissbildungen beschreiben, wobei hier jedoch häufiger gleich mehrere Bedürfnisse in unspezifischer Weise mit Ängsten und Bedrohungen in Spannung geraten, die durch die Überforderung struktureller Funktionen im Kontakt mit anderen Menschen auftreten. Ängste dieser Art entstehen z. B. in Situationen sich anbahnender Nähe, Abhängigkeit und Intimität oder umgekehrt im Fall einer drohenden Nichtverfügbarkeit wichtiger Objekte – vor den mit diesen Situationen verknüpften Bedrohungen schützen dann u. U. bestimmte Beziehungsmuster. Darüber hinaus stellen Leistungsanforderungen überhaupt eine Belastungsprobe für die strukturellen Funktionen dar.
- *Konflikt-Struktur-Verschränkungen:* Eine weitere, klinisch bedeutsame Konstellation entsteht, wenn strukturelle Schwächen mithilfe von Beziehungsfiguren kompensiert werden, die oberflächlich betrachtet primär konflikthaft motiviert zu sein scheinen. So kann z. B. bei einem Beziehungsmuster, das von einer Kontrollthematik geprägt ist, leicht übersehen werden, dass sich mithilfe des ständigen Machtkampfs strukturbedingte Näheängste (z. B. bei unsicherer Selbst-Objekt-Differenzierung) wirksam bewältigen lassen. Häufig sind strukturelle Einschränkungen auch mit massiven Selbstwertproblemen verbunden, sodass damit gekoppelte Motive (Neid, Ressentiments, Rivalität) den Beziehungen eine konflikthafte Prägung geben können, die sich dann wieder in der Beziehungsgestaltung manifestiert.

Bei der Analyse dysfunktionaler Beziehungsmuster ist weiter zu berücksichtigen, dass Patient:innen bei ihren Bewältigungsleistungen jeweils nur jene Fähigkeiten zur Anwendung bringen können, über die sie strukturell verfügen. So kann sich z. B. ein Beziehungsmuster, das durch einen ausgeprägten Konflikt im Bereich von Unterwerfung vs. Kontrolle geprägt ist, in seiner Ausgestaltung deutlich unterscheiden, je nachdem wie gut die Fähigkeiten zur Empathie oder Impulskontrolle entwickelt sind.

Die strukturelle Verfassung einer Patient:in bestimmt ihre Beziehungsgestaltungen somit in zweifacher Weise, zum einen über die Vulnerabilitäten, die in der Begegnung mit anderen geschützt werden müssen, zum anderen über die funktionale Ausstattung, die zur Bewältigung sowohl von Konfliktdispositionen als auch von strukturellen Vulnerabilitäten verwendet werden kann.

Wie von verschiedenen Autoren gezeigt worden ist, funktionieren Beziehungsmuster wie maladaptive, sich selbstverstärkende Zirkel (Schacht & Henry, 1994; Strupp & Binder, 1984). Diese Zirkel bedingen ihre Stabilität, Aufdringlichkeit und Widerständigkeit gegenüber Veränderungsversuchen. Den Kern dieser Zirkel bilden unbewusste, dysfunktionale Überzeugungen hinsichtlich der eigenen Person und anderer Menschen, die sich als Resultat der individuellen Beziehungsgeschichte verfestigt haben und gleichsam als Führungsgröße funktionieren: Beziehungen werden unbewusst so arrangiert, dass das Gegenüber dazu gebracht wird, die unbewusste Überzeugung zu bekräftigen (Strupp & Binder, 1984). Diese Betrachtungsweise bildet eine wichtige Ergänzung zu den oben erläuterten Prinzipien, weil sie die Entstehung und Aufrechterhaltung dysfunktionaler Beziehungsmuster gewissermaßen in situ erklärt. Im Fall schwerer struktureller Beeinträchtigungen ist allerdings damit zu rechnen, dass die maladaptiven Zirkel unorganisierter (z.B. sprung- und wechselhafter) erscheinen, weil die emotionale Selbstregulierung situativ schneller versagt und abrupte defensive Reaktionen erforderlich werden. In Fällen einer ausgeprägten strukturellen Störung kann dann der Eindruck entstehen, dass ein konturiertes, sich repetitiv darstellendes Beziehungsmuster kaum existiert und sich eher ein Muster abrupter Beziehungsabbrüche diagnostizieren lässt, das sich ständig wiederholt. Gleichwohl ist auch hier die Arbeitshypothese sinnvoll, dass sich in solchermaßen teilweise abrupten und/oder heftigen Beziehungsverhaltensweisen ebenfalls „Muster" verbergen, z. B. so, dass es wiederkehrende innere Prozesse sind, die zu den abrupten Abbrüchen oder dergleichen führen, und auch chaotisch anmutendes Beziehungsverhalten einer inneren Dynamik und „Logik" folgt.

6.3.3 Wege der Symptombildung (Verbindungen zu ICD und DSM)

Aufgrund der bisherigen Ausführungen lassen sich folgende Wege der Symptomentstehung beschreiben (vgl. auch Rudolf, 2000, S. 137). Im konkreten Fall ist davon auszugehen, dass mehrere dieser Prinzipien zusammenwirken und Symptome insofern mehrfach determiniert sind.

Bezogen auf die Störungen mit konfliktdynamischem Hintergrund muss differenziert werden zwischen einer neurotischen, konflikthaften Persönlichkeit und Menschen mit repetitiven und dysfunktionalen neurotischen Konflikten. Bei der konflikthaften Persönlichkeit kommt es im Rahmen der ausgeprägten motivationalen Spannung dauerhaft zu einer klinisch relevanten Beeinträchtigung des Erlebens und Verhaltens etwa aufgrund ausgeprägter Vermeidungshaltungen, Rigidität oder Ängstlichkeit. Die damit verbundenen Einengungen des Erlebens, der zwischenmenschlichen Beziehungen und des Handlungsspielraums können dabei so erheblich sein, dass sie Symptomwertigkeit gewinnen. Ein Beispiel wäre die zwanghafte Persönlichkeitsstörung mit fehlenden Symptomen, aber relevanten Erlebens- und Verhaltensstörungen. Ein wichtiger Aspekt der konflikthaften Persönlichkeit ist das für sie charakteristische habituelle dysfunktionale Beziehungsmuster, in dem konfliktbezogene Wünsche und Ängste kompromisshaft bewältigt werden, wobei die Art dieser Bewältigung symptomwertig ist. In Kernbergs Modell wären dies die Persönlichkeitsstörungen auf neurotischem Niveau (z.B. Caligor et al., 2009).

Der traditionelle neurotische Konflikt geht einher mit klinischen Symptomen, die sich intrapsychisch oder/und interpersonell auswirken. In Versuchungs- und Versagungssituationen, Schwellensituationen und Situationen mit inneren und äußeren Auslösern (Auslösesituationen) kommt es zu Verstärkungen der motivationalen Ambivalenzen und dadurch zur Labilisierung und zum Zusammenbruch einer bis dahin gelungenen Ausbalancierung. Es entstehen Symptome, die sich als Kompromissbildungen zwischen den konfligierenden Kräften (Wünschen, Ängsten und Abwehr) verstehen lassen und deshalb unter psychodynamischen Gesichtspunkten den positiven Aspekt einer adaptiven Leistung aufweisen.

Die Merkmale im Kontext einer strukturellen Störung, die nicht durch Bewältigung „maskiert" werden, können u. U. für sich genommen eine symptomwertige Ausprägung annehmen. Dazu gehören z. B. Impulsdurchbrüche, Affektüberflutung, Verzerrungen in den Objektwahrnehmungen oder eine ausgeprägte Kränkbarkeit. Symptome dieser Art sind vor allem bei den sog. „dramatischen" Persönlichkeitsstörungen (DSM-IV/-5, Cluster B) häufig anzutreffen, z. B. bei der Borderline-Persönlichkeitsstörung.

Strukturelle Vulnerabilitäten liegen selten offen zu Tage, da sie durch Verarbeitungsprozesse umgestaltet und so erträglich gemacht werden. Wie im letzten Abschnitt beschrieben, ist es ein wichtiges Ziel solcher Verarbeitungsprozesse, die Beziehungen zu anderen Menschen so zu regulieren, dass ein ausreichender Schutz für das Selbst und seine Verletzlichkeiten garantiert wird. Die auf diesem Wege entwickelten Verarbeitungsmuster können jedoch das Verhalten und Erleben auf eine Weise prägen, die selbst symptomwertig ist. Dies ist z. B. bei schwer schizoiden oder narzisstischen Beziehungsgestaltungen der Fall. Im Unterschied zu dem oben angesprochenen Konzept der „konflikthaften Persönlichkeit" geht es hier um defensive, auf den Schutz struktureller Vulnerabilitäten angelegte Formen der Bewältigung, während sich die konflikthafte Persönlichkeit als komplexe, charakterlich verfestigte Form der Kompromissbildung präsentiert, in der aktive, trieb- bzw. wunschgeleitete Strebungen und deren Abwehr eingearbeitet sind. Die möglichen Verschränkungen zwischen strukturellen Empfindlichkeiten und Konfliktbereitschaften in den habituellen Beziehungsmustern wurden im letzten Abschnitt beschrieben.

Wie Rudolf (2000) hervorhebt, entstehen Symptome schließlich häufig aufgrund einer Labilisierung der Bewältigung. Kompensatorische Bewältigungsleistungen kosten Kraft, führen auf Dauer zur Erschöpfung und halten deshalb den im Lebenslauf unvermeidlich auftretenden Veränderungen und Belastungen häufig nicht stand bzw. bieten keine für die neuen Lebenssituationen „passenden" Bewältigungen. Der Zusammenbruch der Bewältigung führt zu Symptombildungen unterschiedlicher Art, z. B. zu akuten und dramatischen Symptomen wie im Fall der suizidalen Krisen bei narzisstischen Persönlichkeiten oder etwa zu chronischen Symptombildungen z. B. bei Patient:innen mit einer Somatisierungsstörung.

Wenn die akuten Belastungen, die den Einbruch der Bewältigung hervorrufen, erheblich oder extrem sind, kann die Einschätzung begründet sein, dass eine klinisch auffällige Störung ohne das äußere Ereignis nicht entstanden wäre. In diesem Fall liegt eine Anpassungsstörung im Sinne der konflikthaften Belastung vor, d. h. es vermittelt sich durch die Belastung ein konflikthafter Motivationswiderspruch, der eine Erkrankung nach sich zieht. Die Störung ist in diesem Fall u. U. nicht Folge eines lang bestehenden repetitiven Musters mit sowohl lebensbestimmendem als auch dysfunktionalem Charakter. Gleichwohl können nun konflikthaft-motivationale Themen aktuell bedeutsam sein und das psychische Geschehen inkl. Symptombildung bestimmen.

6.3.4 Krankheitserleben und Behandlungsvoraussetzungen (Verbindungen zu Achse I)

Das Krankheitserleben wie die Veränderungserwartungen sind vielfach determiniert und leiten sich nicht nur aus den in der OPD aufgeführten psychologischen Merkmalsbereichen (Struktur, Konflikt und Beziehung) ab. Neben den personalen Variablen, von denen die OPD-Merkmale eine Auswahl darstellen, wird das Krankheitserleben wie die Veränderungsmotivation von psychosozialen Kontextfaktoren in ihrer Interaktion mit den persönlichen Charakteristika beeinflusst. Dazu zählen gesellschaftliche krankheits- und behandlungsbezogene Normen und Werte, die über das persönliche soziale Netz der Patient:in, die Medien oder auch durch die Behandler:in vermittelt werden.

Bei der Diagnose des Krankheitserlebens und der Behandlungsvoraussetzungen werden zahlreiche Merkmale erfasst, die widerspiegeln, wie eine Patient:in sich im Verhältnis zu der Untersucher:in positioniert, d. h. welche Erwartungen sie an diese stellt und welche Aufgaben sie ihr zuweist. Indirekt sind damit ihre habituellen Beziehungsbereitschaften angesprochen, sodass grundsätzlich eine engere Verbindung zur OPD-Beziehungsdiagnostik besteht. Diese Verbindung lässt sich jedoch inhaltlich nicht näher bestimmen, da die Diagnose der habituellen dysfunktionalen Beziehungsmuster individualisiert gestellt wird. Verbindungen zur Achse I müssen daher fallbezogen untersucht werden, sie lassen sich in allgemeiner Form nicht ohne Weiteres erörtern. Es ist aber z. B. zu erwarten, dass Patient:innen mit einem dominanten Beziehungsverhalten von „sich fügen/unterwerfen" auch entsprechende Erwartungen an die Behandler:in herantragen, von der sie etwa passiv eine therapeutische „Anwendung" erwarten, oder dass Patient:innen mit Rückzugsneigungen mehr Schwierigkeiten beim Aufbau einer verbindlichen Arbeitsbeziehung haben und deshalb weniger compliant sind.

Bezüglich der **Achse III, „Konflikt"**, können Verbindungen jedoch explizit beschrieben werden. Bei dieser Achse bildet der Umgang mit Krankheit einen jener Bereiche, für die im OPD-Manual Kriterien explizit formuliert werden. Damit ist eine Schnittstelle unmittelbar gegeben. In dem Manual werden für jeden der Konflikte spezifische Komplikationen dargestellt, die sich in der Begegnung mit der Krankheit und Behandler:innen typischerweise einstellen. Dabei wird jeweils ein passiver und ein aktiver Modus der Verarbeitung unterschieden: Im passiven Modus herrschen regressive Formen der Konfliktverarbeitung vor, im aktiven Modus stärker reaktionsbildende, kontraphobische oder kompensatorische Formen. Beim Vergleich dieser Kriterien für die verschiedenen Konflikte wird deutlich, dass der vorherrschende *Modus der Konfliktverarbeitung* für das Krankheitserleben und als Behandlungsvoraussetzung eine bedeutsame Rolle spielt:

- Allgemein lässt sich sagen, dass Patient:innen mit einem überwiegend *passiven Konfliktmodus* (unabhängig von der Art des Konflikts) ihr Leiden und ihre Beschwerden deutlicher hervorheben und die Behandler:in in eine aktive, verantwortliche Rolle bringen. Das legt die Erwartung nahe, dass sie wahrscheinlicher Beschwerden angeben, deren Ursachen außerhalb ihrer Verantwortung und Einflussmöglichkeiten liegen. Das Krankheitskonzept sollte daher häufiger somatische oder soziale (externale) Belastungsfaktoren enthalten, da die Behandlungserwartung entsprechend eher auf eine somatische Behandlung ausgerichtet sein wird. Wenn eine Psychotherapie gewünscht wird, verbindet sich mit ihr wahrscheinlicher die Vorstellung einer aktiven Unterstützung bzw. Beratung. Aufgrund der passiven Haltung besteht grundsätzlich das Risiko, dass Momente eines sekundären Krankheitsgewinns an der Aufrechterhaltung der Störung in einem relevanten Umfang mitwirken.
- Im Fall eines über die verschiedenen Konflikte dominierenden *aktiven Modus* beste-

hen Risiken anderer Art. Die betroffenen Patient:innen erleben ihre Erkrankung eher als Bedrohung ihrer Autonomie, Selbstverfügung und Kontrolle. Sie neigen dazu, dieser Bedrohung gegenzusteuern, indem sie ihre Schwierigkeiten bagatellisieren, Hilfestellungen ablehnen oder die Behandler:in kontrollieren. Wenn sie ein somatisches Krankheitsmodell bevorzugen, dann hat dies möglicherweise den Zweck, die für den Fall einer psychologischen Herangehensweise antizipierte Hinterfragung und Verunsicherung abzuwehren. Wenn sie eine Psychotherapie befürworten, werden sie evtl. eine Behandlungsform bevorzugen, die sie als steuerbar erleben oder die ihnen die Kompetenzen zu übermitteln verspricht, mit denen sie ein Gefühl von Selbstverfügbarkeit zurückerlangen können. Geeignet dazu sind Verfahren, die die Vermittlung von Fertigkeiten versprechen, evtl. auch einsichtsorientierte Behandlungen, die nach Vorstellung der Betroffenen eine kognitive Kontrolle bzw. Selbstkontrolle, eine (psychische) „Optimierung“ ermöglichen.

Die Achse Krankheitserleben und Behandlungsvoraussetzungen weist sicherlich eine Vielzahl von **Verbindungen mit der Achse IV, „Struktur“**, auf. Grundsätzlich steht zu erwarten, dass sich alle in der Strukturachse enthaltenen Dimensionen auf das Krankheitserleben mehr oder weniger auswirken. Zentral für die Behandlungsvoraussetzungen im Bereich der psychischen oder psychosomatischen Störungen ist die Frage, inwieweit die Patient:in ihre Problemstellungen eher auf der psychischen und/oder auf der somatischen Ebene erlebt. Dies hängt neben der Art der Beschwerden und Probleme entscheidend von der Fähigkeit zur Selbstwahrnehmung ab. Inwieweit ein Individuum einen Zugang zu seiner „Innenwelt“ entwickelt hat oder entwickeln kann, wird u. a. davon bestimmt, ob und in welcher Art *Affekte* psychisch organisiert sind. Unserer Auffassung nach ist eine „lebendige Innenwelt“, in der Affekte und psychische Themen/Konflikte/Motive oder Ambivalenzen erlebt und zugelassen werden können, zuallererst der Ausdruck einer relativ „guten“ Struktur. Von der Fähigkeit zur Selbstwahrnehmung hängt es wesentlich ab, welche Vorstellungen sich eine Patient:in von ihren Schwierigkeiten macht und welche Krankheits- und Veränderungsmodelle sie entwickelt. Dabei spielt auch die Bereitschaft des Individuums eine erhebliche Rolle, sich auf kognitive oder affektive Dissonanzen einzulassen. Als weitere wichtige Strukturdimension ist damit die Fähigkeit zur Selbststeuerung angesprochen, die die Funktionen der Affekttoleranz, der Selbstwertregulierung sowie der Impulssteuerung umfasst. Die Steuerungsfähigkeit der Patient:in bildet darüber hinaus eine Grundlage für behandlungsförderliche Eigenschaften wie Ausdauer und Durchhaltevermögen.

Krankheitserleben und Behandlungsvoraussetzungen werden schließlich auch durch die Art der *Symptomatik* beeinflusst. Körpernahe Beschwerden legen grundsätzlich erst einmal ein somatisch ausgerichtetes Krankheitskonzept nahe. Wenn die Attribuierung auf das Somatische durch die Ärzte bzw. durch körpermedizinische diagnostische und therapeutische Maßnahmen weiter bestärkt wird, kann es zu einer entsprechenden Verfestigung dieses Konzepts und der sich daran anknüpfenden somatischen Behandlungserwartungen kommen; in diesem Fall wäre zu erwarten, dass „der Körper“ und „die Behandlung“ zu jenen Agierfeldern werden, auf denen sich die individuellen Konflikte, Beziehungsmuster und strukturellen Schwierigkeiten darstellen.

Insgesamt wird deutlich, dass die Achsen der OPD nicht isoliert voneinander betrachtet werden sollten, wenn ein psychodynamisches Verständnis einer psychischen Problematik angestrebt wird. Eine klinische Diagnostik gemäß OPD umfasst daher immer alle Achsen.

7 OPD-Interview

Nachdem in den vorangegangenen Kapiteln die 4 Achsen der OPD vorgestellt worden sind, geht es in diesem Kapitel darum, wie die erforderlichen Informationen für die Einschätzung der einzelnen Bereiche gewonnen werden sollen. Schon während der Entwicklung der OPD-1 ist deutlich geworden, dass es selten möglich ist, anhand eines üblichen klinischen psychodynamischen Erstinterviews ein vollständiges Rating aller OPD-Achsen durchzuführen (Freyberger et al., 1996). Daher wurde ein OPD-Interview konzeptualisiert und ein Leitfaden formuliert. Kurz gesagt handelt es sich beim OPD-Interview um eine Synthese aus einem psychodynamischen Interview und einer Reihe von strukturierteren Interviewstrategien, die bereits bestehenden diagnostischen Systemen entliehen und adaptiert wurden. Im Folgenden wird zunächst das psychodynamische Interview mit seinen Besonderheiten und seiner Entwicklungsgeschichte beschrieben. Darüber hinaus werden weitere für das OPD-Interview relevante Interviewsysteme diskutiert. Anschließend wird die Durchführung anhand allgemeiner Interviewstrategien und dann in Form eines Leitfadens dargestellt.

7.1 Theorie des psychodynamischen Interviews

Für die Durchführung eines diagnostischen Interviews stehen 2 grundsätzlich verschiedene Ansätze zur Verfügung:

- ein *explorativer,* der sich durch das Stellen von spezifischen Fragen das Sammeln von Fakten zum Ziel setzt und seine Wurzeln in der biologisch orientierten Psychiatrie hat;
- ein *beziehungsdynamischer,* der auf dem Boden einer genuin psychoanalytischen Haltung seine Informationen aus der „Wiederherstellung infantiler Objektbeziehungen in der Übertragung-Gegenübertragung zwischen Psychotherapeut und Patient“ (Janssen et al., 1996) gewinnt.

Im Spannungsfeld dieser beiden Pole hat sich in den letzten gut 100 Jahren die Entwicklung des diagnostischen Interviews in Psychiatrie und Psychotherapie abgespielt.

Am Beginn des 20. Jahrhunderts sah die naturwissenschaftliche Psychiatrie Patient:innen als „einen Beobachtungsgegenstand“ und war bestrebt, „eine möglichst exakte Erfassung und Beschreibung von Krankheitszeichen“ zu erreichen (Kind, 1973, 1978). Dabei bedauerte schon Kraepelin (1887), „dass die Untersuchung der psychischen Symptome so wenig aussichtsreich und befriedigend“ erschien. Aber auch Freud zeigte eine auffällige diagnostische Zurückhaltung (Freud, 1913). Zum einen wollte er die Entstehung einer zu intensiven Übertragung bei der Patient:in schon vor Therapiebeginn verhindern. Zum anderen glaubte er nicht daran, dass eine diagnostische Exploration für die Indikation zur Psychoanalyse hilfreich sein könnte, und empfahl eine Probeanalyse von 1–2 Wochen Dauer (Freud, 1913). Zu seiner Zeit konnte Freud sich einen solchen „diagnostischen Nihilismus“ leisten, da es keine psychotherapeutischen Alternativen zur Psychoanalyse gab. Er hatte lediglich eine adaptive

Indikation zu stellen: Ist eine Patient:in für die Psychoanalyse geeignet oder nicht? Um diese Frage zu beantworten, ist eine Probeanalyse ein geeignetes Mittel. Heute, da eine Vielzahl verschiedener Therapieformen zur Verfügung steht, müssen wir eine differenzielle Indikation stellen, d.h., wir müssen uns fragen, welche Therapieform für die Patient:in geeignet ist. Aus dieser modernen Pluralität der Behandlungsmöglichkeiten folgt für das diagnostische Interview, dass weder reine Symptomexploration noch die bloße Feststellung der „Analysierbarkeit“ einer Patient:in für sich genommen ausreichend sein können.

Die Entwicklung hin zu den modernen, multimodalen und multiaxialen Interviewformen vollzog sich in mehreren Schritten, die hier kurz skizziert werden sollen (s.a. Janssen, 1994).

Als erster entwickelte Deutsch (1939; Deutsch & Murphy, 1955) seine sog. *Associative Anamnesis,* in der die Interviewer:in eine zurückhaltende, zuhörende Haltung einnehmen soll, um es der Patient:in zu ermöglichen, ihre innere Konfliktwelt zu entfalten. Er wandte seine Methode insbesondere bei psychosomatischen Patient:innen an.

Wenig später folgten die Modelle von Sullivan (1954) und Gill et al. (1954). Sullivan betonte in seiner überwiegend strukturierten Technik des *Psychiatric Interview* den interpersonalen Prozesscharakter des Gesprächs und die Rolle der Interviewer:in als „teilnehmender Beobachter“. Das Sammeln von Informationen über die Biografie und die Lebensumstände der Patient:in spielt in Sullivans Interview eine weit stärkere Rolle als in dem Ansatz von Gill, Newman und Redlich. Diese Autoren konzipierten ihr *Initial Interview in Psychiatric Practice* als eine von der Behandlung abgetrennte sozialpsychologische Situation, in der die Beziehung von Interviewer:in und Patient:in zu einem zentralen Thema werden soll; ein wichtiges Ziel dabei war die Motivation der Patient:in zur Behandlung. Erstmals wird hier neben der diagnostischen auch die therapeutische Funktion des Erstgesprächs hervorgehoben. Es war der Psychiater Hans Kind (1973; Kind, 1978), der die psychodynamischen Interviewansätze in die europäische Psychiatrie reimportierte. Unter dem Titel *„Leitfaden für die psychiatrische Untersuchung“* publizierte er erstmals 1973 eine Monografie, die im Wesentlichen auf den Arbeiten Sullivans basierte und sich bis heute in ständig überarbeiteter Form großer Beliebtheit erfreut (Haug & Kind, 2008).

Parallel zu dieser amerikanisch-schweizerischen Entwicklung, die überwiegend in der Psychiatrie stattfand, ereignete sich in Europa ein ähnlicher Prozess innerhalb der Psychoanalyse. In ihrem bahnbrechenden Artikel aus dem Jahr 1950 wies Paula Heimann erstmals explizit auf die enorme Bedeutung der Gegenübertragung als psychoanalytisches Diagnostikum hin (Heimann, 1950a): „Ich gehe davon aus, dass die emotionale Reaktion des Analytikers auf seinen Patienten im Rahmen der analytischen Situation eines der wichtigsten Werkzeuge für seine Arbeit ist. Die Gegenübertragung des Analytikers dient als ein Instrument zur Erforschung des Unbewussten des Patienten. [...] Das Unbewusste des Analytikers versteht das seines Patienten. Dieser Rapport in der Tiefenschicht kommt in Form von Gefühlen an die Oberfläche, die der Analytiker als Reaktion auf seinen Patienten, als seine Gegenübertragung bemerkt.“ (S. 81f., Übersetzung der Autoren).

Auch wenn Paula Heimann diese Bemerkungen nicht im Hinblick auf ein diagnostisches Interview gemacht hat, prägten sie doch wesentlich die weiteren Entwicklungen der psychoanalytischen Diagnostik. Balint und Balint betonten in ihrem an der Londoner Tavistock-Klinik entstandenen *Diagnostischen Interview* (Balint & Balint, 1961), dass es sich dabei um eine Untersuchung zwischenmenschlicher Beziehungen handelt, und hoben erstmals explizit die Bedeutung der Gegenübertragung für den diagnostischen Prozess hervor. Argelander (1970) arbeitete diesen Ansatz in seiner Monografie *„Das Erstinterview in der Psychotherapie“* noch weiter aus. Er differenzierte 3 Ebenen der Informationsgewinnung: die objektive, die subjektive und die szenische. Während die ersten beiden verbale Inhalte haben – nachprüfbare Fakten auf der objektiven Ebene und verbale Mitteilungen über das innere Erleben der Patient:in auf der subjektiven –, geht es auf der szenischen Informationsebene um nonverbale Mitteilungen in Form von „Inszenierungen" (Was tut die Patient:in? Wie sagt sie das, was sie sagt?). Argelander sah in dieser 3. Ebene die wichtigste für das diagnostische Erstinterview: „Das Kerngerüst des Erstinterviews, die schöpferisch gestaltete Szene, ist eine Schlüsselinformation zur Erfassung fremdseelischen Geschehens. Sie hat naturgemäß eine eigene Dynamik oder Dramatik, die sich aus unbewussten Quellen speist." (S. 63)

Das Konzept der Gegenübertragung hat sich seit seinen Anfängen zu einem umfassenden Modell weiterentwickelt (Gabbard, 1995). Während Freud nur die Übertragung der unbewussten Konflikte der Therapeut:in ansprach und Heimann sie primär als diagnostisches Instrument für das Verständnis der unbewussten Prozesse der Patient:in ansah, wird die Gegenübertragung heute in Verbindung mit der Übertragung als gemeinsamer wechselseitiger Prozess zwischen Patient:in und Therapeut:in verstanden. Es handelt sich um eine komplexe Interaktion des realen Erlebens sowie der „neurotischen Übertragungen" von Patient:in und Therapeut:in.

Um zu ermöglichen, dass die relevanten innerpsychischen Prozesse der Patient:in auf der Bühne des Erstinterviews wirklich inszeniert werden können, muss sich die Therapeut:in als Mitspieler zur Verfügung stellen – es entsteht ein „Zwei-Personen-Stück". Da die Therapeut:in zu Beginn das „Stück" noch nicht kennt, muss sie eine gleichschwebende Rollenübernahmebereitschaft (Sandler, 1976) entwickeln, die es ihr ermöglicht, anhand ihrer aktuellen Gegenübertragung die ihr zugedachte Rolle zu erkennen und zuzulassen.

In der Psychoanalyse ist heute eine Position weitverbreitet, die das szenische Verstehen ganz und ausschließlich in den Mittelpunkt des psychoanalytischen Interviews stellt (z. B. Mertens, 1992). Laimböck (2000) vertritt den Standpunkt, dass biografische Daten lediglich „der weiteren Unterstützung der Beziehungsdiagnose" dienen, „ohne deren Basis zu sein" (S. 11). Sie warnt vor einer Vermischung von „psychoanalytischem Führen eines Erstgesprächs" und dem „Diagnostizieren" und empfiehlt eine deutlich erkennbare Trennung zwischen szenischem und erfragendem Verfahren (S. 17).

Vor allem in Deutschland, bedingt durch das in den Psychotherapie-Richtlinien vorgegebene Antragsschema, stellt die tiefenpsychologisch-biografische Anamnese einen weiteren wesentlichen Baustein der psychodynamischen Diagnostik dar. Dieses Anamneseschema wurde in den 1940er Jahren von Schultz-Hencke (1951) in Berlin entworfen und von verschiedenen Autoren (Dührssen, 1981; Rudolf, 1981) weiterentwickelt. Dieser diagnostische Ansatz basiert auf dem klassischen Neurosenmodell, das eine psychische Erkrankung als Folge der Reaktualisierung eines lebensgeschichtlich begründeten abgewehrten Konflikts versteht. Dabei spielen also sowohl eine früh erworbene neurotische Disposition als auch eine nach dem Schlüssel-Schloss-Prinzip passende Auslösesituation eine Rolle (z. B. Doering, 2003). Für das Verständnis dieser Zusammenhänge werden Informationen zur sozialen Situation der Patient:in sowie ihrer lebensgeschichtlichen Entwicklung benötigt. Diese werden im Rahmen der tiefenpsychologisch-biografischen Anamnese in den Bereichen persönliche Bindungen, Liebesbeziehungen und Familienleben, Herkunftsfamilie, Berufsprobleme, Arbeitsstörungen und Lernschwierigkeiten, Besitzerleben und -verhalten erhoben – wie auch der umgebende soziokulturelle Raum. Abschließend wird aus den gewonnenen Daten eine Hypothese über das Zusammenwirken früher Erfahrungen und aktueller Auslösesituation in Form einer Psychodynamik formuliert (Dührssen, 1981).

In jüngerer Zeit wurden integrative Interview-Modelle vorgelegt, die insbesondere für den Einsatz im klinischen Setting vorgesehen wurden, da hier – anders als in der Privatpraxis – die differenzielle Therapieindikation und Überweisung im Mittelpunkt stehen. Janssen (1994) stellte eine *psychoanalytische Erstuntersuchungstechnik* vor, die eine Kombination aus psychoanalytischem Erstinterview, biografischer Anamnese und psychoanalytischer Entwicklungsdiagnose darstellt. Dieses Vorgehen erlaubt abschließend sowohl das Stellen einer psychodynamischen Diagnose als auch einer deskriptiven ICD-Diagnose. In ähnlich eklektischer Weise beschrieben Doering und Schüßler (2004) die psychodynamische Erstuntersuchung als eine Aufeinanderfolge von psychoanalytischem Erstinterview, explorativer psychopathologischer Untersuchung und biografischer Anamnese.

Kernberg machte in den 1960er und 1970er Jahren überwiegend während seiner Tätigkeit an der Menninger Klinik in Topeka die Erfahrung, dass weder die klassische psychoanalytische Behandlungstechnik noch das übliche psychoanalytische Erstinterview für sein Patient:innenklientel passend war. In seiner Arbeit mit strukturell schwer gestörten Borderline-Patient:innen war es ihm kaum möglich, eine Stunde lang ganz und gar in frei schwebender Aufmerksamkeit zu verharren, und ebenso erwies es sich als schwierig, in angemessener Zeit einen vollständigen biografischen Überblick zu erhalten. Speziell für die Diagnostik strukturell gestörter Patient:innen entwickelte Kernberg daher sein *Strukturelles Interview* (Kernberg, 1981b, 1984). Das Adjektiv „strukturell" weist darauf hin, dass es in diesem Interview primär um die Erfassung des Strukturniveaus einer Patient:in geht. Kernberg unterscheidet ein neurotisches von einem Borderline- und einem psychotischen Niveau der Persönlichkeitsorganisation (= Strukturniveau). Typisch für ein Borderline-Strukturniveau sind eine nicht integrierte Identität (= Identitätsdiffusion) und primitive Abwehrmechanismen bei erhaltener Realitätskontrolle. Das Besondere an der Interviewtechnik des strukturellen Interviews besteht darin, dass in einem zyklischen Ablauf unstrukturierte Abschnitte immer wieder mit einem stark explorativen Interviewstil abwechseln. Fokussiert werden die zwischenmenschlichen Beziehungen der Patient:in, insbesondere die Übertragungsbeziehung. Durch den Wechsel von analytischer und strukturierter Interviewhaltung kommt es sowohl zur Inszenierung verinnerlichter Beziehungserfahrungen in der Übertragungsbeziehung als auch zu Informationen darüber, wie die Patient:in sich selbst, andere und ihre Beziehungen wahrnimmt, ob diese Wahrnehmungen realitätsgerecht sind, wie sie berufliche Anforderungen bewältigt sowie darüber, wie sie mit Sexualität und mit moralischen Wertvorstellungen umgeht. Buchheim et al. (1987) sprachen hier mit Recht von der 2. Generation diagnostischer Interviews, da erstmals explorativer und beziehungsdynamischer Interviewstil nicht bloß hintereinandergestellt wurden, sondern nach einem neuen, zyklischen Interviewkonzept eine neue integrierte Gestalt erhielten.

Unter dem Druck der evidenzbasierten Wissenschaft, die die Psychotherapie weltweit zu einem quantifizierbaren Wirksamkeitsnachweis zwingt, wurden eine Reihe von forschungsorientierten strukturierten diagnostischen Interviews entwickelt, die von Buchheim und Kollegen als 3. Generation der Interviewmethoden bezeichnet wurden (Buchheim et al., 1987). Beispielhaft seien hier einige dieser Instrumente erwähnt:

- Das *Strukturierte Klinische Interview für DSM-5* (SCID-I und -II; Beesedo-Baum et al., 2019a, 2019b; Fydrich et al., 1997; Wittchen et al., 1997) wurde für die Erfassung phänomenologischer DSM-5-Diagnosen konstruiert, dabei werden die einzelnen Items der DSM-5-Operationalisierungen der Reihe nach abgefragt.
- Das *Adult Attachment Interview* (AAI; George et al., 1985) ist ein semistrukturiertes Interview, das der Bindungsdiagnostik bei Erwachsenen dient und darauf abzielt, die gegenwärtigen Repräsentationen von früheren Bindungserfahrungen zu erfassen. Hierzu

werden 18 Fragen gestellt, welche die Beziehungen zu den Eltern bzw. frühen Bindungsfiguren und auch den eigenen Kindern betreffen. Das Interview wird anhand von Transkripten ausgewertet, wobei die Kohärenz des Diskurses das Hauptkriterium für die Codierung darstellt.

- Die *Zentrales-Beziehung-Konflikt-Thema*-Methode (ZBKT; Luborsky et al., 1992; Luborsky & Crits-Christoph, 1998) erfragt nach klar definierten Kriterien sog. Beziehungsepisoden, narratives Material, das anschließend so aufbereitet wird, dass die prägenden internalisierten Beziehungsstrukturen, die das interpersonelle Verhalten bestimmen, messbar werden.
- Das *Strukturierte Interview zur Persönlichkeitsorganisation* (STIPO; Clarkin et al., 2004; Doering, 2004; Doering et al., 2013) stellt den Versuch dar, das strukturelle Interview Kernbergs zu operationalisieren. In strukturierter Form werden 100 Items zu 7 verschiedenen Bereichen der Struktur der Persönlichkeit erfragt, das Rating erfolgt auf einer 6-stufigen Skala der Persönlichkeitsorganisation. Die revidierte Version (STIPO-R; Clarkin et al., 2016) umfasst nur noch 55 Items auf 5 Dimensionen sowie einen zusätzlichen Narzissmus-Score.

Diese formalisierten Interviewansätze stellen auf der Achse von explorativ versus beziehungsdynamisch den Gegenpol zum psychoanalytischen Erstinterview dar. Während Letzteres so unstrukturiert wie möglich der Entfaltung einer Szene in der Übertragungsbeziehung die Bühne bereitstellt, verzichten die operationalisierten Interviewformen auf dieses beziehungsdynamische Material im Hier und Jetzt zugunsten einer reliablen Einschätzung kleiner und kleinster messbarer psychopathologischer Einheiten. In Fortsetzung der Typologie von Buchheim et al. (1994) lässt sich das OPD-Interview als 4. Generation psychodynamischer Interviews bezeichnen (Dahlbender et al., 2004). Es stellt den Versuch einer Synthese der vorangegangenen Interview-Generationen dar. Dabei verlangt es zunächst eine psychoanalytische Grundhaltung, die die „Wiederherstellung infantiler Objektbeziehungen in der Übertragung-Gegenübertragung zwischen Psychotherapeut und Patient" zulässt (Janssen et al., 1996). Dabei wird allerdings – ebenso wie im strukturellen Interview Kernbergs – das unstrukturierte Vorgehen zyklisch von mehr explorativen Interviewphasen unterbrochen. Diese sind z. T. bereits vorhandenen Instrumenten entlehnt, so z. B. das Erfragen von Beziehungsepisoden aus der ZBKT-Methode. Darüber hinaus enthält das OPD-Interview strukturierte Passagen einer biografischen Anamnese sowie u. U. das Erfassen psychopathologischer Symptome. Das OPD-Interview ist *multiaxial* und *multimodal,* da Material für die Einschätzung der Achsen gesammelt wird und hierfür verschiedene Interviewmodi zum Einsatz kommen (Dahlbender et al., 2004). Von psychoanalytischer Seite wurde dem OPD-Interview vorgeworfen, durch die Multimodalität der Interviewführung zu viel szenisches Material zu opfern, da sich durch die strukturierteren Interviewanteile eine Übertragungs-Gegenübertragungs-Beziehung nicht entfalten könne (Mertens, 2004). Diese Argumentation ist nicht vollständig von der Hand zu weisen, dennoch vertreten wir die Auffassung, dass in einem mit ausreichend sensibler psychodynamischer Grundhaltung geführten OPD-Interview genügend Spielraum zur Entwicklung einer diagnostisch verwertbaren Übertragungsaktivierung bleibt. Möglicherweise lässt diese sich durch gezielte Interventionen, wie sie auch Kernberg in seinem strukturellen Interview setzt, sogar noch fördern (Dahlbender et al., 2004).

7.2 Durchführung des OPD-Interviews

7.2.1 Voraussetzungen

Ziel des OPD-Interviews ist es, Material zu generieren, um möglichst alle Items und Dimensionen der 4 Achsen reliabel einschätzen zu können. Um dies zu erleichtern, kann die Interviewer:in bestimmte Interviewstrategien nutzen, deren Anwendung an folgende Voraussetzungen gebunden ist:

- Die Interviewer:in muss über ein psychodynamisches Grundverständnis verfügen. Dies setzt nicht unbedingt eine tiefenpsychologisch orientierte Psychotherapie-Weiterbildung voraus, wenngleich diese sicher von Vorteil ist. Vielmehr ist eine *Empathiefähigkeit* gefragt, die es der Interviewer:in ermöglicht, Beziehungsaspekte im Hier und Jetzt der Interviewsituation zu erkennen und zu verstehen sowie Verbindungen zwischen Symptombildung und relevanten Erfahrungen im Dort und Damals herzustellen. Dies verlangt von der Interviewer:in, sich im Sinne Sandlers (Sandler, 1976) gleichschwebender Rollenübernahmebereitschaft für ihr eigenes Erleben in der Interviewbeziehung zu öffnen.
- Die Interviewer:in muss die Inhalte der Achsen I bis IV weitgehend im Kopf haben, um im Interview zu wissen, welche Bereiche ausreichend erfasst wurden und zu welchen noch nicht genügend Material vorliegt. Diese Kompetenz kann im Rahmen von 3 20-stündigen OPD-Trainingskursen i.d.R. ausreichend erworben werden, vorausgesetzt, das Erlernte wird zwischen den Kursen geübt und angewendet.
- Ist die Erfassung der symptomatischen Diagnosen im Rahmen des OPD-Interviews geplant, muss die Interviewer:in mit den diagnostischen Kriterien von ICD-10/-11 bzw. DSM-IV/-5 vertraut sein und entweder über eine ausreichende klinische Erfahrung verfügen oder entsprechende Trainingskurse zur Anwendung der Klassifikationsschemata besucht haben. Es empfiehlt sich allerdings, die klassifikatorische Störungsdiagnostik vom eigentlichen OPD-Interview zu trennen.

7.2.2 Prinzipien

Grundeinstellung

Wie bereits erwähnt beinhaltet das OPD-Interview ein multimodales und multiaxiales Vorgehen mit phasenweisen strukturierten Passagen. Primäre Grundeinstellung der Interviewer:in ist die eines psychodynamischen Erstinterviews, die die Bühne für eine szenische Entwicklung in der Interviewbeziehung frei macht, wenig strukturiert und nicht explorativ vorgeht. Obwohl diese Haltung in strukturierteren Interviewpassagen vorübergehend verlassen wird, ist es ein Grundprinzip des OPD-Interviews, immer wieder zu ihr zurückzukehren. Dieses Vorgehen lässt sich am ehesten als ein Oszillieren zwischen beziehungsdynamischer und explorativer Interviewhaltung beschreiben, wobei verschiedene Grade der Strukturiertheit eingesetzt werden:

- eine offene, unstrukturierte Gesprächsführung, die der spontanen Entfaltung des inneren Erlebens und der Beziehungsangebote der Patient:in dient;
- ein mäßig strukturierendes Vorgehen, das einzelne Themenbereiche im Interview fokussiert und durch zurückhaltende Interventionen der Patient:in Anstöße in bestimmte Richtungen gibt, z.B. bei der Erhebung der biografischen Anamnese oder der Untersuchung von Beziehungsepisoden, Selbst- und Fremdwahrnehmung;
- ein strukturiertes Vorgehen, das spezifische Details erfragt, z.B. bei der Exploration des psychopathologischen Befundes und der Symptomatik zur Ermittlung der syndromalen ICD-10/-11-Diagnose.

Offene Gesprächshaltung

Die einzelnen Interviewphasen, in die das OPD-Interview untergliedert ist, sollen möglichst mit einer offenen Gesprächshaltung eingeleitet werden. Der Patient:in soll die Entscheidung darüber überlassen werden, welchen Inhalten sie welche Bedeutung geben will, was sie zuerst, was ganz ausführlich und was nur zwischen den Zeilen berichten will. Darüber hinaus geben die unstrukturierten Interviewphasen Raum für die Entwicklung einer „Inszenierung" von Übertragung und Gegenübertragung. Hier soll die Interviewer:in neben dem manifesten Inhalt des Gesagten insbesondere auf szenisches Material achten, so z. B. mimische und gestische Äußerungen der Patient:in, ihre subjektiven Bewertungen, Betonungen und Auslassungen. Widersprüche treten an psychodynamisch relevanten Punkten häufig zwischen Inhalt und affektiver Tönung des Gesagten auf. Besonderes Augenmerk gilt den Beziehungsangeboten der Patient:in an die Therapeut:in und ihrer emotionalen Reaktion darauf. Aus diesem Beziehungsgeschehen lassen sich Hypothesen über neurotische Konflikte und dysfunktionale Beziehungsmuster der Patient:in ableiten, die dann in strukturierteren Interviewabschnitten weiter exploriert werden können.

Unter dem Aspekt der strukturbezogenen Diagnostik sind weniger die offenen oder verdeckten *Bedeutungen* von Äußerungen und Inszenierungen interessant, sondern die strukturellen *Fähigkeiten* bzw. *Einschränkungen*, die sie in ihrem Bericht implizit beschreibt oder in der Interviewsituation direkt demonstriert. Die Art und Weise ihres Umgangs mit Belastungen und Konflikten zeigt, inwieweit sie sich und andere wahrnehmen kann, über welche Möglichkeiten der Steuerung sie verfügt und wie gut sie zu sich selbst und zu anderen in Kontakt kommt. Die Diagnostiker:in konzentriert sich deshalb hier weniger auf unbewusste *Inhalte*, sondern auf die *Form*, in der die Patient:in die durch das Interview gestellten Anforderungen bewältigt.

Unstrukturiert-offene Gesprächsabschnitte

In den unstrukturiert-offenen Gesprächsabschnitten lassen sich die bekannten psychodynamischen Interventionsstrategien anwenden: Klärung, Konfrontation und Deutung.

Klärung beinhaltet die Erforschung von Aspekten der Darstellung der Patient:in, die diffus, unklar oder widersprüchlich geblieben sind. Dabei werden diese Inhalte diskutiert, aber noch nicht infrage gestellt. Es handelt sich hierbei um die bewusstseinsnächste, „sachlichste" Ebene der Interaktion.

Beispiel: „Sie haben mir berichtet, dass Sie gern auch mal mit anderen Frauen ausgehen. In der letzten Woche hatten Sie den schlimmen Streit mit Ihrer Partnerin, wobei es um dieses Thema ging. Ist Ihre Freundin so extrem eifersüchtig oder gab es da doch noch mehr Grund für ihre Empörung?"

Die **Konfrontation** geht einen Schritt weiter, indem sie die Patient:in auf unbewusste oder vorbewusste Inhalte hinweist, die zueinander im Widerspruch stehen, von ihr aber für selbstverständlich und unproblematisch gehalten werden. Ursächlich sind dabei meist Abwehrvorgänge, widersprüchliche Selbst- und Objektvorstellungen oder ein strukturelles Unvermögen beteiligt. Eine Konfrontation stellt für die Patient:in mitunter eine Provokation dar, da sie eine deutliche Infragestellung ihrer Wahrnehmung und ihres Verhaltens impliziert. Damit wird eine Situation hergestellt, in der die strukturellen Möglichkeiten einer Patient:in (z. B. der Affekt- und Selbstwertregulation, der Wahrnehmung) direkt geprüft werden können.

Beispiel: „Sie sagen, dass Sie Ihre Partnerin auf gar keinen Fall verlieren wollen, gleichzeitig haben Sie aber immer wieder intime Kontakte zu anderen Frauen, wovon Sie Ihrer Partnerin auch erzählen. Wie passt das zusammen?"

Die **Deutung** ist diejenige Intervention, die am weitesten auf die unbewusste Ebene abzielt. Hier werden der Patient:in nicht nur konflikthafte Aspekte vor Augen geführt, sondern auch Hypothesen darüber abgegeben, welche Motive und psychodynamischen Hintergründe bei der Entstehung der Problematik eine Rolle spielen könnten. Da in einem OPD-Interview üblicherweise (noch) kein sicherer therapeutischer Rahmen besteht, müssen Deutungen zurückhaltend als *diagnostische Probedeutungen* abgegeben werden, um die Patient:in nicht zu destabilisieren.

Beispiel: „Wir haben gesehen, dass Sie immer wieder ‚Nebenbeziehungen' beginnen, wenn Sie sich Ihrer Partnerin besonders nahe fühlen; und auch mir gegenüber haben Sie in einem besonders intensiven Moment unseres Gesprächs betont, dass Sie noch mindestens 2 weitere Erstgespräche bei anderen Therapeut:innen vereinbaren wollen. Könnte es sein, dass Sie immer dann eine ‚Nebenbeziehung' eröffnen, wenn Ihnen die Nähe in einer wichtigen Beziehung zu groß und damit zu bedrohlich wird?"

Probedeutungen dienen einerseits einem vertieften Verständnis unbewusster Prozesse, beispielsweise bei der Untersuchung neurotischer Konflikte, andererseits liefern sie wichtige Informationen für die Achse I, zur Einsichtsfähigkeit und Behandlungsmotivation der Patient:in.

Mäßig strukturierte Gesprächsabschnitte

In den mäßig strukturierten Gesprächsabschnitten werden einzelne Themenbereiche von der Interviewer:in vorgegeben bzw. fokussiert. Dabei ist es wichtig, nicht unvermittelt in das Stellen geschlossener Fragen zu verfallen, sondern zunächst so offen wie möglich den entsprechenden Bereich anzusprechen. Im Kontext der biografischen Anamnese könnte dies so lauten: „Können Sie mir bitte schildern, wie Sie aufgewachsen sind, wie es Ihnen in Ihrer Kindheit ergangen ist."

Im Weiteren kann es dann nötig werden, genauer zu fokussieren: „Erläutern Sie mir bitte an einem Beispiel, wie die Beziehung zu Ihrem Vater war, als sie noch ein Kind waren."

Und u. U. noch genauer, um die reale Situation des Kindes zu klären: „Hat Ihr Vater Sie jemals mit Gegenständen, einem Gürtel, Stock oder Ähnlichem geschlagen?"

Ein ebensolches Strukturieren und Fokussieren wird in den Interviewabschnitten zur Erfassung von Beziehungsmustern, Selbst- und Objektwahrnehmung eingesetzt.

Ein besonders strukturiertes Vorgehen ist im Interview bei der Exploration von psychopathologischem Befund und Symptomen für die syndromale ICD-10-Diagnostik erforderlich. Hier kann es nötig werden, sogar geschlossene bzw. Auswahlfragen zu stellen, um Sachverhalte zweifelsfrei zu klären.

Neben diesen allgemeinen Interview-Strategien sieht das OPD-Interview einige spezifische diagnostische Prozeduren obligatorisch vor. Es sind dies die Stimulierung von Beziehungsepisoden für die Einschätzung der Achse II und die Selbst- und Objektbeschreibung für die Einschätzung von Selbst- und Objektwahrnehmung auf Achse IV. Diese Techniken werden im folgenden Abschnitt erläutert.

7.2.3 Interview-Ablauf

Das Interview ist in verschiedene Phasen eingeteilt, wobei jede Phase wie beschrieben durch eine Frage oder Intervention eingeleitet wird. Die Strukturierung ist bei der Eröffnung am geringsten und kann im weiteren Verlauf des Interviews zunehmen. Innerhalb jeder Phase sind, falls erforderlich, strukturierende Fragen möglich. Es hat sich gezeigt, dass ein vollständiges OPD-Interview kaum in weniger als 90 Minuten zu führen ist, u. U. können auch 2–3 Stunden nötig sein. Für das erste Gespräch sollte die Therapeut:in sich auf mindestens 1 Stunde einstellen. Sind in dieser Zeit keine hinreichenden Informationen zur klinischen Diagnosestellung wie auch zur Beantwortung der Kriterien der 4 Achsen möglich, sind 1–2 weitere Gespräche mit der Patient:in zu vereinbaren. Zwischen den Gesprächen kann sich die Therapeut:in vergegenwärtigen, für welche Bereiche der OPD-Diagnostik ihr noch Informationen fehlen.

Eröffnungsphase

In der Eröffnung sind der Patient:in das Ziel des Gesprächs und der Zeitrahmen mitzuteilen, z. B. in folgender Formulierung: „Wir haben für dieses Gespräch eine Stunde Zeit. Ziel des Gesprächs ist es, mit Ihnen ein Verständnis Ihrer Erkrankung/Ihres Problems zu finden. Dazu werden wir uns verschiedene Lebensbereiche anschauen, was jetzt ist, auch wie Sie aufgewachsen sind und so weiter. Wir können damit beginnen, dass Sie mir schildern, was Sie zurzeit am meisten belastet."

Die Patient:in wird i. d. R. mit Beschwerdeschilderungen beginnen, denn sie kommt mit spezifischen psychischen oder somatischen Problemen, um darüber mit der Therapeut:in in ein Gespräch zu kommen.[3] Die Patient:in sollte die Möglichkeit behalten, frei und offen über ihre Symptome zu sprechen.

Die Therapeut:in wird in dieser Phase nach einer ersten Einschätzung den Schweregrad der psychischen und/oder somatischen Erkrankung und den Leidensdruck der Patient:in beurteilen können. Sie wird erste Eindrücke hinsichtlich der Beeinträchtigung der aktuellen Lebenssituation wie auch des Selbsterlebens der Patient:in gewinnen.

Nicht zu früh, aber noch im zeitlichen Zusammenhang mit den Schilderungen der Beschwerden, kann ein wichtiger Aspekt der Achse I erfragt werden, z. B.: „Was denken Sie: Woher kommt das? Wie erklären Sie sich selbst diese Veränderungen?"

Es geht bei der Erfassung der Beschwerden und der aktuellen Lebenssituation jedoch nicht nur um das Erleben der Patient:in, sondern auch um Fakten ihrer augenblicklichen psychosozialen Situation, z. B. ihrer Partnerbeziehung oder Arbeitsfähigkeit. Möglicherweise sind auch schon lebensbestimmende Konflikte in mehreren Lebensbereichen feststellbar. Diese können im Verlauf des Interviews in späteren Phasen vertieft ermittelt werden. Beachten sollte die Therapeut:in auch, ob der Beginn der Symptomatik im Zusammenhang mit bestimmten auslösenden Situationen, z. B. mit Schwellensituationen wie Weggang aus dem Elternhaus, Aufnahme einer Berufsausbildung, Aufstieg in eine Führungsposition, Gründung einer Familie, Ruhestand in Verbindung stehen.

- Patientin A. sagt nach der Eröffnung Folgendes: „Nun sitze ich hier ..." Sie schildert sehr ausführlich ihre Ängste, depressive Verstimmung und Hilflosigkeit, aber auch ihr Bemühen um eigene Initiativen, insbesondere ihre inneren Spannungen nach Rückkehr aus einer stationären psychosomatischen Behandlung bei der Begegnung mit ihrem Mann. Diese Phase schließt mit der weinend vorgetragenen Zustandsbeschreibung: „Ich kann nicht mehr."
- Patientin B. schildert exakt und unbewegt die bisherigen Untersuchungen und somatischen Behandlungen wegen einer Colitis ulcerosa. Sie zeigt die vom überweisenden Arzt mitgegebenen Röntgenbilder. Sie betont ihre Heilungserwartung, indem sie sich einer neuen Form der Behandlung, einer Psychotherapie, zuwendet, obwohl der bisher behandelnde Internist ihr davon abgeraten hat.
- Der Patient C. kommt wegen einer krisenhaften Entwicklung während einer beruflichen Umschulungsaktivität. Er ist suizidal-depressiv, im Gespräch über das aktuelle berufliche Scheitern wird seine große Kränkbarkeit spürbar, er äußert sich enttäuscht

3 Ist die nosologische Diagnostik im gleichen Gespräch vorgesehen, sollte die Therapeut:in in die Lage kommen, die Kernsymptome nach ICD-10/-11 zu erfassen. Ist sie nicht sicher, sind hier vorsichtige Fragen möglich, ohne in eine reine Exploration einzusteigen.

und verärgert über die Bedingungen seiner Umschulung. Seine Schilderung der äußeren Verhältnisse ist verwirrend, sein Krankheitserleben ist von Ratlosigkeit und Verzweiflung bestimmt.

Schon in der initialen Begegnung zwischen Patient:in und Therapeut:in, der „Anfangsszene" (Wegener, 1992), und in der folgenden Eröffnungsphase muss die Interviewer:in die szenischen Darstellungen der Patient:in, wie sie schon bei der Kontaktaufnahme, bei der Beschwerdeschilderung, beim Krankheitserleben und bei der Krankheitsverarbeitung zum Ausdruck kommen, aufmerksam beachten. Sie kann sich für den weiteren Verlauf des Interviews an diesen szenischen Darstellungen orientieren.

- Die Patientin A. eröffnet z.B. das Interview, indem sie einen Überweisungsvordruck vorlegt, auf dem eine Diagnose vermerkt ist, die sie nicht lesen kann. Sie bittet den Untersucher, dieses Unleserliche zu entziffern und ihr zu erklären. Sie nimmt also eine Beziehung zum Untersucher auf, indem sie sich als Unwissende darstellt und vom Untersucher aufgeklärt werden möchte. Die Modalität dieser Beziehungsstruktur ist bestimmt von ihren Abhängigkeitswünschen, die sich auch in der Beziehung zu ihrem Ehemann und ihrem Vater manifestieren.
- Die Schilderungen der Patientin B. sind orientiert an einer rollenhaft normativen Anpassung an die ärztliche Untersuchungssituation. In ihrer Darstellung lassen sich kaum Beziehungsfiguren entdecken.
- Der Patient C. stellt sofort seine große Kränkbarkeit in den Vordergrund und bringt sie in Verbindung mit einer psychosozialen Situation (Umschulung).

Hat die Patient:in ihre Schilderung der Beschwerden (ob ausschließlich Symptome oder anderes) vorerst abgeschlossen, empfiehlt es sich, den Blick noch einmal zu weiten: „Gibt es außer den Dingen, die Sie jetzt genannt haben, noch weitere Bereiche, in denen was im Argen liegt, mit denen Sie unzufrieden sind oder in denen Probleme bestehen".

Oft kommen dann schon Schilderungen, die stärker Beziehungsaspekte (z.B. innerhalb von Partnerschaften oder bei der Arbeit) betreffen. Dadurch ergibt sich häufig ganz zwanglos eine Überleitung zur Erfassung von Beziehungsepisoden und des Objekterlebens.

Beziehungsepisoden und Objekterleben

Bei der Herausarbeitung von Beziehungserfahrungen und -episoden muss die Therapeut:in 2 Perspektiven berücksichtigen: Einmal muss sie die Analyse des aktuellen Übertragungs-Gegenübertragungs-Geschehens nutzen können, zum anderen muss sie die Analyse der aktuellen oder biografischen Beziehungserfahrungen heranziehen. Bei den Beziehungserfahrungen geht es im Wesentlichen um die Erzählung von Episoden in der Beziehung zu signifikanten anderen. Dabei interessieren insbesondere die dysfunktionalen, überdauernden bzw. sich wiederholenden (habituellen) Beziehungsmuster. Die Therapeut:in wird also vor allem auf neurotische Wiederholungen, Übergeneralisierungen, auf Brüche und Widersprüche in Beziehungen sowie auf die Differenziertheit der Objekte im Erleben der Patient:in achten müssen. Dazu kann sie sich einmal auf konkrete erlebte Interaktionen beziehen, zum anderen auf kumulierte Interaktionserfahrungen in einer Art typisierenden Zusammenschau von repetitiven Mustern.

Für die Gewinnung dieses Materials ist als obligatorischer Bestandteil des OPD-Interviews das Erheben von Beziehungsepisoden vorgesehen. Dies geschieht in Anlehnung an die ZBKT-Methode (Luborsky et al., 1992; Luborsky & Crits-Christoph, 1998). Dabei werden Narrative von konkreten Beziehungsinteraktionen erfragt, die für die Patient:in in irgendeiner Weise schwierig, konflikthaft oder belastend gewesen sind. Für das OPD-Interview sollten mindestens 2–3 Beziehungsepisoden vorliegen.

Die Erfassung von Beziehungsepisoden lässt sich gut mit der Erfassung des Objekterlebens kombinieren, z.B.: „Sie haben vorhin XY erwähnt – können Sie mir die Beziehung zu ihm/ihr näher beschreiben?"

Dann sollte man sich konkrete singuläre Interaktionen genau beschreiben lassen und Wünsche, Erwartungen, Befürchtungen, Gedanken und Gefühle (auch der anderen) aktiv erfragen. Beispiele: „Wie gehen Sie miteinander um? Gibt es auch mal Streit oder Konflikte?" „Ich kann mir die Beziehung zu X noch nicht so recht vorstellen. Können Sie mal ein konkretes Beispiel schildern? Wie war die Situation, wer hat was gesagt oder getan? Was haben Sie gedacht und gefühlt?"

Die Therapeut:in soll immer an singulären Interaktionen, d.h. an Beispielen von Beziehungserfahrungen, interessiert sein, vor allem bei Patient:innen, die aus Abwehrgründen immer nur Zusammenfassungen oder abstrakte Aussagen liefern.

Um die motivierende Beziehungsdynamik genauer herauszuarbeiten, kann es wichtig sein, im Einzelnen nach Erwartungen, Wünschen, Befürchtungen – ggf. in Bezug auf sich selbst und auch andere – und dergleichen zu fragen sowie nach äußerlich sichtbaren Verhaltensreaktionen und dem inneren Erleben, den emotionalen oder kognitiven Reaktionen auf das Beziehungsgeschehen. Dazu eignen sich z.B. folgende Fragen:

- „Können Sie mir sagen, was Sie und/oder Ihr Gegenüber in jenem Moment tat oder sagte?"
- „Als XY das zu Ihnen sagte – was haben Sie da gedacht und gefühlt?"
- „Wie fühlte sich Ihrer Meinung nach XY wohl in jenem Moment?"
- „Können Sie sagen, was Sie in diesem Moment von X befürchteten?"
- „Was hätten Sie sich in dieser Situation eigentlich gewünscht?"
- „Warum ist Ihnen das so wichtig?"

Beim Erfragen von Beziehungsepisoden kann die Therapeut:in erste Hinweise auf Objekte aus den vorangegangenen Interviewabschnitten aufgreifen und nach der konkreten Beziehungssituation fragen, oder sie kann auch überleiten von der Beschwerdeschilderung zur Schilderung von Beziehungserfahrungen, indem sie nach der Reaktion der anderen auf ihre Erkrankung fragt, falls die Patient:in nicht von sich aus die Beziehungspersonen anspricht.

- Bei der Patientin A. ist es die Beziehung zum Ehemann, die einen Ambivalenzkonflikt hinsichtlich Abhängigkeitswünschen und Selbstständigkeitstendenzen erkennen lässt.
- Bei der Patientin B. ist es die Beziehung zur Tochter. Sie ist unehelich geboren. Die Patientin bemühte sich in großer Sorge, eine gute Mutter zu sein. Die Tochter „verhinderte" bisher, dass die Patientin eine Partnerbeziehung realisieren konnte.
- Der Patient C. beschreibt, wie er immer wieder Beziehungen zu idealisierten Frauen sucht und nachfolgend heftige Enttäuschungen erlebt. Dieses Muster beschränkt sich nicht auf Partnerinnen, sondern auf jegliche Objekte, z.B. auch auf Ausbildungsinstitutionen. Es ist folglich auch für die eventuelle Therapie von großer Bedeutung.

Die Therapeut:in kann auch mehr ins Detail gehen oder mehr am Typischen oder an der zeitlichen Entwicklung interessiert sein und entsprechend Fragen zur Beziehungsentwicklung damals oder heute stellen. Sie kann sich ein Bild davon machen, ob die dargestellte Beziehung einen einmaligen Charakter hat oder ob sie mit anderen Beziehungen vergleichbar ist.

Wenn auch in diesen Phasen die Herausarbeitung der Beziehungsepisoden in den Vordergrund tritt, ausgehend von den aktuellen Beziehungssituationen, und die Therapeut:in erstmals annäherungsweise einschätzen kann, in welche Position die Patient:in sich gegenüber den Objekten begibt, was sie erwartet und befürchtet und wie sich andere ihr gegenüber verhalten, werden jedoch auch in den späteren Phasen, insbesondere in der 3. und 4. Phase noch weitere Möglichkeiten bestehen, Beziehungserfahrungen zu ermitteln. Die Therapeut:in sollte also auch in späteren Phasen des Gesprächs auf konkrete Beispiele, d.h. Beziehungsepisoden, achten.

In den Beziehungsepisoden wird bereits ein Großteil der notwendigen Informationen über das Bestehen repetitiver Konfliktmuster aufscheinen. Insgesamt gilt, dass Konflikte nicht im engeren Sinne zu explorieren sind. Ihre Spur durchzieht das ganze Interview – inhaltlich und szenisch. Präzisierende (d.h. auch Hypothesen/Vermutungen testende) Fragen helfen vor allem den von der Interviewer:in unterstellten Konflikt in anderen Lebensbereichen zu überprüfen („Macht sich das im Beruf/im Umgang mit anderen Menschen auch bemerkbar? Kommen Sie in diesem Punkt mehr auf den Vater oder auf die Mutter heraus? Sehe ich das richtig, dass die Krankheit Sie jetzt wieder in eine ähnliche Situation bringt?").

Wahrscheinlich wird das Beziehungserleben immer auch in Bezug zu den Objekten geschildert. Dennoch sollte sich die Therapeut:in immer auch noch einmal auf die Wahrnehmung und das Erleben der Objekte konzentrieren. Sie sollte herausarbeiten, wie die Patient:in die anderen im „Hier und Jetzt" sieht. Eine konkrete Objektbeschreibung kann mit der Frage eingeleitet werden: „Sie haben mir schon einiges von der Beziehung zu XY erzählt. Beschreiben Sie den/die mal: Was für ein Mensch ist er/sie? Welche Eigenschaften hat er/sie? Was macht ihn/sie aus?"

Die Therapeut:in sollte dabei an den vorausgegangenen Schilderungen über die Objekte anknüpfen. Sie wird aber auch, falls die Patient:in nicht schon zuvor Lebensbereiche vertieft dargestellt hat, klärende und lenkende Fragen stellen müssen, um die Patient:in anzuregen, über Beziehungen und Lebensthemen der Gegenwart und Vergangenheit zu erzählen.

Manche Patient:innen lassen bei freiem, nicht explorativem Vorgehen Lebensbereiche weg. Zur Erfassung lebensbestimmender Konflikte ist es jedoch notwendig, mehrere Lebensbereiche zu erfassen. So kann z.B. die Frage notwendig werden: „Sie haben mir einen guten Eindruck von Ihrem Leben in der Familie vermittelt. Ich kann mir aber noch nicht so recht vorstellen, wie es Ihnen in Ihrem Beruf ergeht. Können Sie mir davon einen Eindruck verschaffen?"

Die Therapeut:in muss sich stets vergegenwärtigen, dass es eher nicht um die Gewinnung der „historischen Wahrheit" geht, sondern um die Erfassung des subjektiven Erlebens und Erinnerns, insbesondere des Erlebens der Objekte. In manchen Fällen ist es wahrscheinlich, dass die Patient:in nur Andeutungen von wichtigen Situationen macht. Diese sollte sich die Therapeut:in merken, jedoch die Patient:in nicht unbedingt drängen, Mitteilungen zu machen, die ihr sehr unangenehm sind und die sie vielleicht erst zu einem späteren Zeitpunkt mitteilen kann. Ebenso werden sicher immer wieder bedeutsame Situationen und Beziehungen zu signifikanten Objekten gar nicht erwähnt, evtl. ausgeblendet. Die Therapeut:in kann dies zwar ansprechen, aber sie muss sich vergegenwärtigen, dass sie manchmal nur Andeutungen bekommt, einem Widerstand begegnet, die „wirklichen" Beziehungen zu schildern.

- Bei der Patientin A. ist das signifikante bedeutsame Objekt der Ehemann; bei der Patientin B. ist es die Tochter. Von diesen Objekten führt der Weg im Interview bei der Patientin A. zum Vater, der sehr idealisiert wird und der kurz vor der Heirat der Patientin verstorben war. Bei der Patientin B. führt der Weg von der Tochter zur Mutter, die ebenfalls sehr idealisiert wird und kurz vor Ausbruch der Erkrankung verstorben war. Die Patientin A. schildert ihren Vater als ein ideales Objekt; sie konnte sich stets an ihn wenden, er hatte für alles Verständnis. Seinen Tod sie noch nicht verarbeitet. Bei der Patientin B. ist es die Mutter, die alles für die Familie tat, sich aufopferte und immer für

die Kinder da war, von der sich die Patientin nur schwer trennen konnte. Die Patientin äußert heftige Schuldgefühle, da die Mutter verstorben war, als sie die Familie nicht besuchen konnte.
- Für den Patienten C. ist eine realitätsgerechte Wahrnehmung anderer Menschen sehr schwierig. Er schwankt zwischen den extremen Polen großer idealisierender Hoffnung und bitterer Enttäuschung. Eine innere emotionale Bindung an einzelne wichtige Personen ist kaum zu erkennen. Das gilt z. B. auch für die beiden halbwüchsigen Kinder aus einer gescheiterten Ehe.

Bei der Exploration der Strukturdimensionen, zu denen Selbst- und Objekterleben ja wesentlich gehören, ist es bei strukturell beeinträchtigteren Patient:innen nötig, die initial offene und unstrukturierte Gesprächshaltung zu verlassen, um aus einer aktiveren Haltung heraus der Patient:in Angebote darüber zu machen, was wohl in ihr vorgeht, da diese Patient:innen oft nicht in der Lage sind, ihre inneren Prozesse und Defizite wahrzunehmen und zu benennen. Dabei kann es hilfreich sein, Metaphern, Geschichten oder auch Filmszenen zur Veranschaulichung zu verwenden.

Erleben der Sexualität und des Körpers

Da im vorherigen Abschnitt (Beziehungsepisoden und Objekterleben) meist schon etliche Informationen über Partnerschaften (ob vorhanden oder nicht) und ggf. über deren Qualität mitgeteilt wurden, bietet sich hier oft eine Überleitung zum Thema Sexualität und Körpererleben zwanglos an. Zum Beispiel:
- „Für viele Menschen ist die Sexualität ein wichtiger und manchmal nicht ganz unproblematischer Bereich. Wie ist das für Sie? Wie erleben Sie Sexualität?“
- „Ist für Sie persönlich Sexualität ein wichtiger Bereich in Ihrem Leben?“
- „Können Sie beschreiben, was für Sie besonders schön und was besonders schwierig im Bereich der Sexualität ist?“
- „Wie glauben Sie, dass Ihr Partner das erlebt?“
- „Tauchen im Bereich der Sexualität für Sie schwierige Gefühle auf?“
- „War das in früheren Beziehungen auch schon so?“ „Wie war das früher?“

Wenn die Patient:in zurzeit nicht sexuell aktiv ist:
- „War das schon immer so?“
- „Kein Interesse?“
- „Masturbation?“
- „Fantasien dabei?“

Wenn die Patient:in nicht darüber sprechen möchte: „Was ist das Schwierige daran?“

Vom Erleben der Sexualität ist eine Überleitung zu anderen Formen möglichen lustvollen Erlebens sinnvoll. Fragen können hier sein (je nachdem, wie die Sexualität erlebt wurde):
- „Gibt es andere Bereiche, in denen Sie so etwas wie Genuss oder Lust erleben können?“
- „Was mögen Sie da besonders, was eher weniger?“

Anschließend ist die Überleitung zum allgemeineren Erleben des eigenen Körpers meist leicht. Fragen können hier sein:
- „Wie würden Sie das Verhältnis zu Ihrem Körper insgesamt beschreiben?“
- „Was mögen Sie an ihrem Körper? Was mögen Sie gar nicht?“
- „Welche Gefühle tauchen auf, wenn Sie sich z. B. im Spiegel betrachten?“

Ein typischer Traum

Oft ist es informativ, sich einen Traum schildern zu lassen. Am besten den Traum, der der Patient:in spontan einfällt. Falls kein spontaner Einfall kommt, kann nach einem subjektiv bedeutsamen Traum von irgendwann gefragt werden, nach einem, „den Sie vielleicht in ähnlicher Weise häufiger hatten, oder einem, der Ihnen im Gedächtnis geblieben ist".

Auch hier kann analog der Erfassung von Beziehungsepisoden durchaus nachgefragt werden:

- Was war der Affekt im Traum?
- Wie ging das aus?
- Was denken Sie dazu?

Kindheit und Primärfamilie

Hier kann dann die Exploration der individuellen Entwicklungsgeschichte angeschlossen werden. Es sollten einige Informationen über die erlebten wie faktischen Lebensbereiche (Herkunftsfamilie, eigene Familie, Arbeits- und Berufswelt – sofern nicht schon vorher spontan erzählt) gewonnen werden, die Teil der biografischen Anamnese sind.[4]

Mögliche Fragen können sein:

- „Wir haben bis jetzt hauptsächlich über Ihre aktuelle Lebenssituation gesprochen. In den nächsten Fragen wird es um Ihre Kindheit gehen."
- „Wie sind Sie aufgewachsen? Können Sie das mal grob schildern: Wie war die Familiensituation? Gab es Geschwister?"
- „Wer war der wichtigste Mensch in Ihrer Kindheit?"

Die Beziehung zur **Mutter** oder, falls die Mutter nicht da war, zu der Person, die die Mutter-Funktion am ehesten innehatte, sollte zur Sprache kommen. Es geht auch hier um die Objektbeschreibung der Mutter und dann um die Beschreibung der Beziehung.

- „Wie würden Sie Ihre Mutter/XX beschreiben?"
- „Können Sie mir die Beziehung zu ihr noch ein wenig näher beschreiben? Wie war sie zu Ihnen?"
- „Können Sie mir ein typisches Ereignis schildern, welche die Beziehung (diesen Aspekt) vielleicht am besten beschreibt?"

Dann das Gleiche für **Vater/YY**: Objekt beschreiben, Beziehungserleben, typische Ereignisse.

Auch die **Beziehung der Eltern** (bzw. der primären Bezugspersonen) untereinander sollte erfragt werden, sofern dies nicht spontan deutlich wird. Wenn zeitlich möglich, könnten hier Fragen aus dem *Adult Attachment Interview* eingefügt werden, z. B.:

- „Was denken Sie: Warum haben sich Ihre Eltern so verhalten?"
- „Hat sich die Beziehung zu Ihren Eltern seit Ihrer Kindheit verändert?"
- „Glauben Sie, dass die Erfahrungen aus Ihrer Kindheit Einfluss darauf haben, wie Sie heute sind?" „Inwiefern?"

Auch Fragen nach frühen Trennungserfahrungen, Todesfällen oder traumatischen Erlebnissen können hier gut eingeflochten werden.

Schlimmstes Erlebnis

Wenn Patient:innen entsprechende Andeutungen machen, sollte in jedem Fall das Angebot gemacht werden, darüber zu sprechen: „Sie haben vorhin angedeutet, dass es da etwas sehr Belastendes gegeben hat. Mögen Sie sagen, was das war?"

Falls es bis hierher keine Hinweise auf traumatische Erfahrungen gegeben hat, bewährt sich die einfache Frage: „Was war das Schlimmste, was Sie bisher erlebt haben?"

Dieses Ereignis kann dann frei exploriert werden.

---

4 Achtung: Die Fragen zu Kindheit, Mutter, Vater etc. sind einerseits wichtig, andererseits nimmt das schnell sehr viel Raum ein und das Interview läuft zeitlich aus dem Ruder. Daher: Es geht um das subjektive Erleben und die Verarbeitung dieser Erfahrungen – es müssen nicht alle Fragen so gestellt werden.

Selbsterleben und Emotionen

Spätestens dann sollte auf das Selbsterleben der Patient:in fokussiert werden, wobei es im Wesentlichen um die Einschätzungen von Strukturmerkmalen (Achse IV) geht. Das explizite Erfragen einer Selbstbeschreibung der Patient:in ist – gemeinsam mit dem Erheben von Beziehungsepisoden und der Objektbeschreibung – eine weitere obligatorische Interviewstrategie, die in jedem OPD-Interview enthalten sein muss. Diese Technik wurde auch von Kernberg in seinem strukturellen Interview verwendet (Kernberg, 1981b, 1988). Die Selbstbeschreibung kann mit folgenden Fragen eingeleitet werden:

- „Nun haben wir schon vieles besprochen, wie es Ihnen heute geht, wie Sie aufgewachsen sind usw. Wenn Sie sich jetzt noch mal selbst betrachten: Was für ein Mensch sind Sie? Wie würden Sie sich selbst beschreiben?"
- „Wie sehen Sie sich, was ist typisch für Sie, was unterscheidet Sie von anderen?"
- „Wie sehen Sie sich jetzt und wie sahen Sie sich früher?"

Falls **Widersprüche** aufscheinen (auch zu Aussagen aus vorherigen Passagen), sollten diese benannt werden (s. o., *Konfrontation*), um dann z. B. zu fragen: „Wie passt das zusammen?"

Anhand der Schilderungen wird sich für die Therapeut:in nicht nur darstellen, ob die Patient:in sich selbst differenziert zu schildern in der Lage ist, sondern auch, ob sie sich von den Objekten abgrenzen kann, ob sie ein klares Selbstkonzept hat.

Da die Patient:innen sich meist in bestimmten Situationen selbst schildern, wird die Therapeut:in oft auch **Weiteres über familiäre oder berufliche Lebensbereiche** erfahren. Hier ist es durch vertiefende Fragen möglich, sowohl die biografische Situation noch genauer zu erfassen, z. B. die Beziehung zu den Eltern, Geschwistern, zu Partner:innen, zu Vorgesetzten und Kolleg:innen, wie auch das Selbsterleben der Patient:in in diesen sozialen und biografisch definierten Situationen. Dieser Teil des Interviews kann sehr umfangreich werden und möglicherweise werden weitere Klärungen in folgenden Gesprächen notwendig.

So sind z. B. detailliertere Fragen zur Zufriedenheit der Patient:in in der Familie, im Beruf, in seinen früheren und augenblicklichen Tätigkeiten, zu Belastungen, Entlohnung, Verhältnis zu Vorgesetzten und Beziehungen zu Kolleg:innen möglich. Die Therapeut:in sollte auf mehrere Lebensbereiche zu sprechen kommen, damit die lebensbestimmenden Konflikte sich breit darstellen können.

- Bei der Patientin A. ist das aktuelle Selbsterleben bestimmt von der erlebten Unfähigkeit, selbstständige Unternehmungen zu planen und durchzuführen, und von der Gebundenheit in der Ehe. Aus der früheren Ehe, die sie nach dem Tod ihres Vaters einging, schildert sie, dass der Ehemann sie einschloss, bis er von der Arbeit zurückkam. Er begründete dies damit, dass sie doch nichts zu tun brauche und er alles für sie tun könne. Die Patientin fand dies damals „amüsant". Sie fühlte sich wie ein „wertvolles Kleinod". In der Folgezeit gibt es nach einer agoraphobischen Symptomatik verschiedene Trennungs- und Distanzierungsversuche, die jedoch scheitern. Besonders belastet wird die Ehebeziehung durch die Erkrankung des Mannes.
- Bei der Patientin B. ist das Selbsterleben geprägt von der Anpassung im Beruf, von der Sorge um die Tochter und von Schuldgefühlen, sie sei keine gute Mutter, aber auch von ihrer Bereitwilligkeit, für die Primärfamilie zur Verfügung zu stehen. Sie opfert sich für die anderen.
- Patient C. sieht sich als Opfer, das immer wieder „gelinkt" wird; seine großen Bemühungen werden nicht anerkannt. Obwohl er trotz seiner körperlichen Behinderung ein Handwerk gelernt hat, verlor er zu seiner eigenen Überraschung die Stelle. Seine be-

rufliche Zielvorstellung ist es jetzt, einen sozialen Helferberuf zu ergreifen, „weil es in der Welt so viele Schwierigkeiten gibt". Ein aktuelles Bild seiner Person und seiner realen Situation kann der Patient nicht vermitteln.

Die Beispiele machen deutlich, dass sich in dieser Phase des Interviews wesentliche Aspekte für die Einschätzung der Konflikte (Achse III) und von Strukturanteilen (Achse IV) ergeben.

Anschließend an die Selbstbeschreibung bietet es sich an, noch genauer das **Emotionserleben** und den Umgang mit schwierigen Emotionen zu explorieren. Beispielsweise:

- „Sie haben mir jetzt ein Bild von sich selbst beschrieben. Ich möchte nun noch näher auf Ihre Gefühle eingehen. Sie haben (öfter) erwähnt, Gefühle von ... zu erleben. Ist das ein häufiges/schwieriges Gefühl für Sie?"
- „Was ist das schwierigste Gefühl, was Sie öfter erleben?"
- „Wie würden Sie das selbst beschreiben?"
- „In welcher Situation tritt dieses Gefühl auf? Was geht dem voraus?"
- „Was machen Sie dann? Wie kommen Sie da raus?"

Wenn nicht spontan genannt, sollte nach **Aggressionen/Wut** gefragt werden. Gibt's das? Wie wird das erlebt? Welche Gedanken/Fantasien tauchen dabei auf? Wie wird damit umgegangen? Auch oft informativ sind die folgenden Fragen:

- „Was ist das schönste Gefühl, was Sie kennen?"
- „Können Sie das beschreiben? In welchen Situationen erleben Sie das?"

Psychotherapiemotivation und -voraussetzungen

Gegen Ende des Interviews sollte die Therapeut:in noch einmal die Szenen und Geschichten der Patient:in vor ihrem Auge ablaufen lassen. Sie sollte für sich feststellen, wie sie die Patient:in bisher erlebt und welche Hauptprobleme sie ermitteln konnte. Auf der Basis des bisherigen Materials sollte sie eine Intervention formulieren. In Abhängigkeit vom strukturellen Niveau der untersuchten Patient:in kann dies auch eine Deutung sein, die unter Nutzung der Gegenübertragung auf Übertragungsaspekte Bezug nimmt.

- Diese Intervention könnte bei der Patientin A. lauten: „Sie möchten selbstständig leben können, fühlen sich aber gebunden und abhängig von Ihrem Mann, aber auch, wie unser Gespräch zeigt, von mir. Sie erwarten von mir, dass ich Ihnen aus dieser schwierigen Situation heraushelfe."
- Die Intervention bei der Patientin B. kann etwa so formuliert werden: „Sie haben jahrelang ihre Trauer und ihre Schuldgefühle nach dem Verlust der Mutter verborgen gehalten, und jetzt im Gespräch mit mir sind sie wieder aufgetaucht. Dies scheint Sie zu kränken, da Sie denken, sich nicht genügend unter Kontrolle zu haben."
- Auf den Patienten C. kann etwa so geantwortet werden: „Sie haben es in Ihrem Leben sehr schwer gehabt. Trotz Ihrer Bemühungen sind Sie dabei oft leer ausgegangen und oft auf die Nase gefallen. Ich meine, es könnte wichtig sein herauszufinden, was es damit auf sich hat. Vielleicht ist Ihnen hier und da etwas entgangen, haben Sie hier und da bei Ihrem Gegenüber bestimmte Seiten nicht recht wahrgenommen."

Solche zusammenfassenden Interventionen haben das Ziel, die Patient:in „probeweise" an ihre Problematik heranzuführen und ihre Reaktionen auf solche Interventionen zu untersuchen. Dies ist wesentlich für die Erfassung der inneren Konflikte bzw. der Struktur – sowie für die Erfassung ihrer Bereitschaft, sich auf einen klärenden Behandlungsprozess einzulassen. Die Therapeut:in muss also untersuchen, ob die Patient:in mit solchen Interventionen arbeiten kann und inwieweit es möglich ist, mit der Patient:in auf der Grundlage einer gemeinsamen Verstehensbasis auch in der aktuellen Beziehung die erneute Aktualisierung herkömmlicher Erlebensweisen zu erkennen und zu bearbeiten. Auf der anderen Seite sollen diese Interventionen auch der Patient:in etwas zurückgeben. Michael Balint wird der Satz zugeschrieben: „Auch der Patient soll etwas von der Diagnostik haben". Die Patient:in sollte also im Idealfall bereichert, angeregt, motiviert aus einem OPD-Interview herausgehen.

In dieser Interviewphase werden zudem neben den Konflikten und dem Strukturniveau auch bislang nicht geklärte Aspekte der Achse I angesprochen. Vor allem sollten auch die Veränderungsvorstellungen der Patient:in zur Sprache kommen, z. B.: „Was erwarten Sie sich von einer Therapie? Was möchten Sie erreichen/ verändern? Was denken Sie, kann Ihnen besonders helfen?"

Sollte sich die Therapeut:in am Ende dieser Phase in der Lage fühlen, die *Struktur*, die *Konflikte*, die *Beziehungen* wie auch das *Krankheitserleben* und die *Behandlungsvoraussetzungen* einzuschätzen, kann sie die Untersuchung abschließen. Ansonsten sollte sie weitere Gesprächstermine vereinbaren.

Wird diese Untersuchung als Erstinterview geführt, sollte das Interview aber nicht ohne einen Hinweis für die Patient:in hinsichtlich des weiteren Vorgehens beendet werden. Es sollte mit ihr kurz beraten werden, was bisher geklärt ist und was noch geklärt werden sollte. Des Weiteren muss, falls dies nach Abschluss der bisherigen Phasen schon möglich ist, eine Indikation für ein psychotherapeutisches Verfahren durch die Therapeut:in gestellt werden und auch der Patient:in mitgeteilt werden.

7.3 Exkurs: Erfassung psychischer und psychosomatischer Störungen

Eine deskriptive klinische Diagnose der psychischen Störungen gemäß ICD-10/-11 oder DSM-IV/-5 erfordert eine vollständige Erfassung bzw. Überprüfung der Kernsymptome jedes ICD-10/-11-Abschnitts, inkl. der Erhebung der psychopathologischen Zeit- und Verlaufskriterien. Prinzipiell können die Kernmerkmale bei jeder Patient:in überprüft werden und bei einer entsprechenden Symptomatik diagnostisch in den betreffenden Abschnitten abgebildet werden. Es sollte sich jedoch daran eine vollständige Symptomexploration anschließen. Diese vollständige Symptomexploration ist nicht durchführbar, ohne die bisherige für das OPD-Interview beschriebene Haltung zugunsten eines strukturierten Vorgehens zu verlassen.

Die Therapeut:in muss mit den diagnostischen Leitlinien bzw. Forschungskriterien der ICD-10/-11 vertraut sein. Ein entsprechendes diagnostisches Training ist sinnvoll, wie die verschiedenen Anwendungs- und Reliabilitätsstudien zur ICD-10 gezeigt haben (Dittmann et al., 1992; Dittmann et al., 1996; Freyberger et al., 1990; Schneider et al., 1993).

Im Rahmen klinischer Forschungsfragestellungen können ergänzend auch Symptomchecklisten benutzt werden (z. B. Dittmann et al., 1996). Es handelt sich dabei um Fremdbeurteilungsverfahren, die durch andere Informationsquellen – fremdanamnestische Angaben, Verhaltensbeobachtungen usw. – zu ergänzen sind. Die relevanten Einzelsymptome oder Symptomcluster werden in diesen Symptomchecklisten zumeist diagnosebezogen erfasst, sodass bei genauer Kenntnis der Patient:innen auch Post-hoc-Erhebungen mit ergänzenden Interviews möglich sind.

Legen Forschungsfragestellungen strukturierte oder standardisierte diagnostische Interviews zusätzlich zum OPD-Interview nahe (z. B. homogene Stichprobe, Komorbidität), sollten diese separat vom OPD-Interview und möglichst durch eine andere Interviewer:in erfolgen, um die Beziehung zu der OPD-Interviewer:in durch die Exploration möglichst wenig zu stören.

8 Fokusableitung und Therapieplanung

Seit dem Erscheinen des ersten Manuals 1996 hat sich die OPD von einem diagnostischen System zu einem Werkzeug weiterentwickelt, mit dem die praktische therapeutische Arbeit strukturiert und geplant werden kann. Ein wichtiger Schritt in diese Richtung waren 2 Therapiestudien (Grande et al., 2001; Grande et al., 2003), in denen die OPD zur Messung von Veränderungen jenseits der Symptomatik verwendet wurde. Dazu werden auf der Grundlage der OPD-Befunde für jede Patient:in individuell Foki definiert, an denen der Verlauf der Behandlung beobachtet und therapeutische Fortschritte erfasst werden. Die Einzelheiten dieses Verfahrens der Veränderungseinschätzung werden in Kap. 9.1 („Heidelberger Umstrukturierungsskala") beschrieben.

Dieses Verfahren kann ohne große Schwierigkeiten für die praktische therapeutische Arbeit nutzbar gemacht werden. Dazu werden OPD-Befunde erstellt und daraus jene besonders problematischen Punkte herausgegriffen, die die Störung verursachen bzw. aufrechterhalten und an denen die therapeutische Arbeit deshalb ansetzen muss. Die Auswahl solcher Foki hat zugleich Folgen für das therapeutische Vorgehen, z. B. für die Wahl eines passenden Settings, der therapeutischen Haltung und der geeigneten Interventionen. Eine besondere Rolle dabei spielt wiederum die Differenzierung zwischen den Konflikt- und den Strukturanteilen der Störung sowie deren Zusammenspiel und die sich daraus ergebenden Konsequenzen für die Behandlung (vgl. Benecke, 2014, 2018; Doering, 2016b; Henkel et al., 2018; Rudolf, 2004; Rudolf, 2020; Sell et al., 2021). Grundsätzlich sollte es möglich sein, für jede Fokuskonstellation spezifische Leitlinien zu formulieren, an denen sich eine Behandlung orientieren könnte. Damit ist ein freilich sehr umfangreiches und komplexes Programm umrissen. Die Grundlinien der Entscheidungsschritte zu der Fokusformulierung werden im Folgenden für die einzelnen Achsen eingeführt. Zuvor wird die Ableitung der Behandlungsindikation anhand der Achse I dargestellt.

8.1 Indikationsstellung mithilfe der OPD-Achse I

Mit der Achse I soll die Behandlungsindikation für eine Patient:in auf dem Hintergrund der Art und Schwere ihrer Erkrankung oder ihres Problems, Krankheitserlebens, Krankheitskonzepte und Behandlungserwartungen gestellt werden. In dieser Phase der differenziellen Indikationsstellung geht es jedoch erst einmal nur darum, prinzipiell zu klären,

- inwieweit für die Patient:in überhaupt eine Psychotherapie angezeigt ist,
- sie eine weiterführende psychosomatische Diagnostik oder Beratung erhalten soll,
- eine somatisch orientierte Therapie angezeigt ist, die ggf. durch motivationsfördernde Maßnahmen ergänzt werden sollte, oder
- u. U. keine weiterführende Behandlung indiziert ist.

Die Frage der differenziellen Indikationsstellung zur Psychotherapie (welche Art von Psychotherapie) kann nicht allein auf der Basis der Achse I beantwortet werden, sondern muss auf die Ergebnisse der gesamten OPD-Diagnostik Bezug nehmen.

Wenn eine Psychotherapie indiziert ist, geht es in einem nächsten Schritt um die Planung der Behandlung, die sowohl die Formulierung von Therapiezielen (Foki) als auch die Auswahl der geeigneten psychotherapeutischen Zugänge für deren Realisierung umfasst. Die Herausarbeitung von Therapiezielen verläuft prozesshaft, d.h. zu unterschiedlichen Phasen des therapeutischen Prozesses werden i.d.R. aufeinander aufbauende therapeutische Ziele oder Foki herausgearbeitet. In diesem Kapitel werden nach der Darstellung von Bewertungsregeln für die Indikationsstellung zur Psychotherapie auf der Grundlage der Achse I die Auswahl- und Entscheidungsprozesse für die Fokusformulierung für die Achsen Beziehung, Konflikt und Struktur aufgezeigt.

Folgende **Entscheidungsschritte** sind bei der Abklärung der differenziellen Indikationsstellung auf der Grundlage der Achse I notwendig.

- Abklärung der Frage, ob überhaupt eine behandlungsbedürftige und insbesondere auch psychosomatisch/psychotherapeutisch zu behandelnde Störung vorliegt;
- Soweit die Patient:in grundsätzlich eine behandlungsbedürftige Erkrankung oder ein behandlungsbedürftiges Problem aufweist, müssen die folgenden Aspekte geprüft werden:
  - Weist die Patient:in genügend Leidensdruck als motivationale Basis („Ich muss etwas verändern!") auf?
  - Umfasst die Problemdarstellung durch die Patient:in auch psychosoziale Aspekte?
  - Berücksichtigt die Patient:in in ihrem Krankheitskonzept auch psychosoziale Faktoren?
  - Ist die Patient:in grundsätzlich für eine psychotherapeutische Maßnahme motiviert?
  - Weist die Patient:in genügend persönliche Ressourcen auf, um konstruktiv an einer Psychotherapie partizipieren zu können?
  - Stehen der Psychotherapieaufnahme oder einer verbindlichen und kontinuierlichen Therapieteilnahme nachhaltige (innere oder äußere) Hemmnisse sowie ein ausgeprägter sekundärer Krankheitsgewinn entgegen?

Die einzelnen **Items der Achse I** haben eine unterschiedliche Aussagekraft für die differenzielle Indikationsstellung:

Die *Diagnose psychischer Störungen* gemäß ICD/DSM sowie die Ratings zur gegenwärtigen Schwere der Störung/des Problems und zur Dauer der Störung sagen in erster Linie etwas darüber aus, inwieweit überhaupt eine behandlungsbedürftige Erkrankung oder ein behandlungsbedürftiges Problem bei der Patient:in vorliegt und auf diesem Hintergrund relevante Beeinträchtigungen körperlicher Funktionen und der (psychosozialen) Anpassung (GAF) eingetreten sind. Tendenziell ist jedoch davon auszugehen, dass ein höherer Schweregrad der Erkrankung sowie ein höheres Ausmaß an funktionellen Beeinträchtigungen sowie ein Mehr an Anpassungsproblemen für eine Indikation zu einer vertiefenden psychosomatischen Diagnostik/Beratung oder einer Psychotherapie sprechen.

Auch das Merkmal *„Leidensdruck"* steht nur indirekt in Beziehung zur differenziellen Indikationsfrage. Eine Patient:in mit einem hohen Leidensdruck wird wahrscheinlich eine größere Veränderungsmotivation aufweisen; welche Veränderungsziele sie hat und wie sie sich die Veränderungsprozesse – die Therapie – vorstellt, muss über die anderen Items der Achse I erschlossen werden. In jedem Fall sollte die Patient:in ein gewisses Ausmaß an Leidensdruck aufweisen, damit überhaupt eine Behandlungsmaßnahme (psychotherapeutisch oder organzentriert) indiziert werden kann.

Zur Verdeutlichung der Aussagekraft der Items der Abschnitte 2.6 (Krankheitskonzepte) bis 2.9 (Psychotherapie – Veränderungsstrategien und Ziele) der Achse I für die Indikationsfrage sind in Tabelle 8-1 und Tabelle 8-2 2 idealtypische Itemkonfigurationen zusammengestellt, die einmal eine gut für eine Psychotherapie vorbereitete Patient:in (Psychotherapie-orientierter Patient:in) charakterisieren und zum anderen eine Patient:in, die eher an somatischen Krankheitskonzepten und Behandlungserwartungen orientiert ist.

In der Regel werden die Patient:innen „gemischte" Merkmalsverteilungen/Ratings aufweisen. Das heißt, einige der Itemausprägungen einer konkreten Patient:in sprechen für eine eher somatische Orientierung der Patient:in und andere Itemausprägungen signalisieren eine stärkere Psychotherapieorientierung. In diesen Fällen ist es möglich, die Anzahl der

Tabelle 8-1: Beispiel für eine „Psychotherapie-orientierte Patient:in".

vgl. Kap.	Beschreibung
	Items mit mittlerer bis hoher Ausprägung (2–4)
2.6.2	external-soziales Krankheitskonzept
2.6.4	intrapsychisches Krankheitskonzept
2.7.4	psychotherapeutisches Behandlungskonzept
2.8.1.1	Leidensdruck
2.9.1	Symptomreduktion
2.9.2	Reflexion und Klärung
2.9.3	emotionale Unterstützung
2.9.4	aktive Anleitung
	Items mit niedriger Ausprägung (0–1)
2.8.2.1	äußere Veränderungshemmnisse
2.8.2.2	innere Veränderungshemmnisse
2.8.2.3	sekundärer Krankheitsgewinn

Tabelle 8-2: Beispiel für eine „somatisch orientierte Patient:in".

vgl. Kap.	Beschreibung
	Items mit mittlerer bis hoher Ausprägung (2–4)
2.6.1	somatisches Krankheitskonzept
2.7.1	somatisches Behandlungskonzept
2.8.2.1	äußere Veränderungshemmnisse
2.8.2.2	innere Veränderungshemmnisse
2.8.2.3	sekundärer Krankheitsgewinn
	Items mit niedriger Ausprägung (0–1)
2.8.1.2	Umgang mit der Erkrankung (Coping)
2.8.1.4	Offenheit

Items unterschiedlicher Fokussierung (somatische Orientierung vs. psychotherapeutische Orientierung) zueinander ins Verhältnis zu setzen. Zeigt die Patient:in über alle Items hinweg eine deutliche Tendenz zu einer somatischen Orientierung, sollte die Frage der Psychotherapieindikation erst einmal zurückhaltend behandelt werden. In diesem Fall spricht vieles dafür, dass bei Patient:innen, bei denen aufgrund der vorliegenden Erkrankung oder Problemstellung prinzipiell eine Psychotherapie angezeigt wäre, erst einmal eine Maßnahme zur Förderung der Psychotherapiemotivation angezeigt ist.

Als „Leititems" für die Indikationsstellung zu einer Psychotherapie sind die Items *Veränderungs- und Behandlungskonzepte* (Psychotherapeutisches Behandlungskonzept 2.7.4) und *Veränderungsressourcen* (Leidensdruck 2.8.1.1; Offenheit 2.8.1.4) anzusehen. Soweit die Patient:in aus der Sicht der Untersucher:in in diesen Merkmalsbereichen eine psychotherapeutische Orientierung aufweist, sollte eine Psychotherapie oder je nach Fragestellung eine psychosomatische Behandlung indiziert werden.

Positive Aussagen zur Psychotherapieindikation können jedoch durch die Items *„äußere Veränderungshemmnisse"*, *„innere Veränderungshemmnisse"* und *„sekundärer Krankheitsgewinn"* relativiert werden. So können ausgeprägte äußere Veränderungshemmnisse (z.B. fehlende Therapieangebote oder Kostenübernahme) auch bei einer gut für eine Psychotherapie motivierten Patient:in dazu führen, dass sie keine entsprechende Behandlung aufnimmt. Ein hohes Ausmaß an sekundärem Krankheitsgewinn wird auch bei einer Patient:in mit einem „psychosozialen Krankheitskonzept" dazu führen, dass sie nur eine geringe Veränderungsmotivation und -bereitschaft zeigen wird; und dies sowohl für psychotherapeutische als auch für somatische Maßnahmen.

8.2 Fokusbestimmung auf Basis der OPD-Achsen II–IV

Die therapeutischen Foki werden auf der Grundlage des diagnostischen Befundes auf den 3 psychodynamischen OPD-Achsen Beziehung, Konflikt und Struktur ausgewählt. Die Logik der Befundformulierung wird hier noch einmal kurz zusammengefasst:

Die Planung einer Psychotherapie mit der Bestimmung therapeutischer Foki und Strategien kann stattfinden, sobald die Behandlungsvoraussetzungen geklärt sind, eine Indikation für Psychotherapie gegeben ist und die Behandlung mit der Patient:in vereinbart werden kann. Die in Achse I erfassten Merkmale – der Leidensdruck, das Krankheitskonzept und die Veränderungsvorstellungen der Patient:in, die von ihr gewünschte Behandlungsform, die Veränderungshemmnisse und der sekundäre Krankheitsgewinn – waren bis zu diesem Punkt bedeutsame oder sogar ausschlaggebende Gesichtspunkte für die Entscheidungen der Untersucher:in und für ihre Verhandlungen mit der Patient:in. Sie treten nun in den Hintergrund und machen Überlegungen Platz, die den Inhalt und die Zielsetzung der geplanten Therapie betreffen. An dieser Stelle rücken die im engeren Sinne psychodynamischen OPD-Achsen Beziehung, Konflikt und Struktur in den Mittelpunkt des Interesses. Zusammengenommen stellen sie den psychodynamischen Befund dar und bilden damit die Grundlage für die Auswahl jener Foki, an denen sich die therapeutische Arbeit orientieren wird. Das Vorgehen bei der Fokusauswahl und sich daran anknüpfende therapiestrategische Überlegungen werden nachfolgend erläutert. Zunächst soll aber der Anschluss an die Resultate des diagnostischen Prozesses hergestellt werden, indem die zentralen Bestandteile des psychodynamischen Befundes nach OPD noch einmal kurz zusammengefasst werden.

8.2.1 Beziehung

Die Abbildung 3-5 (Kap. 3.2.1, „dysfunktionales Beziehungsmuster") zeigt das Schema für die diagnostische Erfassung dysfunktionaler Beziehungsmuster. Das rechte obere Feld bildet den Einstieg in das Muster: Die Patient:in nimmt das Verhalten anderer gewöhnlich als eine Zumutung oder Enttäuschung wahr, auf die sie reagieren muss. Sich selbst erlebt sie meist als passiv oder antwortend, d.h. nicht als initiativ und somit auch nicht als verantwortlich (Verbindung I). Im Unterschied dazu erleben andere, dass die Patient:in keinesfalls nur reagiert, sondern vielmehr ein schwieriges Beziehungsangebot macht (II). Dieses Angebot legt bestimmte Antworten nahe, die als Impulse in der Gegenübertragung spürbar werden (III). Wenn andere diesen Impulsen nachgeben und entsprechend antworten, wird die Patient:in dies wahrscheinlich als eine Wiederholung jener Enttäuschung erleben, die sie vonseiten anderer schon immer erwartet bzw. befürchtet hat (IV). Auf diese Weise entsteht ein sich selbst verstärkender Zirkel.

Eine nach diesem Schema beispielhaft entwickelte beziehungsdynamische Formulierung könnte lauten: „Die Patientin erlebt andere als anspruchsvoll und befürchtet, vor diesem Anspruch zu versagen und beschämt zu werden. Sie versucht dies zu vermeiden, in dem sie sich anpasst und sich sehr um die anderen bemüht. Im Kontrast zu dieser Selbstsicht wirkt sie nach außen hin anspruchsvoll, fordernd und kritisch. Dies bringt andere dazu, entweder mit ihr behutsam zu sein und sie zu schützen oder sie offensiv zu korrigieren. Es besteht die Gefahr, dass sie jede dieser beiden Antworten als Zeichen dafür erlebt, dass sie Ansprüchen nicht genügt und versagt hat."

8.2.2 Konflikt

Einerseits ist die Ableitung potenzieller Konfliktfoki aus dem OPD-Befund sehr einfach: Als Foki kommen grundsätzlich jene beiden Konflikte in Betracht, die in dem Rating als wichtigster bzw. zweitwichtigster Konflikt benannt wurden:

- K1: Abhängigkeit vs. Individuation
- K2: Unterwerfung vs. Kontrolle
- K3: Versorgung vs. Autarkie
- K4: Selbstwertkonflikt
- K5: Schuldkonflikt
- K6: ödipaler Konflikt
- K7: Identitätskonflikt
- K0: abgewehrte Konflikt- und Gefühlswahrnehmung

Allerdings sollte die Therapeut:in es nicht bei der einfachen Benennung eines oder mehrerer Konflikte belassen. Der oder die jeweiligen Modi der Verarbeitung sollten ebenso einbezogen werden, wie mögliche Unterschiede zwischen dem biografisch dominanten Verarbeitungsmodus und dem aktuell vorherrschenden Modus. Es sollte immer im Blick behalten werden, dass die Modi der Abwehr/Bewältigung dienen und damit eine Funktionalität innerhalb der psychischen Organisation haben. Der Fokus sollte sich also nicht auf die Bewältigungsmodi beschränken, sondern auch die möglichen abgewehrten Motive und Kernaffekte beinhalten. Zudem gilt es, das funktionale Zusammenspiel verschiedener Konflikte zu berücksichtigen (z.B. K2 zur Bewältigung von K1 – ein entsprechendes Beispiel findet sich im Kap. 8.3, „Prinzipien der Fokusauswahl").

8.2.3 Struktur

Bei der Auswahl der Strukturfoki ist zunächst zu prüfen, wie groß der Anteil struktureller Einschränkungen an der aktuellen Störung der Patient:in ist – entsprechend: wie sich konflikthaft-motivationale Themen und Beziehungsmuster manifestieren. Das Gewicht der strukturbedingten Einschränkungen lässt sich beurteilen, wenn die diagnostische Einschätzung der 9 strukturellen Dimensionen einschließlich der Gesamteinschätzung des Strukturniveaus und die Beurteilung der Konfliktausprägungen vorliegen (vgl. Ratingbogen Struktur, Kap. 5.6, und Ratingbogen Konflikt, Kap. 4.3.11). Das erfasste Zusammenspiel von Struktur- und Konfliktdiagnose ergibt, welche Bedeutung strukturelle Merkmale für das diagnostische Verständnis und die therapeutische Zielsetzung haben. Wenn Strukturaspekte therapeutisch fokussiert werden sollen, können sie anhand der Liste struktureller Fähigkeiten (Kap. 5.4) inhaltlich spezifiziert werden. Es werden dabei jene Items markiert, von denen angenommen wird, dass sie die Einschränkung der Patient:in wesentlich bewirken bzw. aufrechterhalten. Sie beschreiben zugleich jene Problembereiche, die zum Gegenstand der psychotherapeutischen Arbeit gemacht werden sollen und deren Modifikation eine wichtige therapeutische Zielsetzung darstellt.

8.3 Prinzipien der Fokusauswahl und -zusammensetzung

Bei der **Auswahl eines Fokus für die therapeutische Arbeit** spielen zahlreiche Aspekte eine Rolle, die nicht ausschließlich mit der Art der Störung, sondern auch mit den Rahmenbedingungen einer Therapie zu tun haben:

- Eine Behandlung kann z. B. zeitbegrenzt sein, weshalb die therapeutische Aufgabe so zu formulieren ist, dass sie innerhalb der Begrenzung gelöst werden kann. Es können sich auch bestimmte Aspekte einer Störung in der Therapie besonders heftig aufdrängen, wenn sie durch bestimmte Lebensumstände und -ereignisse aktualisiert sind. Schließlich kann es sinnvoll sein, die Arbeit an jenen Problempunkten zu beginnen, zu denen die Patient:in bereits einen gewissen Zugang hat und bei denen sie als Partner:in eines therapeutischen Bündnisses am einfachsten gewonnen werden kann. In diesen und ähnlichen Fällen wird man jeweils aus einer Reihe grundsätzlich möglicher Foki jene auswählen, die sich aufgrund der speziellen Umstände anbieten und erst später zu anderen, evtl. grundlegenderen Aspekten der Störung vordringen.
- Auf der anderen Seite ist es wichtig, eine Störung zunächst ohne eine beengende Rücksicht auf solche Begrenzungen zu untersuchen und herauszuarbeiten, was die grundlegenden Schwierigkeiten einer Patient:in in ihren Beziehungsgestaltungen, Konfliktbereitschaften und Strukturmerkmalen sind, was sie daran ändern sollte und woran infolgedessen therapeutisch zu arbeiten ist. Bei dieser Analyse stellt der OPD-Befund eine wichtige Unterstützung zur Verfügung. Als Foki können diejenigen Merkmale des OPD-Befundes gelten, die die Störung (mit) verursachen und aufrechterhalten und deshalb für die Psychodynamik des Krankheitsbildes eine bestimmende Rolle spielen. Damit verbunden ist die Annahme, dass sich hinsichtlich dieser Foki etwas verändern muss, wenn ein substanzieller und nachhaltiger therapeutischer Fortschritt erreicht werden soll. Unter dieser Maßgabe können ein oder mehrere Foki aus dem OPD-Befund ausgewählt werden. Wie die Erfahrungen in den oben bereits erwähnten Studien zeigen, bedarf es gewöhnlich mehrerer Foki, um eine Störung in ihren verschiedenen Aspekten vollständig abzubilden (z. B. Grande et al., 2001).

Um die therapeutisch relevanten Foki auswählen zu können, muss sich die Therapeut:in ein Bild von den **dynamischen Zusammenhängen und Abhängigkeiten zwischen den verschiedenen Störungsaspekten** machen, die im OPD-Befund erfasst werden. Diese können miteinander verschränkt sein und interagieren. So kann es z. B. sein, dass sich der Therapeut:in vordergründig ein problematisches Konfliktthema aufdrängt, das bei genauerer Untersuchung vor allem der Bewältigung eines weiteren, dahinterstehenden Konflikts oder einer strukturellen Vulnerabilität dient, die das eigentliche bzw. tiefer liegende Problem darstellen.

Beispiel: Ein 40-jähriger Patient gestaltet Beziehungen rechthaberisch und kontrollierend, sodass es in vergangenen Partnerschaften immer wieder zu frustrierenden Machtkämpfen und schließlich zur Trennung gekommen ist (Konflikt: Unterwerfung vs. Kontrolle). Die genauere Analyse zeigt, dass der Patient damit Nähe und Distanz in Beziehungen steuert und auf diese Weise die Angst bewältigt, durch die intime Nähe einer anderen Person die eigenen Grenzen zu verlieren und überwältigt zu werden (Individuation vs. Abhängigkeit als tieferliegender Konflikt und somit als primärer Fokus).

Die **Auswahl der Strukturfoki** ist gelegentlich dadurch erschwert, dass mehrere oder viele der strukturellen Fähigkeiten einer Patient:in in ähnlichem Ausmaß eingeschränkt sind und daher die Frage entsteht, welchem (oder welchen) der infrage kommenden Foki der Vorzug zu geben ist. Diese Schwierigkeit rührt daher, dass die verschiedenen strukturellen Merkmale häufig miteinander eng verkoppelt sind und voneinander abhängen, sodass die Einschränkung der einen Funktion Defizite bei weiteren Funktionen nach sich zieht. Bei der Fokusauswahl muss deshalb geprüft werden, welche spezifischen Funktionseinschränkungen für die Beeinträchtigung der Gesamtstruktur *primär* ursächlich sind. Meist leiten sich andere strukturelle Schwierigkeiten daraus ab, die jedoch sekundär sind und sich deshalb als therapeutischer Fokus weniger eignen.

Beispiel: Die defizitäre Objektwahrnehmung eines Patienten kann ihre Begründung darin haben, dass die Identität eines Betroffenen fragil ist und er gleichsam im Kontakt mit anderen selbst „verloren“ geht. Die Entwicklung und Ausdifferenzierung des „Eigenen“ wäre in diesem Fall die Voraussetzung dafür, dass er gegenüber der Objektwelt Festigkeit gewinnt und sich dort sicherer orientieren kann. Das würde bedeuten, dass seine Einschränkungen im Bereich der Selbstwahrnehmung (Identität) den primären Fokus im Vergleich zu den Defiziten in der Objektwahrnehmung bilden und dass zugleich erwartet werden kann, dass sich diese Defizite im Verlauf der Bearbeitung des primären Fokus gleichsam „von selbst“ verändern werden.

Gemäß der Konzeption der OPD-3, auch bei starker struktureller Beeinträchtigung die konflikthaft-motivationalen Themen in den Blick zu nehmen, sollte die **Einbeziehung eines Konfliktthemas** in den Fokus prinzipiell bei allen Patient:innen zumindest erwogen werden. Häufig vertieft dies das Verständnis dafür, bei welchen motivationalen (Beziehungs-)Themen und u. U. in welchen Lebensbereichen die strukturellen Beeinträchtigungen zutage treten.

Beispiel: Eine 29-jährige Patientin kommt einigermaßen zurecht, solange sie keine intime Beziehung eingeht: Sie geht regelmäßig Arbeiten, treibt Sport, hat ein paar Freunde, mit denen sie sich trifft – insgesamt lässt sie aber niemanden allzu nah an sich heran (K1 aktiv). Sobald sie sich auf eine intime Beziehung einlässt, gerät sie in eine starke emotionale Abhängigkeit (K1 passiv) und damit einhergehend „rutschen“ diverse strukturelle Funktionen ab: Sie verliert die Selbst-Objekt-Differenzierung, weiß nicht mehr, wer sie selbst ist, kann ihre Impulse und Affekte kaum mehr regulieren und wird z. B. von Verlustangst geradezu überflutet.

In solchen Fällen sollte genau dieses (dys) funktionale Zusammenspiel zwischen Konflikt und Struktur in den Fokus aufgenommen werden.

Wie in Kap. 6.3.2 („Bewältigung von Konflikt und Struktur in Beziehungsmustern“) dargelegt wurde, sind im dysfunktionalen Beziehungsmuster alle Konfliktdispositionen und strukturellen Schwierigkeiten einer Patient:in zu einer komplexen Gestalt verdichtet. Das Beziehungsmuster steht daher grundsätzlich immer im Fokus der therapeutischen Arbeit. Wie noch genauer zu zeigen sein wird, unterscheidet sich jedoch die Art der therapeutischen Arbeit an der Beziehung deutlich, je nachdem, ob diese stärker durch strukturelle Merkmale oder Konflikte bestimmt wird.

Bei der Bestimmung der Foki aus den anderen beiden psychodynamischen Achsen III und IV ist darauf zu achten, dass je nach Art der

Störung das Gewicht der Struktur- oder Konfliktanteile unterschiedlich ist und dass dieses Verhältnis sich in der Auswahl der Foki widerspiegeln sollte. In eindeutigen Fällen können ausschließlich Konflikt- oder ausschließlich Strukturfoki gewählt werden. Meist sind jedoch beide Aspekte bedeutsam, sodass Fokusmischungen der Regelfall sind. Untersuchungen haben außerdem gezeigt, dass bei einem insgesamt geringen Integrationsniveau der Struktur bestimmte Konflikte (Individuation vs. Abhängigkeit, Selbstwertkonflikte) besonders häufig sind; umgekehrt finden sich bei gutem Integrationsniveau z. B. ödipal-sexuelle Konflikte relativ am häufigsten (Grande et al., 1998; Rudolf, Grande & Jakobsen, 2004) – gleichzeitig ist es wichtig zu betonen, dass aus diesen Ergebnissen keinerlei Automatismen (z. B. „bei struktureller Störung immer nur K1/K4", oder „K6 nur bei besserer Struktur") ableitbar sind: Wie in Kap. 4 („Achse III: Konflikt") ausführlich dargelegt, können prinzipiell alle Konfliktthemen auf allen Strukturniveaus auftreten.

Aufgrund der bisherigen Erfahrungen schlagen wir die Auswahl von insgesamt 5 Foki mit folgender Aufteilung vor:

- Das in der beziehungsdynamischen Formulierung zusammengefasste dysfunktionale Beziehungsmuster ist obligatorisch und bildet in jedem Fall einen der Foki.
- Den Achsen „Konflikt" und „Struktur" können bis zu maximal 4 weitere Foki entnommen werden, wobei die jeweilige Anzahl in Abhängigkeit von dem Ausmaß der struktur- bzw. konfliktbedingten Einschränkungen variiert werden kann. Dies bedeutet, dass im Extremfall alle 4 Foki der Strukturachse entnommen werden können, aber auch alle anderen Mischungen wählbar sind. Bei eindeutig konfliktbedingten Störungen kann es vorkommen, dass 2 oder 3 Konflikte für die Beschreibung der Störung ausreichend sind und auf Strukturfoki ganz verzichtet wird; dies ist möglich und führt dazu, dass anstatt 5 evtl. nur 3 oder 4 Foki ausgewählt werden.
- Das dynamische Zusammenspiel zwischen Konflikt und Struktur sollte, sofern möglich, ebenfalls in die Fokusformulierung aufgenommen werden.

8.4 Therapieplanung und therapeutische Zielsetzung

Mithilfe der OPD-Achse I (Behandlungsvoraussetzungen) wird diagnostisch geklärt, ob bei der Art und Intensität der Störung der Patient:in eine psychotherapeutische Behandlung grundsätzlich indiziert ist und welche Einstellungen und Erwartungen die Patient:in dazu hat. Wenn eine Psychotherapie grundsätzlich infrage kommt, gilt es, auf der Grundlage des diagnostischen Befundes die geeignete Behandlungsform auszuwählen und therapeutische Zielsetzungen für sie zu formulieren.

Therapieschwierigkeiten resultieren häufig aus der Tatsache, dass bei einer Patient:in strukturelle Einschränkungen bedeutsam sind und die Bearbeitung der Konfliktdynamik erschweren. Dieser Gesichtspunkt wird in der OPD durch eine elaborierte Konflikt- und Strukturdiagnostik besonders klar herausgearbeitet. Dadurch ist es möglich, die relativen Gewichte konfliktbedingter und struktureller Störungsanteile sowie deren dynamisches Zusammenspiel einzuschätzen. Wir empfehlen, bei der Planung der Therapie auf der Grundlage dieser Einschätzung zunächst eine strategische Entscheidung darüber zu treffen, ob die prinzipielle therapeutische Ausrichtung stärker konflikt- oder stärker strukturbezogen sein sollte. Bei strukturell beeinträchtigten Patient:innen ist zudem abzuschätzen, welchen Anteil konflikthaft-motivationale Themen in der Psychodynamik haben.

Aus der Antwort auf diese Frage können sodann Strategien des therapeutischen Handelns abgeleitet werden, die je nachdem stärker strukturierend oder aber konfliktmobilsierend/-bearbeitend sind oder eine Kombination aus beiden realisieren. Diese Strategien betreffen

- das therapeutische Setting,
- die therapeutische Haltung,
- die Hierarchisierung der ausgewählten Foki,
- den Umgang mit dysfunktionalen Beziehungsbereitschaften und
- die therapeutischen Techniken.

Entsprechend dem Gewicht der konfliktbedingten oder strukturellen Einschränkungen lassen sich typisierend
- überwiegend konfliktbearbeitende Strategien,
- überwiegend strukturstützende Strategien und schließlich
- überwiegend strukturdynamische Strategien (Bearbeitung von konflikthaft-motivationalen Anteilen bei struktureller Störung)

voneinander unterscheiden. In allen Fällen sollte das (dys)funktionale Zusammenspiel zwischen Konflikt und Struktur sowie deren Manifestationen auf der Ebene der Beziehungsgestaltung beachtet werden.

8.4.1 Überwiegend konfliktbedingte Störung

Bei diesem Typ verlaufen die psychischen Prozesse auf gut oder mäßig integriertem Strukturniveau; die Störung wird als überwiegend konfliktbedingt eingeschätzt. In diesem Fall wird die Psychodynamik primär als Ausdruck unbewusster Motive, Affekte und Fantasien sowie deren Abwehr verstanden.

Setting

Angesichts der weitgehenden Verfügbarkeit über einen psychischen Binnenraum und die strukturellen Funktionen kann die therapeutische Arbeit im Setting der Einzel- oder Gruppenpsychotherapie durchgeführt werden. Je nach Indikation kann die Behandlung im eher regressionsfördernden, übertragungsbezogenen Setting der analytischen Psychotherapie oder im fokal konfliktaufdeckenden, regressionsbegrenzenden Setting der tiefenpsychologisch fundierten Psychotherapie oder der analytischen Kurzzeittherapie stattfinden. Aufgrund der weitgehenden Verfügbarkeit über die strukturellen Funktionen hat der therapeutische Rahmen keine vor allem strukturgebende, begrenzende oder stützende Aufgabe in dem Sinne, dass der Patient:in fehlende bzw. unzureichend entwickelte strukturelle Funktionen von außen zur Verfügung gestellt werden müssten. Da bei konfliktorientierter Arbeitsweise die latent vorhandenen Möglichkeiten der Patient:in gefördert werden sollen, würde ein solches Angebot die Patient:in unterfordern. Stattdessen definiert das Setting die Rahmenbedingungen, unter denen nach Übereinkunft der Beteiligten die Therapie stattfinden soll und die auch dann aufrechterhalten werden, wenn sie sich phasenweise spannungsreich gestaltet. Rahmenverletzungen können entsprechend therapeutisch aufgenommen und z.B. als Übertragungs- oder Widerstandsphänomene auf der Grundlage des aktuellen unbewussten Konfliktgeschehens gedeutet werden.

Therapeutische Haltung

Die Therapeut:in kann davon ausgehen, dass die Patient:in ihre unbewussten konflikthaften Erfahrungen auf sie überträgt. Daher richtet die Therapeut:in ihre Aufmerksamkeit auf die eigene Gegenübertragung und prüft, mit welchem unbewussten Wunsch die Patient:in sich an sie wendet. Eine wichtige therapeutische Option besteht darin, diese Wünsche oder die mit ihnen verbundenen Befürchtungen anzusprechen und der Patient:in bewusst zu machen. Die Annahme ist, dass die Patient:in für ihr Handeln grundsätzlich einstehen und größere Freiheitsgrade im Denken, Fühlen und Handeln erlangen kann, wenn sie deren unbewusste Motive verstanden und die damit verknüpften Affekte (insbesondere auch die bisher abgewehrten Kern-Affekte) ins bewusste Erleben gebracht hat. Die therapeutische Arbeit soll diese Möglichkeit fördern und aktiv herausfordern. Sie geschieht deshalb in einer Haltung wohlwollender Abstinenz, welche die Patient:in nicht durch vorwiegend stützende und haltende therapeutische Angebote schützt und dadurch evtl. unterfordert.

Fokushierarchisierung

Es gilt, eine Hypothese darüber zu bilden, welcher der Konflikte den Kern der Störung ausmacht und welche weiteren Konflikte an den Kernkonflikt angelehnt oder von ihm abgeleitet sind. Solche Konfliktverschränkungen sind häufig und können mit der OPD leichter analysiert werden, weil mit ihrer Hilfe komplexe klinische Bilder als Schichtungen voneinander unterscheidbarer einfacher Konflikte durchsichtig werden. Die aufdeckende Konfliktbearbeitung kann bei dem angelehnten Konflikt beginnen, dessen Ausgestaltung bezogen auf den Kernkonflikt häufig Bewältigungscharakter hat. Die darin eingeschlossene Bewältigungsleistung kann in einem 1. Schritt validiert werden. Über die Bilanzierung der Kosten der Bewältigungsbemühungen wird im 2. Schritt die Annäherung an den Kernkonflikt möglich. Dieser wird zunächst wiederum in seinen Abwehraspekten gedeutet, ehe sich Interventionen den abgewehrten unbewussten Wünschen und Kernaffekten annähern.

Beispiel: Eine depressive Patientin zeigt im Wesentlichen einen Versorgung-Autarkie-Konflikt, der aus den biografischen Beziehungen zu den Eltern abgeleitet werden kann und alle aktuellen Beziehungen zu Ehepartner, Kindern und Freunden prägt. Ebenfalls erkennbar, wenngleich weniger gewichtig und aus der Versorgungsbedürftigkeit abgeleitet, sind Selbstwertkonflikt und Schuldkonflikt. Sie haben – bezogen auf den Kernkonflikt um Versorgung und Autarkie – eher reparativen Charakter. Die aufdeckende Arbeit (Schuldgefühlsentlastung, Selbstwertstabilisierung) beginnt bei den abgeleiteten Konflikten, da dieses Vorgehen die Patientin nicht, wie die direkte Bearbeitung des Versorgung-Autarkie-Konflikts, in ihrem zentralen Selbstverständnis berührt und verunsichert, sondern sie eher erst einmal entlasten und stabilisieren kann. Die Bearbeitung des zentralen Konflikts mit den abgewehrten Kernaffekten ist dann oft „wie von selbst" möglich: das tiefe Gefühl eines Mangels, eines immer Zukurzgekommenseins, die Versuche, diese nagenden Affekte „wegzumachen", lassen sich dann meist gut bearbeiten.

Bearbeitung dysfunktionaler Beziehungen

Die Therapeut:in prüft für sich, welche Beziehungswünsche und Befürchtungen die Patient:in auf sie und auf andere richtet. Sie bildet eine Hypothese darüber, in welcher Weise die Beziehungsangebote als Kompromissbildungen verstanden werden können. In ihrer Gegenübertragung entdeckt sie die Gefühle und Impulse, die die Patient:in auslöst; sie kann sich schließlich eine Vorstellung von den Verwicklungen machen, die eintreten würden, wenn sie diesen Gefühlen und Impulsen nachgeben würde. Zusammen mit der Patient:in untersucht sie deren Befürchtungen bezogen auf andere und die Therapeut:in und differenziert die zugehörigen Affekte. In einem weiteren Schritt fokussiert sie auf die Bemühungen der Patient:in, sich aufgrund ihrer Befürchtungen in Beziehungen zu schützen (in der therapeutischen Beziehung und in den Beziehungen zu anderen). Die Therapeut:in akzeptiert und positiviert diese Bemühungen. Sie zeigt der Patient:in dann aber auch die dysfunktionale Seite ihrer Bemühungen auf, insbesondere die Wahrscheinlichkeit, dass ihr defensives Verhalten im Sinne einer sich selbst erfüllenden Prophezeiung dazu führt, dass andere beispielsweise enttäuschend reagieren, sodass das Befürchtete eintritt und die eigentlichen Beziehungswünsche unerfüllt bleiben, und sich ein mehr oder weniger stabiler und sich selbst aufrechterhaltender Teufelskreis etabliert. In Verbindung damit kann es wichtig sein, der Patient:in aufzuzeigen, welche Gefühle und Impulse sie bei anderen und der Therapeut:in selbst auslöst bzw. auslösen könnte und welche Folgen dies hat bzw. womöglich hätte, wenn andere diesen Impulsen entsprechend reagieren.

Die zentrale Hypothese ist, dass sich in den Beziehungsmustern auch die dominierenden Konflikte kompromisshaft verarbeitet widerspiegeln, die Beziehungsmuster gewissermaßen das Manifestationsfeld der unbewussten Konflikte und deren Bewältigungsversuche sind. Daraus ergibt sich, dass die Bearbeitung der Beziehungsmuster ein guter Einstieg zur Bearbeitung der unbewussten Konflikte, der damit verknüpften (meist schmerzlichen) Kernaffekte und deren Abwehr sind.

Interventionen

Es können therapeutische Interventionen verwendet werden, die die grundsätzlich vorhandenen, aber durch Abwehr und Kompromissbildungen verdeckten und eingeschränkten Möglichkeiten der Patient:in fördern und herausfordern. Geeignet dazu sind in der Tendenz alle Interventionen, die das unbewusste Konfliktgeschehen beleben und aktualisieren. Dazu gehören z. B. Techniken der Affektmobilisierung. In Langzeittherapien können Interventionen und therapeutische Strategien eingesetzt werden, die die Regression fördern und das Übertragungsgeschehen intensivieren. Da Symptome und symptomwertige Schwierigkeiten der Patient:in durch Situationsmerkmale ausgelöst werden, die eine lebensgeschichtlich entstandene subjektive, d. h. durch die unbewussten Konflikte determiniert spezifische Bedeutung haben, sind Interpretationen bzw. Deutungen wichtig, die solche Bedeutungen herausarbeiten und Affekte aktivieren („emotionale Einsicht"). Die konfliktorientierten Interventionstechniken sind in einer umfangreichen psychoanalytischen Literatur herausgearbeitet worden (z. B. Benecke & Staats, 2016; Körner, 2015; Mertens, 2000, 2004; Thomä & Kächele, 2006a, 2006b); praktische Zusammenstellungen für die psychodynamische Psychotherapie finden sich z. B. bei Wöller & Kruse (2018) und bei Gumz & Hörz-Sagstetter (2018).

8.4.2 Überwiegend strukturbedingte Störung

Zur psychodynamischen Behandlung von Patient:innen mit strukturellen Störungen wurden verschiedene Behandlungsstrategien entwickelt. Eine Übersicht findet sich in Benecke (2014), der grundlegend zwischen *strukturstabilisierenden* und *strukturdynamischen* Ansätzen unterscheidet.

Strukturstabilisierende Therapiestrategien

Die Störung ist in sehr hohem Ausmaß durch die eingeschränkte Verfügbarkeit struktureller Funktionen bestimmt (z. B. Fähigkeit zur Selbstreflexion und Affektdifferenzierung, zur realistischen Objektwahrnehmung und Empathie, zur Selbststeuerung und reifen Abwehr, zur emotionalen Kommunikation und zur Internalisierung von Beziehungen). Das Strukturniveau insgesamt liegt im unteren Bereich (mäßig bis gering integriert, gering integriert, gering bis desintegriert, desintegriert). Konfliktthemen werden evtl. erkennbar, sind aber vielfältig und im Einzelnen nicht immer deutlich konturiert, und stellen vorerst keinen therapeutischen Fokus dar. Für das Verständnis der Psychodynamik ist es entscheidend, dass die Schwierigkeiten der Patient:in primär als Folge einer entwicklungsbedingten Einschränkung und Störbarkeit in der Selbstregulierung und Beziehungsgestaltung verstanden werden.

Setting

Je schwerwiegender die strukturelle Störung ist, desto eher kann es erforderlich sein, äußere Strukturen zur Verfügung zu stellen (u. U. Indikation zur stationären Psychotherapie, teilstationären Psychotherapie, Reha-Maßnahmen, betreutes Wohnen) und kompetenzfördernde Maßnahmen und Möglichkeiten des sozialen Lernens zu fördern (z. B. Ausbildungs- und Freizeitaktivitäten). In ambulanten Psychotherapien muss einerseits eine stabile Struktur (zuverlässige Verfügbarkeit) angeboten, andererseits relativ flexibel auf Befürchtungen, Absicherungstendenzen und krisenhafte Befindlichkeitsschwankungen der Patient:in reagiert werden können. Die äußere Form der Behandlung und das inhaltliche Vorgehen der Therapie muss sorgfältig diskutiert und gut verabredet sein; einzelne inhaltlich bedeutsame Punkte können in „Verträgen" geregelt werden (z. B. bezüglich Suizidverhalten, Essverhalten, Suchtverhalten und anderen Formen der Selbstschädigung). Alle diese Struktur gebenden äußeren Bedingungen müssen in eine (therapeutische) Beziehung eingebettet und von der Therapeut:in (oder einem therapeutischen Team) als Person(en) vertreten werden, damit die zur Verfügung gestellten (Hilfs-Ich-)Funktionen (z. B. fürsorgliche Steuerung, Begrenzung, Aushalten schwieriger Affekte) von der Patient:in als strukturelle Fähigkeit übernommen bzw. angeeignet werden können (z. B. als Fähigkeit zur selbstfürsorglichen Steuerung, Begrenzung, Affekttoleranz). Regelverletzungen werden nicht mit Blick auf verdeckte Intentionen der Patient:in untersucht, sondern durch Grenzsetzungen und Festigkeit beantwortet. Grundsätzlich muss aber stets auch geprüft werden, ob die Patient:in evtl. überfordert ist und die Regeln nicht einhalten kann, weil ihr qua Setting eine Selbstverantwortung zugewiesen wird, die ihre strukturellen Möglichkeiten übersteigt; das würde die nächste Stufe der stärkeren Strukturierung erfordern.

Therapeutische Haltung

Angesichts der Rückzugstendenzen der Patient:in bzw. ihres häufig entwertenden und destruktiven Beziehungsverhaltens gilt es in erster Linie eine therapeutische Haltung auszubilden, die dazu beiträgt, dass die therapeutische Beziehung und Zusammenarbeit nicht unmöglich gemacht oder zerstört wird. Dazu gehören vor allem bei Therapiebeginn „beelternde" Einstellungen, die es der Therapeut:in nahelegen, zu containen, Hilfs-Ich-Funktion zu übernehmen, Sorge zu tragen, ihre eigene Wahrnehmung und Emotion spiegelnd und antwortend zur Verfügung zu stellen oder auch entschieden Grenzen zu setzen. Wichtig ist es auch, die Patient:in auf die ihr verfügbaren aktiven Möglichkeiten anzusprechen, ihre strukturellen Schwierigkeiten konstruktiv oder destruktiv zu bewältigen. Das setzt voraus, dass die Therapeut:in das Verhalten der Patient:in als ein problematisches Muster des Erlebens und Verhaltens zu sehen lernt, mit dem die Patient:in besser umzugehen lernen soll. Zu der beelternden Einstellung gehört schließlich, dass Äußerungen der Patient:in gleichsam „kindgerecht" durch eine aktivere therapeutische Haltung beantwortet werden. Die therapeutische Abstinenz wird dennoch dadurch gewahrt, dass die Therapeut:in nicht nur als personales Gegenüber, sondern aus einer stützenden Funktion heraus antwortet (Ehrenthal & Grande, 2014).

Fokushierarchisierung

Initial gilt es zu prüfen, in welchen strukturellen Funktionen die Patient:in vorrangig therapeutische Unterstützung benötigt, um sich selbst und ihre Beziehungen regulieren zu können. Dabei gilt: Je tief greifender die strukturelle Störung ist, desto eher geht es um die in der OPD beschriebenen Aspekte des Selbst (Selbstwahrnehmung, Selbststeuerung); die Therapeut:in hat hier die Aufgabe, den Selbstbezug und die Autonomie des Selbst zu fördern. Bei Patient:innen dieses Typs zeigt sich oft, dass sich die Beziehungen zu den Objekten ohne zusätzliche Hilfestellungen verbessern, wenn sie mehr Orientierung und Festigkeit in sich selbst gewonnen haben. Bei weniger tief greifender struktureller Störung tritt die Beziehung zu den Objekten in den Vordergrund (Objektwahrnehmung, Kommunikation) und kann im interpersonellen Geschehen direkt therapeutisch bearbeitet werden. Die Therapeut:in kann den therapeutischen Prozess u. U. fördern, indem sie sich deutlicher als Gegenüber bzw. als „anderer" ins Spiel bringt. Weiter gilt: Je tiefgreifender die Störung ist, desto zentraler werden

Störungsmerkmale, die in der OPD-Strukturdimension der Bindung beschrieben werden; diese Ebene des Erlebens wird durch Wortinhalte meist nur unvollkommen erreicht, sodass in solchen Fällen die Haltung und das Verhalten des Behandelnden (z. B. Verlässlichkeit, Festigkeit, Wohlwollen) für die therapeutische Wirkung wichtiger sind als die (gedanklichen) Inhalte des Gesprächs.

Bearbeitung dysfunktionaler Beziehungsbereitschaften

Die Therapeut:in prüft mit der Patient:in zusammen, welche strukturellen Schwierigkeiten, Einschränkungen und Vulnerabilitäten sich in ihrem Beziehungsverhalten zeigen. Sie bezieht problematische Beziehungsangebote nicht auf ihre Person, sondern strebt eine Beziehungsfigur an, bei der das im therapeutischen Kontakt entstandene Problem gleichsam Seite an Seite mit der Patient:in als etwas Drittes objektiviert und untersucht wird. Die Therapeut:in unterstützt die Patient:in darin, ihr Beziehungsverhalten mit dem dabei gewonnenen Wissen zu verantworten und zu steuern. Besonders im Fall aggressiver und destruktiver Verhaltensweisen kann die Vorstellung hilfreich sein, dass diese gleichsam Äußerungen eines „Es" sind, d. h. Äußerungen noch nicht integrierter und steuerbarer Anteile bzw. Kräfte in der Patient:in (Benjamin, 1996). Diese Vorstellung erleichtert die angesprochene Triangulierung und hilft der Patient:in, sich von ihrem Verhalten zu unterscheiden. Wenn die Patient:in diese Unterscheidung noch nicht vollziehen kann (d. h. mit ihrem Verhalten identisch scheint), muss die Therapeut:in dennoch innerlich ein Modell entwerfen können, das diese Differenz festhält.

Wenn Patient:innen mit strukturellen Einschränkungen (z. B. aufgrund einer mit dem Insuffizienzerleben verbundenen Kränkung) allerdings sekundär Formen der Bewältigung entwickeln, die aggressiven, entwertenden oder destruktiven Charakter haben, dann sollte diese Urheberschaft auch benannt werden: Nicht „Es" handelt, sondern die Patient:in – verbunden mit der validierenden Benennung der regulativen Funktion dieses Verhaltens.

Beziehungsmuster auf der Grundlage struktureller Einschränkungen sind andererseits keineswegs immer aggressiv, sondern häufig defensiv oder vermeidend. Rückzug und eine rigide Kontrolle von Beziehungen können dazu dienen, strukturelle Empfindlichkeiten (z. B. eine fragile Identität, einen geringen Selbstwert) zu schützen. Die Therapeut:in arbeitet in solchen Fällen zusammen mit der Patient:in die Vulnerabilität heraus und findet Worte dafür. Insbesondere arbeitet sie heraus, durch welche situativen Umstände und Beziehungssituationen diese Vulnerabilitäten berührt werden. Die Therapeut:in akzeptiert und positiviert die Art und Weise, wie die Patient:in ihre Vulnerabilität in Beziehungen schützt, sodass ihre Bewältigungskompetenz deutlich wird. In einem weiteren Schritt kann dann deutlich werden, dass dieser Selbstschutz auch etwas „kostet", dass z. B. Beziehungswünsche nicht oder nur zum geringen Teil verwirklicht werden können.

Interventionen

Je schwerwiegender die strukturelle Störung ist, desto mehr Vorsicht und Zurückhaltung bezüglich affektmobilisierender Techniken ist geboten und desto weniger werden regressions- und abhängigkeitsfördernde Therapieangebote gemacht (z. B. Couchlage, höhere Stundenfrequenz). Stattdessen werden eher Techniken verwendet, die eine basale Stabilisierung des Selbst vermitteln, während die objektgerichteten interaktionellen Aspekte erst in einem späteren Therapieabschnitt intensiviert werden. Nonverbale Verfahren sind oft besser als sprachliche Interventionen geeignet, der Patient:in ein authentisches Gespür für die eigene Person zu vermitteln. Da strukturelle Einschränkungen oft durch unspezifische Belastungen manifest werden, d. h. nicht primär konfliktneurotisch durch auslösende Situationen mit einer lebensgeschichtlich entstandenen individuellen Bedeutung, spielen Deutungen auf etwas „dahinter" Liegendes (unbewusste Motive, unbewusste Affekte, Biografie) in der hier skizzierten strukturstabilisierenden Behandlungsstrategie eine geringere Rolle. Der Blick ist auf das „Wie“ (d.h. auf Objektivierung und Ausdifferenzierung der Einschränkung) und nicht auf das „Warum“ gerichtet (Grande, 2002). Die Patient:in soll nicht „hinterfragt“ werden, sondern zu ihrer Schwierigkeit Distanz herstellen und sie steuern lernen. Die speziellen Sequenzen des therapeutischen Handelns, das in starkem Maße durch die oben beschriebene therapeutische Haltung bestimmt ist, finden sich bei (Rudolf, 2020) detailliert beschrieben.

Strukturdynamische Therapiestrategien

Oft spielen konflikthaft-motivationale Themen auch bei Patient:innen mit deutlicher oder starker struktureller Beeinträchtigung eine wichtige Rolle (s. Achse III; s.a. Kap. 6.3.1„Konflikt und Struktur: Verhältnis der Achsen III und IV“), z.B. indem es häufig die individuell dominanten motivationalen Themen sind, die strukturelle Dysfunktionen triggern können. Die Aktivierung unbewusster Aspekte (wie Wünsche, Affekte) sind häufig die inneren Kontexte der strukturellen Auffälligkeiten. Umgekehrt wird auch den strukturellen Beeinträchtigungen sowie dem daraus entstehenden Handeln und Erleben der Patient:in eine innerpsychische Regulierungsfunktion zugesprochen, z.B. indem eine eingeschränkte Selbstwahrnehmung davor „schützt“, bestimmte Aspekte an sich wahrzunehmen, die als unerträglich empfunden würden, oder indem das Vorherrschen von Spaltung bei der Abwehr vor einer befürchteten „Vernichtung“ der guten durch die destruktiven Selbst- oder Objektanteile „schützt“. Wiederum „schützt“ die Aktivierung eines „nur schlechten“ Objektbildes vor einer befürchteten wie gleichzeitig ersehnten Verschmelzung, die wiederum als völlige Selbstaufgabe erlebt würde usw.

Solche komplexen Motiv-Affekt-Struktur-Verschränkungen gilt es auch in der Übertragung zu erkennen bzw. zu versuchen zu verstehen und gemeinsam mit der Patient:in herauszuarbeiten.

Setting

Das Setting entspricht in wesentlichen Punkten dem oben bei der strukturstabilisierenden Strategie: So wird auch hier auf regressionsfördernde Aspekte verzichtet, auch hier ist die Therapeut:in aktiver, auch hier werden „Verträge“ abgeschlossen. Ein Unterschied besteht im Umgang mit Regelverletzungen bezüglich des Settings – diese werden in den strukturdynamischen Ansätzen durchaus gedeutet, auch in Bezug auf Übertragungsbedeutungen, meist in dem Sinne, dass sich Patient:innen durch diese Regelverletzungen (z.B. wiederholtes Zuspätkommen) vor etwas schützen wollen und/oder die Therapeut:in „testen“ wollen (vgl. das Konzept des *testing the limits* von Weiß & Sampson, 1986). Aufgrund der strukturellen Beeinträchtigungen muss eine mögliche Überforderung der Patient:in immer im Auge behalten werden. Unter Umständen kann auch eine vor- oder zwischengeschaltete stationäre Behandlung indiziert sein.

Therapeutische Haltung

Die Therapeut:in stellt sich als ein Gegenüber zur Verfügung, mit dem solche Muster inszeniert werden, und die sich gleichzeitig gemeinsam mit der Patient:in um ein Verstehen dieser Muster bemüht. Die grundlegende Haltung ist die der technischen Neutralität (z.B. Doering, 2016a). Von dieser kann und muss selbstverständlich abgewichen werden, wenn ernsthafte Gefährdungen (z.B. der Gesundheit oder des Lebens, der Therapie) zu befürchten sind. Aber auch dann sollten diese Abweichungen nachträglich wieder (deutend) versucht werden zu verstehen, z.B.: Welche dynamische Funktion hatte es, dass die Therapeut:in massiv Grenzen-setzend eingreifen musste? Welche Übertragungskonstellation hat sich dadurch hergestellt?

Fokushierarchisierung

Im Fokus steht hier nicht die eine oder die andere Achse, sondern das jeweils individuelle Zusammenspiel zwischen Beziehung, Konflikt und Struktur. Welches motivationale Thema ist mit welcher Strukturfacette funktional verknüpft und wie äußert sich das (u. U. als Bewältigungsversuch) im Beziehungsverhalten und -erleben? Dabei hat die Untersuchung von aktuell selbst-, fremd- oder therapieschädigenden Tendenzen und deren psychodynamischem Hintergrund im Hier und Jetzt Priorität. Es sollte besonderes Augenmerk auf die affektbezogenen Strukturaspekte gelegt werden. Affekte bilden oft den Kern der aktuellen strukturdynamischen Prozesse, und ein primäres Ziel ist es, die Affekte (auch schmerzliche) ins psychische Erleben bringen zu können, ohne sie sogleich wieder „wegmachen" zu müssen (vgl. auch das Konzept der mentalisierten Affektivität von Fonagy et al., 2004).

Bearbeitung dysfunktionaler Beziehungen

Es erfolgt eine Fokussierung auf Manifestationen der strukturell und affektiv bedingten Dynamiken innerhalb der therapeutischen Beziehung oder auch innerhalb von Außenbeziehungen. Die Übertragungsbeziehung wird als *das* Feld gesehen, auf dem sich sowohl die strukturellen Auffälligkeiten als auch die dahinter liegenden Konfliktthemen und Affekte und deren Abwehr manifestieren und entsprechend bearbeitbar sind. Die oft sehr problematischen Beziehungsmuster werden im Sinne einer *dysfunktionalen Funktionalität* betrachtet: Sie sind durchaus funktional, weil sie die Patient:in bei der Bewältigung von strukturellen Beeinträchtigungen oder konflikthaft-motivationalen Themen helfen, aber sie sind zugleich auch dysfunktional, da sie hohe psychische (und manchmal auch materielle) „Kosten" haben und eher zur Aufrechtrechterhaltung der Störungskonstellation beitragen.

Interventionen

Deutungen der Hier-und-Jetzt-Dynamiken sollen die Integration von Selbst- und Objektrepräsentanzen fördern sowie ein Zuwachs an Mentalisierung und psychischer Kontrolle über die oft heftigen affektiven Dynamiken ermöglichen. Die aktuellen Affekte und das Agieren werden als Ergebnis von Abwehrprozessen bzw. als Selbstschutz verstanden, und es wird mittels Deutungsarbeit versucht, die gerade abgewehrte „Teil-Objektbeziehungsdyade" mitsamt den damit verknüpften Affekten (Clarkin et al., 2001) bzw. „die emotionalen Vorläufer" (Batman & Fonagy, 2008, S. 314) zu identifizieren, welche die aktuelle Reaktion ausgelöst haben. Da solche Interventionen meist affektaktivierend sind, ist wiederum große Vorsicht geboten, und evtl. damit verknüpfte strukturelle Beeinträchtigungen sollten direkt thematisiert werden. Die spezifischen therapeutischen Vorgehensweisen sind ebenfalls vielfach beschrieben (z. B. Bateman & Fonagy, 2008; Benecke, 2018; Clarkin et al., 2008; Doering, 2016a).

Strukturstabilisierende und strukturdynamische Interventionen lassen sich kombinieren. Wichtig ist, dass die Therapeut:in sich jederzeit darüber im Klaren ist, warum sie was jetzt gerade macht und dass sie wachsam bleibt, wie die Patient:in auf die jeweilige Intervention reagiert.

9 Veränderungsmessung mit der OPD

Ihrer psychodynamischen Ausrichtung entsprechend erfasst die OPD Störungsaspekte, die zur Persönlichkeit der Betroffenen gehören und relativ stabil sind (Grande et al., 2000). Dies schlägt sich im Manual u.a. darin nieder, dass für die Strukturdiagnostik ein relativ großes Zeitfenster von 5 Jahren angegeben wird; im Zusammenhang mit der Konfliktdiagnostik ist ausdrücklich von „zeitlich überdauernden Konflikten" die Rede. Diese Zeitstabilität der OPD-Befunde erscheint mit Blick auf das zugrunde liegende psychoanalytische Krankheitsmodell angemessen. Für die Veränderungsmessung stellt diese Eigenschaft jedoch eine Schwierigkeit dar, weil therapeutische Wirkungen nur abgebildet werden, wenn sie sich in einer Änderung der Beziehungs-, Konflikt- oder Strukturdiagnose niederschlagen. Kleinere therapeutische Schritte können nicht erfasst werden, jedenfalls nicht auf der Basis der OPD alleine.

Ein noch grundlegenderes Problem entsteht dadurch, dass jene Persönlichkeitsmerkmale, die durch die OPD erfasst werden, sich häufig gar nicht im Sinne einer „Merkmalreduktion" verändern, und zwar auch dann nicht, wenn die Behandlung aus klinischer Sicht durchaus erfolgreich war. In der Achse III werden lebensbestimmende und dysfunktionale Konflikte diagnostiziert. Eine gelungene Psychotherapie kann das Ergebnis haben, dass ein Konfliktthema zwar lebensbestimmend bleibt, jedoch so erfolgreich bearbeitet worden ist, dass es von der Patient:in konstruktiv gestaltet und im Leben produktiv genutzt werden kann (Spitzer et al., in Vorbereitung). Die Veränderung wäre in diesem Fall nicht am Grad der Minderung oder an dem Wegfall des pathogenen Konflikts zu messen, sondern am Grad seiner geglückten Integration. Entsprechend gilt auch für strukturelle Einschränkungen (bzw. Vulnerabilitäten) und für dysfunktionale Beziehungsbereitschaften, dass nicht deren Wegfall oder Minderung, sondern die verbesserten Möglichkeiten eines steuernden und konstruktiven Umgangs Zeichen einer positiven therapeutischen Veränderung sind.

Insgesamt kann aber schon davon ausgegangen werden, dass *nachhaltig* erfolgreiche psychodynamische Therapien zu einer besseren Verfügbarkeit struktureller Funktionen, einer verringerten Bedeutsamkeit einzelner Konfliktthemen und zu weniger dysfunktionalem Beziehungsverhalten führen. Für die strukturellen Funktionen konnte das auch bereits gezeigt werden (Cropp et al., 2016; Lübke et al., 2021).

9.1 Die Heidelberger Umstrukturierungsskala (HUS)

Die eben genannten Besonderheiten des Zusammenhangs zwischen psychodynamischen Konstrukten und der Symptomatik führen zu der Überlegung, Fortschritte im psychotherapeutischen Prozess als Veränderungen im Umgang einer Patient:in mit ihren zentralen Problembereichen zu erfassen. Dieses Vorgehen impliziert 2 methodische Schritte:

- Im 1. Schritt werden aus dem OPD-Befundspektrum einer Patient:in jene Merkmale ausgewählt, die für ihre Störung bedeutsam sind.

- Im 2. Schritt wird erfasst, wie sie mit ihnen umgeht und wie sich ihre Art des Umgangs über die Zeit verändert.

Fokusauswahl: Die zentralen Problembereiche bezeichnen wir als Foki, weil sie für die Veränderungsmessung als Orientierungspunkte dienen (sie können mit den therapeutischen Foki identisch sein, müssen es aber nicht!). Als zentral werden jene Problembereiche gewertet, die die Störung einer Patient:in verursachen und aufrechterhalten, sodass sich in Bezug auf sie etwas ändern müsste, wenn ein nachhaltiger Erfolg erzielt werden soll. Die Zahl der auszuwählenden Foki kann im Prinzip nach Bedarf festgelegt werden. Nach eigenen Untersuchungen ist jedoch die Auswahl von maximal 5 Merkmalen aus dem Befundspektrum der Achsen II, III und IV ausreichend, um die Problematik einer Patient:in vollständig zu erfassen. Es empfiehlt sich dabei so zu verfahren, dass das habituelle dysfunktionale Beziehungsmuster in jedem Fall einen Fokus bildet, während die restlichen Foki aus den Bereichen Konflikt und Struktur gewählt werden (vgl. Kap. 8). Wie in Kap. 8.3 dargestellt können in manchen Fällen auch weniger als 5 Foki ausreichen, um die relevanten Aspekte der Störung zu beschreiben. Dies kann z. B. dann der Fall sein, wenn eine Störung eindeutig konfliktbedingt ist und sich neben dem Beziehungsfokus nur 2 (oder 3) bedeutsame Konflikte finden lassen.

Heidelberger Umstrukturierungsskala: Die in Abbildung 9-1 dargestellte Skala wird verwendet, um den Umgang einer Patient:in mit den Foki zu erfassen. Sie stellt eine überarbeitete Form der „Assimilation of Problematic Experiences Scale (APES)“ von Stiles und Kollegen (Stiles et al., 1990) dar, die in Richtung einer stärkeren Anlehnung an ein psychoanalytisches Prozess- und Veränderungsmodell modifiziert wurde (Rudolf et al., 2000; Rudolf et al.,

1. Nichtwahrnehmung des Fokusproblems	1 1+	Völlige Abwehr bzw. Vermeidung des Fokusbereichs, es gibt „kein Problem"	
2. Ungewollte Beschäftigung mit dem Fokus	2– 2 2+	Symptomdruck, interpersonelle Schwierigkeiten: Zumutungen, von außen kommend erlebt	
3. Vage Fokuswahrnehmung	3– 3 3+	Passive Beschäftigung mit dem Fokus, ansatzweise Anerkennung, Ahnung eigener Verantwortung	Bewältigung
4. Anerkennung und Erkundung des Fokus	4– 4 4+	Interessiertes Problemverstehen, Arbeitsbeziehung, aktive „Bewältigung“, Handeln	
5. Auflösung alter Strukturen im Fokusbereich	5– 5 5+	Abwehr wird brüchig, Prozeß wird zur „Passion“, Trauer, Ausgeliefertsein, Verwirrung	Umstrukturierung
6. Neustrukturierung im Fokusbereich	6– 6 6+	Versöhnliches Erleben, neue Erlebens-/Verhaltensmöglichkeiten stellen sich spontan ein	
7. Auflösung des Fokus	7– 7	Integration, Selbstübereinstimmung, realitätsgerechtes Erleben, Neugestaltungen	

Abbildung 9-1: Heidelberger Umstrukturierungsskala.

2000). Die Skala beschreibt in 7 (Haupt-)Stufen unterschiedliche Modalitäten des Umgangs einer Patient:in mit einem Fokusproblem, beginnend mit seiner erfolgreichen Ausblendung und Nichtwahrnehmung über seine langsame Wahrnehmung und interessierte Erkundung bis zu Bemühungen zu seiner aktiven Bewältigung. Die oberen Stufen beschreiben den Prozess einer therapieförderlichen Labilisierung habitueller Abwehrhaltungen und einer dadurch ermöglichten Neuorganisation der Persönlichkeit. Sie erfassen damit Veränderungen, die in dem psychoanalytischen Konzept der „Umstrukturierung" bzw. „strukturellen Veränderung" angesprochen werden.

Die für eine Patient:in ausgewählten Foki werden zu jedem Messzeitpunkt unabhängig voneinander mit dieser Skala beurteilt, wobei auch die in Abbildung 9-1 gezeigten Zwischenstufen gewählt werden dürfen.

Eine *Besonderheit* der Umstrukturierungsskala besteht darin, dass positive therapeutische Veränderungen im Sinne einer „Bewältigung" konzeptuell bereits mit Erreichen der Stufen 3 bzw. 4 möglich sind, wenn eine Patient:in aufgrund der auf dieser Stufe gewonnenen Problemeinsicht aktive Steuerungsbemühungen zur Problembewältigung vornimmt. Im Unterschied dazu beziehen sich die auf den Stufen 5 bis 7 beschriebenen Veränderungen auf basalere Umgestaltungen der Persönlichkeitsstruktur, die sich typischerweise spontan ereignen, d.h. ohne Bemühung und nicht selten überraschend für die Betroffenen selbst (vgl. Rudolf et al., 2000). Aufgrund dieses Konstruktionsprinzips können Behandlungsergebnisse bei Erreichen der Stufe 4 dem Veränderungsmodus der „Bewältigung" und bei Erreichen der Stufen 5 bzw. 6 dem „Umstrukturierung" kategorial zugeordnet werden.

In verschiedenen *Untersuchungen* wurden gute bis sehr gute Interraterreliabilitäten von r = .77, bis r = .88 gefunden (Leuzinger-Bohleber et al., 2019; Rudolf et al., 2000; Rudolf et al., 2012). In einer Studie zu stationär behandelten Patient:innen korrelierten die globalen Erfolgsbeurteilungen des therapeutischen Teams hoch sowohl mit dem über die Foki gemittelten Skalenwert bei Behandlungsende als auch mit der Prä-Post-Differenz, und zwar höher als mit allen anderen erhobenen Erfolgsmaßen (Grande et al., 2001). In der gleichen Studie konnten hohe positive Zusammenhänge zwischen dem über die Foki gemittelten Skalenwerte zu Therapiebeginn und prognostisch günstigen Merkmalen wie z.B. „Therapiemotivation", „Emotionale Ansprechbarkeit" u.a. gemessen werden. Im Rahmen einer Katamnesestudie wurde nachgewiesen, dass der über die Foki gemittelte absolute Umstrukturierungswert bei Behandlungsende mit progressiven Schritten im äußeren Leben der Patient:innen nach der Entlassung aus der Klinik signifikant korrelierte und darüber hinaus als einziges Outcomemaß überhaupt solche Schritte vorhersagen konnte (Grande et al., 2003). Auch Schneider, Tiemann, Stumpf und Heuft (2015) fanden, dass stärkere Umstrukturierung nach einer stationären Psychotherapie mit besserem Outcome in der Katamnese verknüpft war. Eine Studie von Rudolf et al. (2012) zeigte, dass Patient:innen mit einer höherfrequenten analytischen Langzeittherapie eine Umstrukturierung im Sinne der Skala (d.h. Erreichen von Stufe 5 oder mehr) signifikant häufiger erreichen als Patient:innen mit einer lediglich einstündigen psychodynamischen Therapie. In der LAC-Studie zeigte sich ebenfalls, dass analytische Langzeittherapien zu einer stärkeren Umstrukturierung führen als kognitive Verhaltenstherapien (Leuzinger-Bohleber et al., 2019).

Die Heidelberger Umstrukturierungsskala kann auch im *klinischen Feld* angewendet werden, sobald aus dem OPD-Befund ein oder mehrere Problembereiche ausgewählt worden sind, die die Störung verursachen bzw. aufrechterhalten und deshalb therapeutisch verändert werden sollen. Unter dieser Voraussetzung ist die Skala auch für den Praktiker leicht anwendbar. Zu Beginn einer Therapie lässt sich mit ihrer Hilfe prüfen, wie weit eine Patient:in im Umgang mit ihren zentralen Problembereichen bereits gekommen ist und woran die therapeutische Arbeit anknüpfen kann. Auf der

Stufe 2 „Ungewollte Beschäftigung mit dem Fokus“ ist bereits ein Leidensdruck gegeben, die Schwierigkeit wird jedoch als etwas von außen Zugemutetes erlebt, weshalb die Patient:in eher passiv eingestellt ist und von der Behandlung primär erwartet, dass diese Zumutung von ihr genommen wird. Eine psychotherapeutische Zusammenarbeit im eigentlichen Sinne ist deshalb erst möglich, wenn die Patient:in wenigstens eine vage Fokuswahrnehmung (Stufe 3) in dem Sinne hat, dass sie ihre eigene Beteiligung und eine eigene Verantwortung für die Schwierigkeit ahnt und ansatzweise anerkennt. Die Probesitzungen oder Vorgespräche zu einer Therapie dienen u.a. dazu, eine vage Fokuswahrnehmung für zumindest einen der verschiedenen Fokusbereiche herzustellen.

Im Verlauf der Behandlung kann sich die Therapeut:in mithilfe der Skala vergegenwärtigen, wie weit sie in Bezug auf die verschiedenen Problembereiche mit einer Patient:in bereits gekommen ist. Wie oben erwähnt, können sowohl das Erreichen von Stufe 4 („Anerkennung und Erkundung des Fokus“) als auch das der Stufe 6 („Neustrukturierung im Fokusbereich“) als gültige Therapieziele angesehen werden. Auf Stufe 4 gewinnt die Patient:in Einsicht in ihre Schwierigkeiten und erwirbt sich dadurch Möglichkeiten, regulierend damit umzugehen; dieser Veränderungsmodus wird in Abbildung 9-1 als *Bewältigung* bezeichnet.

Mit der Stufe 5 wird ein Prozess der therapieförderlichen Labilisierung beschrieben, der dazu führt, dass gewohnte Formen der Bewältigung und Abwehr nicht mehr greifen. Damit entsteht eine gleichsam ausweglose Situation: Die Patient:in „macht“ die Therapie jetzt nicht mehr, sie „erleidet“ sie. Ihr Zustand ist entsprechend von Ratlosigkeit, Zweifeln, Traurigkeit oder sogar Hoffnungslosigkeit geprägt. Gleichzeitig kann sie jedoch von anderen (auch von der Therapeut:in) bereits als positiv verändert erlebt werden, d.h. als weicher, durchlässiger und authentischer. Für die Patient:in selbst wird diese positive Wendung erst später spürbar, nämlich gegen Ende der Stufe 5 oder auf der beginnenden Stufe 6. Sie erlebt die dann stattfindenden Veränderungen typischerweise als etwas, das sich spontan und ohne ihr Wollen einstellt. Sie stellt fest, dass sie plötzlich Dinge tun und fühlen kann, die ihr zuvor unzugänglich oder ganz unbekannt waren. Dies sind Indikatoren dafür, dass eine grundlegendere Veränderung und Neuorganisation der Persönlichkeit stattgefunden hat, die in intensiven psychoanalytischen Langzeitbehandlungen angestrebt und als „Umstrukturierung“ bzw. „strukturelle Veränderung“ bezeichnet wird. Genau wie in der Anwendung zu Forschungszwecken können fokusbezogene Veränderungen auch in der therapeutischen Praxis erfasst werden, indem der Status der Umstrukturierung zu Beginn der Therapie eingeschätzt und diese Einschätzung im Verlauf und am Ende der Behandlung wiederholt wird. Dadurch wird der therapeutische Effekt als Progression der Foki auf der Skala sichtbar.

Eine ausführliche Beschreibung der Heidelberger Umstrukturierungsskala mit anschaulichen Fallbeispielen findet sich in Stasch et al. (2016).

9.2 OPD-Fragebögen zur Veränderungsmessung?

In den letzten Jahren wurden Selbstbeurteilungsinstrumente zu der Achse III (OPD-Konfliktfragebogen, OPD-KF; Benecke et al., 2018) und der Achse IV (OPD-Strukturfragebogen, OPD-SF; Ehrenthal et al., 2012) entwickelt (siehe Kap. 1.4). Der OPD-Strukturfragebogen liegt zudem als Kurzform vor (OPD-SFK, Ehrenthal et al., 2015).

Für den OPD-SFK konnte die Veränderungssensitivität gezeigt werden, insbesondere für schwerer strukturell beeinträchtigte Patient:innen (Lübke et al., 2021).

Eine erste Publikation mit Prä-post-Daten des OPD-Konfliktfragebogens ist in Vorbereitung.

10 Weitere Anwendungsfelder der OPD

10.1 OPD in unterschiedlichen klinischen Settings

Die Hauptanwendung der OPD liegt im klinischen Feld. OPD-Befunde werden in den unterschiedlichsten klinischen Settings erhoben, um ein strukturiertes und klinisch handlungsleitendes Bild der Psychodynamik von Patient:innen mit psychischen und psychosomatischen Erkrankungen zu gewinnen. Hier sollen die Besonderheiten und Erfahrungen der Anwendung der OPD in unterschiedlichen klinischen Settings kurz skizziert werden.

10.1.1 OPD in der stationären Psychosomatik

Nahezu alle psychodynamisch ausgerichteten Krankenhausabteilungen für Psychosomatische Medizin und Psychotherapie arbeiten systematisch mit der OPD und nutzen ihr Potenzial über das Prä-Post-Rating der Therapiefoki auf der Basis der Heidelberger Umstrukturierungsskala (vgl. Kap. 9.1) auch zum kritischen Qualitätsmanagement der Ergebnisqualität stationärer Verläufe. Neben der – i. d. R. auf der Psy-Ba-Do (Heuft & Senf, 1998; Heymann & Tritt, 2018) basierenden – Erhebung soziodemografischer Daten gründete die stationäre Behandlungsindikation auf der syndromalen Diagnostik (ICD-10), flankiert von einer Schweregradeinschätzung (BSS; GAF; Lange & Heuft, 2002) und der OPD-Diagnostik. Die OPD-Diagnostik ist für die Codierung (und Abrechnung) einer psychodynamischen psychosomatisch-psychotherapeutischen Komplexbehandlung gemäß Prozedurenkatalog OPS (Code 9-63) zwingend vorgeschrieben (BfArM/DIMDI, 2022). Insbesondere der Strukturdiagnostik (Achse IV der OPD) kommt im Sinne einer differenziellen Therapieindikation eine wegweisende Funktion zu (Rudolf, Jakobs, Micka & Schumann, 2004; Rudolf, 2020). Bereits in der ambulanten Vordiagnostik erkannte repetitiv-dysfunktionale Beziehungs- und Konfliktmuster lassen sich für die Behandlungsplanung zusammen mit einer Patient:in im Arztbrief und mit dem stationären Behandlungsteam klar kommunizieren: „Herr A. leidet unter einem Selbstwertkonflikt im aktiven Modus bei gut bis mäßig integriertem Strukturniveau. Er wird sicher rasch auf der Station aktiv in kränkende Dynamiken verwickelt sein, kann jedoch das mit ihm bereits vor der stationären Aufnahme kognitiv vereinbarte konsequente Aufzeigen der eigenen Anteile an solchen Konflikten, die ihm noch weitgehend unbewusst sind (HUS: Stufe 2), mit hoher Wahrscheinlichkeit gut nutzen, wenn es ihm mit Empathie vermittelt wird."

Alternativ könnte sich das Behandlungsteam z. B. bei einer Patientin mit gering integrierter Struktur schon zu Therapiebeginn wie folgt einstellen: „Die Patientin wird vermutlich schon bei geringen Konfliktspannungen schnell einen hohen Druck verspüren und mit wiederholten Ess-Brech-Anfällen reagieren, wobei sich eine gefährliche Hypokaliämie entwickeln kann." Dieses Beispiel demonstriert die Rolle der OPD in der Planung stationärer Behandlungen, denen immer der Charakter einer Fokaltherapie im Rahmen eines ambulant-stationär-ambulanten Gesamtbehandlungsplans zukommt. Die Behandlungsfoki des stationären Behandlungsabschnitts können sich auf Problembereiche der Achsen II, III und IV beziehen. Im erwähnten Beispiel würden die Fortschritte im Sinne eines Erreichens von Therapiezielen z. B. lauten: „Erkennen eigener Anteile an einer sich entwickelnden Kränkungsdynamik" (HUS: Stufe 3), und: „Erfolgreiches Antizipieren mit Alternativen zu solchen Eskalationen" (HUS: Stufe 4). Die Notwendigkeit der stationären Therapiedauer und der Behandlungserfolg sind somit über die HUS darstellbar.

Die erneute Schweregradeinschätzung der Diagnosen im Licht der abgelaufenen Behandlung sowie erlebens- und verhaltensnah (evtl. zusammen mit der Patient:in) formulierten Individuellen Therapiezielen (ITZ), (Heuft & Senf, 1998) komplettieren die Abschlussdokumentation, die auch externen Prüfungen etwa durch den MDK aussagekräftige Einblicke in den kurativen Behandlungsverlauf gibt.

Als nächste Schritte sind vergleichende Untersuchungen in Institutionen geplant, um zu klären: Wie viel Zeit benötigt eine definierte Patient:innengruppe durchschnittlich bei welcher Therapiedosis, um auf der HUS welche Stufen zu erreichen? Und: Welche Behandlungserfolge erweisen sich als stabil?

Weitere mögliche Einsatzbereiche sind der Konsiliar- und Liaisondienst bei Patient:innen anderer (somatischer) Krankenhausabteilungen: Welchen Einfluss hat die psychische Komorbidität und insbesondere die psychische Struktur (OPD-Achse IV) einer Krankenhauspatient:in auf Verweildauer, Compliance sowie Behandlungs- und Rehabilitationsverlauf (Burgmer et al., 2004)? So empfiehlt es sich z. B., einem dialysepflichtigen Patienten, der eine erhebliche Schwierigkeit in der Selbststeuerung (Dimension der Achse IV) hat, vor Annahme einer Lebendnierenspende seitens seiner Frau zu einer strukturbezogenen Psychotherapie zu raten, damit ihm das Nierentransplantat bei seiner durch die Behandlung gestiegenen Fähigkeit zur Therapieadhärenz länger dienen kann.

10.1.2 OPD in der psychosomatischen Rehabilitationsbehandlung

Die medizinische Rehabilitation hat den sozialrechtlichen Auftrag, Menschen mit chronischen Erkrankungen darin zu unterstützen, krankheitsbedingte Einschränkungen zu bewältigen, um bestmöglich wieder ihre beruflichen Funktionen sowie ihre Rollen in Familie und Gesellschaft wahrnehmen zu können. Hinter dieser allgemeinen Zielsetzung steht die Erfahrung, dass bei chronischen Erkrankungen und ihren Folgen häufig keine vollständige Genesung mehr erreicht werden kann. In Abgrenzung zum primär kurativen Auftrag der Krankenhausbehandlung fokussiert die medizinische Rehabilitation daher vor allem darauf, den eingeschränkten Gesundheitszustand so weit wie möglich zu bessern oder aber wenigstens ein Fortschreiten des Krankheitsprozesses aufzuhalten, bereits eingetretene Funktions- und Aktivitätsstörungen zu mindern sowie einer Beeinträchtigung der Teilhabe bzw. dem Auftreten dauerhafter Benachteiligungen wirksam vorzubeugen (Gerdes & Weis, 2000).

Diese Auffassung der Aufgaben und Ziele von Rehabilitation basiert im Wesentlichen auf dem Krankheitsfolgenmodell der „Internationalen Klassifikation der Schädigungen, Fähigkeitsstörungen und (sozialen) Beeinträchtigungen" (ICIDH) der Weltgesundheitsorganisation von 1980 (WHO, 1980), welches von ihr 2001 (WHO, 2001, 2018) konzeptionell mit der „Internationalen Klassifikation der Funktionsfähigkeit, Behinderung und Gesundheit" (ICF) noch einmal erheblich erweitert worden war und sich eng am biopsychosozialen Krankheits- bzw. Gesundheitskonzept der psychosomatischen Medizin orientiert. Wesentlicher Grundbegriff der ICF ist die funktionale Gesundheit, bei der neben den biomedizinischen Aspekten (Körperfunktionen und -strukturen), die die biologische Ebene des Organismus betreffen, ergänzend auch psychosoziale Aspekte des Menschen als handelndes Subjekt (Aktivitäten) und als selbstbestimmtes und gleichberechtigtes Individuum in Gesellschaft und Umwelt (Teilhabe) einbezogen sind. Des Weiteren werden die Kontextfaktoren der betroffenen Person, d.h. alle externen Gegebenheiten der Welt, in der sie lebt, sowie alle ihre persönlichen Eigenschaften und Attribute (z.B. Alter, Geschlecht, Ausbildung, Motivation, Leistungsbereitschaft) berücksichtigt.

Die ICF hat für die medizinische (und insbesondere psychosomatische) Rehabilitation eine maßgebliche Bedeutung gewonnen (Bassler et al., 2017). Sie ist wesentliches Instrument bei der Feststellung des individuellen Reha-Bedarfs, bei der funktionalen Diagnostik, dem Reha-Management sowie der Interventionsplanung und der Evaluation rehabilitativer Maßnahmen. Aufgrund der besonderen strukturellen und organisatorischen Rahmenbedingungen muss sich die Planung der Rehabilitationsbehandlung jedoch eng daran orientieren, dass die angestrebten Therapieziele möglichst konkret gefasst und qualitätsgesichert überprüfbar sind. Da nur eine Behandlungsdauer von durchschnittlich 5 Wochen zur Verfügung steht, stehen als Therapieziele vor allem umschriebene berufliche Konflikte und Überforderungssituationen sowie spezifische Arbeits- und Leistungsstörungen im Vordergrund. Umfassendere Psychotherapieziele wie „Verbesserung von Konfliktbewältigung“ oder „Verbesserung von Ich-strukturellen Defiziten“ fallen dagegen aus Sicht der Rentenversicherung nicht in die Zuständigkeit der psychosomatischen Rehabilitation, sondern sind vorrangig dem kurativen Versorgungsbereich vorbehalten. In der klinischen Praxis lassen sich spezifische und allgemeine Therapieziele jedoch häufig nicht so trennscharf voneinander abgrenzen, wie dies die Qualitätssicherungsprogramme der Rentenversicherung voraussetzen.

Angesichts knapper personeller Ressourcen haben sich in den meisten psychosomatischen Rehabilitationskliniken multimodale Behandlungskonzepte mit gruppentherapeutischem Schwerpunkt durchgesetzt (Köllner & Bassler, 2021; Schauenburg & Hildenbrand, 2017). Dabei hat die traditionelle Abgrenzung zwischen psychodynamischer und kognitiv-behavioraler Therapieausrichtung deutlich an Bedeutung verloren, da immer mehr Rehabilitationskliniken Elemente aus beiden Therapieverfahren miteinander kombinieren. Die psychodynamisch geprägten Behandlungsangebote basieren dabei maßgeblich auf Prinzipien der fokalen Kurzzeitpsychotherapie (Tschuschke & Mattke, 1997). Speziell die gruppentherapeutische Arbeit zielt im Wesentlichen darauf ab, habituelle dysfunktionale Beziehungsmuster, wie sie sich besonders in den beruflichen, aber auch sonstigen sozialen Beziehungen der Patient:in manifestieren, für sie unmittelbar erfahrbar zu machen (Strauß & Mattke, 2017). Über diesen Weg sollen die sozialen Integrationsstörungen günstig beeinflusst und eine selbstwertstabilisierende Entfaltung der leistungsbezogenen beruflichen Fähigkeiten ermöglicht werden.

Die OPD ist nicht in das bestehende Qualitätssicherungsprogramm der Rentenversicherung implementiert worden, da dieses sich vor allem an der ICF orientiert (Deutsche Rentenversicherung, 2018). Im Rahmen eines klinikeigenen internen Qualitätsmanagements kann die OPD jedoch fruchtbar zur Verbesserung von Prozess- und Ergebnisqualität beitragen, auch wenn sie therapeutenseitig zusätzlichen Zeitaufwand erfordert:

- OPD-Diagnostik zur Erarbeitung der Psychodynamik, bei der Entwicklung eines Verständnisses für „schwierige“ Behandlungsverläufe und zur Fokusentwicklung im Reha-Team (Prozessqualität);
- OPD-Diagnostik zur Zuweisung von Patient:innen mit unterschiedlichem Strukturniveau (Achse IV) zu einem differenziellen Behandlungsangebot:
  - für Patient:innen mit gut bis mäßig integriertem Strukturniveau: Gruppen zur Bearbeitung der Konfliktpathologie;

  - für Patient:innen mit gering integriertem Strukturniveau: Gruppen mit Bearbeitung spezifischer Ich-struktureller Defizite (Nachentwicklung eingeschränkter Ich-Funktionen, Ermöglichung korrigierender emotionaler Erfahrung (Strauß & Mattke 2017)
- OPD-Diagnostik in der sozialmedizinischen Beurteilung zur Abschätzung des Veränderungspotenzials in Abhängigkeit vom Strukturniveau und des Chronifizierungsgrades der Konfliktdynamik (Bückers et al., 2001);
- OPD-Diagnostik in der Basisdokumentation (ergänzend zur ICD-10 in der Eingangs- und Abschlussdiagnostik), um diesbezügliche Veränderungsprozesse auch in der abschließenden sozialmedizinischen Beurteilung berücksichtigen zu können.

10.1.3 OPD in der Begutachtung

In der Psychosomatischen Medizin und Psychotherapie wächst die Bedeutung von Begutachtungsaufgaben in unterschiedlichen rechtlichen Kontexten (z.B. im Strafrecht, im Zivilrecht oder auch im Sozialrecht). Für diese Rechtsbereiche kann die OPD neben der deskriptiven psychiatrischen Diagnostik ein besseres Verständnis über die psychische Entwicklung der zu Begutachtenden vermitteln. Eine forensische Begutachtung, die keinen Zugang zu den relevanten individuellen psychischen Entwicklungslinien des Individuums unter einer psychodynamischen und/oder verhaltenstherapeutischen Perspektive aufweist, wird nur wenig in der Lage sein, bei einem „kritischen Verhalten" (z.B. einer Straftat) Aussagen zu zugrunde liegenden Motiven bzw. Ursachen oder auch zur Prognose zu machen. Sozialrechtliche Fragestellungen umfassen z.B. die Frage der Behandlungs- bzw. Rehabilitationsbedürftigkeit gesundheitlicher Einschränkungen und deren mögliche Folgen wie z.B. einer Berufs- oder Erwerbsunfähigkeit (z.B. International Classification of Functioning; WHO, 2001). Wenn es bei der Begutachtung im Rahmen der Renten- bzw. Krankenversicherung insbesondere um die Beurteilung der Leistungs- und Einsatzfähigkeit eines Individuums geht, kommt es z.B. im sozialen Entschädigungsrecht oder auch in der gesetzlichen und der privaten Unfallversicherung zu der Aufgabe, die Ursächlichkeit schädigender Ereignisse zu beurteilen. Bislang existieren für die Begutachtung in den unterschiedlichen Rechtsgebieten keine einheitlichen Standards über die regelhaft zu berücksichtigenden psychosozialen Dimensionen. Allerdings haben Vertreter der unterschiedlichen Begutachtungsschwerpunkte jeweils ihre Vorgehensweisen mehr oder weniger straff und stringent formuliert.

Es existieren sowohl für die Begutachtung im Strafrecht als auch bei sexualmedizinischen Themen eine Reihe von Veröffentlichungen (z.B. Kröber & Steller, 2005; Venzlaff et al., 2020).

Wir haben bislang schwerpunktmäßig im Feld des Sozialrechts und des Zivilrechts begutachtet und uns auch wissenschaftlich mit diesen Themen befasst. Im Jahr 2019 ist die überarbeitete Fassung der AWMF-Leitlinie zur Begutachtung psychischer und psychosomatischer Störungen federführend von der Deutschen Gesellschaft für Psychosomatische Medizin und Psychotherapie und der Deutschen Gesellschaft für Neurowissenschaftliche Begutachtung in der Kooperation mit weiteren 7 Fachgesellschaften aus der Medizin und Psychologie veröffentlicht worden. Diese umfasst in einem allgemeinen Teil die grundlegenden Aspekte und Methoden in den verschiedenen Rechtsgebieten und expliziert im 2. Teil die Prinzipien bei der Begutachtung der beruflichen Leistungsfähigkeit und im 3. Abschnitt Standards bei der Begutachtung von Kausalitätsfragen bei geltend gemachten Traumafolgestörungen (AWMF-Registernr. 051-029; Schneider, Henningsen, Dohrenbusch et al., 2015).

Die Begutachtung in der Psychosomatischen Medizin und Psychotherapie umfasst die deskriptive störungsbezogene Diagnostik, die der

Abbildung der psychiatrischen und psychosomatischen Symptome oder Syndrome dient. Bislang arbeiten wir mit der ICD-10, aber zukünftig wird die ICD-11 zugrunde gelegt werden, die seit 1.1.2022 in einer Übergangsphase erprobt wird. In bestimmten Fällen – z. B. bei fraglichen Traumafolgestörungen – wird auch über die ICD hinaus das DSM-5 verwendet werden.

Daneben kommt selbstverständlich die angemessene und umfassende organmedizinische Diagnostik inkl. der körperlichen, labortechnischen und apparativen Untersuchungen zum Tragen. Bezüglich der psychischen Problematik sind oft auch testpsychologische Verfahren angezeigt.

Die OPD ermöglicht einen differenzierteren Zugang zu den psychosozialen und insbesondere psychodynamisch relevanten Merkmalen, die ein vertieftes Verständnis der für die jeweiligen Fragestellungen etwaigen psychischen oder psychosozialen Faktoren ermöglichen. Maladaptive Beziehungs-, Konfliktmuster oder Strukturmerkmale sowie verhaltensbezogene Dimensionen eröffnen einen Zugang zu den wichtigen Entwicklungsbedingungen oder den Kontexten der konkreten Fragestellung der zu Begutachtenden und ermöglichen es so, die bedeutsamen Faktoren für die Entscheidungsfindung herauszuarbeiten und diese den Auftraggebern oder dem Gericht transparent zu vermitteln. Diese Zugänge sind bei nahezu allen psychosomatischen, psychotherapeutischen oder psychiatrischen Begutachtungsfragestellungen in den unterschiedlichen Rechtsgebieten erforderlich. Dazu kommt bei verschiedenen Problemstellungen noch die Frage der Beurteilung von Kontextbedingungen hinzu.

Etwaige psychodynamische Hintergründe (z. B. Konflikte oder Strukturmerkmale) können beispielsweise bei der Begutachtung von somatoformen (Schmerz-)Störungen wegweisend sein. Im Weiteren lassen sich aus diesen diagnostischen Konzepten Rückschlüsse auf aktuelle Erlebens-, Beziehungs- und Verhaltensmuster gewinnen, die Aussagen über Ressourcen oder Hemmnisse zulassen, die einen Erklärungswert für die betreffenden Fragestellungen aufweisen. So kann z. B. die erhöhte Kränkbarkeit (Struktur) eines über einen langen Zeitraum krankgeschriebenen Arbeitnehmers, der sich subjektiv gemobbt fühlt, eine prognostische Aussagekraft für die Beurteilung der Wahrscheinlichkeit seiner Rückkehr an den Arbeitsplatz aufweisen.

Die Achse I der OPD untersucht das Krankheitserleben (Leidensdruck, sekundären Krankheitsgewinn) und fokussiert veränderungsrelevante Aspekte wie den Zugang des Probanden zu intrapsychischen und interaktionellen Faktoren am Krankheitsgeschehen bzw. deren Folgen für die Leistungsbeurteilung. Vor diesem Hintergrund lässt sich sowohl die Prognose der Erkrankung als auch der zukünftigen Leistungsfähigkeit herausarbeiten. Aspekte der Krankheitsverarbeitung sind bei vielen Fragestellungen bedeutsam, z. B. bei der Beurteilung chronischer psychischer oder psychosomatischer Krankheiten im Rahmen der sozialrechtlichen Begutachtung oder bei der privaten Berufsunfähigkeitsversicherung, da bei einer Begutachtung wegen verminderter Erwerbsfähigkeit im Sozialrecht i. d. R. chronifizierte Störungen oder Probleme vorliegen.

Die Frage der Kausalitätsbeurteilung erfordert die Analyse des etwaigen Traumas. Es muss geprüft werden, ob das Ereignis die Kriterien erfüllt, die in den einschlägigen psychiatrischen Diagnosesystemen (DSM-5 und ICD-10/ICD-11) an Traumata angelegt werden.

Außerdem ist immer auch ein vertiefter Einblick in die psychische Entwicklung der zu begutachtenden Person indiziert. Hier reicht es i. d. R. nicht, zu prüfen, ob vor der Konfrontation mit dem Ereignis krankheitswertige psychische oder psychosomatische Zustände diagnostiziert oder behandelt worden sind. Die OPD-Diagnostik eignet sich gut dazu, festzustellen, inwieweit die zu Begutachtenden aufgrund von bestimmten Entwicklungshemmnissen eine erhöhte Vulnerabilität für die Ausbildung einer psychischen Problematik nach der Konfrontation mit dem konkreten Ereignis aufweisen. Bei dieser Fragestellung stellen alle Achsen der OPD wichtige diagnostische Zugänge mit unterschiedlichen Schwerpunkten dar. Eine besondere Bedeutung kommt sicherlich der Achse Struktur zu, die Hinweise auf die Ressourcen oder Hemmnisse bei der Bewältigung von Belastungen auf der Ebene der affektiven, kognitiven und motivationalen Verarbeitung gibt.

Bei Traumatisierungen, über die auch in den Medien immer wieder berichtet wird, spielen u.a. Entschädigungen eine Rolle, die z.B. finanzieller Art sein können oder andere Entlastungen wie z.B. Berentungen umfassen können. Die Abklärung, ob eine Traumafolgestörung berechtigt angenommen werden kann oder insbesondere vorgegeben wird, um einen sekundären Krankheitsgewinn zu erzielen, ist sicherlich oft angezeigt.

Die Frage, ob eine Traumatisierung vorliegt oder nicht, weist eine besondere Brisanz auf, weil sie vielfach mit ethischen und politisch-ideologischen Aspekten verbunden ist, z.B. bei der Frage des sexuellen Missbrauchs oder der Gewalt gegenüber Kindern und Frauen, der Asylgewährung und mehr. Hier entsteht tendenziell ein Druck auf die Gutachter:innen, „politisch korrekt" vorzugehen. Dies macht eine methodisch qualitativ gute und umfassende Begutachtung notwendig, für die das diagnostische Instrument der OPD ein geeignetes zusätzliches Modul darstellt. Darüber hinaus eignet sich die OPD auch gut, um die Argumentation und die Entscheidungsfindung der Gutachter:innen transparent zu machen.

10.1.4 OPD in der Gruppentherapie

Die klinische Gruppenpsychotherapieforschung belegt in einer Vielzahl von Studien über unterschiedliche psychische Störungsbilder hinweg eine überzeugende Evidenz ihrer Wirksamkeit (Burlingame et al., 2016; Strauß et al., 2016). Psychodynamische Gruppentherapeut:innen betonen dabei inhärente gruppenspezifische Wirkfaktoren (Yalom, 2015). Nicht zuletzt durch eine hohe Akzeptanz in der Bevölkerung (Burlingame et al., 2016) und eine anzunehmende hohe gesundheitsökonomische Kosteneffizienz (Strauß et al., 2016) ist es im neuen Psychotherapeutengesetz zu einer Aufwertung der ambulanten Gruppenpsychotherapie gekommen (Gemeinsamer Bundesausschuss, 2020). Auch die fachärztlichen Weiterbildungsordnungen der P-Fächer weisen heute eine eigenständige Gruppenqualifikation auf (Janssen & Kruse, 2019), und Gruppenpsychotherapie stellt im stationären und teilstationären Setting – neben dem Konzept der „therapeutischen Gemeinschaft" (Main, 1946) – einen zentralen Bestandteil des integrativen Modells psychodynamisch orientierter Psychotherapie dar (Janssen, 2016).

OPD und Gruppe

Die Vision der Arbeitsgruppe „OPD und Gruppe" ist es, die OPD für eine diagnostische Einschätzung von therapeutischen (Klein-)Gruppen (OPD-G) zu konzeptualisieren. Dabei ist das primäre Ziel, psychodynamischen Gruppentherapeut:innen und Forscher:innen ein diagnostisches System auf Basis der OPD zur Verfügung zu stellen, das die 3 primären Aspekte der Gruppendynamik von therapeutischen Gruppen – die individuelle Dynamik, die interpersonelle Dynamik und die Dynamik der Gruppe als Ganzes – operationalisiert. Dies soll eine Hilfe darstellen, um diese 3 Perspektiven in therapeutischen Gruppenprozessen im Hier und Jetzt der Gruppensituation durch eine Komplexitätsreduktion leichter erfassen zu können. Dabei ist es gleichsam das Ziel, bestehende psychodynamische Konzeptionen von Gruppen innerhalb der OPD zu verankern. Hierbei soll eine gemeinsame Sprache für psychodynamisch orientierte Gruppentherapeut:innen, Supervisor:innen und Forscher:innen über verschiedene Traditionen hinweg gefunden werden. Durch die Bereitstellung eines Instruments zur Beurteilung von Gruppen soll ein verbindlicher Bezugsrahmen für Diagnostik und Dokumentation bereitgestellt werden, um therapeutische Prozesse und Entwicklungen von und in Gruppen zu erfassen und die Forschungsaktivität in diesem Bereich zu begünstigen. Gleichzeitig soll die Operationalisierung dabei helfen, Gruppenprozesse klarer wahrzunehmen und letztlich konstruktiv zu beeinflussen.

Mit der Anwendung auf die psychodynamische Gruppenpsychotherapie erweitert die OPD nicht nur ihr angestammtes klinisches Feld, sondern auch dessen theoretische Prämissen. Historisch knüpft sie damit an das Konstrukt einer „Mehrpersonenpsychologie“ an (Bion, 1961) und basiert insbesondere auf den originären Beiträgen von Bion und Foulkes sowie ihren Nachfolgern (Bion, 1961; Foulkes, 1992; Heigl-Evers & Heigl, 1994; Hopper, 2009; Schlapobersky, 2016). Hierbei gewinnen neben dyadischen Beziehungen zunehmend polyadische Beziehungen an Bedeutung – so tritt neben der vertikalen „Eltern-Kind“-Achse zusätzlich die horizontale „Geschwister“-Achse in den Vordergrund (Kaës, 2017). Der Schritt „von der Couch zum Stuhlkreis“ (Schlapobersky, 2016) ist mit einer konzeptionellen Herausforderung verbunden, die in der Gruppensituation neue und spezifische Merkmale aufweist, die in der Einzelsituation nicht vorhanden sind, und dementsprechend „gruppenanalytische Äquivalente“ formuliert werden müssen (Foulkes, 1964). Die wesentliche Herausforderung für die Arbeitsgruppe besteht darin, gruppenbezogene Äquivalente für Konzepte zu finden, die im individuellen Bereich – in Begrifflichkeiten wie Beziehung, Konflikt und Struktur – formuliert wurden. Für den Beobachtungszeitraum im Sinne einer diagnostischen Einschätzung ist bei OPD-G jeweils eine Gruppensitzung vorgesehen.

Achse-III-G: konflikthaftes Gruppenthema

Die OPD beschreibt auf der Achse III psychodynamische Konflikte des Individuums. Diese lebensbestimmenden, unbewussten intrapsychischen Konflikte werden als Kollision zwischen gegensätzlichen Motivationssystemen definiert (z.B. Grundbedürfnis nach Individuation vs. Abhängigkeit), wobei jeder Konflikt durch ein typisches Hauptmotiv, einen Kernaffekt und einen aktiven oder passiven Bewältigungsmodus gekennzeichnet ist. Auch in der Gruppensituation sind diese individuellen intrapsychischen Konflikte erkennbar.

Als Gruppenäquivalent intrapsychischer Konflikte erscheint „der neurotische Konflikt des Individuums in der Gruppensituation in einer dynamischen, und sogar dramatisierten Form“ (Foulkes, 1964). Von Freud stammt die Idee, dass die Gruppe mehr als der Einzelne vom Unbewussten geleitet wird (Freud, 1921). Die individuellen Konflikte der Gruppenmitglieder werden im und durch den Gruppenprozess kontinuierlich externalisiert, dramatisiert, personifiziert und inszeniert. So stellt das einzelne Gruppenmitglied seine typischen Konfliktsituationen nach, indem es andere Gruppenmitglieder, einschließlich der Leiter:in, benutzt und sie mit Eigenschaften von Personen aus seinem Leben, aus der Vergangenheit und der Gegenwart, mithin seiner Repräsentanzenwelt, ausstattet. Dadurch werden andere Gruppenmitglieder zu Personifikationen innerer Objekte, und intrapsychische Konflikte werden interpersonell sichtbar bzw. auf die Bühne der Gruppe gebracht. In der Gruppensituation entsteht somit etwas überindividuell Neues, was in der psychoanalytischen Familientherapie mit dem Begriff des „dominanten Themas“ (Cierpka & Windaus, 2007) oder als „gemeinsames Gruppenthema“ (Foulkes & Anthony, 1957) beschrieben wurde. Hier finden also die intrapsychischen Konflikte ihren Ausdruck, die im sozialen Feld einer multilateralen Übertragungsdisposition zu einem gemeinsamen, dominierenden Gruppenthema konfluieren und in Szenen beobachtet werden können – das konflikthafte Gruppenthema. Die szenische Beziehungsgestaltung im Hier und Jetzt erhält dabei immer auch affektiv wirksame Elemente der Vergangenheit. Die Identifizierung von malignen affektiven Austauschmustern und symptomatischen Interaktionssequenzen im aktuellen Gruppengeschehen und deren Verknüpfung mit individuellen biografischen Erfahrungen und Fokussierung auf das konflikthafte Thema der Gruppe soll die zugrunde liegende Gruppenkonflikt- und -strukturdynamik herausarbeiten, erfassen helfen und den Gruppenmitgliedern zugänglich machen.

Konflikthafte Gruppenthemen sind bewusste und unbewusste gruppenbestimmende Themen – und nicht „lebensbestimmend“, wie im Individuum. Konflikthafte Gruppenthemen sind demnach kollektive Szenen, Narrative oder Diskurse, die um einen thematischen konflikthaften Kern kreisen, die mit OPD-Konflikten korrespondieren und unter verschiedenen Aspekten beschrieben werden können: dem Thema, der basalen Frage, dem Kern- und/oder dem Leitaffekt, der basalen und pathologischen Polarität, assoziierten Rollen, der Aufgabe der Gruppe und der Interaktion. So erscheint beispielsweise der Konflikt Unterwerfung vs. Kontrolle im konflikthaften Gruppenthema als eine „Oben-Unten-Dynamik“. Die basale Frage ist, wer die Gruppe machtvoll kontrolliert bzw. steuert. Der Kernaffekt ist die (zu vermeidende) Hilflosigkeit, die sich als ohnmächtige Wut oder Angst, kontrolliert zu werden, äußert. Es kann dabei ein aktiver oder passiver Verarbeitungsmodus vorherrschen:

- Im aktiven Modus gibt es ein Streben nach Dominanz, insbesondere die Gesprächsthemen, Gruppenregeln sowie den Rahmen und die Grenzen zu kontrollieren, wobei Macht über andere erfahrbar wird bzw. die Angst, von anderen gesteuert zu werden. In der Gegenübertragung fühlt sich die Gruppenleiter:in durch die offene Aggression und Dominanz verärgert, unterworfen oder bloßgestellt.
- Im passiven Modus dominiert eine passiv-aggressive Unterwerfungsbereitschaft. Dabei wird anderen Gruppenmitgliedern oder der Leiter:in oder den Regeln der Gruppe scheinbar widerstandslos gefolgt, ohne kritische Fragen zu stellen oder dass eigene Ansichten und Wünsche sichtbar werden; stattdessen werden sie untergeordnet oder bleiben verborgen. Eine aggressive Kontaktaufnahme wird gefürchtet, was sich in Gesprächsverweigerung, Rückzug oder Verspätungen ausdrückt. Die zur Schau getragene Freundlichkeit und scheinbare Aggressionslosigkeit, zusammen mit der aber unterschwellig oft starken Aggression, erzeugt in der Leiter:in als Gegenübertragung verhaltenen Groll und vor dem Hintergrund der Verborgenheit des Verursachers der Aggression Schuldgefühle.

Die Lokalisation der konflikthaften Gruppenthemen können sowohl innerhalb als auch außerhalb der Gruppe vorkommen. Innerhalb der Gruppe kann das konflikthafte Thema zwischen den Gruppenmitgliedern, zwischen der Leiter:in und einem oder mehreren Mitgliedern, zwischen der Gruppe als Ganzes und individuellen Mitgliedern und zwischen Subgruppen verortet sein.

Achse-IV-G: Struktur der Gruppe als Ganzes

In der OPD wird auf der Achse IV (Kap. 5) die Persönlichkeitsstruktur des Individuums in den 5 Dimensionen Wahrnehmung, Steuerung, Abwehr, Kommunikation und Bindung auf unterschiedlichen Integrationsniveaus differenziert beschrieben, wobei diese bei Individuen als mehr oder weniger zeitstabile Zustände angesehen werden. Als Gruppenäquivalent der individuellen psychischen Struktur kann das Modell der Arbeitsgruppenfunktion (Bion, 1961) angesehen werden. Untersuchungsgegenstand ist dabei die Gruppe als Ganzes, d.h. die Gruppe als soziales System. Das Phänomen der Gruppe als Ganzes wurde von unterschiedlichen Autoren beschrieben. Allen Autoren gemeinsam ist, dass Gruppen als Organisation angesehen werden, die durch ein gemeinsames Erleben und Verhalten geprägt sind (z. B. Bion, 1961; Foulkes, 1992; Hopper, 2009).

Bei allen Ansätzen wird zwischen hochstrukturiertem und aufgabenorientiertem Verhalten auf der einen Seite und irrationalem, primitivem und nicht aufgabenorientiertem Verhalten auf der anderen Seite unterschieden. Dimensional können 2 gegensätzliche Funktionsweisen von Gruppen unterschieden werden:

- Der eine Pol stellt die Arbeitsgruppe dar, die in erster Linie durch eine stabile bewusste Fokussierung auf die Realität, ihre Aufgabe und deren Erfüllung unter Zuhilfenahme hochdifferenzierter Mittel („sophisticated means") gekennzeichnet ist.
- Der andere Pol wird definiert als Triebgruppe („basic assumption"), die um den Preis des Verlusts der Aufgabenerfüllung, Rollenübernahme und Realitätsanerkennung um ihr elementarstes, unbewusstes Trieberleben kreist und sich somit durch irrationales gemeinschaftliches Erleben und Verhalten auszeichnet.

Bion schlägt vor, das Konzept der Arbeitsgruppe als Gruppenäquivalent des psychoanalytischen Konzepts der Ichfunktion aufzufassen (Bion, 1961). Somit kann die Gruppe als komplexes System zwischen den Polen Differenzierung und Entdifferenzierung betrachtet werden. Die Funktionsfähigkeit zeigt sich in der Einhaltung der spezifischen Aufgabe der Gruppe, der Einhaltung der damit verbundenen, relevanten Rollen, der Bewahrung einer Kultur der gemeinsamen Erkundung und Erforschung unbewusster psychischer und sozialer Prozesse, sowie der Bereitschaft der Gruppe, mit ihrer Umwelt angemessen zu interagieren. Nicht zuletzt eignet sich diese Betrachtungsweise für die Operationalisierung der Gruppenstruktur – ihr Integrationsgrad ist entscheidend dafür, wie die Gruppe ihre konflikthaften Gruppenthemen bearbeiten kann. Im Folgenden werden kurze Beschreibungen einzelner Gesamtstruktureinschätzungen skizziert.

Gut integrierte Gruppenstruktur

Eine gut integrierte Gruppe („Aufgabengruppe") hat das unbewusste Leitbild, gemeinsam die Herausforderungen bewältigen zu wollen (Motto: „Wir denken, fühlen und reflektieren gemeinsam, also sind wir"). Die Gruppe hat ihre Aufgabe kontinuierlich im Blick und nutzt Methoden, wie Reflexion im Spiegel der Gruppe, interpersonale Konfliktbearbeitung, Feedback geben und annehmen, und ist sich darüber bewusst, dass zwischenmenschliche Vorkommnisse zu klären sind. Reflexion und Selbstreflexion haben einen hohen Wert in der Gruppe und werden von den Mitgliedern untereinander gewünscht bzw. eingefordert. Auf flexible Weise geht der Monolog in einen Dialog und schließlich in einen Gruppendiskurs über. Dieser ist dadurch gekennzeichnet, dass die vielfältigen inneren Objekte eines Individuums externalisiert sind und in der Gruppe angetroffen werden (Schlapobersky, 2016). Die Kommunikation ist durch eine freischwebende Diskussion gekennzeichnet. Unterschiede in Werten und Normen und zwischen den Gruppenmitgliedern können verhandelt werden, nebeneinander bestehen und die Gruppe bereichern. Wenn der Gruppenprozess durch interne Auseinandersetzungen oder von außen kommende Hindernisse ins Stocken gerät, kann noch innerhalb der gleichen Sitzung diese Art von Vorkommnissen sowohl kreativ und zum Wohle aller integriert als auch ein eingeschlagener Weg zur Aufgabenerfüllung realitätsgerecht nachjustiert werden. Auf diese Weise wächst die Gruppe an ihren vorübergehenden „Gestörtheitszuständen". Rollen werden entsprechend der Gruppensituation eingenommen und bei Bedarf angepasst. Der Gruppe wird vertraut, sodass Fantasien, Träume und Wagnisse gemeinsam geteilt und realisiert werden können. Es gibt ein Gefühl der Zugehörigkeit zur Gruppe (Kohäsion), emotionaler Wärme (Gruppenklima) und es besteht realistische Hoffnung. Der Leiter:in werden positive Zuschreibungen entgegengebracht, gleichzeitig kann sich die Gruppe aber auch unabhängig zeigen und ihr auch kritisch begegnen.

Mäßig integrierte Gruppenstruktur

Eine mäßig integrierte Gruppe („Grummelgruppe") hat das unbewusste Leitbild, dass es zwar um die Aufgabenerfüllung geht, aber die Gruppe verhält sich ambivalent, weil sie sich ihrer selbst nicht sicher ist (Motto: „Wir denken zwar, aber kämpfen mit unseren Gefühlen, also zweifeln wir und kommen verunsichert zusammen"). Die Gruppe fühlt sich prinzipiell ihrer Aufgabe verpflichtet und hat sie auch über weite Strecken im Blick. Es kommt aber vor, dass Fantasien, emotionale Zustände oder Auseinandersetzungen die Aufgabenerfüllung beeinträchtigen. Die Gruppenmitglieder sind weniger in der Lage, sich selbst im Spiegel der Gruppe zu reflektieren, da die Flexibilität, zwischen der Rolle als Teilnehmer:in und als Beobachter:in der Gruppe zu wechseln, eingeschränkt ist. Auch die freischwebende Diskussion in der Gruppe ist eingeschränkt. Die Rolle derjenigen, die spricht, zuhört und Fragen stellt, ist auf verschiedene Gruppenmitglieder verteilt, was die Möglichkeit einschränkt, spontan auf die Konflikte der anderen einzugehen. Der Dialog ist das vorherrschende Sprachmuster (Schlapobersky, 2016). Es können verschiedene Phänomene auftreten:

- Die Gruppe steckt in einer Auseinandersetzung fest, die unlösbar erscheint.
- Die Gruppe bleibt nicht bei der primären Aufgabe, sondern verliert sich in Nebenaufgaben oder verhaftet in Passivität oder mürrischer Anspruchshaltung.
- Die Aufgabe wird infrage gestellt, es wird rationalisiert, warum etwas nicht geht und es werden Bedingungen an die Bearbeitung gestellt, die nicht zu erreichen sind.
- Manchmal hat es den Anschein, als würde die Gruppe aktiv etwas vermeiden, das kann sich dadurch ausdrücken, das Einzelne stellvertretend für andere arbeiten.
- Neue Anforderungen, die die Realität fordern, werden übersehen, missinterpretiert oder deutlich zu lange vor sich hergeschoben. Der Weg zum gemeinsamen Ziel ist mühsam, oft auf Kosten von Freude.
- Das Rollenverhalten wird nicht durchgängig in den „Dienst der Gruppe" gestellt, sondern wechselt sich mit individualisiertem Verhalten ab. Der Gruppe wird nicht so recht vertraut, sodass man mit vielem hinterm Berg hält, Fantasien und Wichtiges wird im Inneren der Einzelnen verwahrt.
- Selbstkritik und Angst vor der Missbilligung und Ablehnung der anderen überwiegen, wenn man Aggressionen teilt und sich in der Gruppe exponiert.
- Der Leiter:in wird gefolgt und/oder sie wird für das Scheitern verurteilt.

Gering integrierte Gruppenstruktur

Eine gering integrierte Gruppe („Tumultgruppe") hat das unbewusste Leitbild, dass die Gruppe mehr eine spannungsreiche Qual darstellt, als dass sie etwas zustande bringt (Motto: „Wir sind von unseren Gefühlen eingenommen oder nehmen sie nicht wahr, das Denken fällt schwer, also täuschen wir uns oft und verlieren die Orientierung"). Die Gruppe ist kaum aufgabenorientiert und kann sich nicht ohne Leitung organisieren. Es ist beinahe die Regel, dass Fantasien, emotionale Zustände oder emotionale Auseinandersetzungen die Aufgabenerfüllung über mehrere Sitzungen hinweg verunmöglichen. Die Mitglieder sind nicht in der Lage, zwischen ihrer Rolle als Teilnehmer:innen und als Beobachter:innen zu wechseln. Die Gruppenmitglieder können sich selbst kaum im Spiegel der Gruppe reflektieren, oder es besteht die Angst vor einer bösartigen Spiegelung in der Gruppe, die als destruktive Kraft wirkt (Zinkin, 1983). Es können verschiedene Phänomene auftreten, die häufig mit Spaltungsprozessen in Verbindung stehen:

- Die Gruppe steckt in einer Auseinandersetzung fest, die unlösbar erscheint.
- Die Gruppe sucht sich eine realitätsferne Aufgabe, Rollen werden nicht mehr im Sinne der Gruppe eingenommen.

- Die Gruppe verhaftet in Passivität oder beginnt gegeneinander zu kämpfen (Sündenbockphänomen).
- Die Gruppe und andere Gruppenmitglieder können als Bedrohung für das eigene Selbst empfunden werden. Auch werden vermeintlich Gegner und Feinde von außen identifiziert und verbal sowie in der Fantasie attackiert.
- Neue Anforderungen, die die Realität fordern, werden nicht mehr wahrgenommen und irrational, realitätsfern interpretiert. Die Spannung ist hoch, kann aber kaum verbalisiert werden.
- Die Stimmung ist von hoher Unzufriedenheit, Resignation oder gegenseitiger Anschuldigung und Auseinandersetzung geprägt. Es kommt zur Bildung von Subgruppen, die sich gegenseitig bekämpfen oder innerlich aussteigen oder dissoziiert blockiert sind.
- Der Gruppe wird entweder derartig misstraut, dass man nichts mehr von sich preisgeben möchte, oder es ist eine schädigende Schamlosigkeit vorhanden – eine Kohäsion stellt sich nicht ein.
- Die containende und haltgebende Funktion der Gruppe kann nicht aufrechterhalten werden. Es kommt regelmäßig zu Verletzungen des Settings, Teilnehmer:innen verlassen die Gruppe oder erscheinen spät oder unregelmäßig. Der Rahmen ist brüchig und es fällt schwer, diesen zu halten.
- Die Leiter:in kann durch messianische Zuschreibungen als überhöht erlebt oder anhaltend entwertet, attackiert oder entmachtet werden.

Desintegrierte Gruppenstruktur

Eine desintegrierte Gruppe („Konfusionsgruppe“) hat das unbewusste Leitbild einer Apokalypse, die Gruppe denkt irrational und handelt instinktiv und planlos (Motto: „Ich werde verfolgt und bin von Auslöschung bedroht und jeder kämpft hier um seine Existenz“). Die Gruppe kann sich lediglich rudimentär als Gruppe erleben und ist primär damit beschäftigt, zwischen Selbst und Nichtselbst zu unterscheiden. Die Gruppe ahnt nur, dass es eine Aufgabe gibt, aber verfügt nicht über ein Konzept, dass eine Gruppe dazu da sein könnte, eine Aufgabe zu erfüllen. Es existiert ein Dilemma zwischen Selbstverlust durch Objektabhängigkeit oder Selbstverlust durch Fusion mit der Gruppe (Hopper, 2009; Mentzos, 2011). Bei der Spiegelung ist die Differenzierung zwischen den Gruppenmitgliedern zusammengebrochen und es herrscht Verfolgungsangst oder Auslöschungsangst; die Spiegelfunktion reflektiert stark verzerrte Bilder. Das Sprachmuster ist monolithisch und lässt andere verwirrt, leer oder verängstigt zurück. Die Fähigkeit zur Rollenübernahme ist konkretistisch eingeschränkt. Die containende und haltgebende Funktion der Gruppe existiert nur rudimentär, ist aufgehoben. Die Gruppe ist fragmentiert, es gibt kein Gleichgewicht oder andere erkennbare Muster mehr, ein chaotisches Nebeneinander ist typisch. Beobachtet werden Sprachlosigkeit, ungezielte Aggression und panische Ängste. Die oft eigenwillige und private Kommunikation muss aktiv unterstützt und auf die Gruppe bezogen werden, um dies der sonst aufkommenden Paranoia entgegenzusetzen. Es gibt kein Vertrauen, sondern es muss immer wieder nicht konfrontativ in schützendem Rahmen aufgebaut werden. Die Leiter:in wird nicht mehr als solche wahrgenommen oder anhaltend glorifiziert; es kann auch sein, dass große Angst vor ihr herrscht. Es fällt der Gruppe schwer, den Rahmen einzuhalten, es muss u. U. an die Teilnahme erinnert werden. Die Leiter:in muss aktiv strukturierend eingreifen und eine Realitätsanpassung herstellen; die Aufrechterhaltung des Gruppenlebens und das Prinzip Hoffnung sind dabei von zentraler Bedeutung für das psychische Überleben der Gruppe.

Fallbeispiel

Eine Gruppe mit 9 Mitgliedern trifft sich seit fast 2 Jahren. Kurz nach Beginn der Sitzung teilt ein Gruppenmitglied spielerisch die Fantasie, den Vorsitz des Gruppenleiters zu übernehmen, indem er sich auf den Platz setzt, auf dem gewohnheitsmäßig der Leiter sitzt. Die einzelnen Gruppenmitglieder reagieren auf die konflikthafte Inszenierung des Themas Kontrolle vs. Unterwerfung entsprechend ihrer inneren Konflikte und strukturellen Möglichkeiten. Einige der Gruppenmitglieder erwarten heiter eine Reaktion des Leiters und denken darüber nach, dasselbe zu tun. Andere Gruppenmitglieder beschreiben dabei Angstgefühle und den Impuls, sich zurückzuziehen. Der Protagonist spricht im Folgenden über seine Autoritätskonflikte außerhalb der Gruppe und setzt sich mit den Hinweisen der passiveren, unterwürfigen Gruppenmitglieder auseinander, die ihrerseits Inspiration im Mut finden, gegen Autoritäten aufzubegehren. In der Gruppe wird über den Stuhl des Leiters gesprochen, der den Wunsch symbolisiert, in eine mächtige Position zu kommen und die Angst, für diesen Wunsch bestraft zu werden, insbesondere wenn er in die Tat umgesetzt wird. Die Gruppe spricht im Folgenden über das Austesten von Grenzen, Ohnmachtserleben bei der Arbeit und den Wunsch, die Macht und Entscheidungen von Führungskräften infrage zu stellen, und die Fantasie, vor eigenem Ohnmachts-/Hilflosigkeitserleben geschützt zu sein, solange man „die Macht hat". Die Gruppe erscheint bei dieser Auseinandersetzung als gut integriert und arbeitet an ihrer Aufgabe, untersucht die Interaktionen und ihre Resonanz auf das gemeinsame Gruppenthema. Die freischwebende Kommunikation folgt einem diskursiven Muster, bei dem die Mitglieder spontan miteinander assoziieren. Obwohl Emotionen wie Wut und Ohnmacht thematisiert werden und eine gewisse „Spannung" in der Luft liegt, herrscht im Wesentlichen eine spielerisch-kreative Atmosphäre.

10.1.5 OPD in der Paar- und Familientherapie

In Anlehnung an die bewährten OPD-Instrumente für Erwachsene sowie für Kinder und Jugendliche (Arbeitskreis OPD, 2006; Arbeitskreis OPD-KJ, 2013) wurden in jüngerer Vergangenheit Konzepte entwickelt, das multiaxiale Diagnosesystem auch auf Beziehungssysteme zu übertragen (Stasch et al., 2012). Es soll hier die Diagnostik von Konflikt und Struktur bei Paaren und Familien skizziert werden.

Diagnostik von Konflikt

„Konflikt" im psychoanalytischen Verständnis bezieht sich auf die nicht gelingende Integrationsleistung zwischen widersprüchlichen intrapsychischen oder interpersonellen Motivationssystemen (Wünsche, Interessen, Anforderungen und deren Realisierung). Konflikt als unbewusstes Geschehen muss von vorwiegend bewusst erlebter Spannung abgegrenzt werden. Die zeitlich überdauernden, unbewussten Konflikte erschließen sich aus der klinischen Beschreibung wahrnehmbarer Verhaltens- und Erlebensweisen. Sie manifestieren sich sowohl auf der Subjekt- wie auf der Objektebene (intrapsychisch wie auch in der Beziehungsgestaltung) und stehen in Verbindung mit konflikttypischen Leitaffekten. Die szenische Präsentation der Beziehungsgestaltung sowie biografische Daten liefern der Diagnostiker:in in der klinischen Situation wichtige diagnostische Informationen. Besonderes Augenmerk gilt darüber hinaus der Analyse von Übertragungsbereitschaften der Familie und dem Gegenübertragungserleben aufseiten der Therapeut:in. Oft ergibt sich die Unmittelbarkeit eines Konfliktgeschehens aus den bei der Therapeut:in ausgelösten Fantasien, emotionalen Reaktionen und Handlungsimpulsen (Enactment). Klinisch relevante Konflikte kreisen um die folgenden lebensbestimmenden Motivationssysteme (nach OPD):

- Abhängigkeit vs. Individuation
- Unterwerfung vs. Kontrolle
- Versorgung vs. Autarkie
- Selbstwert
- Geschlechtsrollensicherheit (ödipaler Konflikt)
- Identität

Ein Beispiel aus dem Manual für Psychoanalytische Säuglings-Kleinkind-Eltern-Psychotherapie (Cierpka et al., 2007b) illustriert den **Versorgung-Autarkie-Konflikt**: Der Umgang mit Versorgungswünschen gestaltet die Objektbeziehungen in einer Weise, dass das Erleben und Gestalten von Beziehungen in konflikthafter Weise den Wünschen nach Versorgung und Geborgenheit bzw. deren Abwehr folgt. Der zugehörige Leitaffekt ist (prolongierte) Trauer und Depression, weil die Bedeutung des versagenden Objekts (Angst) dauernd wahrgenommen wird. Klinisch bedeutsam ist die Thematik des Verlusts, der Versagung oder des Neides. Das Versorgungsthema kann z. B. in der frühen Zeit mit dem Baby in altruistischer Abtretung (Abwehr) Gestalt annehmen; oder der Partner wird auf ansprüchlich-erpresserische Weise genötigt, seinerseits Geborgenheit und Fürsorge zu gewährleisten. Auch kann der Säugling zur Stillung des „Kontakthungers" herangezogen werden. In der Gegenübertragung werden Gefühle von Sorge und Ohnmacht erlebbar, in Identifikation mit einem Selbstanteil des Elternteils auch Gefühle von Traurigkeit oder die Sehnsucht nach Versorgung.

Häufig kommt es zu einer kollusiven Konfliktinszenierung in Paarbeziehungen, wenn beide Partner den gleichen Konflikt (i. d. R. komplementär) ausgestalten bzw. wenn in Familien über die Generationen hinweg das gleiche, zentrale Beziehungsthema unbewusst weitergegeben wird. Allerdings lassen sich auch vielfältige Konfliktmischungen in Beziehungssystemen beobachten. Beispielsweise kann sich ein Mann mit einem basalen Verschmelzungswunsch (regressive Bewältigung eines Konflikts um Abhängigkeit vs. Individuation nach OPD) sehr altruistisch für die Kinder aufopfern und damit seine sehr leistungsorientierte und autarkiebezogene Ehefrau (aktive Bewältigung eines Versorgung-Autarkie-Konflikts nach OPD) von den eigenen, abgewehrten Versorgungswünschen entlasten.

Insofern werden in Paar- und Familiensystemen alle Personen einzeln in ihrer vorherrschenden Konfliktlage eingeschätzt, nachdem man die beobachtbare, interaktionelle Bewältigung des Beziehungssystems, die sich i. d. R. eines gemeinsamen, dominanten Themas zeigt, verstanden hat. Das sog. **„dominante Thema"** (Stern, 1998) ist dadurch gekennzeichnet, dass es in der repräsentationalen Welt der Beteiligten sehr viel an Raum und Zeit beansprucht und in hohem Maße verhaltens- und erlebensrelevant ist. Dieses Thema kann sich an unbewusste intrapsychische Konflikte anlehnen oder auch Ausdruck der Bewältigung schwerer familiärer Krisen oder Traumata sein (Fraiberg et al., 2003). Das dominante Thema beeinflusst nicht nur die Wahrnehmung, sondern auch den Umgang miteinander und ist insofern in der Beziehungsgestaltung zu identifizieren. Die Heuristik des dominanten Themas bildet einen sehr hilfreichen Einstieg in die differenziertere psychodynamische Diagnostik der zentralen Konfliktdynamiken.

Diese müssen von aktuellen Stressoren unterschieden werden, die vielgestaltig auf das Beziehungssystem einwirken können:

- Vorliegen einer ubiquitären Entwicklungsherausforderung (z. B. Einschulung, Verlust des Partners usw.);
- aktuell wirksame Stressoren potenziell traumatischen Ausmaßes (Migration, Tod, Kriegserfahrungen);
- Stressoren außergewöhnlichen Ausmaßes aus der Vergangenheit, die transgenerational wirksam sind;
- andauernde Konflikte bezüglich der kulturell-religiösen Identität;
- subklinische Konfliktausprägung im Sinne eines Entwicklungsrisikos (z. B. die Einschulung des Kindes löst Ängste vor Objektver-

lust bei den Eltern aus, die aber noch hinreichend konstruktiv bewältigt werden können).

Diagnostik von Struktur

Struktur im Sinne der OPD beschreibt die Verfügbarkeit über regulative Funktionen des Psychischen und unterscheidet dabei 4 Funktionsniveaus: gut integriert, mäßig integriert, gering integriert und desintegriert. Die strukturelle Einschätzung erfolgte bisher in der Version OPD-2 (Arbeitskreis OPD, 2006) für

- die Fähigkeit der Patient:innen zur Selbst- und Objektwahrnehmung,
- die Fähigkeit zur affektiven Selbststeuerung und Beziehungsregulierung,
- die Fähigkeit der intrapsychischen und interpersonellen Kommunikation und
- die Fähigkeit der inneren Objektbindung und äußeren Beziehung.

In diesen 8 strukturellen Dimensionen (jeweils 4 auf das Selbst und 4 auf die Objekte bezogen) werden 24 Struktur-Items beschrieben, die umfassend operationalisiert sind und die strukturellen Möglichkeiten eines Individuums abbilden. Strukturdiagnostik mit der OPD versteht sich immer auch als Beziehungsdiagnostik, da sich die Möglichkeiten des Selbst in seiner Beziehung zu den Objekten (und somit auch in der Beziehung zu der Diagnostiker:in) entfalten.

Bei der diagnostischen Betrachtung von Beziehungssystemen reicht diese Perspektive, die sich sehr an den Internalisierungsleistungen des Individuums orientiert, nicht mehr aus. Die Funktionalität des Psychischen muss als Funktionalität des Systems verstanden werden, das noch weitere Facetten aufweist. Außerdem gilt es, gruppendynamische Prozesse zu berücksichtigen. So kann eine Gruppe bzw. ein Beziehungssystem nur dauerhaft funktionieren, wenn sich die einzelnen Mitglieder auf der Funktionsebene des strukturell schwächsten Mitglieds einpendeln. Die Familienforschung hat dazu einige Modelle entwickelt, die auch für die Entwicklung der Strukturachse der „Familien-OPD" relevant waren (z.B. Stasch & Cierpka, 2006; Steinauer et al., 1984).

Wie auch in der Individuen-zentrierten OPD werden die strukturellen Funktionsniveaus von Beziehungssystemen in den Ausprägungen von „gut integriert" (gesund), über „mäßig integriert" (neurotisch-konfliktbedingt) und „gering integriert" (deutliche strukturelle Defizite) bis hin zu „desintegriert" (erhebliche strukturelle Defizite) beschrieben (Tabelle 10-1).

Tabelle 10-1: Strukturelle Funktionsniveaus von Beziehungssystemen.

Funktionsniveau	Beschreibung
gut integriert	Das Beziehungssystem ist gekennzeichnet von Wärme, Respekt, positiver Bezogenheit und der Fähigkeit, Auseinandersetzungen konstruktiv zu lösen. Kommunikation und interpersonelle Grenzen sind klar. Konflikthafte Einschränkungen können auftreten, sind aber nicht anhaltend.
mäßig integriert	Die Kommunikation ist relativ klar, jedoch von konfliktbedingten Wünschen und Ängsten geprägt. Die interpersonelle Kontrolle zur Sicherstellung einer „guten" Atmosphäre wirkt übermäßig und dysfunktional. Affekte wie Ärger, Angst und Depressivität stehen im Vordergrund. Auf Ambivalenz wird mit Repression reagiert.
gering integriert	Wechsel zwischen chaotischen und rigide-tyrannischen Kontrollbemühungen. Interpersonelle Grenzen fluktuieren zwischen durchlässig und starr. Vorherrschen von distanzierter Unbezogenheit bzw. Grenzverletzungen. Untersteuerung im Sinne von Affektausbrüchen herrscht vor.
desintegriert	Durchlässige Grenzen, widersprüchlich-verwirrende Kommunikation, kein gemeinsamer Aufmerksamkeitsfokus, stereotyper „mechanistischer" Umgang mit familiären „Regeln". Verneinung von Ambivalenz, Gefühle von Hoffnungslosigkeit und Zynismus. Unter Umständen psychotische Konstruktionen des Wahrnehmens und Erlebens.

Diese unterschiedlichen Funktionsniveaus werden für jede der 6 Strukturdimensionen definiert:

- Kontroll- und Verantwortungsfunktion
- Aufgabenerfüllung
- Rollenverhalten
- Kommunikation
- emotionale Beziehungsaufnahme
- Werte und Normen

Exemplarisch sei an dieser Stelle die Strukturdimension der **Kontroll- und Verantwortungsfunktion (KuV)** illustriert:

Definition KuV: Als KuV wird die Fähigkeit eines Familiensystems zur Organisation von verschiedenen Aufgaben verstanden, die das Funktionieren des Zusammenlebens und somit das individuelle Sicherheitserleben der Familienmitglieder aufrechterhalten. Dazu gehören z. B. alltägliche Aktivitäten wie Schulbesuch der Kinder, Einhalten von Terminen sowie Sicherstellen der physischen Versorgung (Nahrungsaufnahme, Gesundheitsfürsorge, Wohnen). Darüber hinaus bezieht sich Kontrolle auch auf adaptive Fähigkeiten, sich neuen Herausforderungen des Lebens zu stellen und den Veränderungen von Familienlebenszyklen anzupassen.

Die Qualität der KuV speist sich dabei aus der Passung zwischen psychischen, soziokulturellen und materiellen Ressourcen und gesellschaftlichen Rahmenbedingungen.

In der Interaktion der Familienmitglieder wird berücksichtigt, ob das Verhalten der einzelnen Familienmitglieder auch unter Belastung vorhersagbar bzw. verlässlich ist. Es wird in der KuV beurteilt, ob die Steuerungsfähigkeit konsistent und konstruktiv ist, Fähigkeit zur Verantwortungsübernahme für die Familienmitglieder vorhanden ist und wie sie umgesetzt wird.

Die KuV kann auf unterschiedlichen *Funktionsniveaus* angesiedelt sein:

- *Gut integriert:* Das Familiensystem verfügt über eine gute KuV auch unter emotionalem Stress und ungeplanten Veränderungen im Alltag. Es gibt Freiraum zur Selbststeuerung der Familienmitglieder, und das Familiensystem kann sich auf innere und äußere Veränderungen flexibel einstellen. Verantwortungsübernahme ist zuverlässig und in alternativen Konstellationen möglich, entsprechend den Fähigkeiten der Familienmitglieder, altersangemessen und entwicklungsfördernd. Die Aufgaben können flexibel übernommen werden und es gibt großen Freiraum zur Selbststeuerung des Familiensystems – die verschiedenen gesellschaftlichen Ressourcen und Systeme können flexibel genutzt werden, um die existenziellen Grundbedürfnisse zu decken.
- *Mäßig integriert:* Die KuV des Familiensystems ist unter emotionalem Stress und besonders bei plötzlichen Veränderungen eingeschränkt, neigt zur rigiden Übersteuerung oder zu Laissez-faire als regressiv vermeidende Konfliktbewältigung. Es gibt wenig Freiraum bzw. wenig Anregung zur Selbstregulation, die Familienmitglieder müssen sich oft einem „Familiencredo“ unterordnen. Verantwortungsübernahme/Aufgabenerfüllung geschieht schematisch, eingeschränkt authentisch und wenig flexibel, z. B. ist die Anpassungsfähigkeit in Schwellensituationen des Lebenszyklus erschwert. Die KuV schränkt die Entwicklungsmöglichkeiten ein, verunmöglicht sie aber nicht.
- *Gering integriert:* Die KuV des Familiensystems ist überwiegend dysfunktional, die alltäglichen Aufgaben können nicht hinreichend verlässlich bewältigt werden. Es können Kindeswohlgefährdungen auftreten. Die KuV der Familie kann so beeinträchtigt sein, dass Hilfen von außen nötig werden. Die interpersonellen Reaktionen bei Konflikten sind affektiv überladen, nicht vorhersagbar oder vorhersagbar destruktiv. Die Selbstregulation der Familienmitglieder und des Familiensystems ist eingeschränkt, es gibt keine zuverlässigen Muster zur Bewältigung von Konflikten. Das Aufrechterhalten des Bildes eines Familienverbundes gelingt überwiegend nur noch mithilfe projektiv-fassadärer Mechanismen. Im Binnenraum zerfällt sie in Dyaden und hoch

konflikthafte Koalitionen. Aufkommende Bedürfnisse sind drängend und können aufgrund der eingeschränkten Steuerungsfähigkeit nicht aufgeschoben werden. Einzelne Familienmitglieder können versuchen, ein Mindestmaß an KuV zu gewährleisten (z. B. Parentifizierung). Insgesamt besteht die Tendenz zur potenziell destruktiven Unter- und/oder Übersteuerung.

- *Desintegriert:* Die KuV des Familiensystems ist hochgradig dysfunktional. Für den Untersucher erscheinen die Bedürfnisse der Familie sehr drängend, während Verantwortungsübernahme nicht ersichtlich ist. Die Aufgabenerfüllung gelingt nicht mehr, sodass im Unterschied zum gering integrierten Niveau bei solchen Familiensystemen Hilfen von außen regelhaft erforderlich sind. Die interpersonellen Reaktionen bei Konflikten erscheinen bizarr, nicht vorhersagbar und kaum noch nachvollziehbar. Die Selbstregulation der Familienmitglieder und des Familiensystems ist nicht vorhanden bzw. schwer beeinträchtigt. Das Aufrechterhalten des Bildes eines Familienverbundes ist oft nur in einer abgrenzenden Realitätskonstruktion der Außenwelt möglich, während der Binnenraum fragmentiert erscheint.

Auf dem Auswerteblatt können neben den 4 Hauptniveaus auch die 3 nicht näher spezifizierten Zwischenniveaus (1,5, 2,5 und 3,5) eingeschätzt werden.

10.1.6 OPD-Modul Abhängigkeitserkrankungen

Das Modul Abhängigkeitserkrankungen (Arbeitskreis OPD - Abhängigkeitserkrankungen, 2013; Jakobsen, 2014) stellt eine Ergänzung zur OPD bei stoffbezogenem Missbrauch oder Abhängigkeit dar. Es richtet sich an alle Diagnostiker:innen und ist besonders hilfreich, wenn Suchtmittel eine Rolle spielen, auch wenn man nicht in einer spezialisierten Abteilung für Abhängigkeiten arbeitet.

Es ermöglicht eine differenzierte diagnostische Einschätzung für Patient:innen mit stoffbezogenem Missbrauch und Abhängigkeit. Mit dem modernen empirisch orientierten System können relevante psychodynamische Überlegungen bei Abhängigkeitserkrankungen einfach notiert, leicht kommuniziert und für die Therapie nutzbar gemacht werden. Die Vereinheitlichung der Terminologie optimiert die Informationsweitergabe und mit der Aneignung lässt sich der Therapieverlauf transparenter erkennen. Es ist vollständig manualisiert und kann im OPD-Kurs trainiert werden. Es basiert auf der OPD-2 und kann auch leicht mit der OPD-3 verwendet werden (lediglich die Nummerierung der Achse I variiert leicht). Bisherige Erfahrungen sprechen für eine leichte Anwendbarkeit sowohl in einer spezialisierten Klinik als auch in einer psychotherapeutischen Praxis.

Folgende Hilfsmittel sind enthalten:

- Suchtspirale (als Konzept der Suchtdynamik und klinisch nützliches Ratinginstrument)
- Fokusauswahl (als Verknüpfung von Persönlichkeit und Suchtdynamik)
- Aneignung (als Einschätzung des Ausgangspunkts der Therapie und des Verlaufs)
- Krankheitserleben und Behandlungsvoraussetzungen: suchtspezifische Ergänzungen zur OPD-Achse I (als Checkliste zu Schwere, Dauer und Veränderungsmöglichkeiten)

Das Konzept der **„Suchtspirale“** (Abbildung 10-1) ermöglicht eine psychodynamisch basierte Einschätzung der Entstehung, Aufrechterhaltung und Verselbstständigung der Abhängigkeit und erfasst diese in Text und Ratingform. Die zentrale Annahme ist, dass das Konsumverhalten zunächst spezifische psychische Funktionen erfüllt, die sich im Lauf der Zeit in eine eigene Dynamik verändern können. Dieser Prozess wird als „Verselbstständigung“ beschrieben und in seinem Ausmaß eingeschätzt.

Mit der Einbeziehung der **„Fokusauswahl“** (OPD) ist zudem eine Verschränkung von Per-

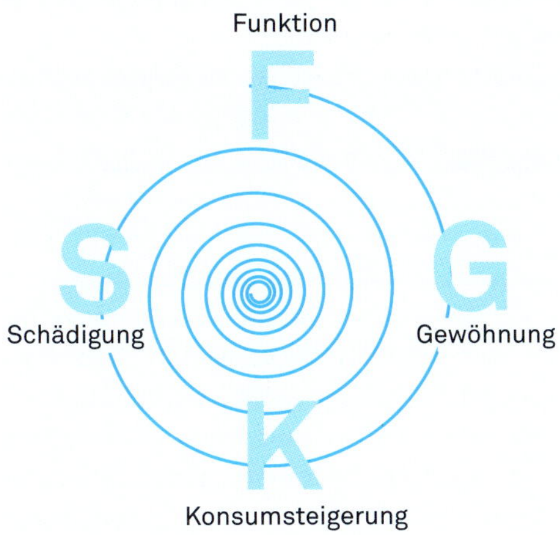

Abbildung 10-1: Suchtspirale (Arbeitskreis OPD - Abhängigkeitserkrankungen, 2013).

sönlichkeits- und Suchtdynamik möglich. Diese erfordert Kenntnisse in der OPD-Diagnostik von Beziehung, Konflikt und Struktur. Dadurch wird eine Verknüpfung der Persönlichkeit mit der störungsspezifischen Symptomatik und Dynamik abbildbar (Jakobsen, 2014; Jakobsen, 2017).

Mit der **„Aneignung"** nach Sporn (2005) gibt es eine Möglichkeit, Einschätzungen zum Grad der Anerkennung der Abhängigkeitserkrankung durch die Patient:innen am Anfang der Therapie und des Therapiefortschritts treffen zu können. Dies ist insbesondere zur Abbildung des therapeutischen Prozesses sehr hilfreich.

Die Achse I, „Behandlungsvoraussetzungen", stellt mit der Ergänzung für Abhängigkeitserkrankungen eine wichtige Checkliste dar. Den spezialisierten, erfahrenen Kolleg:innen, die die „Stolpersteine" grundsätzlich überprüfen, kann es die tägliche Arbeit erleichtern. Allen Kolleg:innen, die sich nicht auf Abhängigkeitserkrankungen spezialisiert haben, erweist sie sich bei der Behandlungsplanung und Indikationsstellung als sehr nützlich.

Sie hält fest:

- ob eine Abhängigkeit besteht und in welcher Schwere;
- welche Phasen des Alkoholismus vorliegen können;
- welche Veränderungskonzepte zu beachten sind;
- welche besonderen Hindernisse bestehen können;
- welche Behandlungsziele angestrebt werden;
- welche Aufforderungen von außen bestehen;
- welche familiäre Situation vorliegt.

Damit nützt sie bei der beratenden und therapeutischen Arbeit im ambulanten und (teil-)stationären Bereich. Sie hilft, die Entscheidung zwischen ambulanter und stationärer Behandlung zu treffen. Sie versucht die Haltung der Patient:innen im Hinblick auf ihre Erkrankung therapeutisch besser zu berücksichtigen und den Einfluss der Persönlichkeit und der Suchtdynamik auf die Chancen zur Suchtmittelabstinenz abzuschätzen. Mit ihr kann man im ambulanten Setting das Ausmaß der Abhängigkeit einordnen und die Reihenfolge der Schritte skizzieren. Im stationären Setting kann man realistische, die Persönlichkeit der Patient:innen berücksichtigende Ziele entwerfen. Die Aufgaben der Behandlung und ihr Verlauf können leicht abgebildet werden, was sich während der Behandlung als nützlich und im Fachbrief sowie beim Antrag zur Psychotherapie als hilfreich erweist.

10.1.7 OPD in der Forensik

Rehabilitationsmodell

Seit den 1990er Jahren werden Diagnostik und Interventionen im forensischen Kontext vor allem durch ein Rehabilitationsmodell beeinflusst – das Risk-Need-Responsivity-Modell von Bonta und Andrews (2007). Deutschsprachig übertragen bedeutet das etwa Risiko, Bedürfnis- und Ansprechbarkeitsmodell. Die

Grundidee dieses Modells ist vereinfacht, dass sich Interventionen – so z. B. die Psychotherapie – für Menschen mit einem Risiko für die (erneute) Begehung von Straftaten entlang dieser 3 Prinzipien ausrichten sollten, um möglichst effektiv zu sein (z. B. Hilton & Radatz, 2021; Mikolajewski et al., 2021; Olver et al., 2020):

- Das **Risikoprinzip** bedeutet, dass das Ausmaß der therapeutischen Interventionen umso höher sein sollte, je höher das Rückfallrisiko der Person ist. Das kann sich z. B. in der Anzahl der Stunden und der Dauer äußern, die für die Therapie eines Menschen aufgewendet wird, um das Risiko in einem ausreichenden Maß beherrschbar zu machen. Die Spanne reicht dabei von keinem Therapieangebot für Menschen mit niedrigem Risiko bis zu mehrjährigen Therapien mit mehr als 350 Stunden.
- Mit dem **Bedürfnisprinzip** ist gemeint, dass die kriminogenen Bedürfnisse, die maßgeblich für das Risiko bedeutsam sind (und waren), festgestellt werden und die Behandlung auf eine Beeinflussung dieser Bedürfnisse ausgerichtet wird. Viele dieser Faktoren sind sog. stabil dynamische Risikofaktoren, was bedeutet, dass sie zwar grundsätzlich veränderbar sind, sich aber im Allgemeinen *ohne* Interventionen nicht ändern und *stabil* bleiben. Beispiele dafür könnten eine sexuell-sadistische Symptomatik oder antisoziale Einstellungen sein. Diese Faktoren sollten festgestellt, priorisiert und in der Therapie fokussiert werden.
- Mit dem **Ansprechbarkeitsprinzip** verbindet sich schließlich, dass die Intervention auf die Fähigkeiten der Person mit Behandlungsbedarf zugeschnitten ist, damit diese von der Intervention profitieren kann. Dabei spielen z. B. die sprachlichen Barrieren, die Motivation, die Fähigkeiten und die Stärken der Person eine Rolle.

Der Vorteil dieses theoriegeleiteten Vorgehens liegt darin, das sich sowohl unterschiedliche Therapieformen als auch Therapieschulen damit in Verbindung bringen lassen. Auch die Begutachtung der Prognose im strafrechtlichen Kontext ist inzwischen maßgeblich daraufhin ausgelegt.

Ansätze für das OPD-Forensik-Modul

Die Grundidee des geplanten OPD-Forensik-Moduls ist nun, die verschiedenen Achsen der OPD mit dem Risk-Need-Responsivity-Modell in Beziehung zu setzen und damit die psychodynamische Theorie, Diagnostik und Praxis sowohl für die Prognosebeurteilung als auch die Therapieplanung und Durchführung psychodynamisch informierter oder fundierter Therapien nutzbar zu machen.

Auf Achse I wird es um die besonders bedeutsamen *forensisch relevanten Diagnosen* gehen – allen voran diejenigen, die das Rückfallrisiko besonders erhöhen: die antisoziale Persönlichkeitsstörung, die substanzbezogenen und die paraphilen Störungen. Als objektivierendes Maß für die Schwere wird hier das statische Risiko, wie es mit aktuarischen statischen Risikoerfassungsinstrumenten gemessen werden kann (z. B. VRAG, static-99; Überblick z. B. bei Rettenberger et al., 2013), genutzt.

Mit der Achse II wird *Beziehungsfähigkeit* sowohl als statischer Faktor (bisher jemals in der Lage zu längerfristigen Beziehungen) und auch als dynamischer Risikofaktor (Aufbau von Beziehungen, soziales Netzwerk) sowie schließlich als Faktor der Ansprechbarkeit gewertet. Zentral geht es bei Letzterem um die Frage, welche Übertragungs- und Gegenübertragungskonstellationen sich therapiegefährdend oder gar therapieschädigend auswirken, denn der Rahmen der zumeist unfreiwilligen Behandlung, gepaart mit den typischen primitiven Abwehrmechanismen, hält eine Reihe von Herausforderungen für forensische Psychotherapien bereit. Gerade diese sind mit einem psychodynamischen Verständnis besser verständlich – ebenso wie die Klärung der Reinszenierung risikorelevanter Konstellationen in und außerhalb der Therapie.

In der Arbeit mit der Achse III geht es um die *Übersetzung zentraler Konflikte in kriminogene Bedürfnisse,* d.h. um die Frage, welcher Konflikt wie mit den dynamischen Risikofaktoren zusammenhängen könnte. Beispielsweise kann das Erleben von Schuld bei antisozialen Charaktereigenschaften im aktiven Modus verleugnet werden. Eine Person mit pädophilen sexuellen Interessen kann mit dem passiven Modus des Selbstwertkonflikts Minderwertigkeit erleben. Sadomasochistische Interessen können mit Unterwerfung-Kontrolle-Konflikten in Verbindung stehen und sich auch auf der Ebene der therapeutischen Beziehung massiv und wechselhaft bemerkbar machen.

Schließlich bildet die Achse IV, die Strukturachse bzw. ihre verschiedenen Facetten, den Kern der Übersetzungsarbeit in das Risk-Need-Responsivity-Modell, weil Selbst- und Objektwahrnehmung, vor allem aber *Selbststeuerung und Beziehungsregulation* bei Menschen mit forensisch relevanten Störungen oft schwer beeinträchtigt sind und damit die große Herausforderung für jede Therapie bilden.

Praktischer Nutzen

Die Zusammenführung der OPD-3 mit dem Risk-Need-Responsivity-Modell im Forensik-Modul dürfte so auf dreierlei Weise praktischen Nutzen erbringen können:

- Mithilfe der Kombination kann eine am forensischen State of the Art (Risk-Need-Responsivity-Modell) ausgerichtete Diagnostik, Fallkonzeption und Therapieplanung *unter Berücksichtigung unbewusster Prozesse* erfolgen. Die Therapie könnte z.B. eine psychodynamisch ausgerichtete Forensische Psychotherapie (MBT bei Antisozialer Persönlichkeitsstörung oder TfP bei einer Borderline Störung) sein. Das Wissen aus der Fallkonzeption lässt sich auch für die Teamintervision oder Supervisionen nutzbar machen.
- Insbesondere die Strukturachse dürfte sich auch für Fragen der *Begutachtung der Schuldfähigkeit* nutzbar machen lassen, wenn es um die Einschätzung des Schweregrades einer Beeinträchtigung geht (vgl. dazu Dobbrunz et al., 2020). Unbewusste Prozesse könnten transparent in der Übersetzungsarbeit der Gutachtenden gegenüber dem Gericht genutzt werden.
- Ob sich mithilfe der OPD – und hier insbesondere in Hinblick auf Beeinträchtigungen auf der Ebene der Struktur – auch prognostisch bedeutsame Aussagen treffen und insbesondere unbewusste Anteile dabei eine stärkere Berücksichtigung finden können (Briken, 2019), wird eine empirisch zu prüfende Hypothese sein.

Insgesamt wird das Forensik-Modul eine hinsichtlich des zusätzlichen Aufwands überschaubare Übersetzung psychodynamischen in forensisches Wissen und vice versa bedeuten, die insbesondere psychodynamisch arbeitenden Behandler:innen von großem praktischem Nutzen sein dürfte.

10.1.8 OPD und Traumafolgestörungen

Die Anwendung der OPD hat sich über die Jahre im Speziellen bei der Diagnostik und Behandlungsplanung von „neurotischen“ und/oder „strukturellen“ Patient:innen bewährt, um für Behandler:innen und Patient:innen ein Verständnis für die ursächlichen und symptomaufrechterhaltenden Faktoren zu entwickeln. Somit kann im Idealfall gemeinsam verstanden werden, welche lebensgeschichtlich begründeten Risikofaktoren sich ausgebildet haben, und warum zu einem bestimmten Zeitpunkt, im Zusammenwirken mit weiteren biologischen und sozialen Faktoren, eine psychische Störung aufgetreten ist. Diese individualisierte Fallkonzeptualisierung ist eine für jedwede psychotherapeutische Behandlung zwingend notwendige

Bedingung, da die reine psychiatrische Symptomklassifikation nach ICD und DSM für die tatsächliche psychotherapeutische Behandlungsplanung nicht genügend Informationen bereitstellt. Ziel der OPD ist es, die individuelle Psychodynamik der Patient:innen zu verstehen, die als Risikokonstellation zu ganz unterschiedlichen psychopathologischen Syndromen führen kann.

Was ist aber nun mit Störungen, bei denen biosoziale Faktoren offensichtlich zu sein scheinen und psychodynamische Faktoren ungleich schwerer zu erkennen sind? Kann die OPD dabei ebenfalls ein sinnvolles Hilfsmittel für Diagnostik und Behandlungsplanung darstellen? Gerade für die Gruppe der sog. Traumafolgestörungen scheint dieser Spannungsbogen bedeutsam, da bekanntlich ein oder mehrere äußere und von der Patient:in zunächst unabhängige Lebensereignisse unmittelbar und kausal zur Entstehung der psychischen Störung führen. Kann etwa bei einem vormals psychisch gesunden Menschen, der nach einem schweren und fast tödlichen Raubüberfall eine posttraumatische Belastungsstörung entwickelt, eine psychodynamische Betrachtungsweise, die Neurosen oder „strukturelle Störungen" untersucht, überhaupt etwas Sinnvolles beitragen? Insbesondere, da es sehr erfolgreiche Behandlungsmethoden wie z. B. EMDR oder traumafokussierte kognitive Verhaltenstherapie gibt, die auf ein psychodynamisches Verständnis vollständig verzichten?

Im Kern stellen belastende Lebenserfahrungen potenzielle Bedrohungssituationen dar, die die vorbestehende physische, soziale oder psychische Integrität des Individuums gefährden können. Ziel der intrapsychischen Auseinandersetzung mit den äußeren Belastungen ist somit die Sicherung oder Wiederherstellung des zuvor vorhandenen körperlichen, sozialen und psychischen Gleichgewichts. Grundsätzlich sind Menschen mit biologischen, sozialen und psychischen Mechanismen ausgestattet, die dem betroffenen Individuum helfen, der Bedrohung entgegenzuwirken und diese ohne resultierende Folgeschäden zu bewältigen. Vergleichbar mit einem homöostatischen Regelsystem wäre bei einem „Gleichgewicht" zwischen dem Ausmaß der Lebensbelastung und den zur Verfügung stehenden Ressourcen von keinen oder vergleichsweise geringen langfristigen negativen Folgen für das Individuum auszugehen. Somit ist auch psychodynamisch verstehbar, dass selbst bei Belastungen, die die Kriterien eines Traumaereignisses erfüllen, abhängig von der Art des Traumaereignisses der Großteil der Betroffenen keine anhaltenden negativen bio-psycho-sozialen Folgen erleidet, wenn sie über ausreichende innere wie äußere Ressourcen zur Bewältigung verfügen. Gleichzeitig macht es auch deutlich, dass das, was wir als Traumaereignis definieren, immer etwas ist, was die Bewältigungsmöglichkeiten zumindest kurzfristig übersteigt. Aus diesen Gründen erscheint es für die psychodynamische Bewertung eines Traumas und dessen Folgen relevant, scharf und eindeutig zwischen dem Traumaereignis als solchem und einer evtl. resultierenden Traumatisierung zu trennen, da nicht jedes Ereignis zu einer Traumatisierung des Individuums führt. Leider wird diese Unterscheidung oft in der praktischen psychotherapeutischen Arbeit nicht ausreichend durchgeführt. Neben einem Verschwimmen der Kategoriengrenzen, mit Folgen insbesondere für die Indikationsstellung und Behandlungsplanung, bedeutet das vorschnelle Kategorisieren eines Menschen mit Lebensbelastungen als „traumatisiert" auch, mögliche Stärken und Bewältigungsstrategien außer Acht zu lassen.

Die OPD-Erweiterung zum Thema Trauma möchte eine explizit psychodynamische Betrachtungsweise in Bezug auf Traumafolgestörungen skizzieren und nimmt dabei eine klare Sowohl-als-Auch-Haltung ein: Anstatt Psychodynamik und Psychotraumatologie voneinander abzugrenzen, wird untersucht, wie beide Traditionen bzw. Konzeptionen in der klinischen Praxis miteinander zu verbinden sind. Der Fokus liegt dabei auf einer Beschreibung der psychodynamischen Vulnerabilitäten und Ressourcen im Sinne der OPD, die ein Mensch zum Zeitpunkt eines Traumaereignisses in sich trägt, und ihren Auswirkungen auf Störungsentwicklung und Krankheitsverlauf sowie Aspekten der Behandlungsplanung.

Entsprechend ihrer Systematik sollte eine OPD zu den psychodynamisch bedeutsamen Faktoren für Entwicklung und Aufrechterhaltung einer Traumafolgestörung Stellung beziehen. Hierzu ist es zunächst wichtig, eine eindeutige Definition (Operationalisierung) dessen anzustreben, was als Trauma verstanden wird und wie sich dieses von einer sonstigen psychosozialen Belastung unterscheidet. Es ist außerdem aufgrund der Heterogenität von Traumaereignissen zu definieren, wie diese operationalisiert abgebildet, unterschieden und quantifiziert werden können. Und es sind die zur „Verarbeitung" eines Traumas notwendigen psychodynamischen Ressourcen bzw. hinderlichen Vulnerabilitäten zu charakterisieren, sowie mögliche Folgen eines Traumas für die Psychodynamik der Betroffenen. Somit lassen sich 3 psychodynamische Dimensionen der Betrachtungsweisen von Traumata und Traumatisierung darstellen:

- Wie kann aus psychopathologischer und psychodynamischer Sicht Trauma definiert werden (Trauma vs. Lebensereignis)?
- Was sind zentrale intrapsychische Mechanismen der Traumaverarbeitung?
- Was sind die psychodynamischen Folgen des Traumas?

Ausführlich und mit anschaulichen Fallbeispielen ist das OPD-Modul Traumaverarbeitung ausgearbeitet von Burgmer et al. (2023).

10.2 OPD in der Qualitätssicherung

10.2.1 OPD im Gutachterverfahren der Richtlinienpsychotherapie

Das Gutachterverfahren der Richtlinienpsychotherapie leistet nach allgemeinem Verständnis einen wichtigen Beitrag zur Qualitätssicherung der psychotherapeutischen Versorgung dadurch, dass eine Expertise der Therapeut:innen über die Krankheit und psychotherapeutische Behandelbarkeit ihrer Patient:innen noch einmal gespiegelt wird durch eine Expertise der Gutachter:innen vor dem Hintergrund der Psychotherapierichtlinien (Rudolf & Schmutterer, 2003). Therapeut:innen formulieren angesichts einer geplanten Therapie für ihre Patient:innen ihr klinisches Urteil, ihre psychodynamischen Hypothesen über die Störung, ihre therapeutische Zielsetzung und Behandlungsplanung sowie ihre prognostische Einschätzung. Gutachter:innen prüfen diesen Text auf dem Hintergrund der Psychotherapierichtlinien, d.h. der Vereinbarungen über die Notwendigkeit, Zweckmäßigkeit und Wirtschaftlichkeit von definierten Psychotherapieverfahren bei einem umschriebenen Katalog von Störungen. Sie untersuchen die Leistungspflicht der Krankenkasse in dem speziellen Fall und empfehlen ggf. die Kostenübernahme für ein bestimmtes Stundenkontingent.

Fragen des diagnostischen Vorgehens und der diagnostischen Klassifikation sind im Bereich der tiefenpsychologischen und analytischen Psychotherapie nicht unumstritten (Rudolf, 2001). Ist die Verwendung des OPD-Systems geeignet, die Qualität der Diagnostik, der Therapieplanung und Indikationsentscheidung zu verbessern? Dabei ist auch zu klären, wie die Gutachter:innen auf die Verwendung von OPD-Formulierungen in den Berichten reagieren. Ein orientierender Überblick über Berichte der Antragspsychotherapie lässt erkennen, dass 30–40 % der Erstanträge OPD-Formulierungen mit inhaltlich unterschiedlichen Akzentsetzungen verwenden:

Vergleichsweise selten finden sich Patient:innencharakterisierungen auf der **Beziehungsachse (Achse II)** der OPD. Wenn sie vorliegen, lassen sie erkennen, dass die Therapeut:innen interessiert und in der Lage sind, damit eine sehr detaillierte Darstellung des interpersonellen Geschehens und speziell der therapeutischen Beziehungsgestaltung zu geben.

Häufiger werden **OPD-Konflikte (Achse III)** erwähnt, wobei meist der Autonomie-Abhängigkeit-Konflikt (OPD-2: Individuation-Abhängigkeit) zitiert wird. Die Formulierung Autonomie-Abhängigkeit scheint dazu zu verführen, vielfältige Lebensprobleme, die mit Bindungsbedürfnissen und Selbstständigkeitsbemühungen von Menschen zusammenhängen, mit diesem Begriff diagnostisch zu belegen – unabhängig von den Operationalisierungen der OPD für diesen Konflikt. Beispiele aus Psychotherapie-Anträgen:

- „Die enge, verleugnete Abhängigkeit von der Mutter bei weitgehend fehlendem, ängstigendem Vater ließ die Lösung des frühen Autonomie-Abhängigkeitskonflikts nicht gelingen";
- „Bei dem Patienten besteht in partnerschaftlicher Hinsicht ein starker Autonomie-Abhängigkeitskonflikt. Er will dem eigenen Bedürfnis nach Autonomie nachgehen und sich gegenüber den überfordernden Ansprüchen der Partnerin abgrenzen, hat jedoch die Befürchtung, seine Frau zu verlieren".

Es verwundert daher nicht, dass Gutachter:innen sich zuweilen kritisch zur Verwendung des Autonomie-Abhängigkeit-Konflikts äußern, speziell dort, wo er deskriptiv assoziativ verwendet wird und ein psychodynamisches Verständnis unterstellt, das inhaltlich nicht plausibel ausgeführt ist. Diese Schwierigkeit wird bei Anträgen zur tiefenpsychologisch fundierten Psychotherapie häufiger beobachtet als bei solchen zur analytischen Psychotherapie. Dagegen werden andere, seltener verwendete OPD-Konflikte (z. B. Versorgung-Autarkie, Schuld, ödipal-sexueller Konflikt) meist sehr präzise in psychodynamischen Zusammenhängen oft auch mit differenzierten therapeutischen Zielsetzungen dargestellt.

Ähnlich häufig wie die OPD-Konflikt-Thematik wird das **Strukturniveau im Sinne der OPD (Achse IV)** benannt. Dieser Begriff wird meist im Zusammenhang mit der Einschätzung der Störungsschwere und der therapeutischen Zielsetzung verwendet. Die Diskussion struktureller Merkmale, ihrer diagnostischen und prognostischen Bedeutung und ihrer Auswirkung auf das behandlungstechnische Vorgehen findet sich gleichermaßen in Anträgen zu tiefenpsychologisch fundierten wie auch zu analytischen Psychotherapien. In der Regel findet die Strukturdiagnostik auch in den Fortführungsberichten Erwähnung: ob und wie eine strukturelle Stabilisierung therapeutisch erfolgt ist. Manche Therapeut:innen beziehen sich auf strukturbezogene Modifikationen tiefenpsychologischer und analytischer Psychotherapie (Rudolf, 2004), die auch in den Farber-Haarstrick-Kommentar Eingang gefunden haben (Rüger et al., 2005)

Wenn OPD-Formulierungen als psychodynamische Chiffren ohne die zugehörige Psychodynamik im OPD-Sinne verwendet werden, geschieht das Gleiche, was sich gelegentlich bei der Verwendung diagnostischer Begriffe wie Borderline-Persönlichkeitsstörung, somatoforme Störung oder posttraumatische Belastungsstörung beobachten lässt: Sie werden nicht in ihrer operationalen Definition, sondern in privaten Bedeutungskontexten verwendet. Hier kommt den Gutachter:innen die Aufgabe zu, auf präzise Verwendung der die Behandlungsplanung begründenden diagnostischen Begriffe auch zum Wohle der Patient:in zu drängen. Dort, wo konkrete OPD-Erfahrungen vorliegen, werden diese Kategorien verwendet, um diagnostisch fundierte psychodynamische Akzente im Bereich von Beziehungsgestaltung, Konflikterleben und Strukturniveau zu setzen und vor allem um den Behandlungsplan und das therapeutische Vorgehen daraufhin zu präzisieren.

Mit dem Buch „OPD-2 im Psychotherapie-Antrag" legten Stasch et al. (2016) eine Anleitung, inkl. informativer Fallbeispiele, zur Verwendung der OPD in der Fallformulierung im „Bericht an den Gutachter" vor.

10.2.2 Qualitätssicherungsprojekt QPP

Das Qualitätssicherungsprojekt QPP (Qualitätssicherung für Psychodynamische Psychotherapien) baut auf die OPD auf und ist für die ambulanten psychoanalytischen und tiefenpsychologisch fundierten Psychotherapien entwickelt. Es beinhaltet eine fragebogengestützte Evaluation der Therapieergebnisse aus der Perspektive der Patient:innen und Therapeut:innen. Dies stellt eine ergänzende Bemühung zu Qualitätssicherung/-management dar und soll ermöglichen, unter Praxisbedingungen eine verfahrensspezifische Form der Qualitätssicherung durchzuführen.

Ziel des Projekts ist es, den Therapeut:innen durch systematische einzelfallbezogene Rückmeldungen Informationen zur Verfügung zu stellen, die ihnen zusammen mit ihren detaillierten Kenntnissen aus der Behandlung eine Verlaufsbeurteilung ermöglichen, sodass z. B. langfristig „gute" und „problematische" Verläufe identifiziert werden können. Zugrunde liegt die Idee, dass eine angemessene Qualitätssicherung nur mit dem Wissen der Therapeut:innen über den individuellen Prozess sinnvoll möglich ist.

Vorgehen

QPP stützt sich auf die Erfahrungen und Materialien der Berliner Psychotherapiestudie (Praxisstudie Analytische Langzeittherapie, PAL-Studie) und Erfahrungen mit der einzelfallbezogenen Rückmeldung auf der Station der Psychosomatischen Klinik der Universität Heidelberg sowie auf die OPD.

Es werden mehrere Erhebungen durchgeführt, mindestens jedoch zu Beginn und zum Ende der Therapie. Eine katamnestische Erhebung auf Patient:innenseite wird ebenfalls empfohlen.

Die Therapeut:in erhält nach der ersten Erhebung eine initiale schriftliche Rückmeldung, die nach jeder folgenden Erhebung durch eine weitere einzelfallbezogene Rückmeldung ergänzt wird. Diese Rückmeldungen helfen bei der Beurteilung der Therapie vor dem Hintergrund der individuellen Erfahrung der Therapeut:in mit der Patient:in. Modifikationen sind möglich.

Ziele

Ziele sind:

- praxisnahe Evaluation und kritische Begleitung ambulanter Psychotherapien
- Validierung der Ergebniseinschätzung durch die Verknüpfung von Patient:innen- und Therapeut:innenperspektive
- Evaluation der Praktikabilität und Nützlichkeit der Vorgehensweise (Befragung teilnehmender Therapeut:innen)
- Zertifizierung von Praxen, die an der Qualitätssicherung teilnehmen

Es gibt *keine* direkte Einflussnahme auf den aktuellen therapeutischen Prozess und es findet *kein* undifferenzierter Vergleich verschiedener Praxen miteinander statt.

Achtung: Eine Begleitung des therapeutischen Prozesses mit dem Ziel, auf akute krisenhafte Entwicklungen hinzuweisen, ist mit diesem Verfahren nicht intendiert.

Erfassung psychodynamischer Aspekte

Die Selbsteinschätzungen der Patient:in haben einen symptombezogenen Akzent. Hier werden subjektives Leiden, zwischenmenschliche Beeinträchtigungen und (Un-)Zufriedenheit mit der Lebensqualität beschrieben. Die Abschlussfragen an die Patient:in erlauben ihr eine Bewertung der Therapie und Veränderungen aus ihrer Sicht sowie die Artikulation ihrer Zufriedenheit mit den erreichten Veränderungen oder ihrer Klage über das nicht Erreichte.

Auch die Therapeut:in beschreibt die Art und das Ausmaß der Symptomatik der Patient:in. Eine wesentliche Ergänzung liegt hierbei jedoch darin, dass die Therapeut:in bei Behandlungsbeginn aus dem Spektrum von Konflikten und strukturellen Einschränkungen jene Themen auswählen kann, deren Veränderung sie als besonders wichtig für die Verbesserung der Situation der Patient:in ansieht. Sie formuliert somit individualisierte Beobachtungsschwerpunkte auf einer psychodynamischen Grundlage (OPD Fokusauswahl). Das therapeutische Vorgehen bestimmt die Therapeut:in.

Anhand der Heidelberger Umstrukturierungsskala (HUS) kann sie dann im Verlauf und bei Therapieende den Vorgang der therapeutischen Umstrukturierung abbilden. Sie hat somit über die Symptomminderung hinaus eine Einschätzungsmöglichkeit der therapeutischen Veränderung auf psychodynamischer Grundlage. Unterschiede in der Veränderung zwischen KZT-LZT sowie TP-PSA können damit gut abgebildet werden. Die aus der Perspektive von Therapeut:innen und Patient:innen erreichten Behandlungsergebnisse werden systematisch aufeinander bezogen und geben jeweils interessante Ansatzpunkte für ein weiteres Verstehen.

Vorteile und kritische Punkte beim vorgeschlagenen Vorgehen

Vorteile sind:
- Die qualifizierte Beurteilung des Therapieverlaufs obliegt der Therapeut:in.
- die eingesetzten Instrumente sind gegenstandsangemessen.
- die gewonnen Patient:innendaten „gehören" der Praxis, und die Anonymität der Patient:in gegenüber Dritten bleibt gewahrt;
- Vergleiche von Patient:innen- und Therapeut:inneneinschätzungen zu Therapiebeginn und -ende (Therapieergebnis) sind möglich;
- katamnestische Erhebungen der Patient:inneneinschätzungen sind leicht realisierbar und ergänzen die Beurteilung;
- eine Gesamtübersicht über die Qualität der Praxis ist bei längerer Beteiligung möglich;
- geringe Beeinflussung des aktuellen Therapieprozesses und Minimierung des Aufwands durch ein zentrales Auswertungszentrum;
- übersichtliche zeitnahe Rückmeldungen zu den einzelnen Behandlungen für die Therapeut:innen;
- Praktisch und realisierbar in einer ambulanten Praxis.

Kritische Punkte sind:
- QPP beinhaltet viel Arbeit. Pro Patient:in und Messung fallen ca. 30 Minuten Arbeit für die Therapeut:in an;
- die Durchführung ist mit Kosten verknüpft (Lizenzgebühren, Porto, Auswertung etc.);
- der Gesetzgeber verpflichtet zur Qualitätssicherung;
- Dritte haben keinen Zugriff auf die Daten (keine externen Vergleiche);
- Patient:innen, mit denen nur probatorische Sitzungen stattfinden, nehmen nicht teil;
- die Erfassung der Therapieabbrüche und deren Gründe sind wichtig, werden jedoch hierbei nicht berücksichtigt;
- bei langer Therapiedauer sind Zwischenerhebungen sinnvoll.

Das Verfahren wurde basierend auf der OPD und der PAL-Studie von 2001 bis ca. 2010 auf freiwilliger Basis in Deutschland und in der Schweiz in 71 psychodynamischen Praxen eingesetzt. Es erwies sich als gut machbar und inhaltlich angemessen. Die Praxen kamen für die anfallenden geringen Kosten selbst auf. Es wurden ca. 340 Patient:innen mit diesem System evaluiert und die Daten, aufbereitet, an die Therapeut:innen zurückgemeldet. Das System ist zwar für die OPD-2 konzipiert, kann jedoch grundsätzlich auch mit der OPD-3 kombiniert werden, wobei sich der Zeitaufwand in diesem Fall erhöht.

Kontakt: Dipl. Psych. Thorsten Jakobsen, Rebgasse 28, CH 4058 Basel, jakobsen@gmx.de

10.3 OPD in Personalauswahl und -entwicklung

Die OPD wurde für den Einsatz in klinisch-psychotherapeutischen Kontexten entwickelt. Mittlerweile findet die OPD aber auch Anwendung in nicht klinischen Bereichen. Insbesondere bei der Personalauswahl und Personalentwicklung/Coaching wurden mannigfache Erfahrungen gesammelt und die OPD erfolgreich adaptiert (Benecke & Möller, 2019; Gisch et al., 2020; Kotte et al., 2019).

Für die Anwendung der OPD in den arbeitspsychologischen Kontexten wurden die zentralen psychodynamischen Achsen *Beziehung*, *Konflikt* und *Struktur* zwar beibehalten, terminologisch aber für den entsprechenden Anwendungsbereich angepasst.

So werden auf Achse III die **basalen motivationalen Themen** in den Vordergrund gestellt (die sich unter ungünstigen Bedingungen zu Konflikten entwickeln können). Diese basalen motivationalen Themen heißen hier:

- Bindung/Autonomie
- Selbstwirksamkeit
- Versorgung
- Selbstwert
- Verantwortlichkeit
- Konkurrenz
- Identität

Diese motivationalen Themen werden in Bezug auf ihren Einfluss auf berufliche Lebenswelten und Aufgaben (z. B. Führungsaufgaben und -probleme) betrachtet, und neben dem *aktiven* und dem *passiven* Modus wird auch immer der *ausgewogene* („*integrierte*") Modus beschrieben.

Auch die strukturellen Funktionen auf Achse IV wurden im Kontext der Einschätzung von Führungskräften in **„basale psychische Fä-**

Tabelle 10-2: Kurzbeschreibung der basalen psychischen Fähigkeiten (modifiziert aus Benecke & Möller, 2019).

basale Fähigkeit	Kurzbeschreibung
Selbstwahrnehmung	Fähigkeit zur Selbstreflexion; eigene Affekte differenzieren können; sich über die psychischen Hintergründe des eigenen Verhaltens klar werden können
Fremdwahrnehmung	Fähigkeit, ein stimmiges Bild von anderen entwickeln zu können; das Verhalten anderer mit psychischen Prozessen (deren Wünsche und Gefühle) in Verbindung bringen können
Selbsterleben	Fähigkeit, mit sich selbst in einen emotional lebendigen Kontakt treten zu können; sich dadurch lebendig fühlen
Affektregulierung	Fähigkeit, Affekte (auch sehr negative) psychisch erleben, „halten" und regulieren zu können, ohne die Außenwelt/Beziehungen für die Regulierung der eigenen Affekte „einspannen" zu müssen
Empathie	Fähigkeit zur Einfühlung in die affektive Innenwelt anderer sowie zur emotionalen Anteilnahme; Fähigkeit, das emotionale Verstehen und Anteilnehmen dem Gegenüber einfühlsam mitzuteilen
Reziprozität („Wir-Gefühl")	Fähigkeit, einen emotionalen Kontakt mit anderen aufzubauen, der durch ein wechselseitiges „Wir-Gefühl" getragen wird

higkeiten“ umformuliert und vereinfacht (Tabelle 10-2).

Mithilfe der OPD-basierten Personalauswahl, -beurteilung und -entwicklungsdiagnostik lassen sich beispielsweise ein *Person-Job-Fit* ableiten, zu erwartende Komplikationen prognostizieren und deren rechtzeitiges Auffangen ermöglichen, Foki für berufsbezogenes Coaching formulieren, personalisierte Entwicklungsthemen bzw. -aufgaben benennen. Die OPD-Arbeitsgruppe arbeitet aktuell an der Entwicklung eines neuen Einschätzungsinstruments von Gruppen (siehe Kap. 10.1.4). Dieses wird auch im arbeitspsychologischen Umfeld zur Beurteilung und Coaching von Teams sowie Teamprozessen eingesetzt werden können.

11 OPD lernen

Die Komplexität der OPD macht es nötig, dass sie, auch wenn sie sich teilweise auf bereits bekannte Kategorien bezieht, den klinisch und wissenschaftlich Tätigen in eigenen Trainingsseminaren vermittelt wird. Die Erfahrung hat gezeigt, dass dies und die dauerhafte Anwendung im Rahmen von supervidierter Diagnostik die Qualität der Diagnostik kontinuierlich verbessert. Ein solcher Lernprozess ermöglicht auch den „Rückfluss" von Kritik, Einwänden und Veränderungsvorschlägen. Von Beginn an hat der Arbeitskreis OPD deshalb großen Wert auf das kontinuierliche Angebot von Trainingsseminaren und anderen Fortbildungsmaßnahmen gelegt, wie es sich auch für die Einführungen des ICD-10 und anderer psychiatrischer Diagnoseinstrumente bewährt hat.

Nach der Veröffentlichung des OPD-1-Manuals 1996 entwickelte sich über die folgenden Jahre ein zunehmendes Interesse an der OPD, das sich auch in der Nachfrage nach Trainingsmöglichkeiten niederschlug. Zu den besonders interessierten Berufsgruppen zählten zunächst jüngere Kolleg:innen in psychiatrischer und psychosomatisch-psychotherapeutischer Ausbildung, aber auch niedergelassene Kolleg:innen, die schon über langjährige klinische Erfahrung verfügten. Immer wieder erwies es sich als anregend, dass auch Kolleg:innen, die in psychodynamischer Diagnostik keine Vorbildung aufwiesen, im Rahmen der Auseinandersetzung mit der OPD psychodynamisches Denken vermittelt bekommen konnten. Diese Erfahrung stand im Gegensatz zur ursprünglichen Konzeption, dass das System überwiegend für solche Psychotherapeut:innen geeignet sei, die bereits über längere Erfahrung in diesem Bereich verfügten.

Im Verlauf der Jahre kamen insbesondere psychotherapeutische Ausbildungsinstitute (zunächst für tiefenpsychologisch fundierte Therapie, später jedoch zunehmend auch für Psychoanalyse) hinzu, wobei hier oft Trainingsseminare mit den Multiplikatoren, d.h. dem Dozentenkreis der jeweiligen Institute durchgeführt wurden.

Eine weitere Gruppe bestand aus jüngeren Wissenschaftlern, die die Methode zur Anwendung in Forschungsprojekten erlernten. Im Zuge der Veröffentlichung von Übersetzungen in verschiedene Sprachen entwickelte sich auch im Ausland ein Interesse an Seminaren (z.B. Italien, England, Dänemark, Schweden, Ungarn, Chile, China).

11.1 OPD-Trainingsseminare

11.1.1 Aufbau der OPD-Seminare

Im Bereich der psychodynamischen Methoden besteht eine traditionelle Schwierigkeit, einheitliche diagnostische Gewohnheiten zu entwickeln. Dies hängt u.a. damit zusammen, dass sich psychodynamisch orientierte Diagnostik insbesondere im Hinblick auf den therapeutischen Prozess, und weniger in Bezug auf deskriptive und symptomorientierte Aspekte, entwickelt hat. Der diagnostische Prozess wurde als Möglichkeit begriffen, eine Beziehung zu Patient:innen zu initiieren, zu erproben und er diente darüber hinaus der Motivierung der Patient:innen für eine Psychotherapie. Erst in diesem Zusammenhang war die Herausarbeitung relevanter psychodynamischer Konstrukte intendiert. Ein Training im Rahmen der OPD muss versuchen, diese beiden zentralen Aspekte von Diagnostik, also kategoriale und interaktionelle Komponenten, zu integrieren.

Trainings- und Fortbildungsseminare sollten folgenden Aufgaben haben:

- inhaltliche Vermittlung der Achsen der OPD;
- Verdeutlichung und Diskussion bisheriger Diagnosegewohnheiten bei den Teilnehmer:innen;
- unmittelbare praktische Erprobung des neuen Systems.

Die Ausbildung gliedert sich in 1 Grund- und 2 Aufbaukurse, die jeweils 20 Stunden umfassen. Diese Zeitvorgaben haben sich bewährt, können aber auch lokalen Besonderheiten in verschiedener Weise angeglichen werden. Insgesamt bedeutet dies einen Umfang, der auch bei den gängigen psychiatrischen Diagnosesystemen veranschlagt wird.

Aufbau eines OPD-Grundkurses

- Einführung in die Besonderheiten und Geschichte der psychodynamischen Diagnostik und der OPD
- Vorstellung der Achsen, einschließlich ihrer Entstehungstradition und Kategorien unter Verwendung von Videomaterial
- Rating und Diskussion von 1–2 vollständigen Interviews (Video oder live)
- Abschlussdiskussion
- Optional: Spezialblock zur Interviewführung

Aufbau eines OPD-Aufbaukurses

- Vertiefung der Kenntnisse zu den einzelnen Achsen durch ausgewähltes Fallmaterial und mit unter didaktischen Gesichtspunkten angefertigten Videoausschnitten
- Beurteilung und Diskussion von vollständigen exemplarischen Videofilmen oder Life-Interviews
- Abschlussdiskussion
- je nach Bedarf Diskussion spezieller klinischer Fragen und Forschungsthemen, z.B. Veränderungsmessungen mit der Heidelberger Umstrukturierungsskala, Fokusfindung mithilfe der Beziehungsachse, Anwendung im wissenschaftlichen Projekt
- spezieller Aufbaukurs: „Upgrade-Seminar" zur Einführung in die Neuerungen der OPD-3

Andere Unterrichtsformen

- einfache Informationsveranstaltungen, die beispielsweise für Kliniken oder Institute als kurze Vorträge oder „Schnuppernachmittage" durch autorisierte Trainer:innen durchgeführt werden können
- Trainingsseminare für ganze Klinikteams, die häufig über längere Zeiträume als regelmäßige OPD-orientierte Supervisionsangebote, meist über ganze oder halbe Tage, durchgeführt werden
- gezielte Seminare für Ausbildungsinstitute bzw. Dozent:innen (als Multiplikator:innen)
- forschungsorientierte Supervision in Projekten, die die OPD als Methode anwenden etc.

Inhaltliche Schwerpunkte der Seminare

Zu vermitteln ist, dass die OPD relevante Persönlichkeitsaspekte abbildet, die unterschiedlichen theoretischen und klinischen Traditionen entstammen. Deren historische Herkunft liegt in der allgemeinen Gesundheitspsychologie (Krankheitserleben), der Forschung zu interpersonellen Mustern (Beziehungsachse), der traditionellen psychoanalytischen Trieb- und Objektbeziehungstheorie (Konfliktachse) sowie der Ich- und Objektbeziehungstheorie (Strukturachse). Sie bildet die Grundlage des Gesamtverständnisses des Systems und wird in den Einführungen zu den Seminaren vermittelt.

Daran schließt sich eine Diskussion an über die zur Beantwortung des OPD-Ratings nötigen Informationen bzw. die hierzu genutzten Datenquellen. Herangezogen werden sowohl „objektive Befunde", wie sie sich aus klinischen Untersuchungsergebnissen und auch medizinischen Befunden sowie aus „harten“ biografischen Daten ergeben. Andererseits sollen Informationen berücksichtigt werden, die sich aus dem Gespräch, seiner inhaltlichen Gestaltung, seinen verbalen und nonverbalen Elementen sowie aus hieraus entstehenden „szenischen“ Informationen herstellen. In vielen Seminaren wird auch die Durchführung des OPD-Interviews (Kap. 7) vermittelt und in einem eigenen Block diskutiert.

Die OPD-Diagnostik will helfen, Merkmale mittels beschreibbarer und an Beispielen verdeutlichter Kategorien zu erfassen und einzuordnen. Sie muss hierzu die Komplexität der ursprünglichen Theorie bewusst und beabsichtigt reduzieren, um sie untersuchbar und kommunizierbar zu machen. Von der OPD-Anwender:in ist deshalb von Beginn an gefordert, diese Komplexitätsreduktion kritisch zu akzeptieren. Nur so ist es möglich, die enge Orientierung an den vorgegebenen Definitionen und Operationalisierungen zu erreichen und sich so den testtheoretisch geforderten Gütekriterien von Reliabilität und Validität anzunähern. Die Auseinandersetzung mit dieser Problematik geschieht zu Beginn im Rahmen der Vermittlung der einzelnen Achsen. Für den Unterricht in diesem Bereich liegt inzwischen umfangreiches Material an aufbereiteten Videos, unterstützenden Skripten (z. B. Checklisten, Folien) vor, das die Anwendung im klinischen Alltag erleichtern soll.

Insgesamt hat sich dabei die Arbeit am Fall als beste Diskussions- und Beurteilungsgrundlage herausgestellt. Die OPD-Gruppe hat im Verlauf der Jahre „standardisierte“ Fälle videodokumentiert und ausgewertet, sodass die Seminarteilnehmer sich in ihrer Beurteilung in Beziehung zur „Expert:innengruppe“ setzen können. Darüber hinaus wird oft, beispielsweise in Kliniken und anderen Institutionen, die Möglichkeit genutzt, Life-Interviews mit Patient:innen der Klinik durchzuführen. Dies ermöglicht neben einer guten Einführung in Probleme der Interviewführung auch quasi eine fallbezogene Supervision für die beteiligten Therapeut:innen. In diesem Zusammenhang hat sich auch die Arbeit an der Fokusbildung und an der Veränderungsbeurteilung (Heidelberger Umstrukturierungsskala) etabliert.

11.1.2 Zertifizierung

Die standardisierten Fälle werden bei Bedarf auch dazu herangezogen, einzelnen Teilnehmer:innen nach Absolvierung der 3 Kurse eine Zertifizierung für die Anwendung in wissenschaftlichen Studien zu geben. Diese Zertifizierung erfordert eine ausreichend reliable Beurteilung eines zuvor von der Arbeitsgruppe eingeschätzten Falls. Die Kriterien für das „Bestehen“ der Reliabilitätstestung wurden aus den Erfahrungen der letzten Jahre ständig angepasst und weiterentwickelt.

Selbstverständlich können auch Teilnehmer:innen, die nicht in wissenschaftlichen Projekten mitarbeiten, eine solche Zertifizierung absolvieren bzw. sich über den Stand ihrer Vertrautheit mit dem OPD-System informieren. Gerichtlich bestellte Gutachter:innen können beispielsweise auf das Zertifikat als Legitimation für ihre Nutzung der OPD-Kriterien bei Gericht zurückgreifen. Die Zertifikate werden nach Zusendung entsprechender Teilnahme- bzw. Reliabilitätsbescheinigungen durch den Ausbildungsbeauftragten der OPD ausgestellt.

11.1.3 Bisherige Erfahrungen mit OPD-Seminaren

Oben wurde beschrieben, aus welchen Gruppen sich die Interessenten an den Seminaren zusammensetzen. Im Verlauf der letzten Jahre wurde im Rahmen von offenen Trainingsseminaren, Seminaren im Rahmen von psychotherapeutischen Weiterbildungswochen sowie an Kliniken und Instituten mehrere tausend psychotherapeutisch tätige Kolleg:innen trainiert. An vielen Kliniken hat sich die OPD unter Supervision als fester Bestandteil zur Förderung der „diagnostischen Kultur“ und in der fachärztlichen Weiterbildung bzw. der psychologischen Ausbildung etabliert. Das wachsende Interesse an der OPD im Bereich der forensischen Psychiatrie sowie unter den Gutachter:innen im Rahmen der Richtlinienpsychotherapie hat ebenfalls neue Felder erschlossen.

Unsere Erfahrung in den ersten Jahren hat gezeigt, dass die Auseinandersetzung mit der OPD und die Durchführung von fallorientierten Trainingsseminaren für viele Kolleg:innen hilfreich sind. Die Anwendung der OPD erlaubt die Einordnung hochkomplexer Merkmale in ein angemessen reduzierendes Kategoriensystem. Die Diskussion konkreter Fälle ermöglicht die Reflexion eigener Diagnosegewohnheiten ebenso wie die Diskussion strittiger Fragen mit Kolleg:innen auf gleicher und nicht hierarchischer Ebene. Viele der in Trainingsseminaren geäußerten Einwände gegen einzelne Kategorien wurden von den Trainer:innen und der Arbeitsgruppe aufgegriffen und bereits bei der Erarbeitung der OPD-2 berücksichtigt.

Ein häufig geäußerter Wunsch war der direktere Bezug der diagnostischen Einordnung zur klinisch-therapeutischen Praxis. Die Entwicklung der Heidelberger Umstrukturierungsskala hat es gleichzeitig ermöglicht, die Erarbeitung von Foki mithilfe der OPD ebenfalls in die OPD-2 aufzunehmen. Unsere ursprüngliche Sorge, dass die OPD dazu verleiten würde, „unterkomplexe“ Diagnosen zu stellen, hat sich unseres Erachtens nicht bestätigt. Die Diskussion in den Trainingsseminaren zeigte, dass die Orientierung an dem „OPD-Gerüst“ allemal Raum genug für die Berücksichtigung individueller Konstellationen lässt, im Gegenteil diese sogar befördert und erleichtert. Die hier vorliegende OPD-3 mit ihrer noch stärkeren Integration der verschiedenen Achsen, insbesondere Konflikt und Struktur, wird u. E. noch stärker dazu verhelfen, die Komplexität psychischen Geschehens abbilden zu können.

11.2 OPD-Trainingszentren und Trainer:innen

11.2.1 Trainingszentren

Der Arbeitskreis OPD hat regionale Trainingszentren benannt, die regelmäßig OPD-Kurse anbieten. An die Trainingszentren bzw. deren Leiter:innen können auch Anfragen, beispielsweise zu Inhouse-Kursen, gerichtet werden. Selbstverständlich können die zertifizierten Trainer:innen auch direkt kontaktiert werden (s. u. bzw. aktueller auf der Homepage: https://www.opd-online.net/opd-seminare/trainer).

Norddeutschland
Prof. Dr. med. Carsten Spitzer
Klinik für Psychosomatik und Psychotherapeutische Medizin der Universität Rostock
Gehlsheimer Str. 20
18147 Rostock
Tel.: +49 (0)381/4949671
E-Mail: carsten.spitzer@med.uni-rostock.de/wolfgang.schneider@med.uni-rostock.de

Westdeutschland
Univ.-Prof. Dr. Dr. med. Gereon Heuft
Klinik für Psychosomatische Medizin und Psychotherapie
Universitätsklinikum Münster
Albert-Schweitzer-Campus A9
48149 Münster
Tel.: +49 (0)251/8352902,
Fax: +49 (0)251/8352903
E-Mail: heuftge@ukmuenster.de

Mitteldeutschland
Prof. Dr. phil. Dipl-Psych. Cord Benecke
Institut für Psychologie
Universität Kassel
Holländische Straße 36–38
34127 Kassel
Tel.: +49 (0) 561/804 3630
E-Mail: benecke@uni-kassel.de/miriam.henkel@uni-kassel.de

Ostdeutschland
Prof. Dr. Susanne Hörz-Sagstetter
Psychologische Hochschule Berlin (PHB)
Am Köllnischen Park 2
10179 Berlin
Tel.: +49 (0)30/209166-201
E-Mail: s.hoerz@phb.de

Süddeutschland
Prof. Dr. med. H. Schauenburg
Heidelberger Institut für Psychotherapie
Vossstraße 9
69115 Heidelberg
Tel.: +49 (0)6221/568337
E-Mail: henning.schauenburg@opd-online.net

Schweiz
Prof. Dr. med. Joachim Küchenhoff
Baslerstrasse 35
4102 Binningen
SCHWEIZ
Tel.: +41 (0) 79/2923520
E-Mail: joachim.kuechenhoff@opd-online.net

Österreich
Prof. Dr. med. Stephan Doering
Klinik für Psychoanalyse und Psychotherapie
Medizinische Universität Wien
Währinger Gürtel 18–20
1090 Wien
ÖSTERREICH
Tel.: +43 (0)1/40400 25190
E-Mail: stephan.doering@opd-online.net

11.2.2 Autorisierte OPD-Trainer:innen

Autorisierte OPD-Trainer:innen sind in Tabelle 11-1 zusammengestellt.

Tabelle 11-1: Autorisierte OPD-Trainer:innen.

Name	Adresse	E-Mail
Dipl.-Psych. Valentina Albertini	Carl-Schurz-Straße 41 D – 13597 Berlin	valentina.albertini@ opd-online.net
Prof. Dr. Cord Benecke	Holländische Straße 36–38 D – 34127 Kassel	cord.benecke@opd-online.net
Prof. Dr. med. Markus Burgmer	Zumsandestraße 1 D – 48145 Münster	markus.burgmer@ opd-online.net
Dr. Lara Buscher	Albert-Schweitzer-Campus 1 (Geb. A9) D – 48149 Münster	lara.buscher@opd-online.net
PD Dr. med. Reiner W. Dahlbender	Klinik Barmelweid CH – 5017 Barmeldweid	reiner.dahlbender@ opd-online.net
Prof. Dr. Stephan Doering	Währinger Gürtel 18–20 A – 1090 Wien	stephan.doering@ opd-online.net
Prof. Dr. phil. Dipl.-Psych. Johannes C. Ehrenthal	Bernhard-Feilchenfeld-Str. 11 D – 50969 Köln	johannes.ehrenthal@ opd-online.net
Prof. Dr. Yesim Erim	Schwabachanlage 6 D – 91054 Erlangen	yesim.erim@opd-online.net
Dr. Karsten Hake	Gehlsheimer Straße 20 D – 18147 Rostock	karsten.hake@opd-online.net
Dr. phil. Miriam Henkel	Holländische Str. 36–38 D – 34127 Kassel	miriam.henkel@opd-online.net
Univ.-Prof. Dr. Dr. Gereon Heuft	Albert-Schweitzer-Campus 1 (Geb. A9) D – 48149 Münster	gereon.heuft@opd-online.net
Dr. med. Holger Himmighoffen	Hottingerstrasse 17 CH – 8032 Zürich	holger.himmighoffen@ opd-online.net
Prof. Dr. Susanne Hörz-Sagstetter	Am Köllnischen Park 2 D – 10179 Berlin	susanne.hoerz-sagstetter@ opd-online.net
Dipl.-Psych. Thorsten Jakobsen	Rebgasse 28 CH – 4058 Basel	thorsten.jakobsen@ opd-online.net
Dr. med. Johanna Jedamzik	Wevelinghofergasse 23 D – 48143 Münster	johanna.jedamzik@ opd-online.net
Dr. Florian Juen	Josephinenstraße 7 D – 81479 München	florian.juen@opd-online.net
Psychologist Ole Karkov Oestergaard	Helga Pedersens gade 9 st. 2 DK – 8000 Aarhus	ole.karkovoestergaard@ opd-online.net
Prof. Dr. med. Henrik Kessler	Pacelliallee 4 D – 36043 Fulda	henrik.kessler@opd-online.net
Dr. Eginhard Koch	Blumenstraße 8 D – 69115 Heidelberg	eginhard.koch@opd-online.net
Prof. Joachim Küchenhoff	Baslerstrasse 35 CH – 4102 Binningen	joachim.kuechenhoff@ opd-online.net
Dr. Claudia Oberbracht	Grillparzerstraße 87 D – 60320 Frankfurt	claudia.oberbracht@ opd-online.net

Name	Adresse	E-Mail
lic.phil. Cordula Olshausen Küchenhoff	Baslerstrasse 35 CH – 4102 Binningen	cordula.olshausenkuechen hoff@opd-online.net
Dipl.-Psych. Svenja Over	Pfarrstraße 132 D 10317 Berlin	svenja.over@opd-online.net
Dr. med. Doris Pouget-Schors	Jaiserstraße 43 D – 82049 Pullach	doris.pouget-schors@ opd-online.net
Prof. Isa Sammet	Faurndauerstr. 6–28 D – 73035 Göppingen	isa.sammet@opd-online.net
Prof. Dr. Henning Schauenburg	Vossstr. 9 D – 69115 Heidelberg	henning.schauenburg@ opd-online.net
Prof. Dr.med. Gudrun Schneider	Albert-Schweitzer-Campus 1 (Geb. A9) D – 48149 Münster	gudrun.schneider@ opd-online.net
Prof. Dr. Dr. Wolfgang Schneider	Goerdelerstr. 19 D – 23566 Lübeck	wolfgang.schneider@ opd-online.net
o. Prof. Dr. Gerhard Schüßler	Schöpfstr. 23a A – 6020 Innsbruck	gerhard.schuessler@ opd-online.net
Prof. Dr. Inge Seiffge-Krenke	Kostheimer Landstraße 11 D – 55246 Mainz-Kostheim	inge.seiffge-krenke@ opd-online.net
Prof. Dr. Carsten Spitzer	Gehlsheimer Straße 20 D – 18437 Rostock	carsten.spitzer@opd-online.net
Dipl.-Psych. Michael Stasch	Kußmaulstraße 5 D – 69120 Heidelberg	michael.stasch@ opd-online.net
Dr. Sabine Stehle	Weimarer Str. 12 D – 10625 Berlin	sabine.stehle@opd-online.net
PD Dr. med. Astrid Stumpf	Salzmannstr. 64 D – 48147 Münster	astrid.stumpf@opd-online.net
Dr. phil. Johannes Vetter	Lenggstrasse 31 CH – 8032 Zürich	johannes.vetter@opd-online.net
Dr. Matthias von der Tann	8 Elsworthy Terrace GB – NW3 3DR London	matthias.vondertann@ opd-online.net
Dr. phil. Dipl.-Psych. Viktoriya Wörmann	Hauptstraße 420 D – 79576 Weil am Rhein	viktoriya.woermann@ opd-online.net
Dr. med. Marco Wrenger	Herminenstraße 3 D – 31675 Bückeburg	marco.wrenger@opd-online.net

12 Anhang

12.1 Beziehungsitem-Checkliste: Beschreibung aller Items der Beziehungsachse auf allen Ausprägungsstufen

Die Beziehungsitem-Checkliste (Tabelle 12-1) dient der Erläuterung und damit dem besseren Verständnis, was mit den einzelnen Items der Beziehungsachse (Achse II, Kap. 3) sowie deren Abstufungen gemeint ist. Sie ist gewissermaßen ein Nachschlagewerk, das dabei helfen soll, Unsicherheiten zu beheben.

Hinweis: In der Spalte „OPD-Beziehungsthema" steht allgemein, was mit dem Thema gemeint ist. Das jeweilige Thema ist hier kursiv hervorgehoben, um die Differentialdiagnose zu erleichtern, z. B.: „Geht es bei dem dysfunktionalen Verhalten um zu viel *Versorgung* (7) oder zu engen *Kontakt* (8)?". In Spalte 0 wird dargestellt, was die OPD als „normal" bzw. „gesund" bezüglich des Themas versteht. In Spalte 1 und 2 finden sich jeweils Beispiele für akzentuiert bzw. dysfunktional ausgeprägte Verhaltensweisen. Aus Gründen der Lesbarkeit wird ausschließlich die männliche Form verwendet.

Tabelle 12-1: Beziehungsitem-Checkliste.

OPD-Beziehungsthema	unauffällig (= 0)	akzentuiert ausgeprägt (= 1)	dysfunktional ausgeprägt (= 2)
1. Freiraum lassen (+) In der Achse der Interdependenz geht es um das Ausmaß an *Freiraum*, das dem anderen gewährt wird. DD: Im Gegensatz zu den Items 2/10 geht es hier darum, das aktive Verhalten des anderen zu erlauben oder nicht.	**anderen Freiraum gewähren** Andere dürfen sich nach ihren Wünschen und Bedürfnissen im Rahmen gesunder Grenzen entfalten.	**viel Freiraum lassen** Tendenziell wird den anderen zu viel Freiraum gewährt, gesunde Grenzen der Entfaltung sind zu locker.	**einfach machen lassen** Der andere kann sich übermäßig entfalten, ist durch das Fehlen gesunder Grenzen aber auch ohne orientierenden Rahmen.
2. andere anleiten (–) In der Achse der Interdependenz geht es um das Ausmaß an interaktioneller *Kontrolle*, das auf andere ausgeübt wird. DD: Im Gegensatz zu den Items 1/9 geht es hier darum, aktiv dem anderen etwas zu „befehlen“ oder nicht.	**eher wenig anleiten** Darin zeigt sich eine Grundhaltung, dass der andere gut zurechtkommt und eher wenig kontrollierender Impulse oder Anleitung bedarf.	**sehr wenig anleiten** Obwohl der andere eigentlich mehr Regeln, Kontrolle, Anleitung bräuchte, werden ihm diese tendenziell zu wenig gegeben.	**überhaupt nicht anleiten, Einflussnahme vermeiden** Obwohl der andere eindeutig klare Regeln, Kontrolle und Anleitung braucht, werden ihm diese überhaupt nicht gegeben.
3. andere anerkennen (+) Hier geht es um den grundsätzlichen *Wert*, der dem anderen zugestanden wird.	**freundlich anerkennen** Der andere wird in seinem grundsätzlichen Wert adäquat anerkannt, Tendenz zum Lob.	**idealisieren** Der andere wird in seinem Wert tendenziell überschätzt und damit idealisiert.	**völlig überschätzen** Der andere wird in seinem Wert völlig überschätzt, stark verzerrt als ideales Objekt gesehen.
4. verantwortlich machen (–) Hier geht es um die konkrete *Schuld* und Verantwortung, die einem anderen gegeben wird.	**verantwortlich machen** Dem anderen wird ein adäquates Maß an Verantwortung für sein Verhalten zugestanden, daher kann er in konkreten Situationen mehr oder weniger schuld sein.	**wenig zur Verantwortung ziehen** Der andere wird tendenziell eher entschuldigt, obwohl er an sich Verantwortung für problematisches Verhalten hat.	**völlig unangemessen entschuldigen** Der andere wird immer entschuldigt, auch wenn er sich eindeutig eigenverantwortlich schuldhaft verhalten hat.
5. Zuneigung zeigen (+) In der Achse der Affiliation geht es hier um das Ausmaß an *Zuneigung*/Liebe, das man dem anderen entgegenbringt.	**Zuneigung zeigen** Dem anderen wird ein adäquates Ausmaß an Zuneigung/Liebe entgegengebracht, Tendenz zur Zuneigung.	**mit Zuneigung bedrängen** Dem anderen wird tendenziell zu viel Zuneigung/Liebe entgegengebracht, was diesen schon bedrängt.	**mit Liebe verfolgen, „stalken“** Dem anderen wird ein völlig inadäquates Maß an Zuneigung/Liebe entgegengebracht. Dies kann bis zu blinder Liebe oder zum „Stalken“ führen.

OPD-Beziehungsthema	unauffällig (= 0)	akzentuiert ausgeprägt (= 1)	dysfunktional ausgeprägt (= 2)
6. Aggression zeigen (–) In der Achse der Affiliation geht es hier darum, in welchem Ausmaß angemessen *aggressives* Verhalten gegenüber anderen gezeigt wird.	**wenig Aggressionen zeigen** Im gesunden Maß wird insgesamt eher wenig aggressives Verhalten gegenüber anderen gezeigt.	**Konflikte eher vermeiden, herunterspielen** Es wird inadäquat zu wenig aggressives Verhalten gegenüber anderen gezeigt, konfliktscheu, zu sehr auf Harmonie bedacht.	**übertrieben harmonisieren, Konflikte ausblenden** An sich adäquate Aggressionen werden überhaupt nicht gezeigt, völlig überzogene Harmonisierung und Verleugnung von Konflikten.
7. sich kümmern (+) Es geht um das Ausmaß an (im)materieller *Versorgung*, das dem anderen zuteilwird.	**sich kümmern** Der andere erhält ein adäquates Ausmaß an Versorgung, er wird weder unter- noch überversorgt, bekommt, was er benötigt.	**sich viel kümmern** Der andere wird tendenziell überversorgt.	**sich übermäßig kümmern** Der andere wird völlig inadäquat überversorgt, viel zu stark verwöhnt.
8. Kontakt aufnehmen (+) Es geht um den angemessenen *Kontakt*, der zum anderen aufgenommen wird, das richtige Maß an Distanz bzw. Nähe.	**Kontakt aufnehmen** Es wird in angemessener Nähe bzw. Distanz Kontakt zum anderen aufgenommen, Tendenz zur Nähe.	**taktlos sein, sich aufdrängen** Dem anderen wird tendenziell zu nahe gekommen.	**Grenzen verletzen, distanzlos sein** Grenzen werden völlig ignoriert, es herrscht distanzlose Übergriffigkeit.
9. Freiraum lassen (–) In der Achse der Interdependenz geht es um das Ausmaß an *Freiraum*, das dem anderen gewährt wird. DD: Im Gegensatz zu den Items 2/10 geht es hier darum, das aktive Verhalten des anderen zu erlauben oder nicht.	**sich einbringen** Andere dürfen sich nach ihren Wünschen und Bedürfnissen im Rahmen gesunder Grenzen entfalten, die Grenzen werden jedoch immer wieder eingebracht.	**sich einmischen, wenig Freiraum lassen** Tendenziell wird den anderen zu wenig Freiraum gewährt, die Grenzen der Entfaltung sind zu eng gespannt.	**ständig bevormunden, keinen Freiraum lassen** Der andere kann sich überhaupt nicht entfalten, ist vollständig in seinem Freiraum eingeengt.
10. andere anleiten (+) In der Achse der Interdependenz geht es um das Ausmaß an interaktioneller *Kontrolle*, das auf andere ausgeübt wird. DD: Im Gegensatz zu den Items 1/9 geht es hier darum, aktiv dem anderen etwas zu „befehlen" oder nicht.	**angemessen anleiten** Darin zeigt sich eine Grundhaltung, dass der andere immer wieder (sanfter) kontrollierender Impulse oder Anleitung bedarf, um zurechtzukommen.	**sehr anleiten oder kontrollieren** Der andere erhält tendenziell zu viel Regeln, Kontrolle, Anleitung, obwohl er diese eigentlich nicht (in dem Ausmaß) benötigen würde.	**dauernd anleiten oder kontrollieren** Der andere wird dauernd kontrolliert, bestimmt, erhält inadäquat permanente Anleitung („Befehle").

OPD-Beziehungsthema	unauffällig (= 0)	akzentuiert ausgeprägt (= 1)	dysfunktional ausgeprägt (= 2)
11. andere anerkennen (–) Hier geht es um den grundsätzlichen *Wert*, der dem anderen zugestanden wird.	**kritisch anerkennen** Der andere wird in seinem grundsätzlichen Wert adäquat anerkannt, Tendenz zur Kritik.	**sehr kritisieren, infrage stellen** Der andere wird in seinem Wert tendenziell unterschätzt, zu stark kritisiert.	**entwerten, demütigen, beschämen** Der andere wird im Wert stark herabgesetzt. Dies kann als direkte Entwertung oder Demütigung geschehen oder über die stets fehlende Anerkennung des Wertes (z. B., wenn Leistungen „nie" gesehen werden).
12. verantwortlich machen (+) Hier geht es um die konkrete *Schuld* und Verantwortung, die einem anderen gegeben wird.	**verantwortlich machen** Dem anderen wird ein adäquates Maß an Verantwortung für sein Verhalten zugestanden, daher kann er in konkreten Situationen mehr oder weniger schuld sein.	**beschuldigen, Vorwürfe machen** Der andere wird tendenziell eher beschuldigt, obwohl er an sich keine (oder wenig) Verantwortung für problematisches Verhalten hat.	**mit Schuldvorwürfen verfolgen** Der andere wird immer beschuldigt, auch wenn er sich eindeutig nicht schuldhaft verhalten hat, nicht verantwortlich ist.
13. Zuneigung zeigen (–) In der Achse der Affiliation geht es hier um das Ausmaß an *Zuneigung*/Liebe, das man dem anderen entgegenbringt.	**Abstand wahren** Dem anderen wird ein adäquates Ausmaß an Zuneigung/Liebe entgegengebracht, es kann aber auch zurückhaltend Zuneigung gezeigt werden.	**wenig Zuneigung zeigen** Dem anderen wird tendenziell eher weniger Zuneigung/Liebe entgegengebracht, als es eigentlich adäquat wäre.	**keinerlei Zuneigung zeigen** Der andere wird völlig lieblos behandelt, erfährt keinerlei Liebe/Zuneigung.
14. Aggression zeigen (+) In der Achse der Affiliation geht es hier darum, in welchem Ausmaß unangemessen *aggressives* Verhalten gegenüber anderen gezeigt wird.	**Ärger zeigen** Im gesunden Maß wird durchaus auch angemessen aggressives Verhalten/Ärger gegenüber anderen gezeigt.	**ärgerlich begegnen** Dem anderen gegenüber wird tendenziell zu viel aggressives Verhalten gezeigt, es kommt zu schnell zum Ärgerausdruck.	**bedrohen, angreifen, schädigen** Dem anderen wird permanent manifest aggressiv begegnet, er wird (psychisch/physisch) angegriffen.
15. sich kümmern (–) Es geht um das Ausmaß an (im)materieller *Versorgung*, das dem anderen zuteilwird.	**Hilfe begrenzen** Der andere erhält ein adäquates Ausmaß an Versorgung, er wird weder unter- noch überversorgt. Es wird aber nicht auf jeden Versorgungswunsch gleich eingegangen.	**Hilfe versagen, im Stich lassen** Der andere erhält tendenziell zu wenig Versorgung, bekommt nicht (hinreichend) die Hilfe, die er eigentlich benötigt.	**völlig vernachlässigen** Der andere erhält gar keine Versorgung, auf seine Bedürftigkeit wird überhaupt nicht eingegangen.
16. Kontakt aufnehmen (–) Es geht um den angemessenen *Kontakt*, der zum anderen aufgenommen wird, das richtige Maß an Distanz bzw. Nähe.	**Kontakt begrenzen** Es wird in angemessener Nähe bzw. Distanz Kontakt zum anderen aufgenommen, Tendenz zur Distanz.	**wenig Kontakt aufnehmen** Der Kontakt zum anderen ist tendenziell zu lose, inadäquat relativ zu distanziert.	**andere ignorieren, total übersehen** Es besteht kein Kontakt zum anderen, obwohl dies eigentlich angemessen wäre.

OPD-Beziehungsthema	unauffällig (= 0)	akzentuiert ausgeprägt (= 1)	dysfunktional ausgeprägt (= 2)
17. sich entfalten (+) In der Achse der Interdependenz geht es um das Ausmaß an *Freiraum*, das die Person für sich beansprucht. DD: Im Gegensatz zu den Items 18/26 geht es hier darum, sich aktiv mehr oder weniger zu entfalten.	**sich eigenständig entfalten** Die Person entfaltet sich nach ihren Wünschen und Bedürfnissen im Rahmen gesunder Grenzen.	**viel Freiraum oder Selbstständigkeit beanspruchen** Die Person beansprucht tendenziell zu viel Freiraum und stellt gesunde Grenzen übertrieben infrage.	**zu sehr auf Unabhängigkeit bestehen** Die Person nimmt sich völlig inadäquat jeden Freiraum, pocht starr auf Unabhängigkeit und missachtet jegliche gesunde Grenze.
18. sich einordnen (–) In der Achse der Interdependenz geht es um das Ausmaß an Widersetzung/Unterordnung in Bezug auf interaktionelle *Kontrolle* durch andere. DD: Im Gegensatz zu den Items 17/25 geht es hier darum, wie jemand auf Kontrolle durch andere reagiert.	**sich behaupten, standhalten** Die Person reagiert adäquat auf interaktionelle Kontrolle durch andere, Tendenz zum gesunden Widersetzen (standhalten).	**sich oft widersetzen** Die Person hat eine deutliche Tendenz zum Widersetzen gegen interaktionelle Kontrolle durch andere. Regeln und Anleitung werden zu stark hinterfragt.	**trotzen, sich dauernd widersetzen** Die Person widersetzt sich permanent und inadäquat interaktioneller Kontrolle durch andere, ist stets trotzig. Regeln und Anleitung werden überhaupt nicht akzeptiert.
19. sich zur Geltung bringen (+) Hier geht es um den grundsätzlichen *Wert*, den eine Person sich selbst zugesteht.	**sich zur Geltung bringen** Die Person kann ihren eigenen Wert adäquat anerkennen, Tendenz zur gesunden Selbstwerterhöhung.	**sich viel zur Geltung bringen** Die Person überhöht ihren Selbstwert tendenziell. In Interaktionen wirkt sie eher überheblich.	**sich ständig wichtigmachen, in den Mittelpunkt stellen** Die Person überhöht ihren Selbstwert völlig inadäquat, ist in Interaktionen sehr arrogant.
20. Schuld anerkennen (–) Hier geht es um die konkrete *Schuld* und Verantwortung, die eine Person sich selbst zuschreibt.	**eigene Verantwortung prüfen** Die Person schreibt sich selbst ein adäquates Maß an Verantwortung für ihr Verhalten zu, daher kann sie sich in konkreten Situationen mehr oder weniger Schuld zuschreiben. Tendenz zur gesunden Abwehr von Schuld.	**Schuld eher von sich weisen** Die Person wehrt tendenziell eigene Schuld ab, obwohl sie an sich Verantwortung für problematisches Verhalten hat.	**eigene Schuld überhaupt nicht anerkennen** Die Person wehrt Schuld stets ab, auch wenn sie sich eindeutig eigenverantwortlich schuldhaft verhalten hat.
21. sich auf Zuneigung einlassen (+) In der Achse der Affiliation geht es hier darum, in welchem Ausmaß sich die Person auf *Zuneigung*/Liebe durch andere einlässt.	**Zuneigung zulassen** Die Person kann adäquate Zuneigung/Liebe durch andere zulassen.	**sich zu sehr auf Zuneigung einlassen** Die Person lässt sich tendenziell zu sehr auf Zuneigung/Liebe durch andere ein.	**sich bei Zuneigung anderer verlieren** Die Person lässt sich blind und völlig unkritisch auf die Zuneigung/Liebe durch andere ein.

OPD-Beziehungsthema	unauffällig (= 0)	akzentuiert ausgeprägt (= 1)	dysfunktional ausgeprägt (= 2)
22. sich schützen (–) In der Achse der Affiliation geht es hier darum, wie sich die Person vor unangemessener *Aggression* anderer schützt.	**sich öffnen** Die Person öffnet sich gegenüber anderen, wenn diese nicht aggressiv sind.	**sich wenig schützen** Die Person schützt sich tendenziell zu wenig vor unangemessener Aggression durch andere.	**sich in Gefahr begeben, nicht vor Aggression schützen** Die Person schützt sich gar nicht vor unangemessener, evtl. gefährlicher Aggression durch andere. Der Boxer ohne jede Deckung, obwohl gerade zum Schlag ausgeholt wird.
23. sich anlehnen (+) Es geht um das Ausmaß an (im)materieller *Versorgung*, das die Person für sich beansprucht.	**eigene Bedürfnisse zeigen** Die Person beansprucht für sich in adäquatem Ausmaß Versorgung. Sie will weder unter- noch überversorgt werden, fordert, was ihr „zusteht".	**sich sehr anlehnen, bedürftig zeigen** Die Person beansprucht tendenziell zu viel Versorgung für sich, will zu viel, ist schnell enttäuscht, wenn sie nicht „genug" bekommt.	**anklammern, sich hilflos zeigen** Die Person beansprucht viel zu viel Versorgung für sich, zeigt sich stets überbedürftig und unterversorgt.
24. Kontakt zulassen (+) Es geht um den angemessenen *Kontakt,* den die Person vom anderen zulässt, das richtige Maß an Distanz bzw. Nähe.	**Kontakt zulassen** Die Person lässt in angemessener Nähe bzw. Distanz Kontakt vom anderen zu, Tendenz zur Nähe.	**sich wenig abgrenzen** Die Person lässt andere tendenziell zu nahe kommen.	**sich nicht abgrenzen, zu viel an sich heranlassen** Die Person zieht keine Grenzen zu anderen, welche distanzlos übergriffig sind/sein können.
25. sich entfalten (–) In der Achse der Interdependenz geht es um das Ausmaß an *Freiraum*, das die Person für sich beansprucht. DD: Im Gegensatz zu den Items 18/26 geht es hier darum, sich aktiv mehr oder weniger zu entfalten.	**sich eigenständig entfalten** Die Person entfaltet sich nach ihren Wünschen und Bedürfnissen im Rahmen gesunder Grenzen.	**Eigenständigkeit vermeiden** Die Person beansprucht tendenziell zu wenig Freiraum und hinterfragt problematische Grenzen zu wenig.	**völlig unselbstständig sein** Die Person nimmt sich überhaupt keinen Freiraum, verhält sich völlig unselbstständig und akzeptiert blind problematische Grenzen.
26. sich einordnen (+) In der Achse der Interdependenz geht es um das Ausmaß an Widersetzung/Unterordnung in Bezug auf interaktionelle *Kontrolle* durch andere. DD: Im Gegensatz zu den Items 17/25 geht es hier darum, wie jemand auf Kontrolle durch andere reagiert.	**sich eher einordnen** Die Person reagiert adäquat auf interaktionelle Kontrolle durch andere, Tendenz zur Unterordnung im gesunden Rahmen.	**sich sehr anpassen** Die Person hat eine deutliche Tendenz sich der interaktionellen Kontrolle durch andere unterzuordnen. Regeln und Anleitung werden zu wenig hinterfragt.	**sich völlig aufgeben, unterordnen** Die Person ordnet sich permanent und inadäquat der interaktionellen Kontrolle durch andere unter. Sie folgt ohne Fragen, Regeln und Anleitung.

OPD-Beziehungsthema	unauffällig (= 0)	akzentuiert ausgeprägt (= 1)	dysfunktional ausgeprägt (= 2)
27. sich zur Geltung bringen (–) Hier geht es um den grundsätzlichen *Wert*, den eine Person sich selbst zugesteht.	**sich infrage stellen** Die Person kann ihren eigenen Wert adäquat anerkennen, Tendenz zur gesunden Selbstkritik.	**sich klein machen** Die Person hat eine Tendenz zur Selbstentwertung. In Interaktionen stellt sie ihr Licht eher unter einen Scheffel.	**sich selbst entwerten/hassen** Die Person entwertet sich permanent und inadäquat selbst. In Interaktionen hält sie sich immer für weniger Wert als andere.
28. Schuld anerkennen (+) Hier geht es um die konkrete *Schuld* und Verantwortung, die eine Person sich selbst zuschreibt.	**eigene Verantwortung anerkennen** Die Person schreibt sich selbst ein adäquates Maß an Verantwortung für ihr Verhalten zu, daher kann sie sich in konkreten Situationen mehr oder weniger Schuld zuschreiben. Tendenz zur gesunden Anerkennung von Schuld.	**sich oft die Schuld geben** Die Person hat eine Tendenz sich Schuld zuzuschreiben, obwohl sie an sich keine (oder wenig) Verantwortung für problematisches Verhalten hat.	**sich meist die alleinige Schuld geben** Die Person beschuldigt sich stets und inadäquat selbst, auch wenn sie sich eindeutig nicht schuldhaft verhalten hat, nicht verantwortlich ist.
29. sich auf Zuneigung einlassen (–) In der Achse der Affiliation geht es hier darum, in welchem Ausmaß sich die Person auf *Zuneigung*/Liebe durch andere einlässt.	**Zuneigung prüfen** Die Person kann adäquate Zuneigung/Liebe durch andere zulassen, prüft diese aber im gesunden Rahmen.	**sich wenig auf Zuneigung einlassen** Die Person lässt sich tendenziell zu wenig auf adäquate Zuneigung/Liebe durch andere ein, verschließt sich eher davor.	**sich vor Zuneigung verschließen** Die Person verschließt sich vollständig vor jeglicher Zuneigung/Liebe, auch wenn diese adäquat und gut ist.
30. sich schützen (+) In der Achse der Affiliation geht es hier darum, wie sich die Person vor anderen „schützt", obwohl diese an sich nicht *aggressiv* sind.	**sich schützen** Die Person kann sich vor anderen schützen, wenn diese aggressiv sind.	**sehr vorsichtig sein, sich sehr schützen** Die Person „schützt" sich tendenziell zu viel vor anderen, auch wenn diese nicht aggressiv sind.	**übertrieben misstrauen, stets auf der Hut sein** Die Person „schützt" sich dauernd und übertrieben vor anderen, auch wenn diese nicht aggressiv sind. Der Boxer in der Deckung, obwohl kein Schlag zu erwarten ist.
31. sich anlehnen (–) Es geht um das Ausmaß an (im)materieller *Versorgung*, das die Person für sich beansprucht.	**eigene Bedürfnisse zeigen** Die Person beansprucht für sich in adäquatem Ausmaß Versorgung. Sie will weder unter- noch überversorgt werden, fordert, was ihr „zusteht".	**eigene Bedürfnisse wenig zeigen** Die Person beansprucht tendenziell zu wenig Versorgung für sich, fordert nicht ein, was ihr eigentlich „zusteht". Sie gibt sich zu selbstgenügsam.	**ganz unbedürftig scheinen, keine Hilfe beanspruchen** Die Person beansprucht überhaupt keine Versorgung für sich, zeigt sich stets unbedürftig. Sie gibt sich völlig übertrieben selbstgenügsam.
32. Kontakt zulassen (–) Es geht um den angemessenen *Kontakt*, den die Person vom anderen zulässt, das richtige Maß an Distanz bzw. Nähe.	**Kontakt begrenzen** Die Person lässt in angemessener Nähe bzw. Distanz Kontakt vom anderen zu, Tendenz zur Distanz.	**wenig Kontakt zulassen** Die Person zieht sich im Kontakt zu anderen tendenziell zurück.	**Kontakt völlig abweisen, sich zurückziehen** Die Person zieht sich im Kontakt zu anderen völlig zurück, lässt keine Nähe zu.

12.2 Manifestationen der neurotischen Konflikte in unterschiedlichen Lebensbereichen

Analog der genaueren Beschreibungen aller Items der Beziehungsachse wird hier für jedes Konfliktthema der Achse III (Kap. 4) die Manifestation der *neurotischen* Konfliktvariante in den Lebensbereichen

- Herkunftsfamilie,
- Partnerschaft/Familie,
- Beruf,
- soziales Umfeld,
- Besitz,
- Körper/Sexualität und
- Erkrankungen

prototypisch beschrieben. Prototyp ist die ideale, repräsentative Beschreibung eines Konzepts. Prototypisch bedeutet eine Beschreibung der Grundelemente, die im Einzelfall wesentlich (aber nicht vollständig) erfüllt sein sollten.

Die Auswahl der dargestellten Lebensbereiche orientiert sich im Wesentlichen am Konzept von Dührssen (Dührssen, 1981), wurde aber auch darüber hinaus erweitert. Daher sollte, angelehnt an die Empfehlungen einer tiefenpsychologisch/psychodynamischen Anamneseerhebung, die Funktionalität oder Konflikthaftigkeit der Beziehungsgestaltung in den dargestellten Lebensbereichen (auch der Umgang mit dem eigenen Körper kann als eine Objektbeziehung verstanden werden) aktiv erfragt werden.

K1: Abhängigkeit vs. Individuation

In Tabelle 12-2 wird der Konflikt „Individuation vs. Abhängigkeit" für den neurotischen Konflikt über die 7 Lebensbereiche hinweg beschrieben.

Tabelle 12-2: Neurotischer Konflikt K1: Abhängigkeit vs. Individuation in den Lebensbereichen.

passiver Modus	aktiver Modus
Herkunftsfamilie	
In der Herkunftsfamilie überwiegt ein Erleben der Kindposition des nicht Ablösen-Könnens. Es werden eher enge und intensive Beziehungen zur Herkunftsfamilie gesucht und funktionale Entwicklungsschritte, die eine Eigenständigkeit und Loslösung bedeuten würden, werden vermieden („Nesthocker").	Gegenüber der Herkunftsfamilie besteht bereits sehr früh eine teils forcierte Loslösung, auch wenn dadurch Verluste und Nachteile in Kauf genommen werden („Nestflüchter"). Die emotionale Bedeutung der primären Bezugspersonen wird eher verleugnet und heruntergespielt.
Partnerschaft/Familie	
Die bestehenden Partnerschaften müssen um jeden Preis gesichert und erhalten werden. Selbst massive Probleme in der Beziehung sind für die Patient:innen besser zu tolerieren als die existenzielle Bedrohung durch eine Trennung. Dadurch werden Probleme möglicherweise verleugnet, rationalisiert oder harmonisiert. Selbst zeitlich terminierte partnerschaftliche Distanzierung, z. B. bei Geschäftsreisen, sind alleine kaum auszuhalten oder müssen durch andere Bezugspersonen, z. B. Kinder, aufgefangen werden.	Aufgrund des eigenen Strebens nach Unabhängigkeit können Beziehungen nur toleriert werden, wenn diese emotional oder zeitlich ausreichende Unabhängigkeitspositionen gewährleisten. Wenn beide Partner:innen ähnliche Unabhängigkeitswünsche haben, können Beziehungen über Jahre sehr stabil erscheinen. Gefährdet sind diese aber dann, wenn divergente Strebungen vorliegen und zu Konflikten führen. Eventuell müssen immer wieder „bewusst" Konflikte provoziert werden, um sich emotional auf Distanz halten zu können.
Beruf	
Im Beruf suchen die Patient:innen Positionen, die eine Nähe zu Kolleg:innen sichern. Konflikte, Konkurrenz oder auch Aufstiegsmöglichkeiten werden gemieden, um diese Nähe nicht zu gefährden. Unter dem möglichen Deckmantel von Teamgeist und Zusammenhalt werden die eigenen Ängste kaschiert, sodass evtl. auch in Krisenzeiten lange am selben Arbeitsplatz festgehalten wird.	Im Beruf muss die eigene Unabhängigkeit um jeden Preis gesichert werden. Unter Umständen werden dafür auch Aufstiegschancen gemieden, wenn diese eine größere Nähe zu Kolleg:innen bedingen würde. Es werden eher Tätigkeit gesucht, die „Einzelkämpfer" bevorzugen. Selbst in Teams werden eher unabhängige und eigenbestimmte Positionen gesucht, was zu Konflikten führen kann.
Soziales Umfeld	
Im sozialen Umfeld werden Gruppen bevorzugt, die traditionell den eigenen Zusammenhalt und/oder einen starken ideologischen Hintergrund betonen. Das Gefühl des Dazugehörens, Teil der Community zu sein und eine überstarke Identifikation mit der Gruppe stehen im Vordergrund des Erlebens. Zur Wahrung dieser Grundprinzipien wird viel investiert, um ein Auseinanderbrechen der Gruppe zu vermeiden.	Gruppenzugehörigkeit oder enge soziale Kontakte werden in der Realität vermieden, es werden unverbindliche Kontakte bevorzugt. In der Regel werden soziale Verpflichtungen oder Normen eher gemieden. In Situationen mit vorgegebener Distanz, z. B. über die Anonymität des Internets, können die abgewehrten Sehnsüchte nach Nähe teilweise aktiv ausgelebt werden, aber nur in diesen sicheren, weil distanzierten, Rahmenbedingungen.
Besitz	
Geld und Besitz werden zur Wahrung emotionaler Nähe eingesetzt. Dabei kann entweder auf dieses verzichtet oder aber bewusst eingesetzt werden, um eine Distanzierung zu verhindern.	Eine ausreichende ökonomische Grundlage sichert die eigene Unabhängigkeit von anderen Menschen. Finanzielle Verpflichtungen werden vermieden, da sie Abhängigkeiten schaffen können. Im Extremfall kann auch eine Besitzlosigkeit als Ideal vollständiger Unabhängigkeit angestrebt werden.

passiver Modus	aktiver Modus
Körper/Sexualität	
Die Bedürfnisse des eigenen Körpers werden zur Erhaltung der Nähe in Beziehungen oft vernachlässigt. Auch können körperliche Einschränkungen zur Sicherung der Nähe eingesetzt werden („Ich bin auf dich angewiesen“). Sexualität wird u. U. zur Sicherung der Nähe funktionalisiert.	Körperliche Bedürfnisse werden im Regelfall ignoriert und körperliche Leistungsfähigkeit als Idealbild von Unabhängigkeit kultiviert. Die im Alter auftretenden körperlichen Einschränkungen müssen negiert oder können in einer „übertriebenen“ Jugendlichkeit und Fitness kaschiert werden, können aber auch Grundlage einer Symptomentwicklung sein, wenn dies nicht mehr gelingt. Sexualität wird eher in einer bindungslosen Art gelebt oder vermieden.
Erkrankungen	
Erkrankungen bieten eine gute Gelegenheit, Abhängigkeit verstärkt auszuleben. Wenn dies im primären Beziehungskreis nicht ausreichend gelingt, können enge und „treue“ Beziehungen zum medizinischen Helfersystem gesucht werden. Zur Vermeidung einer befürchteten Loslösung von Sicherheit gebenden Ärzt:innen können Behandlungsversuche u. U. auch boykottiert werden, um in der stabilen Krankenrolle zu verbleiben.	Krankheit stellt eine starke Bedrohung der eigenen Unabhängigkeit dar und wird daher eher ignoriert/verleugnet und oder um jeden Preis bekämpft. Medizinische Behandlungen und die darin enthaltenen Verpflichtungen und Nähe werden vermieden oder unterlaufen. Dies kann eine schlechte Compliance begründen. Die Arzt-Patient-Beziehung verbleibt eher distanziert und sachlich. Nicht selten werden Patient:innen in ihrer Bedürftigkeit übersehen.

K2: Unterwerfung vs. Kontrolle

In Tabelle 12-3 wird der Konflikt „Unterwerfung vs. Kontrolle" für den neurotischen Konflikt über die 7 Lebensbereiche hinweg beschrieben.

Tabelle 12-3: Neurotischer Konflikt K2: Unterwerfung vs. Kontrolle in den Lebensbereichen.

passiver Modus	aktiver Modus
Herkunftsfamilie	
Überwiegen der Grundhaltung, sich bei Entscheidungen eher mitnehmen und führen zu lassen und trotz Unbehagen insgesamt mit einem geringeren Erleben der eigenen Selbstwirksamkeit zufrieden zu sein. Hierarchisch strukturierte Beziehungen innerhalb der Familie werden auch bis ins Erwachsenenalter hinein hingenommen. Dies gilt auch für etwaige über Generationen fortbestehende Familienbeziehungen, die sich über Verpflichtungen und Aufgaben definieren und die zu hinterfragen sich nicht getraut wird. Es kann eine angespannte Unterordnung unter etwaige ältere Geschwister, als dominant erlebte Primärobjekte oder andere wichtige Bezugspersonen in der Primärfamilie beobachtet werden. Reaktiv u. U. ein trödelndes oder gelegentlich verweigernd aufblitzendes Verhalten, z. B. auch in schulischen/beruflichen Zusammenhängen. Beziehungsepisoden, in denen ein Aufbegehren nachvollziehbar wäre, sind erheblich weniger nachweisbar oder fehlen ganz. Je geringer integriert die Struktur ist, umso eher erscheint ein dauerndes Nachlaufen oder Nachfragen z. B. bei den Eltern vordergründig als Angst, ist jedoch durch eine übermäßige Anpassung an tatsächliche oder vermeintliche Forderungen motiviert. Die Unterwerfung kann dann als „überlebenswichtig" empfunden werden.	Meist ergreifen die Betroffenen bestimmend die Initiative (z. B. bei Alltagsentscheidungen: „Das wird so gemacht"; „Gegessen wird um …", aber auch im Spiel: „Ich spiele nur, wenn …"). Dadurch kommt es zu gehäuften Konflikten, die sich nicht immer ausgleichen lassen. Im Erwachsenenalter werden die Betroffenen vielleicht nicht allzu gerne bei Planungen einbezogen, da sie als durchgängig relativ dominant erlebt werden. Es herrscht die Tendenz vor, sich auf jeden Fall gegenüber den Personen der Herkunftsfamilie zu behaupten und das interaktionelle Geschehen nach Möglichkeit zu bestimmen. Generationsübergreifend herrschende rigide Regeln werden durchgesetzt. Dabei wird u. U. eine Machtausübung rationalisiert über Argumente der Fürsorge. Im Fall von (generationsübergreifenden) Spannungen kann es auch zu radikalen Beziehungsabbrüchen mit heftigen Wutäußerungen („Ich lasse mir nichts mehr sagen!") kommen. Ein Interessenausgleich erscheint deutlich erschwert, da eine angemessene Einordnung für die Betroffenen schwierig ist. Um Ohnmachtsgefühle abzuwehren, wird fast „um jeden Preis" versucht, Kontrolle über die Familienmitglieder zu erlangen und zu halten. Dadurch kann es teilweise zu abrupten Befreiungsbewegungen dermaßen „beherrschter" Objekte kommen, die wiederum mit massiven Wutausbrüchen bis hin zu Tätlichkeiten beantwortet werden können.
Partnerschaft/Familie	
Vordergründig erscheinen die Betroffenen in ihrer Partnerschaft bescheiden und wie zufrieden mit ihrer untergeordneten Stellung. Widerstand wird indirekt durch Zögern, Trödeln, Eigensinn usw. passiv ausgelebt und ist oft weitgehend unbewusst. Dieses Verhalten wird von sozialen Beziehungspersonen sehr wohl als Widerstand wahrgenommen, woraus Verärgerung resultieren kann.	Es werden komplementäre Partner:innen gesucht. Abgeleitet aus der Herkunftsfamilie wird eine „diktatorische Macht" übernommen und z. B. durch rigide Regeln reinszeniert. Die Partnerschaft wird benutzt, um Macht auszudrücken (autoritäre Kontrolle). Dies kann bis zur gewalttätigen Durchsetzung von Machtansprüchen gehen, in denen der Beziehungspartner sich zu fügen hat.
Beruf	
Trotz möglicher Aufstiegschancen werden untergeordnete Positionen beibehalten; Selbstständigkeit und Entscheidungen werden vermieden, um nicht bestimmen/kontrollieren zu müssen. Anforderungen können auch passiv unterlaufen werden durch übergenaues, sehr langsames Ausführen von Arbeiten. Im gemischten, überwiegend passiven Modus ist auch die Position des „typischen erfolgreichen Zweiten" denkbar. Die Unterordnung kann bis zur völligen Ausnutzung der Betroffenen gehen.	Angestrebt werden in der Hierarchie leitende Positionen (um kontrollieren zu können – „Macht") oder Positionen mit großer Selbstständigkeit (um sich nicht einordnen/unterwerfen zu müssen). Dies kann auch in einer Freiberuflichkeit oder in „Nischen" der Selbstbestimmung gefunden werden. Der Führungsstil wird von anderen oft als „übergriffig" erlebt. Auch konstruktiv gemeinte Kritik oder Anregungen anderer (im Sinne einer fachlichen Autorität) werden als Bedrohung der eigenen Selbstwirksamkeit missdeutet. Das Dominanzstreben kann sich bis zu einem extremen Machtstreben, das keinen Widerspruch duldet, steigern.

passiver Modus	aktiver Modus
Soziales Umfeld	
In Nachbarschaft, Gemeinde, Vereinen und Freundschaftsgruppen wird eine nachgeordnete Position eingenommen. Dies kann bis zur völligen Unterwerfung unter Gruppennormen gehen. Über diesen „Umweg" können die Betroffenen dann wieder „Anschluss an die Macht" via Gruppe und deren Leiter bekommen.	Soziale Gruppen, Vereine, Freunde werden dahingehend bewertet, ob sie der Möglichkeit dienen, Macht und Einfluss mehren bzw. ausüben zu können. Ein Kontrollverlust wird sehr unangenehm erlebt. Macht- und Dominanzansprüche anderer in der Gruppe kann als bedrohlich erlebtes Risiko des Verlusts der eigenen Macht erlebt werden.
Besitz	
Obwohl Besitz und Geld eine zentrale Rolle im Leben einnehmen, besteht eine scheinbar gefügige Bereitschaft abzugeben. Manchmal bezieht sich dies auf einen definierten Teil des Besitzes, während ein „Kernbereich" zur Reduzierung der Angst und Aufrechterhaltung der Selbstwirksamkeit extrem bewacht wird.	Besitz und Geld werden als wichtige Machtmittel angesehen, eigene Vorstellungen zu verwirklichen: „Geld ist Macht"; „Für Geld machen die anderen mir alles!" Weniger Begüterte können rücksichtslos als „Habenichtse" an die Seite gedrängt werden.
Körper/Sexualität	
Betroffene haben das Gefühl, dass sie ihrem Körper ausgeliefert sind. Der Körper mache mit ihnen, was er wolle. Medizinischen Anleitungen muss genau Folge geleistet werden. Eine mögliche kritische Distanz dazu ist allenfalls über eine passive Verweigerung („Vergessen der Medikamente") möglich. Über die Körpersprache kann auch die Unterwerfung („hängende Schultern") nicht sprachlich vermittelt werden. Es besteht die Tendenz, sich den sexuellen Forderungen anderer zu unterwerfen oder sich ihnen unbewusst etwa über „Funktionsstörungen" oder „Beschwerden/Unlust" zu verweigern.	Der eigene Körper und auch die Sexualität müssen gemäß der eigenen Vorstellung (Kontrolle) „funktionieren". Somit ist der Körper ein Objekt, an dem auch Macht ausgeübt wird bis zur Selbstausbeutung. Außerdem kann der Körper auch zur Machtausübung über andere dienen. Körperliches Training hat vor allem zum Ziel, den eigenen Körper zu beherrschen und den „inneren Schweinehund zu überwinden".
Erkrankungen	
Krankheit wird als ein Schicksal gesehen, dem man sich unterordnen, ergeben muss. In der Arzt-Patient-Beziehung überwiegt Fügsamkeit, jedoch können Anordnungen und verabredete Kooperationen in der Behandlung auch passiv unterlaufen werden. In der Behandlung können diese Patient:innen bei schweren Erkrankungen unter erheblichen Nebenwirkungen leiden, ohne Ärzt:innen aufzusuchen. Da die Patient:in sich nicht getraut hat, sich früher zu melden („Ich dachte, das ist alles so richtig?!"), werden dann sekundäre Vorwürfe an die Ärzt:in formuliert, die dieses Medikament verordnet und damit die Nebenwirkung „verschuldet" habe. Dies kann sich bis zu dem Gefühl steigern, für die Medizin nur ein „Versuchskaninchen" zu sein.	Der „Kampf gegen die Krankheit" wird mit allen Mitteln geführt nach der Devise: „Ich lasse mich nicht unterkriegen" und „Ich darf nicht schwach sein". Jenseits einer grundsätzlich positiven, aktiven Krankheitsbewältigung führt die Verbissenheit der Patient:innen zur Unflexibilität. Rezidive und Rückschläge können schwer oder gar nicht ertragen werden. Die Arzt-Patient-Beziehung kann durch Auseinandersetzungen um das Recht auf „eigene Selbstbestimmung" gefärbt sein. Der Machtkampf kann sich auch gegen das Krankenhaus oder die Institution als ganze richten. Bei schweren Erkrankungen können trotzige Reaktionsbildungen („Jetzt erst recht!") gegen den drohenden Kontrollverlust ausgebildet werden.

K3: Versorgung vs. Autarkie

In Tabelle 12-4 wird der Konflikt „Versorgung vs. Autarkie" für den neurotischen Konflikt über die 7 Lebensbereiche hinweg beschrieben.

Tabelle 12-4: Neurotischer Konflikt K3: Versorgung vs. Autarkie in den Lebensbereichen.

passiver Modus	aktiver Modus
Herkunftsfamilie	
Das ausgeprägte Streben nach Versorgung kann dazu führen, dass junge Erwachsene überlange und überloyal im engen Familienverband verbleiben, z. B. auch in ihrer Freizeit, um die bislang abgesicherte Versorgung und Geborgenheit der Familie weiterhin zu erhalten. Die verzögerte Ablösung aus der Familie wird mit vielfältigen Notwendigkeiten begründet. Es fehlt weitgehend die Wahrnehmung der Problematik. Das Verharren in der Familie kann manchmal sogar über die Generationsgrenzen hinweg auftreten. Cave: kulturelle und soziale Besonderheiten.	Das ausgeprägte Autarkiestreben kann einerseits zu einem frühen Sichabsetzen von der Herkunftsfamilie („Nestflüchter") führen oder andererseits zu einer selbstlosen Sorge und Fürsorge um Eltern bzw. Angehörige, ggf. bis hin zur aufopfernden Pflege, um eine weitere Versorgung und Geborgenheit innerhalb der Familie im Rahmen einer altruistischen Abtretung zu erleben. Mögliche Entlastungen werden hierbei durch Rationalisierung ausgeschlossen bzw. abgewehrt. Cave: kulturelle und soziale Besonderheiten.
Partnerschaft/Familie	
Das ausgeprägte Versorgungsstreben kann dazu führen, dass eigene Versorgungs- und Geborgenheitsbedürfnisse die Partnerschaft dominieren und eine erhebliche Enge in der Beziehung resultiert, die meist rationalisiert wird. Da „man" aufeinander angewiesen ist, erscheint eine partnerschaftliche Trennung unmöglich. Bereits eigene Trennungsfantasien oder partnerschaftliche Abgrenzungsbemühungen können zu heftigen Vorwürfen bis hin zu Wutausbrüchen gegenüber Partner:innen führen, aber auch depressive Einbrüche auslösen. Reaktiv kann dies die Anklammerungsbedürfnisse verstärken. Partner:innen reagieren auf diese vereinnahmend-ansprüchliche, oft als „erpresserisch" erlebte Beziehungsgestaltung entweder überfürsorglich oder latent abwehrend-aggressiv. Besteht auch bei den Partner:innen ein starkes Streben nach Versorgung und Geborgenheit, so können sich beidseits Symptome ausbilden, mit denen wechselseitig das Recht auf bzw. die Verpflichtung zur Versorgung durch den anderen begründet werden.	Das ausgeprägte Autarkiestreben kann dazu führen, dass eigene Versorgungs- und Geborgenheitswünsche in der Partnerschaft stark verleugnet werden, u. U. sogar ganz. In der Partnerschaft zeigen sich die Betroffenen besonders selbstgenügsam und aufopfernd für den anderen, wobei der unbewusste Wunsch nach einer zukünftigen Vergeltung für das Gegenüber immer spürbar bleibt. Um immer für den anderen Menschen „da sein zu können", kann eine besonders enge Beziehung konstelliert werden, wobei sich eine Person versorgen lassen muss. Besteht auch bei den Partner:innen ein starkes Streben nach Autarkie, können sich beidseits Symptome ausbilden.
Beruf	
Das ausgeprägte Versorgungsstreben kann dazu führen, dass die Betroffenen Arbeitssituationen suchen, die Unterstützung und Geborgenheit vermitteln. Die Betroffenen suchen immer Verbündete und Helfer, vermeiden eigenständige Entscheidungen und oft sogar Aufstiegsbemühungen, um die soziale Geborgenheit nicht zu gefährden. Sie bleiben daher oft deutlich hinter ihren Möglichkeiten zurück. Anforderungen an sie können als Unterstützungsverlust erlebt werden und mit Niedergeschlagenheit und/oder Verweigerung beantwortet werden.	Das ausgeprägte Autarkiestreben kann dazu führen, dass die Betroffenen im Arbeitsleben als unersetzbare, aufopfernd-fleißige Mitarbeiter:innen erscheinen, die sich nicht schonen. Dafür erwarten sie jedoch auch permanentes Wohlwollen. Bleibt diese Belohnung aus, droht erhebliche Niedergeschlagenheit bis hin zu tiefen Selbstzweifeln. In einer zunehmend entgrenzten Arbeitswelt sind die Betroffenen aufgrund ihrer andauernden beruflichen Selbstausbeutung gesundheitlich und insbesondere psychisch erheblich gefährdet (z. B. Burn-out).

passiver Modus	aktiver Modus
Soziales Umfeld	
Das ausgeprägte Versorgungsstreben kann dazu führen, dass die Betroffenen gesellschaftlich eher zurückgezogen und auf wenige enge, versorgende und emotionale Geborgenheit vermittelnde Beziehungen ausgerichtet sind. Von anderen werden sie oft als fordernd und anstrengend erlebt, weil sie ihre Versorgungsbedürfnisse im sozialen Feld oft nur indirekt äußern und ihre daraus resultierende spürbare Enttäuschung von anderen als Vorwurf erlebt wird.	Das ausgeprägte Autarkiestreben kann dazu führen, dass die Betroffenen gesellschaftlich eher auf für andere sorgende Beziehungen ausgerichtet sind. Soziales Engagement geschieht oft im Dienst der altruistischen Abtretung. Dies ist nicht selten von Neid auf die Versorgten begleitet. Häufig erfahren die Betroffenen nicht die Beachtung und Wertschätzung, die ihnen aufgrund ihres Einsatzes zustünde, sondern Ausnützung.
Besitz	
Das ausgeprägte Versorgungsstreben kann dazu führen, dass die Betroffenen auch ihren Besitz als Versorgt- und Geborgensein erleben. Daher muss er bewahrt und verteidigt werden und ängstlich muss jedes „Abgeben“ vermeiden werden. Sachen wie auch Menschen werden „besessen“ bzw. in Besitz genommen. Ebenso wie alle Zuwendungen ist aller Besitz jedoch nie genug, dauerhaft ein Gefühl des Versorgt- und Geborgenseins zu gewähren, sodass ein Hunger nach weiterem Besitz resultiert.	Das ausgeprägte Autarkiestreben kann dazu führen, dass die Betroffenen auch mit ihrem Besitz selbstlos umgehen, wobei die Selbstaufopferung jedoch oft eine Komponente der unbewussten Berechnung enthält. Trotz zum Teil erheblicher materieller Nachteile wird der Ärger über den Verlust zumeist rationalisiert, um das versorgend-altruistische Muster aufrechterhalten zu können.
Körper/Sexualität	
Das ausgeprägte Versorgungsstreben kann dazu führen, dass die Betroffenen ihre emotionalen Versorgungs- und Zuwendungsbedürfnisse anderen über die besonderen Bedürfnisse des eigenen Körpers vermitteln: „Mein Körper braucht ...“. Der eigene Körper ist damit steter Anlass von versorgender Aufmerksamkeit, und zwar primär anderer, während ihm von Betroffenen oft real wenig echte Selbstfürsorge zuteilwird. Die Versorgung des Körpers erfolgt vorwiegend mit Essen, Suchtsubstanzen u.a. Sexualität kann als eine Möglichkeit gelebt werden, sich versorgen zu lassen, was u.U. bis hin zum „Sexhunger“ funktionalisiert werden kann.	Das ausgeprägte Autarkiestreben kann zum einen dazu führen, dass die Betroffenen ihren Körper, insoweit sie ihn selbst zum Objekt machen, ebenso wie alles andere übermäßig versorgen, ihm aber nicht unbedingt adäquate Fürsorge zuteilwerden lassen. Zum anderen kann es dazu führen, dass sie ihren Körper mit seinen Bedürfnissen, Signalen und Grenzen nicht angemessen wahrnehmen, sondern als etwas, das lediglich zu „funktionieren“ hat. Das stete Überschreiten körperlicher Grenzen kann gesundheitsgefährdend sein. Sexualität kann unter Zurückstellung der eigenen Bedürfnisse auch im Sinne einer Fürsorge in erster Linie für andere gelebt werden.
Erkrankungen	
Das ausgeprägte Versorgungsstreben kann dazu führen, dass die Betroffenen bei Erkrankungen tendenziell regredieren, um noch mehr Versorgung und Zuwendung einzufordern. In ihrer passiv-anklammernden Erwartungshaltung an Ärzt:innen, Therapeut:innen und Betreuer:innen werden die Betroffenen mit ihren maßlosen Bedürfnissen oft als „anstrengend“ und „mühselig“ erlebt und lösen bisweilen heftigen Ärger aus. Meist ist es schwierig, einen aktiv-rehabilitativen Umgang mit der Erkrankung zu fördern. Ein sekundärer Krankheitsgewinn wird oft direkt angestrebt (z.B. Rente), wobei der Anspruch aufgrund der Erkrankung subjektiv als vollkommen berechtigt erlebt wird.	Das ausgeprägte Autarkiestreben kann zum einen dazu führen, dass die Betroffenen inadäquat selbstständig auftreten und unzureichend in der Lage sind, Hilfe und Unterstützung in der Krankenrolle anzunehmen. Die gleichzeitig jedoch unbewussten Versorgungsbedürfnisse manifestieren sich oft in Unzufriedenheit mit der realen Betreuung oder indem anderen Patient:innen in der Klinik oft demonstrativ-altruistisch Hilfestellungen gegeben werden, quasi als unbewusste Kritik an der Versorgung durch die Klinik bzw. des Personals. Bei Ärzt:innen, Therapeut:innen und Betreuer:inn lösen sie daher bisweilen heftigen Ärger aus.

K4: Selbstwertkonflikt

In Tabelle 12-5 wird der Konflikt „Selbstwert" für den neurotischen Konflikt über die 7 Lebensbereiche hinweg beschrieben.

Tabelle 12-5: Neurotischer Selbstwertkonflikt K4 in den Lebensbereichen.

passiver Modus	aktiver Modus
Herkunftsfamilie	
In der Familientradition wird das negative Selbstbild oft über die Generationen fortgeführt („Mit uns kann man's ja machen"). Die Personen sind oft Träger kompensatorischer Erwartungen, wobei trotz der eigenen Mühen und Anstrengung der Mythos der Zurücksetzung und der eigenen Minderwertigkeit bestehen bleibt. Alternativ kann die Person auf dem Hintergrund überwertiger, für ihn nie erreichbarer Leistungen der Herkunftsfamilie zur ständigen Selbstabwertung neigen.	Das Narrativ über die Herkunftsfamilie wird in den Dienst der Selbstwertüberhöhung gestellt. Entweder werden die Herkunftsfamilie und die eigene Biografie stark idealisiert, die Person fühlt sich als würdiger Spross der Familie, erlebt den Auftrag der Familie etwas Besonderes zu sein und ist stolz darauf. Alternativ kann die bescheidene Herkunft kaum berichtet, bagatellisiert oder bis zur fehlenden Erinnerung verleugnet werden.
Partnerschaft/Familie	
In Beziehung und Partnerschaft gehen solche Menschen nicht selten feste Partnerbindungen ein, in denen gemeinsam eine Vorgeschichte von Kränkungen, Demütigungen und anderen für das Selbstwertgefühl problematischen Belastungen, insbesondere im Felde der sozialen Geltung, verarbeitet werden. Über das gemeinsame „immer benachteiligt zu werden" und die Abgrenzung von anderen, die es scheinbar besser haben, wird die Partnerschaft stabilisiert. Alternativ können die Personen idealisierte Partner:innen suchen, in dessen „Sonne" sie sich stabilisieren können.	Beziehungen und Partnerwahl dienen der Stabilisierung des Selbstwertgefühls und werden derart gestaltet, dass man („wir sind etwas Besonderes") bewundert wird oder die andere Person so bewunderungswürdig ist (in der Hoffnung, durch diesen aufgewertet zu werden). Auch kann eine stetige Abwertung von Partner:innen der eigenen Selbsterhöhung dienen („Ich weiß gar nicht, warum ich mich mit so einem abgebe").
Beruf	
Manche Personen zeigen im Beruf eine ausgeprägte Arbeits- und Leistungsbereitschaft, um Anerkennung zu erhalten, als Kompensation für Kränkungen. Aufgrund der sich dahinter verbergenden erhöhten Verletzbarkeit bei Nichtbeachtung des Einsatzes steht der Symptombeginn nicht selten in direktem Zusammenhang mit beruflichen Zurücksetzungen oder Kränkungen. Manche Personen können eher eine im Vordergrund stehende Arbeits- und Leistungsverweigerung zeigen, die sich mit dem Selbstbild („Schaffe ich eh nicht!") deckt.	Es besteht im Beruf die Neigung, die eigene Position und Leistungsfähigkeit zu überschätzen und deswegen immer höhere Positionen anzustreben, was zum Scheitern führen kann. Alternativ können Probleme am Arbeitsplatz und Defizite der eigenen Leistung verleugnet oder anderen als Verursachern zugeschrieben werden können. Die realen beruflichen Positionen sind manchmal deswegen nicht gut, da die Personen wegen ihrer Kränkbarkeit zu Beziehungsabbrüchen und Leistungseinbußen oder Symptombildung neigen können.
Soziales Umfeld	
In sozialen Gruppierungen werden eher nachgeordnete Positionen gesucht, dies mit ebenfalls real oder vermeintlich Benachteiligten. Oft ziehen sich die Personen aber auch schon früh resigniert zurück und stützen sich nur noch auf sich selbst oder wenige vertraute Bezugspersonen. Neue soziale Erfahrungen werden eher gemieden.	Es werden in besonderem Maße soziale Gruppierungen oder Kontakte mit Berühmtheiten oder bekannten Persönlichkeiten gesucht („Ich gehöre zur Elite"). Auch müssen sich die Personen gegenüber vermeintlichen „Versagern" häufig aktiv abgrenzen, aus Furcht vor dem „Abfärben" des Mangels anderer.

passiver Modus	aktiver Modus
Besitz	
Der fehlende oder auch evtl. vorhandene Besitz, das Eigenheim und dergleichen können gegenüber dem anderer als minderwertig erlebt werden oder auch unbewusst das Minderwertigkeitserleben kompensieren. Sie stellen keine Basis für eine narzisstische Zufriedenheit dar, sondern bestätigen nicht selten das subjektive Gefühl, nichts wert zu sein.	Besitz und Geld dienen in Form repräsentativer Attribute der Selbstbestätigung („Ich habe es geschafft") oder der Außendarstellung („Wohlstands-Fetische"). Unter Umständen sind diese Attribute aber mehr in den Wünschen und der Fantasie der Person vorhanden als tatsächlich verfügbar.
Körper/Sexualität	
Die Personen erleben ihren eigenen Körper als minderwertig, was nicht selten zu dessen Vernachlässigung führt („Der Körper kriegt, was er verdient"). Alternativ können mithilfe chirurgischer Eingriffe frustrane, z. T. mehrfach wiederholte Korrekturversuche an wechselnden Körperregionen dazu dienen, das eigene Selbstbild aufzuwerten („Wenn meine Nase nur gerade wäre, dann ..."). Vorherrschend sind diese Menschen von der eigenen (auch sexuellen) Unattraktivität überzeugt.	Im Umgang mit dem Körper besteht die überstarke Tendenz, diesen jung, schön und attraktiv erscheinen zu lassen, um vermeintliche oder u. U. reale Schwächen zu kompensieren. Im Zusammenhang mit Sport, Körperkult und weiteren Phänomenen ergeben sich Hinweise auf eine fantasierte körperliche Unverletzlichkeit und eine ausgeprägte libidinöse Besetzung des Körpers. Altern führt regelhaft zu Problemen und Kompensationsversuchen. Die eigene sexuelle Potenz/Attraktivität wird als Selbstwerttonikum überbetont.
Erkrankungen	
Krankheiten bzw. die Beziehung zu Ärzt:innen bestätigen oft die defizitäre Selbstsicht („Kein Wunder, dass mir das zustößt!"; „Ich bin es nicht wert, dass Sie mich behandeln"). Dem Symptom kann eine weit über das klinisch nachvollziehbare Ausmaß hinausgehende Selbstwert-bedrohende („bin nichts mehr wert") Wirkung zugeschrieben werden. Das Leben kann folglich um die Erkrankung und damit erlebte Minderwertigkeit herum „organisiert" werden.	Erkrankungen, auch bagatellhafte, bedrohen das Selbstwertgefühl und können zum Zusammenbruch führen. In jedem Fall erfordern sie starke Abwehr- und Kompensationsbemühungen, weit über den eigentlichen Anlass hinaus. Dem Symptom kann eine weit über das klinisch nachvollziehbare Ausmaß hinausgehende selbstwertstabilisierende Wirkung zugeschrieben werden und diese als Erklärung für das reale oder fantasierte Scheitern in anderen Lebensbereichen dienen („Ohne die Schmerzen wäre ich heute der Chef"; „Was hätte ich alles erreichen können, wenn ich nicht krank geworden wäre ...") (sog. narzisstische Plombe). Auch der Umgang mit dem Symptom/der Erkrankung kann selbstwertstabilisierende Wirkung haben (die „bewundernswerte" Bewältigung der Erkrankung, die „ganz besondere" Erkrankung).

K5: Schuldkonflikt

In Tabelle 12-6 wird der Schuldkonflikt für den neurotischen Konflikt über die 7 Lebensbereiche hinweg beschrieben.

Tabelle 12-6: Neurotischer Konflikt K5: prosoziale vs. egoistische Motive in den Lebensbereichen.

passiver Modus	aktiver Modus
Herkunftsfamilie	
In der Familie wird für innere und äußere Probleme und Schwierigkeiten schnell die Schuld übernommen bzw. in der Familie zugewiesen (schwarzes Schaf). Es besteht eine grundsätzliche Familienhaltung der Selbstlosigkeit mit untergründigen Neidgefühlen und stark moralisierender Aggressivität. Schuld wird oft durch selbsterzeugte oder durch die angenommene Strafe ausgeglichen. Die Härte dieser (Selbst-)Strafe zeugt oft noch von unterdrückter Wut, Groll und Hader.	In der Familie besteht eine Haltung – die auch die Angehörigen betrifft – „der persönliche Nutzen ist das Wesentliche!" Schuldgefühle werden verdrängt und auf andere (i. d. R. Außenstehende) abgewälzt. Herkunftsfamilie und Generationskonflikte werden meistens unter dem Gesichtspunkt der Selbstgerechtigkeit beurteilt und dargestellt.
Partnerschaft/Familie	
Es besteht eine Neigung, die Schuld auf sich zu nehmen und Partner:innen und die Kinder zu entschuldigen, sich selbst dagegen anzuklagen oder sogar Situationen zu erzeugen, in denen man weiter als schuldig erscheint. Oft besteht gleichzeitig eine moralisierende aggressive Haltung gegenüber egoistischen Tendenzen in der Familie und Partnerschaft, oder es werden egoistische Tendenzen delegiert („Du darfst das, was ich nicht darf").	Eigennütziges und besitzergreifendes Verhalten Partner:innen und den Kindern gegenüber wird gerechtfertigt und Schuld wird kaum eingeräumt, wenn, dann erfolgt i. d. R. sofort eine Einschränkung („Ja, aber ..."). Die Schuld wird bei Partner:innen und Kindern gesucht und im Rahmen von „Buchführung" regelrecht gesammelt.
Beruf	
Sozialer Aufstieg und Karriereerfolge führen häufig zu „Schuldgefühlen" (nehme dem anderen etwas weg) und führen zu Symptomen oder einem Zurückgehen in die alte Position. Es besteht die Neigung, Schuld, auch für die Fehler anderer, bei sich zu suchen und zu übernehmen. Adäquate finanzielle Vergütungen werden oft nicht eingefordert und es wird „unter dem Wert" gearbeitet.	Überhebliches egoistisches Verhalten ist verbunden mit Abwehr von Schuldgefühlen. Im Extremen kann es zu rücksichtslosem, grenzüberschreitendem, ausbeuterischem Verhalten gegenüber anderen kommen. Eigenes Fehlverhalten und Leistungsprobleme werden auf die Schuld anderer zurückgeführt. Schuldkonten werden gesammelt und den Kolleg:innen vorgehalten. Neid ist ein häufiges Gefühl. Materielle Vergünstigungen werden aggressiv eingefordert.
Soziales Umfeld	
Soziales Engagement ist ausgeprägt und Gruppierungen werden bevorzugt, in denen Schuld „abgearbeitet" werden kann. Menschen, die nicht zur eigenen sozialen Gruppierung gehören, bleiben jedoch außen vor. Aufgrund ihres prosozialen Engagements besteht die Gefahr, von anderen Menschen für eigene Vorteile missbraucht, oft sogar verachtet zu werden.	Unter Vermeidung von Schuldgefühlen besteht eine Tendenz zur sozialen „Vorteilsnahme" bis hin zur Ausnutzung und Ausbeutung anderer Menschen – oft an der Grenze der Legalität („Da bin ich nicht schuld!"). Die Schuld an den eigenen egoistischen Tendenzen wird dem sozialen Umfeld zugeschrieben.

passiver Modus	aktiver Modus
Besitz	
Geben und Nehmen sowie Besitz sind konflikthaft („Steht mir das, im Vergleich zu anderen, überhaupt zu?“). Das schlechte Gewissen führt zur Verpflichtung, sofort zurückzahlen zu müssen und das eigene Schuldkonto „niedrig zu halten“.	Das Ansammeln von Besitz und eigennütziges Verhalten wird als gerechtfertigt und notwendig empfunden. Der Besitz ist jedoch immer zu wenig. Es wird versucht, mehr als andere zu besitzen und andere auszutricksen, ständig wird nach Schnäppchen Ausschau gehalten („Geiz ist geil!“). Es besteht eine Neigung, sich dennoch oft übervorteilt, benachteiligt oder betrogen zu fühlen („Die sind schuld!“).
Körper/Sexualität	
Der Umgang mit dem Körper und seinen Bedürfnissen – bis hin zur Sexualität – ist bei einer schuldbetonten oder normativen Gemeinschaftsideologie problematisch. Je nach kulturellem Hintergrund können körperliche – besonders sexuelle – Bedürfnisse Schuldgefühle bis hin zu Sühnebestrebungen auslösen. Oft werden körperliche Grundbedürfnisse missachtet („Das steht mir und meinem Körper nicht zu!“). Gesundheitliches Fehlverhalten ist nicht selten die Folge.	Der eigene Körper wird oft ausgebeutet, da die eigene Verantwortung verleugnet und projiziert wird („An meiner Nikotinabhängigkeit ist die Tabakindustrie schuld!“). Der Körper kann auch mit materiellen Dingen (z. B. Nahrung) gierig überhäuft werden. Sexualität ist meist etwas, was einem schuldfrei zusteht, für grenzüberschreitendes sexuelles Verhalten und Ausbeutung wird anderen die Schuld zugewiesen.
Erkrankungen	
Erkrankungen werden oft als Folge des eigenen Fehlverhaltens, als Schuld oder sogar als Strafe gesehen. Medizinische Eingriffe werden ertragen und selten wird geklagt, Unzufriedenheit wird kaum geäußert. Unzulänglichkeiten in der Behandlung werden bagatellisiert. In der Arzt-Patient-Beziehung werden Anordnungen fügsam befolgt, um ja keine Kritik oder Tadel zu provozieren. Im Krankenhaus sind diese Menschen eher „pflegeleicht“ und entschuldigen sich für die Arbeit, die sie dem Personal bereiten.	Erkrankungen stehen meist in der Verantwortung der anderen und es wird oft zu wenig für den Betroffenen getan („Andere kriegen wesentlich mehr!“). Ärzt:innen werden häufiger beschuldigt, während eigenes Fehlverhalten oder gesundheitsschädigende Verhaltensweisen bagatellisiert und abgestritten werden. Es werden selbstverständlich Rechte auch zum Nachteil anderer Patient:innen eingefordert.

K6: ödipaler Konflikt

In Tabelle 12-7 wird der ödipale Konflikt für den neurotischen Konflikt über die 7 Lebensbereiche hinweg beschrieben.

Tabelle 12-7: Neurotischer ödipaler Konflikt K6 in den Lebensbereichen.

passiver Modus	aktiver Modus
Herkunftsfamilie	
Die Beziehung zu einer primären Bezugsperson wird häufig „kindlich" idealisiert und enterotisiert, wobei gleichzeitig die andere reale oder fantasierte Bezugsperson an den Rand gedrängt wird. Die Familiengeschichte scheint grau und wenig lebendig, familiäre Konflikte und (Geschwister-)Rivalitäten werden verdrängt, Sexualität wird tabuisiert.	Es bestehen häufig hochemotionalisierte Beziehungen in der Familie, meist mit besonderer Aufmerksamkeit und Anerkennung des gegengeschlechtlichen Elternteils. Die Patient:innen tragen die Rolle des „Lieblings" eines Elternteils meist ins Erwachsenenalter weiter oder kämpfen ständig um diese. In Geschwisterbeziehungen wird heftig rivalisiert.
Partnerschaft/Familie	
In den meist stabilen Partnerbindungen wird der anerkennend rivalisierende und erotische Bereich oft ausgespart (extrem: sog. Josefs-Ehe), stattdessen geht es meist um Schutz und Geborgenheit. Oft werden demzufolge ältere Partner:innen gewählt. Diese ähneln oft der bevorzugten primären Bezugsperson. Krisen können sich im Alter mit dem Gefühl des „Nichtgelebten" ergeben, andererseits kann das Alter als Schutz dienen („Das braucht es nicht mehr").	Auch in Beziehungen besteht ein ständiges Inszenieren, um Aufmerksamkeit und Anerkennung zu gewinnen. Das theatralisch-emotionale oder widersprüchliche sexuelle Verhalten (locken-blocken, Dreiecksbeziehungen) verursacht bei allen Beteiligten viel Leid. Da die Partnerwahl meist an den Primärobjekten orientiert ist, werden Partner:innen jedoch häufig als unzulänglich erlebt („reicht nicht an Mutter heran"). Krisenhafte Entwicklungen ergeben sich mit dem durch das fortschreitende Alter erforderlichen Anpassungen, die mit dem aktiven Modus kaum mehr vereinbar sind (z. B. „Lolita" bzw. „das Partygirl" wird Mutter, „Don Juan" wird Vater).
Beruf	
Auch im Arbeitsleben wird Rivalität vermieden. Es bestehen daher meist unauffällige, oft gute Beziehungen, in denen aber eigene, insbesondere interpersonelle Kompetenzen nicht gelebt werden. Daher werden eher nachgeordnete Positionen eingenommen.	Berufliche Anerkennung und Aufmerksamkeit werden eher durch sich inszenierendes, z. T. erotisierendes Verhalten angestrebt als durch beständige Leistung. Überstarkes verführerisches Konkurrieren belastet die Berufssituation. Dies führt zu häufig wechselnden beruflichen Konstellationen und beruflichen Positionen.
Soziales Umfeld	
In sozialen Gruppen werden stabile, unauffällige Beziehungen bevorzugt, die das rivalisierend-sexuelle Moment zurückstellen bzw. vermeiden (harmonische, geschwisterähnliche Beziehung; „den Schwanz einziehen"). Dies kann dazu führen, dass diese Menschen manchmal zwar nicht unbeliebt sind, aber keinen Eindruck hinterlassen.	Soziale Gruppen, Vereine und Freunde werden im Dienst der eigenen verführerischen Inszenierung benutzt und u. U. rasch gewechselt. Beziehungen werden hierbei häufig als persönlicher beurteilt, als sie tatsächlich sind. Es kommen auch trianguläre destruktive Konstellationen vor, in denen die Lust am Zerstören von partnerschaftlichen Bindungen anderer das vorherrschende Motiv ist.
Besitz	
Vordergründig wird es vermieden, Besitz im Dienst der eigenen Attraktivität und Rivalität einzusetzen. Trotzdem kann dieser als stiller und unbewusster Ersatz dienen.	Besitz und Geld werden eingesetzt, um zu verführen und im Mittelpunkt zu stehen, zu rivalisieren und Anerkennung zu gewinnen. Dementsprechend muss es ein besonders auffälliges Haus, Auto, Kleidung, Mode usw. sein, wobei die Dinge situativ auswechselbar sind und oft keine innere Bindung daran spürbar wird („Requisiten" für die verführerische Inszenierung).

passiver Modus	aktiver Modus
Körper/Sexualität	
Der Körperlichkeit und der körperlichen Erscheinung wird wenig Aufmerksamkeit zuteil, ohne dessen Pflege zu vernachlässigen. Es wird sogar versucht, mögliche Attraktivität, Sexualität und Rivalität zu verhüllen, zu verstecken oder zu verbergen, um anerkennend rivalisierende und erotische Bereiche auszusparen. Diese Problematik kann bis ins Alter bestehen, wobei der Verzicht auf Körperlichkeit dann mit dem „Alter" gerechtfertigt wird („In meinem Alter braucht man das nicht mehr!"). Im Extremfall besteht sexuelles Desinteresse.	Der Körper oder Teile von ihm werden eingesetzt, um Anerkennung zu gewinnen und verführerisch zu konkurrieren. Ihm wird demzufolge ungemein viel Aufmerksamkeit zuteil, er wird lustvoll bisweilen provokativ „hergerichtet" und zur „Schau gestellt". Die Grenzen oder der Verlust der körperlichen Attraktivität (z. B. im Alter) stellen damit eine große Bedrohung dar und werden u. U. bis zur Karikatur überspielt („Jung um jeden Preis"). Es besteht ein prononciertes Interesse an Sexualität, oft aber eine eingeschränkte sexuelle Befriedigung.
Erkrankungen	
Beschwerden und Leiden bieten eine unbewusste Möglichkeit, die abgewehrte ödipale Aufmerksamkeit und Anerkennung zu gewinnen. In der Erkrankung wirken die Menschen schwach und pseudoregressiv, manchmal werden therapeutische Prozeduren angestrebt, die als stiller Ersatz für Anerkennung bzw. sexuelle Befriedigung dienen.	Erkrankungen können mit einer alle in den Bann ziehenden Dramatik eingesetzt werden, um ödipale Aufmerksamkeit und Zuwendung zu erfahren. Gleichzeitig sind jedoch Gesundheitsversorgende nicht in der Lage, diesen Bedürfnissen wirklich nachzukommen, sodass immer neue Expert:innen gesucht werden müssen. Auch die Arzt-Patient-Beziehung wird oft erotisch aufgeladen oder sexualisiert („verliebt in den Arzt/die Ärztin").

K7: Identitätskonflikt

In Tabelle 12-8 wird der Identitätskonflikt für den neurotischen Konflikt über die 7 Lebensbereiche hinweg beschrieben.

Tabelle 12-8: Neurotischer (Selbst-)Identitätskonflikt K7 in den Lebensbereichen.

passiver Modus	aktiver Modus
Herkunftsfamilie und kulturelles soziales Umfeld	
Die familiäre Identität erscheint farblos, matt oder sichtlich gebrochen. Es gab wenig attraktive und tragende Rollenangebote, für die eine Identifizierung möglich gewesen wäre. Für die gesamte Familie werden unklare oder widersprüchliche Identitäten berichtet, so kann der Vater zugleich nacheinander erfolgreicher Geschäftsmann, gebrochener Bankrotteur und gedemütigter Sozialhilfeempfänger gewesen sein („Alles ohne Sinn“). In ihrem sozialen Umfeld erscheinen diese Menschen wegen ihrer Sinnsuche und Identitätsvermeidung oft als Chamäleon, wirken dabei jedoch eher farblos. Vermutlich werden sie deswegen auch wenig respektiert. Auch kulturell werden starke Anpassungsbemühungen gemacht, um „dazuzugehören“. Dies kann die Übernahme unterschiedlichster – auch negativer – Identitäten beinhalten. Die Migrant:innen der 1. und 2. Generation geraten zwischen ihrer familiären Kultur und den sozialen und kulturellen Identifikationen häufig in (unbewusste) Konflikte. Oft findet sich eine Dissonanz (Konflikt) zwischen einem traditionell patriarchischen, mitunter religiös interpretierten, auf die Familie zentrierten Lebenssinn und -stil einerseits und einem westlichen, individualistischen Lebenssinn und -stil andererseits.	Identitätswidersprüche im Familienbereich werden überspielt und verleugnet. Die Geschichte der Familie weist oft Idealisierungen auf. Bei einer oft bedeutungslos erlebten Herkunftsfamilie dominiert der unbewusste Wunsch sich abzugrenzen, aufzusteigen, neu anzufangen. Gruppenzugehörigkeiten werden hinsichtlich ihrer sinn- und identitätsstiftenden Funktion gesucht und gepflegt („Wir Punks!“). Diese kompensatorischen Bemühungen führen meist zu Übertreibung. Die Migrant:innen der 1. und 2. Generation geraten zwischen ihrer familiären Kultur und den sozialen und kulturellen Sinn-Identifikationen häufig in (unbewusste) Konflikte. Oft findet sich eine Dissonanz (Konflikt) zwischen einem traditionell patriarchischen, mitunter religiös interpretierten, auf die Familie zentrierten Lebenssinn- und -stil einerseits und einem westlichen, individualistischen Lebenssinn und -stil andererseits. Es erfolgt entweder die forcierte Übernahme des traditionellen Lebensstils („Ich folge nur den Regeln meiner Religion und den Geboten meiner Familie, das bin ich und das ist mein Sinn, alles andere will ich nicht haben“) oder andererseits die forcierte Übernahme einer Gruppen-(Gang-)Identität („Wir, die Motorradgang“).
Partnerschaft/Familie	
Einerseits werden Partner:innen gesucht, die identitätsstiftend sein können, hier stellen Betroffene ihre Identität oft in völliger Anpassung unter die ihrer Partner:innen. Andererseits können genau solche Partner:innen als Menschen vermieden werden, um die Diskrepanz der eigenen Identitätsunsicherheit vs. der Sicherheit der Partner:in nicht zu spüren. Mit Partner:innen, bei denen ebenfalls Identitätsunsicherheit besteht, kommt es zu ständigen „Als-ob-Konstruktionen“, in denen sich Lebenssinn und Identitäten abwechseln und dadurch konflikthaft werden.	In der Regel werden Partner:innen, Beziehungen und Familien gesucht, die den Patient:innen im Bereich ihrer dissonanten Identität Unterstützung geben können und im günstigen Fall damit so zu langen stabilen Lösungen führen. Diese forcierte Annahme neuen Lebenssinns und Identität kann aber auch zu Fehlanpassungen und weiterhin zu heftigen Konflikten führen.
Beruf	
Oft wirken sie in ihren professionellen Rollen und Funktionen unecht und/oder unbeständig. Teilweise versuchen sie sich in vielen Rollen und Positionen ohne innere Zufriedenheit und fehlende Sinnhaftigkeit. Zum Erfolg fehlen innere Konstanz und Rollensicherheit.	Der Arbeitswelt kommt eine sinn- und identitätsstiftende Rolle zu („Mein Beruf bin ich.“). Andere Interessen und Bereiche werden ausgeblendet und verdrängt. Dies geht bis zu dem Eindruck einer überwertigen Idee. Der notwendige Sachbezug und die Aufgabenorientierung stehen weit hinter der Beziehung zur eigenen Person und ihrer Identität zurück.

passiver Modus	aktiver Modus
Besitz	
Besitzverhältnisse können dazu dienen, das Sicherheitsgefühl, das in der Identität fehlt, zu ersetzen („Haben statt Sein“). Dennoch wissen diese Menschen mit dem Geld, das sie verdienen, oft wenig anzufangen („Keine Interessen, was soll ich tun?“).	Besitzverhältnisse dienen der Stabilisierung der eigenen Identität („Mein alternatives Energiehaus ...“, „Mein Auto ...“, „Meine Rotweinsammlung ...“). Aufgrund der identitätsstiftenden Funktion wird Besitz angestrebt („Wir Golf-Fahrer!“). Dies ist abzugrenzen vom (narzisstischen) Selbstwertgefühl.
Körper/Sexualität	
Farblosigkeit und Ratlosigkeit bezogen auf die eigene Identität führen zum indifferenten Umgang mit Körper und Kleidung. Biografische und kulturelle Zufälle gestalten das äußere Bild („Alle tragen Jeans, aber mir ist es egal, was ich trage“). Oft bestehen wechselnde Orientierungen, auch hinsichtlich der äußeren Erscheinung („Man muss mit jeder Mode gehen.“). Dies weist auf eine eher passiv-bestimmte Identität hin. Die sexuelle Körperidentität (Mann vs. Frau) ist oft unsicher oder wird vermieden. Dies gilt auch für die sexuelle Orientierung. An Partner:innen mit stark ausgeprägter sexueller Identität und Orientierung wird sich i.d.R. angepasst. Menschen mit diversem Geschlecht fällt die Identitätsbildung in diesen Bereichen besonders schwer, was sich aber nicht zwingend auch auf andere Identitätsbereiche auswirken muss.	Dem Umgang mit dem eigenen Körper/Kleidung kann eine identitätsstiftende Funktion zukommen. Kleidung hat schon immer Identität begründet und den Unsicheren getarnt („Kleider machen Leute!“). Uniformen, Trachten und Markenprodukte („Wir ...“) stabilisieren die Identität genauso wie eine entsprechende Körperpflege (Komplettrasur) oder körperliche Zeichen wie Tattoos. Kennzeichnend für den aktiven Modus ist die fixierte Betonung, die zu einer eingeschränkten Wahlmöglichkeit und (Über-)-Anpassung führt. Unsicherheiten in einer Geschlechtsrolle werden überkompensiert („Mein Körper muss der einer Superfrau sein“) und sexuelle Identitäten werden bis hin zur Aggression ausgebaut und verteidigt („Ich bin ein Hetero und hasse Homos!“). Körper und Sexualität sind übermäßig sinnstiftend („Sex ist mein Lebensziel“).
Erkrankungen	
Aufgrund der Rollenunsicherheit und Passivität gelingt es den Patient:innen schwer, eigenständig bei Erkrankung eine neue adäquate Krankenrolle zu finden und zu akzeptieren. Sie weichen der Auseinandersetzung aus und sind i.d.R. passiv angepasst, jedoch ratlos.	Die Patient:innen neigen dazu, die Krankenrolle aktiv auszugestalten, waren sie bisher nichts, so sind sie nun – krank! Auf der anderen Seite steht die forcierte Verweigerung der Krankenrolle, weil sie mit den Vorstellungen von der eigenen Identität nicht in Einklang stehen kann („Mich können sie doch nicht ins Bett legen!“).

K0: Abgewehrte Konflikt- und Gefühlswahrnehmung

In Tabelle 12-9 folgt die Beschreibung der abgewehrten Konflikt- und Gefühlswahrnehmung auf neurotischem Niveau über die 7 Lebensbereiche hinweg.

Tabelle 12-9: K0: Abgewehrte Konflikt- und Gefühlswahrnehmung in den Lebensbereichen.

Herkunftsfamilie
Die Beziehungen werden gleichförmig, affektarm, sachlich und „unproblematisch" geschildert, selbst dann, wenn real schwierige Verhältnisse herrschen. Der Umgang miteinander ist durch Sachlichkeit und Konventionen bestimmt. Auffällige Generationenkonflikte werden entweder negiert oder die Menschen versuchen, sie auf einer rationalen Ebene zu lösen. Trennung von oder Verbleib in der Herkunftsfamilie verlaufen scheinbar wie selbstverständlich und ohne Reibungen.
Partnerschaft/Familie
Normalität und Funktionalität des Familienlebens stehen im Vordergrund. Veränderungen der Beziehungen und vor allem Trennungen werden als Fakten berichtet. Offenbare Probleme und Konflikte werden negiert oder rationalisiert.
Beruf
Im Arbeitsleben suchen diese Menschen oft Berufe mit ausgeprägter Sachbezogenheit. Sie können darin überdurchschnittlich erfolgreich sein, wenn die Beziehungen zu anderen Menschen funktionaler Ordnung unterliegen. Von Kolleg:innen und Vorgesetzten werden sie wegen ihrer Kompetenz und Sachorientierung geschätzt. Da sie Emotionen in Beziehungen unzureichend wahrnehmen, geraten sie jedoch gelegentlich in für sie unverständliche Konflikte.
Soziales Umfeld
Auch das weitere soziale Leben gestalten diese Menschen rein sachbezogen unter Vermeidung emotionaler und konflikthafter Bereiche.
Besitz
Der Umgang mit Besitz wirkt rational und sachbezogen. Nicht selten besteht zu materiellen Dingen eine spürbar gefühlshaftere Beziehung als zu lebenden Objekten.
Körper/Sexualität
Mit dem eigenen Körper wird sachlich-rational umgegangen. Der Körper soll funktionieren wie eine Maschine. Gefühlvolle, genussvolle Körperlichkeit ist oft erschwert, Sexualität ist als Ausdruck von Normalität aber wichtig. Die emotionale Bedeutung von Veränderungs- und Alterungsprozessen wird verleugnet oder diese Probleme werden „zur Reparatur gegeben".
Erkrankungen
Erkrankungen werden als schicksalhaftes Ereignis ohne große emotionale Beteiligung erlebt oder als Problem, das technisch zu lösen ist. Obwohl die Patient:innen in ihrem Erleben die „Reparaturbemühungen" der Ärzt:innen unterstützen, kann es aufgrund der emotionalen Verleugnung zu unzureichender Compliance kommen. Zu psychosozial-psychotherapeutischen Behandlungsmaßnahmen sind diese Menschen eher schwer zu motivieren.

12.3 Kurz-Checkliste der Achse IV, Struktur

Im Folgenden findet sich die kondensierte Beschreibung der Operationalisierungen der einzelnen Strukturfacetten, unter Auslassung der Beschreibung der Zwischenstufen.

Selbstwahrnehmung (Tabelle 12-10): Die Subdimension Selbstwahrnehmung enthält die Facetten Selbstreflexion, Affektdifferenzierung und Identität.

Objektwahrnehmung (Tabelle 12-11): Die Subdimension Objektwahrnehmung enthält die Facetten Selbst-Objekt-Differenzierung, objektbezogene Affektdifferenzierung und integrierte Objektwahrnehmung.

Selbstregulation (Tabelle 12-12): Die Subdimension Selbstregulation enthält die Facetten Impulssteuerung, Affekttoleranz, und Selbstwertregulierung.

Beziehungsregulation (Tabelle 12-13): Die Subdimension Beziehungsregulation enthält die Facetten Beziehungen schützen, Antizipation und Interessenausgleich.

Abwehr (Tabelle 12-14): Die Abwehr enthält die Facetten Erlebensmöglichkeiten, Interpersonalität und Mechanismen.

Kommunikation nach innen (Tabelle 12-15): Die Subdimension Kommunikation nach innen enthält die Facetten Affekte und Fantasien erleben, lustvolles Erleben und Körperselbst.

Kommunikation nach außen (Tabelle 12-16): Die Subdimension Kommunikation nach außen enthält die Facetten emotionale Kontaktaufnahme, Intimität und Empathie.

Bindung an innere Objekte (Tabelle 12-17): Die Subdimension Bindung an innere Objekte enthält die Facetten Internalisierung, Introjekte nutzen und Variabilität.

Bindung an äußere Objekte (Tabelle 12-18): Die Subdimension Bindung an äußere Objekte enthält die Facetten Bindungsfähigkeit, Vertrauen und Bindung lösen.

Tabelle 12-10: Operationalisierung der Selbstreflexion (ST1.1), Affektdifferenzierung (ST1.2) und Identität (ST1.3).

1 Gut	2 Mäßig	3 Gering	4 Desintegriert
Selbstreflexion			
Es kann realitätsgerecht wahrgenommen werden, was für ein Mensch man ist und was in einem vorgeht. Dies kann in Begriffe gefasst werden. Rückmeldungen der anderen werden in angemessener Weise einbezogen.	Die Fähigkeit zur Selbstreflexion ist eingeschränkt. Sie richtet sich vor allem auf das handelnde Selbst. Es fällt schwer, treffende sprachliche Begriffe zu finden. Rückmeldungen erzeugen Kränkung, Unverständnis oder Rückzug.	Selbstreflexive Wahrnehmung ist kaum möglich; Person kann auch mit Unterstützung kein kohärentes Bild von sich und ihrer inneren Situation entwerfen; widersprüchliche Selbstaspekte stehen nebeneinander. Keine Begriffe für innere Vorgänge. Kritische Rückmeldungen führen zu Selbstabwertung, unkritischer Übernahme oder werden abgewehrt.	Versuche der Selbstreflexion werden vermieden oder können zu einer affektiven Überflutung führen. Es besteht keine Kohärenz des Selbst. Innen- und Außenwelt können nicht unterschieden, das Selbst nicht mehr als abgegrenzt erfasst werden. Rückmeldungen gehen ins Leere oder verstärken die Fragmentierung des Selbst.
Affektdifferenzierung			
Affekte können differenziert wahrgenommen werden und haben eine große Variabilität. Widersprüchliche Affekte sind integrierbar, d.h., sie können in ihrer Ambivalenz wahrgenommen werden. Affekte können in einen Verstehenszusammenhang mit situativen Aspekten gebracht werden.	Affekte werden nur eingeschränkt wahrgenommen und in schwierigen Situationen zur Wahrung der Stabilität auch vermieden. Die Variabilität der Affekte und das Erleben ambivalenter Affekte sind eingeschränkt. Erlebniskontexte können nur schwer verstanden werden.	Affekte können nicht differenziert wahrgenommen oder nachvollziehbar benannt werden. Affekte werden als undifferenzierte Zustände erlebt. Gemischte Affekte entstehen selten; Erregung, Entfremdung oder Affektleere. Affekte können kaum situativ verstanden und zur gezielten Verhaltenssteuerung eingesetzt werden.	Kein innerer Abstand zu den eigenen Gefühlen und keine reflexive Wahrnehmung von Affekten und Affektkorrelaten. Affekte äußern sich als somatische Erregung, unbenennbare Qual oder können völlig gelöscht, gar nicht oder aber völlig inadäquat erlebt werden. Unter Umständen sind sie nur als Externalisierungen in die Außenwelt erlebbar. Es ist kein situativ angemessenes emotionales Reagieren möglich.
Identität			
Das Selbstbild ist facettenreich, ein kohärentes Bild der eigenen Person kann entworfen werden. Widersprüchliche Aspekte des Selbst können kognitiv und affektiv erlebt und gut ertragen werden. Das Selbstbild ist stabil, d.h., es verbindet biografische Herkunft und Zukunft.	Das Selbstbild ist kohärent, aber eingeengt und rigide, nur eingeschränkt „Grautöne". Konflikthafte Aspekte können ausgeblendet werden. Das Selbstbild ist stabil, kann aber konfliktbedingt infrage gestellt werden. Ein Zusammenhang zwischen Vergangenheit und Zukunft besteht.	Kein kohärentes Bild der eigenen Person. Verschiedene Selbstaspekte stehen unverbunden nebeneinander, sind in ihrer Komplexität reduziert. Zu verschiedenen Zeiten treten unterschiedliche Selbstaspekte in den Vordergrund. Es bleibt unklar, woraus Verhalten und Erleben entstanden sind und wie sie sich in Zukunft entwickeln werden.	Fehlen eines kohärenten Selbstbildes. Stattdessen Fragmentierung, verzerrte oder klischeehafte Eigenschaftszuschreibungen. Die Identität kann in Ersatzbildungen untergebracht sein. Biografische Schilderungen wirken fantasiegeleitet. Zukunftsentwürfe sind nicht vorhanden oder wirken schwer nachvollziehbar.

Tabelle 12-11: Operationalisierung der Selbst-Objekt-Differenzierung (ST1.4), objektbezogenen Affektdifferenzierung (ST1.5) und integrierten Objektwahrnehmung (ST1.6).

1 Gut	2 Mäßig	3 Gering	4 Desintegriert
Selbst-Objekt-Differenzierung			
Affekte, Impulse und Gedanken können bezüglich der Zuordnung zum Selbst oder zu den Objekten sicher auseinandergehalten werden; Person kann sich sicher abgrenzen und von außen wahrnehmen. Andere werden als Personen mit eigenen Wünschen und Zielen erlebt.	Im Konfliktbereich ist die Zuordnung von Affekten, Impulsen und Gedanken bezogen auf das Selbst und die Objekte beeinträchtigt. Die distanzierte Wahrnehmung des anderen ist dauerhaft erschwert. Manchmal ist dann nicht mehr klar, von wem die Rede ist.	Selbst und Objekt sind oft konfundiert und werden miteinander verwechselt; dem Objekt werden die Affekte zugeschrieben, die für das Selbst unerträglich sind. Häufig sind unrealistische Zuschreibungen (projektive Identifizierungen) beobachtbar. Verschwimmen der Ich-Grenzen in engen Beziehungen.	Aufgrund anhaltender Fusion und Verdichtung von Selbst- und Objektaspekten wird das Objekt nicht als vom Selbst getrennt wahrgenommen; Auflösung der Ich-Grenzen. Alternativ Allmachtserleben und/oder vollständige Aufgabe der Objektbesetzung. Innen- und Außenwelt können nicht unterschieden werden.
Objektbezogenen Affektdifferenzierung			
Die affektive Innenwelt anderer kann zutreffend wahrgenommen sowie differenziert und lebendig geschildert werden. Affekte der Objekte können in einen Verstehenszusammenhang mit situativen Aspekten sowie mit deren Verhalten gebracht werden.	Konfliktbezogen werden Affekte anderer nur eingeschränkt wahrgenommen und in schwierigen Situationen zur Wahrung der Stabilität auch ausgeblendet. Kontextbezogenes Verstehen des Erlebens und Verhaltens anderer ist eingeengt, kann jedoch mithilfe der anderen gelockert werden.	Affekte anderer können nicht differenziert wahrgenommen und nur in groben Kategorien geschildert werden. Die Innenwelt anderer ist überwiegend unverständlich. Widersprüche zwischen zugeschriebenen Affekten und Verhalten können nicht integriert und aufgelöst werden.	Affekte anderer können meist gar nicht wahrgenommen und verstanden werden. Stattdessen werden anderen bedrohliche oder verheißungsvolle Affekte verzerrt zugeschrieben. Das Verhalten anderer wird realitätsfern interpretiert.
Integrierte Objektwahrnehmung			
Die Objektwahrnehmung ist kohärent. Unterschiedliche Seiten anderer Menschen können zu einem lebendigen und realistischen Bild integriert werden. Man kann sich die geschilderten Personen lebendig und interessant vorstellen. Durch Konflikte wird die Wahrnehmung des Gegenübers nicht beeinträchtigt, sie bleibt stabil.	Die Objektwahrnehmung ist kohärent, kann aber konfliktbedingt beeinträchtigt sein. Andere werden dann in ihrer Komplexität und Widersprüchlichkeit nicht wahrgenommen, sondern entsprechend den eigenen Wünschen erlebt. Schilderungen wirken dann einseitig und unvollständig; die Wahrnehmung des anderen ist beeinträchtigt und wird instabil.	Eine kohärente Objektwahrnehmung ist nicht möglich. Andere werden in Extremen erlebt, besonders gut oder schlecht. Widersprüche können nicht integriert werden. Die Beschreibung anderer ist oft nicht mehr nachvollziehbar. Das Verhalten anderer kann kaum situativ verstanden werden. Typisch ist ein Kippen von Idealisierung in Entwertung.	Die Objektwahrnehmung ist nicht kohärent. Andere werden schnell als aggressiv-verfolgend und bedrohlich oder idealisiert erlebt. Einzelne Eigenschaften stehen für das ganze Objekt. Eigene Ängste, Befürchtungen und Wünsche bestimmen die Wahrnehmung und Interpretation; der andere wird nicht mehr als sicher abgegrenztes Gegenüber erlebt.

Tabelle 12-12: Operationalisierung der Impulssteuerung (ST2.1), Affekttoleranz (ST2.2) und Selbstwertregulierung (ST2.3).

1 Gut	2 Mäßig	3 Gering	4 Desintegriert
Impulssteuerung			
Aggressive, sexuelle und orale Impulse und Wünsche können differenziert und abgestuft erlebt und gesteuert werden. Bedürfnisse können aufgeschoben, aber auch befriedigt werden. Kontrollverluste können in geringem Ausmaß auftreten und ertragen werden.	Impulse und Wünsche werden erlebt und zum Teil als quälend empfunden. Sie sind überwiegend durch Übersteuerung gehemmt. Bedürfnisse sind chronisch aufgeschoben oder ausgeblendet. Selten können Impulse durchbrechen, worauf mit Übersteuerung reagiert wird.	Andrängende Impulse und Wünsche können nicht reguliert werden (Untersteuerung). Aufschieben der Bedürfnisbefriedigung ist nicht möglich, allenfalls wird sie verleugnet. Selbst- und fremdgefährdende Handlungen, die als Versagen erlebt werden. Realitätsferne Überzeugungen können zeitweise der Steuerung dienen.	Regulationsfähigkeit der Impulse ist aufgehoben oder u.U. an realitätsferne und/oder bizarre Überzeugungen gekoppelt. Bedürfnisse können unter Aufgabe der Realität direkt in Handlung umgesetzt werden. Kontrollverluste mit schwerster Selbst- und Fremdschädigung. Alternativ völliges Fehlen von Impulsen und Wünschen.
Affekttoleranz			
Affekte können situationsangemessen erlebt werden. Spontane angemessene Strategien des Gegensteuerns und Ausgleichens sind verfügbar. Ambivalente Affekte können erlebt und ertragen werden.	Affekte werden eingeschränkt erlebt. Heftige und (negative) Affekte können schlecht ertragen werden und werden übersteuernd reguliert. Das Erleben ambivalenter Affekte ist in belastenden Situationen typischerweise unterdrückt.	Affekte überfluten häufig und lösen impulsives Verhalten oder Rückzug aus; alternativ werden sie ignoriert. Gegenregulation ist üblicherweise nur dysfunktional möglich. Ambivalente Affekte können nicht erlebt werden.	Heftige reflektorische Gegenhandlungen bereits bei minimaler Affektintensität. Ambivalenz tritt nicht auf, nur noch Ambitendenzen. Häufig Überflutung durch undifferenzierte Affekte. Alternativ können Affekte völlig abgeschaltet sein.
Selbstwertregulierung			
Selbstwertgefühl kann mit realistischen Einschränkungen aufrechterhalten bzw. schnell wiedererlangt werden.	Selbstwertgefühl ist störbar, was sich in Empfindlichkeit, Selbstüberhöhung oder -entwertung, -bestrafung, Rückzug äußert. Es bedarf der Bestätigung durch andere.	Selbstwertgefühl ist sehr fragil, was sich in großer Kränkbarkeit, unrealistischen Größenvorstellungen, Scham, Ekel vor sich selbst, Entwertung anderer, Beziehungsabbrüchen und einer Unfähigkeit, eigene Grenzen zu akzeptieren, zeigt.	Selbstwertgefühl ist ersetzt durch ein inneres unrealistisches System der Wertsteuerung. Grandiosität oder generelles Selbstunwertgefühl können die Folge sein oder sich auch abwechseln.

Tabelle 12-13: Operationalisierung von Beziehungen schützen (ST2.4), Antizipation (ST2.5) und Interessenausgleich (ST2.6).

1 Gut	2 Mäßig	3 Gering	4 Desintegriert
Beziehungen schützen			
Die anderen werden unabhängig von der eigenen aktuellen Bedürfnislage beachtet. Auch bei Interessenkonflikten Aufrechterhaltung der Identifikation mit der Beziehung und konstruktive Bemühungen um Reparation.	Andere können in konflikthaften Bereichen nicht als eigenständige Personen unabhängig vom Selbst beachtet werden. Sie erfüllen eine Funktion für die Regulation der eigenen inneren Konflikte. An die Stelle von aktivem Bemühen tritt in umschriebenen Bereichen ein Hinnehmen eines Mangels an Nähe und Bezogenheit.	Andere können nur in Abhängigkeit von der eigenen Person und eigenen Bedürfnissen erlebt werden. Beziehungen können mitunter langfristig erhalten werden; dies geschieht dann entweder unter weitgehender Aussparung gemeinsamen Erlebens oder durch verschmelzende Nähe nach stürmischen Krisen (On-off-Beziehung).	Andere sind entweder eine Extension des Selbst oder nicht existent. Die Fähigkeit, Beziehungen zu schützen, ist weitgehend verloren bzw. nur in eigenweltlichen Fantasien möglich. Das Erleben der Beziehung ist stark von überwertig und existenziellen Vorstellungen bestimmt. Drastische hochgradig destruktive Handlungen zum „Schutz“ von Beziehungen.
Antizipation			
Die Folgen des eigenen Handelns können antizipiert werden. Dies beeinflusst das eigene Handeln in konstruktiver Weise. Die eigene Position kann aus verschiedenen Blickwinkeln gesehen werden; Einfühlung in die Perspektive der anderen flexibilisiert das Beziehungshandeln.	Die Antizipation der Folgen des eigenen Handelns ist durch innere Konflikte eingeschränkt oder verzerrt. Im Bereich neurotischer Konflikte ist die Möglichkeit zur Perspektivübernahme eingeschränkt; dies engt die Bezogenheit des eigenen Handelns auf andere ein.	Antizipation der Folgen des eigenen Handelns ist kaum möglich. Die Reaktionen anderer auf das eigene Tun werden oft als überraschend erlebt. Perspektivübernahme findet kaum statt, allenfalls unter Verzerrungen und Fehldeutungen. Das Handeln in Beziehungen ist häufig dysfunktional.	Antizipation der Folgen des eigenen Handelns ist durch innere Überzeugungen gesteuert, die bizarr sein können. Diese ersetzen eine Perspektivübernahme und determinieren das Beziehungshandeln. Alternativ desorganisiertes oder autistisches Beziehungsverhalten.
Interessenausgleich			
In Beziehungen können Interessen aufrechterhalten und andere angemessen berücksichtigt werden. Stabile verinnerlichten Werthaltungen. Achtung der Bedürfnisse sowie der psychischen und körperlichen Integrität anderer. Dem Wertesystem kann flexibel und situationsangemessen gefolgt werden. Handlungen, die dem Wertesystem zuwiderlaufen, werden schuldhaft erlebt.	Es stehen dauerhaft die eigenen oder die anderen Interessen im Vordergrund; Schwierigkeiten beim Interessenausgleich. Verinnerlichte Werthaltungen sind rigide. Insbesondere bei Konflikten ist ein flexibler, situationsangemessener Umgang mit den Werten nicht mehr möglich. „Fehlverhalten“, aber auch bereits Wünsche und Vorstellungen lösen intensives übermäßiges Schulderleben aus.	Die Beziehung ist geprägt durch das Gefühl der Bedrohtheit eigener Interessen und fehlender Vorstellung von den Interessen der anderen. Verinnerlichte, hochidealisierte und unflexible Werthaltungen existieren, sind jedoch nicht sicher und stabil verankert; immer wieder Handlungen im Widerspruch zum eigenen Wertsystem. Schulderleben kann sowohl extensiv-vernichtend als auch weitgehend ausgeschaltet sein.	Eigene oder andere Interessen werden einem inneren System folgend ungeachtet der interpersonellen Realität verfolgt oder verleugnet. Ein stabiles inneres Wertesystem existiert nicht oder es ist bizarr ausgestaltet. Verletzen Wünsche, Impulse und Verhalten das Wertesystem, kommt es zu starkem Scham- und Schulderleben, das Selbst- oder Fremddestruktion auslösen kann. Alternativ können Scham-, Schuld- und Reuegefühle völlig fehlen.

Tabelle 12-14: Operationalisierung der Erlebensmöglichkeiten (ST3.1), Interpersonalität (ST3.2) und Mechanismen (ST3.3).

1 Gut	2 Mäßig	3 Gering	4 Desintegriert
Erlebensmöglichkeiten			
Belastende innere und äußere Vorgänge können wahrgenommen und bewältigt werden. Lebens- und Erlebensmöglichkeiten bleiben in vollem Umfang erhalten.	Bestimmte Lebens- und Erlebensbereiche werden für die Wahrung der inneren Stabilität aufgegeben. Belastende Prozesse werden dann nicht mehr bewusst wahrgenommen und können nicht adaptiv bewältigt werden.	Stabilisierung gelingt nur durch Ausschluss weiter Bereiche des Erlebens und meist nur kurzfristig. Innere und äußere Vorgänge können bedrohlich verfolgenden oder verschmelzenden Charakter erhalten.	Stabilisierung ist nur auf sehr begrenzten „Erlebnisinseln“ und/oder mit Realitätsverzerrung bzw. -umdeutung möglich. Es kommt zu Zusammenbrüchen der Abwehr mit Überflutung durch belastende Erlebnisinhalte und impulsiven Reaktionen.
Interpersonalität			
Intrapsychische flexible Abwehr steht grundsätzlich zur Verfügung. Interpersonelle Mechanismen sind allenfalls adaptiv vorhanden, wobei sie Erlebensmöglichkeiten erweitern können. (Soziale) Realität kann adäquat wahrgenommen werden.	Die Abwehr ist meist intrapsychisch aber rigide. Belastungen können zu einem zeitlich begrenzten Einsatz interpersoneller Mechanismen und verzerrter (sozialer) Realitätswahrnehmung führen, die Beziehungen deutlich belasten können.	Es dominiert die interpersonelle Abwehr, die die Beziehungen schwer belastet. Belastungen können kaum intrapsychisch bewältigt werden. Abwehr ist instabil und wechselhaft (dysfunktionale Flexibilität) oder aber arretiert. Die (soziale) Realität wird überwiegend verzerrt wahrgenommen und auch umkonstruiert.	Intrapsychische, reife Abwehrprozesse gehen verloren, auch interpersonelle Abwehr führt kaum noch zu Stabilisierung. Interpersonelle Realität ist meist nicht mehr zugänglich. Drastischer Schutz vor oder Flucht in realitätsferne Beziehungskonstrukte.
Mechanismen			
Vorherrschen reifer Abwehrmechanismen mit guter Adaptivität, wie Sublimierung oder Humor. Abwehr schafft eher Erlebnismöglichkeiten als dass diese durch die Abwehr verloren gehen.	Relativ reife Abwehr, deren Adaptivität aber dauerhaft eingeschränkt ist, z. B. chronische Verdrängung, Reaktionsbildung, Wendung gegen das Selbst, Intellektualisierung, Affektisolierung.	Es treten überwiegend dysfunktionale und unreife Mechanismen auf. Typischerweise Spaltung, Idealisierung, Entwertung und projektive Identifikation.	Die Vorstellungswelt ist bedroht durch Fragmentierungen, Desymbolisierung, Konkretismus, autistischen Rückzug, und/oder bizarre interpersonelle Abwehr.

Tabelle 12-15: Operationalisierung von Affekte und Fantasien erleben (ST4.1), lustvollem Erleben (ST4.2) und Körperselbst (ST4.3).

1 Gut	2 Mäßig	3 Gering	4 Desintegriert
Affekte und Fantasien erleben			
Affekte können in ihrer Vielfältigkeit zugelassen und erlebt werden; ein lebendiges Erleben ist möglich. Es bestehen ein Gefühl der Lebendigkeit und ein spielerischer, neugieriger Kontakt zur eigenen Innenwelt. Die inneren Erlebnisräume können durch Fantasien erweitert werden. Dadurch können kreative Lösungen entwickelt werden.	Affekte werden eingeschränkt erlebt und normativ dargestellt. Zugang zu inneren Prozessen, Neugier und Lebendigkeit ist nur begrenzt vorhanden; Angst vor Kontrollverlust. Eingeschränkte Fantasietätigkeit; nur selten werden dadurch innere Erlebnisräume erweitert. Zur Wahrung der Stabilität werden sie oft vermieden und abgewehrt. Kreative Lösungen werden zugunsten „sicherer" Alternativen zurückgestellt.	Einseitige, negative oder positive Affekte (Panik, Wut, Ekel, Verachtung Ekstase) drängen sich auf und okkupieren anhaltend das innere Erleben. Die Innenwelten sind zunehmend bedrohlich gefärbt. Es kommt zu Überflutungen, Angst und Unbehagen. Die Fantasien sind dramatisch und bedrohlich oder entrückt bis hin zu quälender innerer Leere. Die Lösungen sind eher vermeidend oder destruktiv.	Es dominieren einzelne Affekte, die wechseln können oder anhaltende Gefühllosigkeit. Kontakt zu inneren emotionalen Prozessen wird blockiert oder massiv bedrohlich bzw. verlockend erlebt. Realität und Fantasien können nicht unterschieden werden. Fantasien können massive Ängste und Entgrenzungserleben mobilisieren oder werden bizarr ausgestaltet. Kreative Lösungen nur unter Aufgabe der Realität.
Lustvolles Erleben			
Der eigene Körper kann lustvoll erfahren werden. Erotik und sexuelle Erregung können (alleine oder mit einem Partner) befriedigend erlebt werden. Sinnliches, geistiges, kulturelles, kulinarisches oder Naturerleben können als lustvoll und bereichernd erfahren werden.	Das lustvolle Erleben des eigenen Körpers, von Erotik und Sexualität ist rigide und normativ begrenzt. Auch das nicht sexuelle Genießen ist in seiner Intensität, Spontaneität und Expansivität eingeschränkt, kann aber in vorgegebenen Strukturen mit sublimatorischer Konnotation durchaus befriedigend stattfinden.	Körper, Erotik und Sexualität können nicht lustvoll erlebt werden und bleiben unlebendig oder das Erleben gestaltet sich sehr intensiv und überflutend. Es können heftige Affekte von Ekel, Enttäuschung, Wut oder Verschmelzungsangst auftreten. Nicht sexuelle Genüsse werden entweder rauschhaft, z.T. auch bedrohlich erlebt oder bleiben unzugänglich.	Körpererleben und Sexualität intensiv drängend und schnell bedrohlich; Ängste vor Selbstverlust und/oder destruktive Fantasien und Impulse. Alternativ wird interpersonelle Lust wegen massiver Ängste vor Nähe und Intimität vermieden bis hin zu genereller Anhedonie. Auch die nicht sexuelle Genussfähigkeit ist extrem exzessiv oder entleert.
Körperselbst			
Der eigene Körper wird als belebt, positiv sowie als Ganzheit und zu sich gehörig erlebt. Die Aufmerksamkeit auf den Körper wechselt situationsadäquat und es besteht ein angemessen selbstfürsorglicher Umgang mit dem eigenen Körper.	Der Körper kann manchmal als wenig belebt und als Last empfunden werden. Dabei wird er als Ganzheit erlebt, es kann jedoch kurzfristig ein Fremdheitserleben auftreten. Die Aufmerksamkeitsfokussierung auf körperliche Prozesse kann längere Zeit anhalten. Gelegentlich wird der Körper vernachlässigt.	Der Körper wird immer wieder als eingefroren, belastend, fragmentiert oder fremd erlebt; das Körpererleben kann aber auch überhöht lebendig sein. Leicht entstehen Fixierungen auf körperliche Dysfunktionen. Der Körper wird vernachlässigt oder – oft schädigend – zum Gegenstand diverser Manipulationen gemacht.	Der Körper wird als abgestorben, fragmentiert oder auch fremdbeeinflusst empfunden. Starre Aufmerksamkeitsfokussierung auf veränderte, oft negative Körperaspekte. Die Verbindung zwischen Psyche und Soma scheint weitgehend verloren gegangen. Der Körper kann massiv geschädigt oder vernachlässigt werden, wofür oft jegliche Wahrnehmung fehlt.

Tabelle 12-16: Operationalisierung der emotionalen Kontaktaufnahme (ST4.4), Intimität (ST4.5) und Empathie (ST4.6).

1 Gut	2 Mäßig	3 Gering	4 Desintegriert
Emotionale Kontaktaufnahme			
Die Person verfügt über die Fähigkeit zu lebendiger Kontaktaufnahme. Durch affektive Beteiligung ist die Kommunikation belebend, interessant und fruchtbar. Konflikte werden moderiert und authentisch ausgetragen, sie beeinträchtigen die Kommunikation nicht anhaltend.	Die Suche nach Kontakt ist spürbar, die Kontaktaufnahme ist gleichwohl gehemmt. Eine reduzierte Affektexpression macht es schwer, sich lebendig mitzuteilen. Die Kommunikation ist aufgrund einer höheren Empfindlichkeit (z.B. defensiv-retentives, forderndes, vorwurfsvolles Verhalten) mühsam.	Vermeidung der Kontaktaufnahme oder drängendes distanzloses Kontaktverhalten. Die schnell wechselnde oder arretierte Stimmungslage kann beim Gegenüber Verwirrung, Leere, Distanz, das Gefühl von Als-ob, Mangel an Bezogenheit sowie Wechsel zwischen Überengagement und Resignation erzeugen.	Kontaktaufnahme ist nicht möglich oder folgt stereotypen Mustern bzw. kann parathym sein. Affekte werden leicht mobilisiert, können aber nicht kontrolliert und symbolisiert werden; diffuse Erregung und Sprengung des Rahmens; alternativ leblos und eingemauert. Im Gegenüber entstehen Gefühle, isoliert oder hochgradig einbezogen zu sein.
Intimität			
Zärtliche Gefühle und sexuelle Nähe können gleichzeitig hergestellt und toleriert werden. Abhängigkeit kann befriedigend erlebt werden. Eine innige emotionale Verbundenheit zu anderen kann aufrechterhalten werden. Geben und Nehmen können aufeinander abgestimmt werden; lebendiges und flexibles Sich-einander-Öffnen und -Anvertrauen.	Zärtliche Gefühle und Sexualität können verbunden werden, allerdings sind die einen oder anderen eingeschränkt. Angst vor Verletzung in intimen Beziehungen. Abhängigkeit wird vermieden oder es findet ein Anklammern statt. Ein flexibles Geben und Nehmen ist jedoch nur eingeschränkt möglich; es steht das eine oder das andere im Vordergrund. Es besteht die Tendenz, unflexibel Wege und Grenzen der Intimität zu definieren.	Spaltung in entsexualisierte Liebesbeziehung und sexuelle Aktivität ohne emotionales Engagement. Das Zusammentreffen von Intimität und emotionaler Nähe führt zu Überflutung, Gefühl des Selbstverlusts und von impulsivem Handeln. Abhängigkeit kann nicht längerfristig toleriert werden. Es dominiert das eigene Erleben der Intimität; alternativ Unterwerfung und Selbstaufgabe. Intime Details werden misstrauisch verborgen oder, einseitig und impulsiv offenbart.	Intimität kann nicht gelebt werden. Nähe führt zu Verschmelzung und Selbstverlust, oder der andere wird als Ding genutzt und kontrolliert. Abhängigkeit wird radikal vermieden oder in symbiotischen Arrangements agiert. Die Wahrnehmung eines abgegrenzten Gegenübers ist unmöglich. Das Erleben des Objekts wird ignoriert oder Subjekt und Objekt sind verschmolzen. Ein Sich-einander-Öffnen ist nicht möglich.
Empathie			
Der Wunsch und die Fähigkeit, sich in andere einzufühlen, prägen die Kommunikation. Anteilnahme und Identifikation mit der inneren Welt des anderen sind gut möglich. Das emotionale Verstehen kann dem Gegenüber in anteilnehmender Weise kommuniziert werden.	Die Einfühlung in andere ist konfliktbedingt erschwert. Anteilnahme und Identifikation mit dem anderen sind unter dem Druck eigener Wünsche und Befürchtungen eingeschränkt. Es fällt immer wieder schwer, das Verstehen dem Gegenüber mitzuteilen.	Die Erlebniswelt anderer kann schlecht nachempfunden werden. Identifikation mit dem anderen ist kaum möglich. Ein übersteigert sensitives Verstehen kann möglich sein, bleibt jedoch immer an eigene Wünsche und Ängste geknüpft. Zumeist handelt es sich nicht um ein wirkliches anteilnehmendes Verstehen.	Die Einfühlung in andere ist nicht möglich oder führt zu symbiotischen Zuständen. Das Erleben des anderen wird von massiven Zuschreibungen bestimmt. Statt Identifikation oft Verschmelzung. Alternativ keine Vorstellung von psychischen Innenwelten anderer; Kommunikation entemotionalisiert, funktionalisierend oder konkretistisch.

Tabelle 12-17: Operationalisierung der Internalisierung (ST5.1), von Introjekte nutzen (ST5.2) und der Variabilität (ST5.3).

1 Gut	2 Mäßig	3 Gering	4 Desintegriert
Internalisierung			
Die Fähigkeit, emotionale stabile innere Bilder von wichtigen Menschen zu entwerfen und aufrechtzuerhalten, ist durchgängig gegeben. Zentrale Angst ist es, die Liebe des Objekts zu verlieren.	Die Fähigkeit, stabile innere Bilder von wichtigen Personen zu entwerfen und so von ihrer äußeren Präsenz unabhängiger zu sein, ist erschwert: Innere Bilder können nach kürzerer Zeit oder in konflikthaften Situationen in ihrer Differenziertheit verblassen oder eingeschränkt sein. Zentrale Angst ist es, das wichtige, stützende, steuernde Objekt zu verlieren.	Die Beziehungen zu anderen Menschen hinterlassen kaum positive innere Bilder. Sind diese vorhanden, so sind sie einseitig idealisiert. Es überwiegen aversive Objektvorstellungen. Zentrale Angst ist es, durch die Objekte beschädigt zu werden.	Das Fehlen von konstanten Bildern anderer kann zu innerer Leere führen oder durch innere, magisch anmutende Welten ersetzt werden. Die inneren (Teil-)Objekte können bizarr, unheimlich, verführerisch oder auch leblos sein. Teilaspekte können für die ganze Person stehen. Die zentrale Angst betrifft die Vernichtung von Selbst und Identität.
Introjekte nutzen			
Mithilfe internalisierter guter Beziehungserfahrungen ist es möglich, sich in schwierigen Situationen auf die verinnerlichten Objekte zu beziehen, für sich zu sorgen, sich zu beruhigen und für sich einzustehen. Mit sich selbst allein zu sein kann gut toleriert und über längere Zeit hinweg auch genossen werden.	Die inneren Objekte sind eher antreibend, kritisierend, fordernd oder vernachlässigend. Es fällt schwer, für sich einzustehen, sich zu beruhigen. Ein entlastender „innerer Dialog" mit den Objekten ist meist nicht möglich. Alleinsein kann toleriert werden, wird jedoch konfliktabhängig als Belastung oder Entlastung erlebt.	Die inneren Objekte sind eher aversiv oder übererregend und können nicht genutzt werden. Ein „innerer Dialog" entwirft entweder realitätsfern ideale oder quälende Bilder. Alleinsein ist Überlebensform oder bekommt eine bedrohliche Qualität; impulsives Handeln im Sinne von Selbstschädigung oder Sexualisierung von Beziehungslosigkeit.	Ausgeliefertsein an innere Teilobjekte, die eine überwiegend autonome Form gewonnen haben. Dies kann zu heftiger Erregung und typischerweise zu völlig realitätsfernen inneren Gewissheiten führen. Mit sich selbst allein zu sein wird entweder nicht toleriert oder aber es erhält durch Verleugnung der Realität eine fantastische Qualität.
Variabilität			
Innere Bilder wichtiger anderer sind unterschiedlich und vielfältig. Je nach Gegenüber und Situation variieren die Beziehungen hinsichtlich Intensität, Qualität, Nähe und Inhalten, die geteilt werden. Es ist gut möglich, unterschiedliche Beziehungen zu verschiedenen Menschen zugleich zu repräsentieren; triadische Beziehungen können unterhalten werden.	Wichtige andere werden weniger differenziert repräsentiert, die inneren Bilder ähneln sich eher. Auch die Qualität und Intensität der Beziehungen sind weniger vielfältig und eher dyadisch. Rivalität wird in Beziehungen nach Möglichkeit vermieden oder steht konfliktbedingt im Fokus der Aufmerksamkeit. Bestehende triadische Beziehungen sind leicht störbar.	Beziehungen erscheinen funktionalisiert – es wird vom anderen sehr oft nur das wahrgenommen, was in Bezug auf das Selbst bedeutsam ist. Die inneren Bilder anderer sind oft kaum zu unterscheiden und sind durch Spaltungen oder Fragmentierungen gekennzeichnet. Triadische Beziehungen können nicht repräsentiert werden.	Die inneren Bilder von anderen orientieren sich an eigenen Fantasien, sind bedrohlich oder verheißungsvoll, wenig Realitätsbezug. Bindungen existieren überwiegend zu den fantasierten anderen, Realbeziehungen irritieren und bedrohen, sind rein funktional oder werden vermieden. Triadische Beziehungen scheinen nicht zu existieren.

Tabelle 12-18: Operationalisierung der Bindungsfähigkeit (ST5.4), des Vertrauens (ST5.5) und von Bindung lösen (ST5.6).

1 Gut	2 Mäßig	3 Gering	4 Desintegriert
Bindungsfähigkeit			
Andere haben emotionale Bedeutung; es bestehen die Fähigkeit und der Wunsch, sich an sie zu binden. Beziehungen werden aktiv geschützt, Nähe situationsgerecht flexibel gestaltet. Die aus der emotionalen Bedeutsamkeit resultierenden Abhängigkeitsgefühle können gut toleriert und genossen werden.	Bindungen und dauerhafte Beziehungen sind meist möglich, Abhängigkeit und Nähe können jedoch oft nicht genossen und flexibel gestaltet werden. Stattdessen ist die emotionale Bedeutung des wichtigen anderen entweder überhöht oder wird vermieden. Beziehungen sind konflikthaft oder aber z.T. emotional entleert.	Dauerhafte Objektbezogenheit kann nicht aufrechterhalten werden. Abhängigkeit wird entweder ganz vermieden oder sehr intensiv erlebt, was bedrohlich wird und zu forcierter Distanzierung führen kann (On-off-Beziehung). Instabile, dramatische Beziehungen können lange bestehen; alternativ häufig wechselnde Beziehungen oder chronische Isolation.	Abhängigkeit kann nicht toleriert werden. Wenn Beziehungen für kurze Zeit bestehen, sind sie entweder funktionalisiert oder symbioseartig, wobei andere wie ein Ding besessen und dysfunktional, mitunter aggressiv kontrolliert werden. Alternativ kommt es zu vollständiger Unterwerfung. Der andere ist dabei weniger eine reale Person als ein mächtiges fantasiertes inneres Objekt.
Vertrauen			
Es besteht ein sicheres Grundvertrauen in andere Menschen. Anderen wird in angemessener Weise Glauben geschenkt; andere Menschen können als gute Objekte in Anspruch genommen werden.	Das Vertrauen in andere ist eingeschränkt; alternativ kann unkritisches Vertrauen in andere bestehen. Bestimmt durch innere Konfliktthemen kann u.U. auch bei innerer Bedürftigkeit nur schwer Unterstützung gefunden und angenommen werden.	Hilfe anderer wird reflektorisch, misstrauisch oder aggressiv zurückgewiesen. Kein sicheres Vertrauen in andere und keine Vorstellung davon, dass andere ohne Hintergedanken hilfreich sein könnten. Alternativ dysfunktionales Vertrauen und ein Sich-dem-anderen-Ausliefern.	Hilfe wird mit Zerstörung und/oder Bemächtigung gleichgesetzt. Hilfe kann nur noch von fantasierten allmächtigen Figuren erwartet werden oder ist unvorstellbar. Möglich ist auch die Identifikation mit einem allmächtigen Retter, dem man sich bedingungslos ausliefern kann.
Bindung lösen			
Trennungen können mit einem angemessenen Gefühl von Trauer toleriert, herbeigeführt und bewältigt werden. Die affektive Besetzung vom verlorenen Objekt kann abgezogen werden, wobei ein angemessen positives inneres Bild erhalten bleiben kann. Dadurch entsteht eine innere Freiheit für neue Bindungen.	Abschiede werden übergangen oder es findet ein Anklammern statt, um befürchtete Verluste zu vermeiden. Daher mitunter Verharren in konflikthaften Beziehungen. Nach Trennungen kann die affektive Besetzung lange nicht abgezogen werden, positive innere Bilder werden nach einer Trennung abgewehrt. Neue Beziehungen können dadurch belastet werden.	Die inneren Erfahrungen der Loslösung und des Abschiednehmens unter Trauer sind nicht möglich; reale Trennungen lösen gleichwohl häufig Symptombildung oder kompensatorisch-impulshafte Handlungen aus. Die affektive Besetzung kann nicht vom verlorenen Objekt abgezogen werden; innere Objekte werden zerstört oder idealisiert aufrechterhalten.	Bei Trennungen wird in keiner Weise auf den Verlust reagiert, sondern die Hinwendung zu inneren, fantasierten Welten erhöht. Sichtbare emotionale Reaktionen bleiben meist aus; die Abwendung von der Realität wird aber oft massiv verstärkt. Alternativ wird das innere Objekt zerstört, u.U. kann es zu Zerstörung des realen Objekts und/oder Suizidalität kommen.

Literaturverzeichnis

Abraham, K. (1925). Psychoanalytische Studien zur Charakterbildung. *Internationale Psychoanalytische Bibliothek, 16*, 1–64.

Adler, A. (1907). *Studie über die Minderwertigkeit von Organen*. Urban & Schwarzenberg.

Ainsworth, M., Blehar, E., Waters, E. & Wall, S. (1978). *Patterns of attachment: A psychological study of the strange situation*. Erlbaum. https://doi.org/10.1037/t28248-000

Albani, C., Blaser, G., Körner, A., König, S., Marschke, F., Geissler, I., Geyer, M., Pokorny, D., Staats, H., Benninghofen, D., Dahlbender, R., Cierpka, M. & Kächele, H. (2002). Zum Zusammenhang zwischen der Valenz von Beziehungserfahrungen und der Schwere der psychischen Beeinträchtigung. *Psychotherapie, Psychosomatik, Medizinische Psychologie, 52*(6), 282–285.

Albrecht, R., Löwe, B., A Brünahl, C. & Riegel, B. (2015). Chronische Unterbauchschmerzen und Persönlichkeit - Zusammenhänge zwischen körperlichen Beschwerden und psychischer Struktur [Chronic Pelvic Pain Syndrome and personality – Association of somatic symptoms and psychic structure]. *PPmP – Psychotherapie, Psychosomatik, Medizinische Psychologie, 65*(11), 418–425. https://doi.org/10.1055/s-0035-1554692

American Psychiatric Association. (2013). *Diagnostic and Statistical Manual of Mental Disorders (DSM-5)*. American Psychiatric Publishing. https://doi.org/10.1176/appi.books.9780890425596

American Psychiatric Association. (2015). *Diagnostisches und Statistisches Manual Psychischer Störungen DSM-5*. Hogrefe.

Arbeitskreis OPD. (1996). *Operationalisierte Psychodynamische Diagnostik. Grundlagen und Manual*. Huber.

Arbeitskreis OPD. (2006). *Operationalisierte Psychodynamische Diagnostik OPD-2. Das Manual für Diagnostik und Therapieplanung*. Huber.

Arbeitskreis OPD – Abhängigkeitserkrankungen. (2013). *OPD-2 Modul Abhängigkeitserkrankungen: Das Diagnostik-Manual*. Huber.

Arbeitskreis OPD-KJ. (2013). *OPD-KJ-2 – Operationalisierte Psychodynamische Diagnostik im Kindes- und Jugendalter: Grundlagen und Manual*. Huber.

Argelander, H. (1970). *Das Erstinterview in der Psychotherapie*. Wissenschaftliche Buchgesellschaft.

Bach, B. & Simonsen, S. (2021). How does level of personality functioning inform clinical management and treatment? Implications for ICD-11 classification of personality disorder severity. *Curr Opin Psychiatry, 34*(1), 54–63. https://doi.org/10.1097/YCO.0000000000000658

Baie, L., Hucklenbroich, K., Hampel, N., Ehrenthal, J. C., Heuft, G. & Burgmer, M. (2020). Steht das strukturelle Integrationsniveau nach OPD-2 in Zusammenhang mit der Symptomschwere einer Posttraumatischen Belastungsstörung (PTBS)? – Eine Kohortenstudie bei Patienten einer Trauma-Ambulanz [Level of personality functioning (OPD-2) and the symptom severity of posttraumatic stress disorder – a cohort study]. *Zeitschrift fur Psychosomatische Medizin und Psychotherapie, 66*(1), 5–19. https://doi.org/10.13109/zptm.2020.66.1.5

Bales, R. F. & Cohen, S. P. (1982). *Ein System für die mehrstufige Beobachtung von Gruppen*. Klett-Cotta.

Balint, M. (Hrsg.). (1966). *Die Urformen der Liebe und die Technik der Psychoanalyse*. Klett.

Balint, M. & Balint, E. (1961). *Psychotherapeutic techniques in medicine*. Travistock.

Bandura, A. (1977). Self-efficacy: Toward a unifying theory of behavioral change. *Psychological Review, 84*, 191–215. https://doi.org/10.1037/0033-295X.84.2.191

Bandura, A. (1997). *Self-efficacy: The exercise of control*. Freeman.

Barnow, S. (2012). Emotionsregulation und Psychopathologie. Ein Überblick. *Psychologische Rundschau, 63*(2), 111–124. https://doi.org/10.1026/0033-3042/a000119

Barnow, S. (Hrsg.). (2020). *Handbuch Emotionsregulation – Zwischen psychischer Gesundheit und Psychopathologie*. Springer. https://doi.org/10.1007/978-3-662-60280-5

Barrett, K.C. (2005). The origins of social emotions and self-regulation in toddlerhood. *Cognition and Emotion, 19*, 953–979. https://doi.org/10.1080/02699930500172515

Bassler, M., Köllner, V., Paar, G., Grohmann, S. & Rüddel, H. (2017). Psychosomatische Rehabilitation. In *Uexküll, Psychosomatische Medizin* (S. 561–568). Elsevier. https://doi.org/10.1016/B978-3-437-21833-0.00052-8

Bateman, A. & Fonagy, P. (2008). *Psychotherapie der Borderline-Persönlichkeitsstörung. Ein mentalisierungsgestützes Behandlungskonzept*. Psychosozial-Verlag.

Beesedo-Baum, K., Zaudig, M., Wittchen, H.-U. (Hrsg.). (2019a). *Strukturiertes Klinisches Interview für DSM-5-Störungen – Klinische Version (SCID-5-CV)*. Hogrefe. https://doi.org/10.1026//0084-5345.28.1.68

Beesedo-Baum, K., Zaudig, M., Wittchen, H.-U. (Hrsg.). (2019b). *Strukturiertes Klinisches Interview für DSM-5 – Persönlichkeitsstörungen (SCID-5-PD)*. Hogrefe.

Belke, D.R. & Landoll, S.L. (2000). Striving for a consistent life story: Cognitive reactions to autobiographical memories. *Social Cognition, 18*(3), 292–318. https://doi.org/10.1521/soco.2000.18.3.292

Bellak, L. & Goldsmith, L.A. (Eds.). (1984). *The broad scope of ego function assessment*. Wiley.

Bellak, L. & Hurvich, M. (1969). Systematic study of ego functions. *Journal of Nervous and Mental Disease, 148*, 569–585. https://doi.org/10.1097/00005053-196906000-00001

Bellak, L., Hurvich, M. & Gediman, H.K. (1973). *Ego functions in schizophrenics, neurotics and normals*. Wiley.

Benecke, C. (2014). *Klinische Psychologie und Psychotherapie: Ein integratives Lehrbuch*. Kohlhammer.

Benecke, C. (2018). *Negative Affekte in der Psychotherapie*. Kohlhammer.

Benecke, C., Bock, A., Wieser, E., Tschiesner, R., Lochmann, M., Küspert, F., Schorn, R., Viertler, B. & Steinmayr-Gensluckner, M. (2011). Reliabilität und Validität der OPD-KJ-Achsen Struktur und Konflikt. *Praxis der Kinderpsychologie und Kinderpsychiatrie, 60*, 60–73. https://doi.org/10.13109/prkk.2011.60.1.60

Benecke, C. & Brauner, F. (2017). *Motivation und Emotion. Psychologische und psychoanalytische Perspektiven*. Kohlhammer.

Benecke, C., Koschier, A., Peham, D., Bock, A., Dahlbender, R., Biebl, W. & Doering, S. (2009). Erste Ergebnisse zu Reliabilität und Validität der OPD-2 Strukturachse. *Zeitschrift für Psychosomatische Medizin und Psychotherapie, 55*, 84–96. https://doi.org/10.13109/zptm.2009.55.1.84

Benecke, C. & Möller, H. (2019). OPD-basierte Diagnostik im Coaching. In A. Ryba & G. Roth (Hrsg.), *Coaching und Beratung in der Praxis: Ein neurowissenschaftlich fundiertes Integrationsmodell* (S. 127–147). Klett-Cotta.

Benecke, C. & Schauenburg, H. (2020). Psychodynamik und Operationalisierung. *Psychodynamische Psychotherapie, 19*(1), 36–48. https://doi.org/10.21706/pdp-19-1-36

Benecke, C. & Staats, H. (2016). *Psychoanalyse der Angststörungen. Modelle und Therapien*. Kohlhammer.

Benecke, C., Henkel, M., Doering, S., Jakobsen, T., Stasch, M., Dahlbender, R., Alhabbo, S. & Zimmermann, J. (2018). Der OPD-Konfliktfragebogen [The OPD conflict questionnaire]. *Zeitschrift für Psychosomatische Medizin und Psychotherapie, 64*(4), 380–393. https://doi.org/10.13109/zptm.2018.64.4.380

Benjamin, L.S. (1974). Structural analysis of social behaviour. *Psychological Review, 81*, 392–425. https://doi.org/10.1037/h0037024

Benjamin, L.S. (1993). *Interpersonal diagnosis and treatment of personality disorders*. Guilford.

Benjamin, L.S. (1996) *Die interpersonelle Diagnose und Behandlung von Persönlichkeitsstörungen. CIP-Medien (2001)*. München.

Benjamin, L.S., Rothweiler, J.C. & Critchfield, K.L. (2006). The use of Structural Analysis of Social Behaviour (SASB) as an assessment tool. *Annual Review of Clinical Psychology, 2*, 83–109. https://doi.org/10.1146/annurev.clinpsy.2.022305.095337

Berens, S., Schaefert, R., Ehrenthal, J.C., Baumeister, D., Eich, W. & Tesarz, J. (2021). Different dimensions of affective processing in patients with irritable bowel syndrome: A multi-center cross-sectional study. *Frontiers in Psychology, 12*, 625381. https://doi.org/10.3389/fpsyg.2021.625381

Bettighofer, S. (1998). *Übertragung und Gegenübertragung im therapeutischen Prozeß*. Kohlhammer.

BfArM: *Klassifikationen*. URL: https://www.bfarm.de/DE/Kodiersysteme/Klassifikationen/_node.html (Aufruf am 05.08.2022).

Bion, W. (1961). *Erfahrung in Gruppen und andere Schriften*. Klett.

Bischof, N. (1985). *Das Rätsel Ödipus: Die biologischen Wurzeln des Urkonfliktes von Intimität und Autonomie*. Piper.

Bischof, N. (2009). *Psychologie. Ein Grundkurs für Anspruchsvolle* (2., durchgesehene Aufl.). Kohlhammer.

Bischof-Köhler, D. (2011). *Soziale Entwicklung in Kindheit und Jugend. Bindung, Empathie, Theorie of Mind*. Kohlhammer.

Bischof-Köhler, D. & Bischof, N. (2018). Self-recognition, empathy and concern for others in toddlers. In N. Roughley & T. Schramme (Eds.), *Forms of Fellow Feelings*. University Press.

Blanck, G. & Blanck, R. (1974). *Ego psychology I. Theory and practise*. Columbia University Press.

Blanck, G. & Blanck, R. (1979). *Ego psychology II. Theory and practise*. Columbia University Press.

Blaser, A. (1977). *Der Urteilsprozeß bei der Indikationsstellung zur Psychotherapie*. Huber.

Blüml, V. & Doering, S. (2021). ICD-11 personality disorders: A psychodynamic perspective on personality functioning. *Frontiers in Psychiatry, 12*, 654026. https://doi.org/10.3389/fpsyt.2021.654026

Bock, A., Huber, E. & Benecke, C. (2016). Levels of structural integration and facial expressions of negative emotions. *Zeitschrift für Psychosomatische Medizin und Psychotherapie, 62*(3), 224–238. https://doi.org/10.13109/zptm.2016.62.3.224

Bock, A., Huber, E., Peham, D. & Benecke, C. (2015). Negative mimische Affekte im Kontext klinischer Interviews: Entwicklung, Reliabilität und Validität einer Methode zur Funktionsbestimmung negativer Affektmimik. *Zeitschrift für Psychosomatische Medizin und Psychotherapie, 61*, 247–261. https://doi.org/10.13109/zptm.2015.61.3.247

Boeker, H., Himmighoffen, H., Straub, M., Schopper, C., Endrass, J., Kuechenhoff, B., Weber, S. & Hell, D. (2008). Deliberate self-harm in female patients with affective disorders: Investigation of personality structure and affect regulation by means of operationalized psychodynamic diagnostics. *The Journal of Nervous and Mental Disease, 196*(10), 743–751. https://doi.org/10.1097/NMD.0b013e3181879daf

Bohart, A.C. & Wade, A.G. (2013). The client in psychotherapy. In M.J. Lambert (Ed.), *Bergin and Garfield's handbook of psychotherapy and behavior change* (6th ed.). John Wiley & Sons.

Bohleber, W. (2013). Der psychoanalytische Begriff des Unbewussten und seine Entwicklung. *Das Unbewusste, 67*(9/10), 807–816. https://doi.org/10.21706/ps-67-9-807

Böker, H., Schopper, C., Straub, M., Himmighoffen, H., Endrass, J., Küchenhoff, B., Weber, S. & Hell, D. (2007). Automutilistisches Verhalten bei Patientinnen mit affektiven Störungen: Untersuchung der Persönlichkeitsstruktur und Affektregulation mittels Operationalisierter Psychodynamischer Diagnostik (OPD). *PPMP - Psychotherapie, Psychosomatik, Medizinische Psychologie, 57*(8), 319–327.

Bonta, J. & Andrews, D.A. (2007). *Risk-need-responsivity model for offender assessment and treatment (User Report No. 2007-2006)*. Public Safety Canada.

Both, L.M., Favaretto, T.C., Freitas, L.H. M. & Crempien, C. (2019). Cross-cultural adaptation of the Module for Assessment of Domestic Violence, adapted from Axis I of the Operationalized Psychodynamic Diagnosis (OPD-2), with a sample of Brazilian women, victims of domestic violence. *Trends in Psychiatry and Psychotherapy, 41*(3), 283–291. https://doi.org/10.1590/2237-6089-2018-0075

Bowlby, J. (1951). *Mütterliche Zuwendung und geistige Gesundheit*. Kindler 1973.

Bowlby, J. (1969). *Bindung. Eine Analyse der Mutter-Kind-Beziehung*. Kindler 1975.

Bowlby, J. (1988). *A secure base. Clinical applications of attachment theory*. Routledge.

Brenner, C. (1982). *The mind in conflict*. International University Press.

Breuer, J. & Freud, S. (1895). *Studien über Hysterie* (Freud GW 1). 75–312.

Briken, P. (2019). Wiederholungszwang, Selbstvertauschungsagieren und Pädophilie. *Psyche, 73*, 363–390. https://doi.org/10.21706/ps-73-5-363

Buchheim, P., Cierpka, M., Kächele, H. & Jimenez, J.P. (1987). Das „Strukturelle Interview" – ein Beitrag zur Integration von Psychopathologie und Psychodynamik im psychiatrischen Erstgespräch. *Fundamenta Psychiatrica, 1*, 154–161.

Buchheim, P., Dahlbender, R.W. & Kächele, H. (1994). Biographie und Beziehung in der psychotherapeutischen Diagnostik. In P.L. Janssen & W. Schneider (Hrsg.), *Diagnostik in Psychotherapie und Psychosomatik*. Fischer.

Buck, R. (1988). *Human motivation and emotion*. Wiley.

Bückers, R., Kriebel, R. & Paar, G. (2001). Der „geschickte" Patient in der psychosomatischen Rehabilitation – Leitlinien für die sozialmedizinische Beurteilung und Behandlung von fremdmotivierten Patienten. *Rehabilitation, 40*, 65–71. https://doi.org/10.1055/s-2001-12483

Burgmer, M., Fiori, W., Bunzemeier, H., Roeder, R. & Heuft, G. (2004). Komorbidität psychischer Störungen im G-DRG-System – Einfluss auf die Verweildauer und Erlössituation an einem deutschen Universitätsklinikum. *Zeitschrift für Psychosomatische Medizin und Psychotherapie, 50*, 306–316. https://doi.org/10.13109/zptm.2004.50.3.306

Burgmer, M., Ehrenthal, J. C., Heyng, M., Klauck, G. & Wrenger, M. (2023). *OPD-Modul Traumaverarbeitung*. Hogrefe.

Burlingame, G.M., Seebeck, J.D., Janis, R.A., Whitcomb, K.E., Barkowski, S., Rosendahl, J. & Strauß, B. (2016). Outcome differences between individual and group formats when identical and nonidentical treatments, patients, and doses are compared: A 25-year meta-analytic perspective. *Psychotherapy, 53*(4), 446–461. https://doi.org/10.1037/pst0000090

Caligor, E., Kernberg, O.F. & Clarkin, J. (2009). *Übertragungsfokussierte Psychotherapie bei neurotischer Persönlichkeitsstruktur*. Schattauer.

Caspar, F. (2007). *Beziehungen und Probleme verstehen. Eine Einführung in die psychotherapeutische Plananalyse* (3. überarbeitete Aufl.). Huber.

Caspi, A., Houts, R.M., Belsky, D.W., Goldman-Mellor, S.J., Harrington, H., Israel, S., Meier, M., Ramrakha, S., Shalev, I., Poulton, R. & Moffitt, T.E. (2014). The p factor: One general psychopathology factor in the structure psychiatric disorders? *Clinical Psychological Science, 2*, 119–137. https://doi.org/10.1177/2167702613497473

Castonguay, L.G. (2011). Psychotherapy, psychopathology, research and practice: Pathways of connections and integration. *Psychotherapy Research: Journal of the Society for Psychotherapy Research, 21*(2), 125–140. https://doi.org/10.1080/10503307.2011.563250

Cierpka, M. (2003). *Handbuch der Familiendiagnostik* (3. Aufl.). Springer. https://doi.org/10.1007/978-3-662-07687-3

Cierpka, M., Grande, T., Rudolf, G., Tann, M. von der & Stasch, M. (2007a). The operationalized psychodynamic diagnostics system: Clinical relevance, reliability and validity. *Psychopathology, 40*(4), 209–220. https://doi.org/10.1159/000101363

Cierpka, M., Grande, T., Stasch, M., Oberbracht, C., Schneider, W., Schüssler, G., Heuft, G., Dahlbender, R., Schauenburg, H. & Schneider, G. (2001). Zur Validität der Operationalisierten Psychodynamischen Diagnostik (OPD). *Psychotherapeut, 46*(2), 122–133. https://doi.org/10.1007/s002780100145

Cierpka, M., Hirschmüller, B., Israel, A., Jahn-Jokschies, G., Kalckreuth, B. von, Knott, M., Stasch, M., Wiesler, C. & Windaus, E. (2007b). Manual zur psychoanalytischen Behandlung von Regulationsstörungen, psychischen und psychosomatischen Störung bei Säuglingen und Kleinkinder unter Verwendung des Fokuskonzeptes. In M. Cierpka & E. Windaus (Hrsg.), *Psychoanalytische Säuglings-Kleinkind-Eltern-Psychotherapie. Konzepte-Leitlinien-Manual* (S. 87–214). Brandes & Apsel.

Cierpka, M., Strack, M., Benninghoven, D., Staats, H., Dahlbender, R., Pokorny, D., Frevert, G., Blaser, G., Kaechele, H., Geyer, M., Koerner, A. & Albani, C. (1998). Stereotypical relationship patterns and psychopathology. *Psychotherapy and Psychosomatics, 67*(4–5), 241–248. https://doi.org/10.1159/000012286

Cierpka, M. & Windaus, E. (Hrsg.). (2007). *Psychoanalytische Säuglings-Kleinkind-Eltern-Psychotherapie. Konzepte-Leitlinien-Manual*. Brandes & Apsel.

Cierpka, M. (1992). Die Entwicklung des Familiengefühls. *Forum der Psychoanalyse, 8*, 32–46.

Clarkin, J. F. (2004). Assessment of the psychiatric patient with a semi-structured interview. In R. Dahlbender, P. Buchheim & G. Schüßler (Hrsg.), *Lernen an der Praxis. OPD und die Qualitätssicherung in der psychodynamischen Psychotherapie* (S. 30–40). Huber.

Clarkin, J.F., Caligor, E., Stern, B. & Kernberg, O.F. (2004). *Structured Interview of Personality Organization (STIPO)*. Weill Medical College of Cornell University.

Clarkin, J.F., Foelsch, P.A. & Kernberg, O.F. (2000). *Inventory of Personality Organization. Weill College of Medicine of Cornell University*. White Plains.

Clarkin, J.F., Yeomans, F.E. & Kernberg, O.F. (2001): *Psychotherapie der Borderline-Persönlichkeit. Manual zur Transferenced-Focused-Psychotherapy (TFP)*. Schattauer.

Clarkin, J.F., Yeomans, F.E. & Kernberg, O.F. (2008). *Psychotherapie der Borderline-Persönlichkeit. Manual zur Transferenced-Focused-Psychotherapy (TFP)* (2. Aufl.). Schattauer.

Clarkin, J. F., Caligor, E., Stern, B.L. & Kernberg, O.F. (2016). *Structured Interview of Personality Organization–Revised (STIPO-R)*. Weill Medical College of Cornell University.

Cosmides, L. & Tooby, J. (2000). Evolutionary psychology and the emotions. In M. Lewis & J.M. Haviland-Jones (Eds.), *Handbook of Emotions* (2nd ed., pp. 91–115). Guilford.

Cramer, P. (2006). *Protecting the self. Defense mechanisms in action*. Guilford Press.

Crempien, C., Grez, M., Valdés, C., López, M. J., La Parra, G. de & Krause, M. (2017). Role of personality functioning in the quality of life of patients with depression. *The Journal of Nervous and Mental Disease, 205*(9), 705–713. https://doi.org/10.1097/NMD.0000000000000676

Cropp, C., Salzer, S. & Streeck-Fischer, A. (2016). Veränderungen der psychischen Struktur im Verlauf der stationären psychodynamischen Behandlung von jugendlichen Patienten mit einer kombinierten Störung des Sozialverhaltens und der Emotionen [Changes in OPD-CA axis structure during inpatient psychodynamic treatment of adolescents suffering from comorbid disorders of conduct and emotions]. *Praxis der Kinderpsychologie und Kinderpsychiatrie, 65*(5), 328–339. https://doi.org/10.13109/prkk.2016.65.5.328

Dagnino, P., Ugarte, M. J., Morales, F., González, S., Saralegui, D. & Ehrenthal, J. C. (2020). Risk Factors for Adult Depression: Adverse Childhood Experiences and Personality Functioning. *Frontiers in Psychology, 11*, 594698. https://doi.org/10.3389/fpsyg.2020.594698

Dahlbender, R., Buchheim, P. & Schüßler, G. (Hrsg.). (2004). *Lernen an der Praxis. OPD und die Qualitätssicherung in der psychodynamischen Psychotherapie*. Huber.

Dahlbender, R. W. (2002). *Schwere psychischer Erkrankungen und Meisterung internalisierter Beziehungskonflikte*. Profund.

Dahlbender, R. W., Grande, T., Buchheim, P., Schneider, W., Perry, J. C., Oberbracht, C., Freyberger, H. J., Janssen, P. L., Schauenburg, H., Buchheim, P. & Doering, S. (2004). Qualitätssicherung im OPD-Interview: Entwicklung eines Interviewleitfadens. In R. Dahlbender, P. Buchheim & G. Schüßler (Hrsg.), *Lernen an der Praxis. OPD und die Qualitätssicherung in der psychodynamischen Psychotherapie*. Huber.

Damasio, A. (2005). *Der Spinoza-Effekt – Wie Gefühle unser Leben bestimmen*. Ullstein Buchverlage GmbH.

Dammann, G., Walter, M. & Benecke, C. (2011). Identität und Identitätsstörungen bei Borderline-Persönlichkeitsstörungen. In B. Dulz, S. C. Herpertz, O. F. Kernberg & U. Sachsse (Hrsg.), *Handbuch der Borderline-Störungen* (2. Aufl., S. 275–285). Schattauer.

Dammann, G., Hörz, S. & Clarkin, J. F. (2012). Das Inventar zur Persönlichkeitsoirganisation (IPO). In S. Doering & S. Hoerz (Hrsg.), *Handbuch der Strukturdiagnostik. Konzepte, Instrumente, Praxis* (S. 269–283). Schattauer.

Deutsch, F. (1939). The associative anamnesis. *Psychoanalytic Quarterly, 8*, 354–381. https://doi.org/10.1080/21674086.1939.11925396

Deutsch, F. & Murphy, W. F. (1955). *The clinical interview: Volume one: Diagnosis*. International Universities Press. https://doi.org/10.1037/10573-000

Deutsche Rentenversicherung. (2018). *Sozialmedizinische Beurteilung bei psychischen und Verhaltensstörungen. Update 2018*. https://www.deutsche-rentenversicherung.de/DRV/DE/Experten/Infos-fuer-Aerzte/Begutachtung/begutachtung.html

Dinger, U., Schauenburg, H., Hörz, S., Rentrop, M., Komo-Lang, M., Klinkerfuß, M., Köhling, J., Grande, T. & Ehrenthal, J. C. (2014). Self-report and observer ratings of personality functioning: A study of the OPD system. *Journal of Personality Assessment, 96*, 220–225. https://doi.org/10.1080/00223891.2014.883237

Dinger, U., Fuchs, M., Köhling, J., Schauenburg, H. & Ehrenthal, J. C. (2021). Change of emotional experience in Major Depression and borderline personality disorder during psychotherapy: Associations with depression severity and personality functioning. *Journal of Personality Disorders, 35*(Suppl A), 1–20. https://doi.org/10.1521/pedi_2019_33_420

Dinger, U., Löw, C. A. & Ehrenthal, J. C. (2021). The functional domain of self-criticism. In G. de La Parra, P. Dagnino & A. Behn (Hrsg.), *Depression and personality. Depression and personality dysfunction* (S. 171–192). Springer International Publishing. https://doi.org/10.1007/978-3-030-70699-9_7

Dittmann, V., Dilling, H. & Freyberger, H. J. (Hrsg.). (1992). *Psychiatrische Diagnostik nach ICD-10. Klinische Erfahrungen bei der Anwendung. Ergebnisse der ICD-10 Merkmallistenstudie*. Huber.

Dittmann, V., Freyberger, H. J., Mombour, W. & Dilling, H. (1996). *Die ICD-10 Merkmalliste. Instrument und Manual*. Huber.

Dobbrunz, S., Daubmann, A., Müller, J. L. & Briken, P. (2020). Predictive validity of operationalized criteria for the assessment of criminal responsibility of sexual offenders with paraphilic disorders – A randomized control trial with mental health and legal professionals. *Frontiers in Psychology, 11*, 613081. https://doi.org/10.3389/fpsyg.2020.613081

Doering, S. (2004). *Strukturiertes Interview zur Persönlichkeitsorganisation. Deutsche Version: STIPO-D* [unveröffentlichtes Manuskript].

Doering, S. & Hoerz, S. (Hrsg.). (2012). *Handbuch der Strukturdiagnostik. Konzepte, Instrumente, Praxis.* Schattauer.

Doering, S. (2003). Wo steht der Neurosenbegriff heute? *Persönlichkeitsstörungen: Theorie und Therapie, 7,* 176–187.

Doering, S. (2016a). *Übertragungsfokussierte Psychotherapie (TFP).* Vandenhoeck & Ruprecht. https://doi.org/10.13109/9783666405693

Doering, S. (2016b). *Übertragungsfokussierte Psychotherapie (TFP). Psychodynamische Psychotherapie/Psychoanalyse.* Vandenhoeck & Ruprecht. https://doi.org/10.13109/9783666405693

Doering, S., Blüml, V., Parth, K., Feichtinger, K., Gruber, M., Aigner, M., Rössler-Schülein, H., Freidl, M. & Wininger, A. (2018). Personality functioning in anxiety disorders. *BMC Psychiatry, 18*(1), 294. https://doi.org/10.1186/s12888-018-1870-0

Doering, S., Burgmer, M., Heuft, G., Menke, D., Bäumer, B., Lübking, M., Feldmann, M., Hörz, S. & Schneider, G. (2013). Reliability and validity of the German version of the Structured Interview of Personality Organization (STIPO). *BMC Psychiatry, 13,* 210. https://doi.org/10.1186/1471-244X-13-210

Doering, S., Burgmer, M., Heuft, G., Menke, D., Bäumer, B., Lübking, M., Feldmann, M. & Schneider, G. (2014). Assessment of personality functioning: Validity of the Operationalized Psychodynamic Diagnosis axis IV (structure). *Psychopathology, 47*(3), 185–193. https://doi.org/10.1159/000355062

Doering, S. & Schüßler, G. (2004). Theorie und Praxis der psychodynamischen Diagnostik, Indikationsstellung und Therapieplanung. In W. Hiller, S.K.D. Sulz & F. Leichsenring (Hrsg.), *Lehrbuch der Psychotherapie – Ausbildungsinhalte nach dem Psychotherapeutengesetz (PsychThG).* CIP-Medien.

Döll-Hentschker, S., Reerink, G., Schlierf, C. & Wildberger, H. (2006). Zur Einleitung einer Behandlung: Die Frequenzwahl. *Psyche, 60*(11), 1126–1144. https://doi.org/10.21706/ps-60-11-1126

Dornes, M. (1997). *Die frühe Kindheit. Entwicklungspsychologie der ersten Lebensjahre.* Fischer.

Dührssen, A. (1954/55). Das Problem der auslösenden Konfliktsituation in der Diagnsotik psychogener Erkrankungen. *Zeitschrift für Psychosomatische Medizin und Psychoanalyse, 1,* 45–51.

Dührssen, A. (1981). *Die biographische Anamnese unter tiefenpsychologischen Aspekten.* Vandenhoeck & Ruprecht.

Dümpelmann, M. (2018). *Psychodynamische Behandlung psychotischer Störungen: Wenn die Grenze der Fall ist.* Kohlhammer.

Dunlop, W.L., Wilkinson, D., Harake, N., Graham, L.E. & Lee, D. (2020). The redemption and contamination research form: Exploring relations with narrative identity, personality traits, response styles, and life satisfaction. *Memory (Hove, England), 28*(10), 1219–1230.

Eagle, M.N. (1991). Kritische Rezension: A. Grünbaums „The foundation of psychoanalysis: A philosophical critique" (1984). In A. Grünbaum (Hrsg.), *Kritische Betrachtungen zur Psychoanalyse* (S. 217–241). Springer. https://doi.org/10.1007/978-3-642-75695-5_42

Ehlers, W., Hettinger, R. & Paar, G. (1995). Operational diagnostic approaches in the assessment of defense mechanism. *Psychotherapy and Psychosomatics, 63,* 124–135. https://doi.org/10.1159/000288948

Ehlers, W. & Peter, R. (1990). Entwicklung eines psychometrischen Verfahrens zur Selbstbeurteilung von Abwehrkonzepten (SBAK). *Psychosomatik, Psychotherapie und Medizinische Psychologie, 1,* 1–19.

Ehrenthal, J.C. & Benecke, C. (2019). Tailored treatment planning for individuals with personality disorders: The Operationalized Psychodynamic Diagnosis (OPD) approach. In U. Kramer (Hrsg.), *Case Formulation for Personality Disorders* (pp. 291–314). Elsevier. https://doi.org/10.1016/B978-0-12-813521-1.00015-1

Ehrenthal, J.C., Dinger, U., Schauenburg, H., Horsch, L., Dahlbender, R.W. & Gierk, B. (2015). Entwicklung einer 12-Item Version des OPD-Strukturfragebogens (OPD-SFK). *Zeitschrift für Psychosomatische Medizin und Psychotherapie, 61,* 262–274. https://doi.org/10.13109/zptm.2015.61.3.262

Ehrenthal, J.C. & Grande, T. (2014). Fokusorientierte Beziehungsgestaltung in der Psychotherapie von Persönlichkeitsstörungen – ein integratives Modell. *PiD-Psychotherapie im Dialog, 3,* 80–85. https://doi.org/10.1055/s-0034-1388644

Ehrenthal, J.C. (2014). Strukturdiagnostik. *PDP – Psychodynamische Psychotherapie, 13*(2), 103–114. https://elibrary.klett-cotta.de/article/99.120110/pdp-13-2-103

Ehrenthal, J.C. & Dinger, U. (2019). Strukturdiagnostik in der Praxis. *Ärztliche Psychotherapie, 14*(1), 32–40. https://elibrary.klett-cotta.de/article/99.120110/aep-14-1-32

Ehrenthal, J.C., Dinger, U., Horsch, L., Komo-Lang, M., Klinkerfuss, M., Grande, T. & Schauenburg, H.

(2012). Der OPD-Strukturfragebogen (OPD-SF): Erste Ergebnisse zu Reliabilität und Validität [The OPD Structure Questionnaire (OPD-SQ): First results on reliability and validity]. *Psychotherapie, Psychosomatik, Medizinische Psychologie, 62*(1), 25–32. https://doi.org/10.1055/s-0031-1295481

Ehrenthal, J.C., Düx, A., Baie, L. & Burgmer, M. (2019). Levels of personality functioning and not depression predict decline of plasma glucose concentration in patients with type 2 diabetes mellitus. *Diabetes Research and Clinical Practice, 151*, 106–113. https://doi.org/10.1016/j.diabres.2019.04.011

Ekman, P. (1992a). Are there basic emotions? *Psychological Review, 99*, 550–553. https://doi.org/10.1037/0033-295X.99.3.550

Ekman, P. (1992b). An argument for basic emotions. *Cognition and Emotion, 6*, 169–200. https://doi.org/10.1080/02699939208411068

Emde, R. (1988). Development terminable and interminable. I. Innate and motivational factors from Infancy. *The International Journal of Psychoanalysis, 69*, 23–42.

Emde, R. (2005). A developmental orientation for contemporary psychoanalysis. In E. Person, A. Cooper & G. Gabbard (Eds.), *Textbook of Psychoanalysis*. APA.

Emde, R.N. (1981). Changing models of infancy and the nature of early development: Remodelling the foundations. *Journal of the American Psychoanalytic Association, 29*, 179–219. https://doi.org/10.1177/000306518102900110

Engel, K., Haas, E., Rad, M. von, Senf, W. & Becker, H. (1979). Zur Einschätzung von Behandlungen mit Hilfe psychoanalytischer Konzepte (Heidelberger Rating). *Zeitschrift für Medizinische Psychologie, 5*, 253–268.

Erikson, E.H. (1966). *Identität und Lebenszyklus*. Suhrkamp.

Erikson, E.H. (1968). *Jugend und Krise*. Ullstein (1981).

Erikson, E.H. (1974). *Dimensions of a new identity*. Norton.

Ermann, M. (1982). Die psychovegetativen Störungen als ich-strukturelles Problem. *Zeitschrift für Psychosomatische Medizin, 28*, 255–265.

Ermann, M. (1992). Die sogenannte Realbeziehung. *Forum der Psychoanalyse, 8*, 281–294.

Etkin, A., Büchel, C. & Gross, J.J. (2015). The neural basis of emotion regulation. *Natur Reviews Neuroscience, 16*, 693–700. https://doi.org/10.1038/nrn4044

Fairbairn, W.R. (1952). *Psychoanalytic studies of the personality*. Tavistock/Routledge.

Ferber, J., Schneider, G., Havlik, L., Heuft, G., Friederichs, H., Schrewe, F.-B., Schulz-Steinel, A. & Burgmer, M. (2014). Blended-Learning in der Psychosomatik und Psychotherapie – Erhöhung der Zufriedenheit und Fachkompetenz Studierender durch Einsatz eines web-basierten E-Learning-Tools1 [Blended-learning in psychosomatics and psychotherapy – Increasing the satisfaction and knowledge of students with a web-based e-learning tool]. *Zeitschrift für Psychosomatische Medizin und Psychotherapie, 60*(4), 310–323. https://doi.org/10.13109/zptm.2014.60.4.310

Festinger, L. (1978). *Theorie der kognitiven Dissonanz*. Huber.

First, M.B., Skodol, A.E., Bender, D.S. & Oldham, J.M. (2018). *Structured Clinical Interview for the DSM-5 Alternative Model for Personality Disorders (SCID-5-AMPD)*. American Psychiatric Association.

Flenreiss-Frankl, K., Unterrainer, H.-F. & Fuchshuber, J. (2021). Die Beziehung zwischen Trauma, Traumafolgen und Persönlichkeitsstruktur: Eine Mediationsanalyse. *Zeitschrift für Psychosomatische Medizin und Psychotherapie, 67*(2), 114–131. https://doi.org/10.13109/zptm.2021.67.oa3

Fonagy, P., Gergely, G., Jurist, E.L. & Target, M. (2004). *Affektregulation, Mentalisierung und die Entwicklung des Selbst*. Klett-Cotta.

Fonagy, P., Luyten, P., Allison, E. & Campbell, C. (2017a). What we have changed our minds about: Part 1. Borderline personality disorder as a limitation of resilience. *Borderline Personality Disorder and Emotional Dysregulation, 4*(11). https://doi.org/10.1186/s40479-017-0061-9

Fonagy, P., Luyten, P., Allison, E. & Campbell, C. (2017b). What we have changed our minds about: Part 2. Borderline personality disorder, epistemic trust and the developmental significance of social communication. *Borderline Personality Disorder and Emotional Dysregulation, 4*(9). https://doi.org/10.1186/s40479-017-0062-8

Fonagy, P., Target, M., Steele, H. & Steele, M. (1998). *Reflective-Functioning Manual, version 5.0 for application to adult affachment interviews*. University College London. https://doi.org/10.1037/t03490-000

Foulkes, S.H. (1964). *Therapeutic group analysis*. Karnac.

Foulkes, S.H. (1992). *Gruppenanalytische Psychotherapie*. Pfeiffer.

Foulkes, S.H. & Anthony, E.J. (1957). *Group psychotherapy: The psychoanalytic approach* (2nd ed.). Penguin. https://doi.org/10.1097/00000441-195712000-00036

Fraiberg, S., Adelson, E. & Shapiro, V. (2003). Gespenster im Kinderzimmer. Probleme gestörter Mutter-Säugling-Beziehungen aus psychoanalytischer Sicht. *Analytische Kinder- und Jugendlichen-Psychotherapie, 34*, 465–504.

Frankl, V. E. (1946). *Ärztliche Seelsorge. Grundlagen der Logotherapie und Existenzanalyse*. Deuticke.

Frankl, V. E. (1998). *Logotherapie und Existenzanalyse Texte aus sechs Jahrzehnten*. Psychologie Verlags Union.

Freier, A., Kruse, J., Schmalbach, B., Zara, S., Werner, S., Brähler, E., Fegert, J. M. & Kampling, H. (2022). The mediation effect of personality functioning between different types of child maltreatment and the development of depression/anxiety symptoms – A German representative study. *Journal of Affective Disorders, 299*, 408–415. https://doi.org/10.1016/j.jad.2021.12.020

Freud, A. (1965). Normality and pathology in childhood: Assessments of development. In A. Freud (Ed.), *The writings of Anna Freud* (Vol. 6). International Universities Press.

Freud, S. (1904). *Die Freudsche psychoanalytische Methode* (*GW V*, S. 3–10).

Freud, S. (1905). *Drei Abhandlungen zur Sexualtheorie* (*GW V*, S. 33–145).

Freud, S. (1911). *Psychoanalytische Bemerkungen über einen autobiographisch beschriebenen Fall von Paranoia* (*GW VIII*, S. 239–316).

Freud, S. (1912). *Zur Dynamik der Übertragung* (*GW VIII*, S. 364–374).

Freud, S. (1913). *Zur Einleitung der Behandlung: Weitere Ratschläge zur Technik der Psychoanalyse* (*GW 11*, S. 454–478).

Freud, S. (1915). *Das Unbewusste* (*GW X*, S. 264–303).

Freud, S. (1916/1917). *Vorlesungen zur Einführung in die Psychoanalyse* (*GW 11*).

Freud, S. (1921). *Massenpsychologie und Ich-Analyse* (*GW 13*, S. 71–161).

Freud, S. (1923). *Das Ich und das Es*. https://doi.org/10.1097/00005053-192404000-00085

Freud, S. (1924). *Der Untergang des Ödipuskomplexes* (*GW 13*, S. 395–402).

Freud, S. (1925). *Selbstdarstellung* (*GW XIV*, S. 31–96).

Freud, S. (1926). *Hemmung, Symptom und Angst* (*GW XIV*, S. 111–205).

Freud, S. (1933). *Neue Folge der Vorlesungen zur Einführung in die Psychoanalyse* (*GW XIV*).

Freud, S. (1940). *Abriß der Psychoanalyse* (*GW XV*, S. 63–123 ohne das Vorwort; GW-Nachtragsband, 749 nur das Vorwort).

Freyberger, H. J., Dittmann, V., Stieglitz, R. D. & Dilling, H. (1990). ICD-10 in der Erprobung: Ergebnisse einer multizentrischen Feldstudie in den deutschsprachigen Ländern. *Der Nervenarzt, 61*, 109–127. https://doi.org/10.1055/s-2007-999081

Freyberger, H., Dierse, B., Schneider, W., Strauß, B., Heuft, G., Schauenburg, H., Pouget-Schors, D., Seidler, G. H., Küchenhoff, J. & Hoffmann, S. O. (1996). Operationalisierte Psychodynamische Diagnostik (OPD) in der Erprobung – Ergebnisse einer multizentrischen Anwendungs- und Praktikabilitätsstudie. *Psychotherapie, Psychosomatik und Medizinische Psychologie, 46*, 356–365.

Frijda, N. H. (1996). Die Gesetze der Emotionen. *Zeitschrift für Psychosomatische Medizin und Psychotherapie, 42*, 205–221.

Fydrich, T., Renneberg, B., Schmitz, B. & Wittchen, H.-U. (Hrsg.). (1997). *SKID-II. Strukturiertes Klinisches Interview für DSM-IV. Achse II: Persönlichkeitsstörungen*. Hogrefe.

Gabbard, G. O. (1995). Countertransference: The emerging common ground. *International Journal of Law and Psychiatry, 76*, 475–485.

Gebhardt, C., Zimmermann, J., Peham, D., Bock, A., Mitte, K. & Benecke, C. (2016). Written on the face: Self- and expert-rated impairments in personality functioning are differently related to the expression of disgust toward the interviewer. *Journal of Personality Disorder, 30*(3), 408–418. https://doi.org/10.1521/pedi_2015_29_199

Gee, D. G., DeYoung, K. A., McLaughlin, K. A., Tillman, R. M., Barch, D. M., Forbes, E. E., Krueger, R. F., Strauman, T. J., Weierich, M. R. & Shackman, A. J. (2022). Training the next generation of clinical psychological scientists: A data-driven call to action. *Annual Review of Clinical Psychology*. Advance online publication. https://doi.org/10.1146/annurev-clinpsy-081219-092500

Gemeinsamer Bundesausschuss. (2020). *Neue Regelungen zur Förderung der Gruppentherapie*. https://www.g-ba.de/presse/pressemitteilungen-meldungen/913/

George, C., Kaplan, N. & Main, M. (1985). *The Adult Attachment Interview* [unveröffentlichtes Manuskript]. University of California. https://doi.org/10.1037/t02879-000

Gerdes, N. & Weis, J. (2000). *Zur Theorie der Rehabilitation. Themen, Strategien und Methoden der Rehabilitationsforschung*. Springer. https://doi.org/10.1007/978-3-642-57114-5_3

Gill, M. G. (1996). *Übertragungsanalyse. Theorie und Technik*. Fischer.

Gill, M. M. (1979). The analysis of transference. *American Journal of Psychoanalytic Association, 27*, 263–288.

Gill, M. M. & Hoffmann, I. Z. (1982). A method for studying the analysis of aspects of the patient's experience in psychoanalysis and psychotherapy. *Journal of the American Psychoanalytic Association, 30*, 137–167. https://doi.org/10.1177/000306518203000106

Gill, M. M., Newman, R. & Redlich, F. C. (1954). *The initial interviews in psychiatric practice*. International Universities Press.

Gisch, H., Zimmermann, J. & Kretschmar, T. (2020). Ödipus vs. Big-Five: Kann eine psychoanalytisch fundierte Persönlichkeitsdiagnostik einen inkrementellen Beitrag über die Big-Five-Persönlichkeitsfacetten hinaus zur Vorhersage von psychischer Gesundheit und Zufriedenheit am Arbeitsplatz liefern? *Zeitschrift für Arbeits- und Organisationspsychologie, 64*(4), 263–277. https://doi.org/10.1026/0932-4089/a000319

Gisch, H., Perlinger, J., Zimmermann, J. & Kretschmar, T. (2021). Die latente Struktur von psychodynamischen und psychologischen Persönlichkeitsmodellen: Eine gemeinsame Untersuchung von OPD-KF, OPD-SFK und BFI-2. *Zeitschrift für Psychosomatische Medizin und Psychotherapie*, 67, 241–255.

Grande, T. (2002). Therapeutische Haltung im Umgang mit „Struktur" und „Konflikt". In G. Rudolf, T. Grande & P. Henningsen (Hrsg.), *Die Struktur der Persönlichkeit* (S. 236–248). Schattauer.

Grande, G., Rudolf, G. & Oberbracht, C. (2000). Veränderungsmessung auf OPD-Basis: Schwierigkeiten und ein neues Konzept. In W. Schneider & H. J. Freyberger (Hrsg.), *Was leistet die OPD? Empirische Befunde und klinische Erfahrungen mit der Operationalisierten Psychodynamischen Diagnostik*. Huber.

Grande, T. (2007). Wie inszenieren sich dysfunktionale Beziehungsmuster in der Therapeut-Patient-Interaktion? *Psychotherapie, Psychosomatik, Medizinische Psychologie, 57*, 61–69. https://doi.org/10.1055/s-2006-951921

Grande, T., Oberbracht, C. & Rudolf, G. (1998). Einige empirische Zusammenhänge zwischen den Achsen „Beziehung ", „Konflikt "und „Struktur ". In H. Schauenburg, H. J. Freyberger, M. Cierpka & P. Buchheim (Hrsg.), *OPD in der Praxis. Konzepte, Anwendungen, Ergebnisse der Operationalisierten Psychodynamischen Diagnostik* (S. 121–138). Huber.

Grande, T., Rudolf, G., Oberbracht, C. & Jakobsen, T. (2001). Therapeutische Veränderungen jenseits der Symptomatik: Wirkungen stationärer Psychotherapie im Lichte der Heidelberger Umstrukturierungsskala. *Zeitschrift für Psychosomatische Medizin und Psychotherapie, 47*, 213–233. https://doi.org/10.13109/zptm.2001.47.3.213

Grande, T., Rudolf, G., Oberbracht, C. & Pauli-Magnus, C. (2003). Progressive changes in patients' lives after psychotherapy: Which treatment effect support them? *Psychotherapy Research, 13*(1), 43–58. https://doi.org/10.1093/ptr/kpg006

Grande, T., Rudolf, G. & Jakobsen, T. (2004). Beziehungsdynamische Fallformulierung, Fokusbildung und Interventionsplanung auf der Grundlage der OPD-Beziehungsdiagnostik. In R. Dahlbender, P. Buchheim &G. Schüßler (Hrsg.), *Lernen an der Praxis. OPD und die Qualitätssicherung in der psychodynamischen Psychotherapie* (S. 95–109). Huber.

Grawe, K. (2004). *Neuropsychotherapie*. Hogrefe.

Grenyer, B. F. S. & Marceau, E. M. (2022). Helping patients master core conflictual relationship themes in psychotherapy. *Journal of Clinical Psychology*. Advance online publication. https://doi.org/10.1002/jclp.23314

Grossmann, K. E., August, P., Fremmer-Bombik, E., Friedl, A., Grossmann, K., Scheuerer-Englisch, H., Spangler, G., Stephan, C. & Suess, G. (1989). Die Bindungstheorie. In W. Keller (Hrsg.), *Handbuch der Kleinkindforschung* (S. 101–122). Springer.

Gumz, A. & Hörz-Sagstetter, S. (Hrsg.). (2018). *Psychodynamische Therapie in der Praxis*. Beltz.

Hans, G., Krause, R. & Steimer, E. (1986). Interaktionsprozesse bei Schizophrenen. In E. Nordmann & M. Cierpka (Hrsg.), *Familienforschung in Psychiatrie und Psychotherapie*. Springer. https://doi.org/10.1007/978-3-642-71433-7_2

Harlow, H. F. (1971). *Learning to love*. Albion.

Hartmann, H. (1939). *Ich-Psychologie und Anpassungsproblem*. Klett (1970).

Haug, H.-J. & Kind, H. (2008). *Psychiatrische Untersuchung: Ein Leitfaden für Studierende, Ärzte und Psychologen in Praxis und Klinik* (7. aktual. Aufl.). Springer Medizin Verlag. https://doi.org/10.1007/978-3-540-74861-8

Heigl-Evers, A. & Heigl, F. (1994). Das Göttinger Modell der Anwendung der Psychoanalyse in Gruppen unter besonderer Berücksichtigung der psychoanalytischen-interaktionellen Methode. *Gruppenpsychotherapie und Gruppendynamik, 30*, 1–29.

Heigl-Evers, A. & Henneberg-Mönch, U. (1990). Die Bedeutung der Affekte für Diagnose, Prognose und Therapie. *Psychosomatik, Psychotherapie und Medizinische Psychologie, 40*, 39–47.

Heimann, P. (1950a). On counter-transference. *International Journal of Psychoanalysis, 31*, 81–84.

Heimann, P. (1950b). Über die Gegenübertragung. *Forum der Psychoanalyse, 12*(1–4), 179–184.

Heimann, P. (1982). Bemerkungen zur analen Phase. In D. Eicke (Hrsg.), *Tiefenpsychologie. Bd. 1: Sigmund Freud – Leben und Werk* (p. 588). Beltz.

Henkel, M., Zimmermann, J., Künecke, J., Remmers, C. & Benecke, C. (2018). Same same but different: Das Potential der Operationalisierten Psychodynamischen Diagnostik für ein differenziertes Verständnis von Persönlichkeitsstörungen. *Zeitschrift für Psychiatrie, Psychologie und Psychotherapie, 66*(2), 107–117. https://doi.org/10.1024/1661-4747/a000346

Henkel, M., Benecke, C., Masuhr, O., Jaeger, U. & Spitzer, C. (2022). Reliabilität und Validität des OPD-Konfliktfragebogens bei stationären PsychotherapiepatientInnen. *Zeitschrift für psychosomatische Medizin und Psychotherapie*, in press. https://doi.org/10.13109/zptm.2022.68.1.39

Henkel, M., Zimmermann, J., Huber, D., Staats, H., Wiegand-Grefe, S., Taubner, S., Frommer, J. & Benecke, C. (2019). Patient characteristics in psychodynamic psychotherapies. *Psychoanalytic Psychology, 36*(1), 1–8. https://doi.org/10.1037/pap0000165

Hentschel, U., Smith, G.J., Draguns, J. & Ehlers, W. (Eds.). (2004). *Defense mechanisms. Theoretical, research and clinical perspectives*. Elsevier.

Hepach, R. & Warneken, F. (2018). Early development can reveal the foundation of human prosociality. *Current Opinion in Psychology, 20*, in press. https://doi.org/10.1016/j.copsyc.2018.02.001

Hettich, N., Beutel, M.E., Ernst, M., Schliessler, C., Kampling, H., Kruse, J. & Braehler, E. (2022). Conspiracy endorsement and its associations with personality functioning, anxiety, loneliness, and sociodemographic characteristics during the COVID-19 pandemic in a representative sample of the German population. *PLOS ONE, 17*(1), e0263301. https://doi.org/10.1371/journal.pone.0263301

Heuft, G. & Senf, W. (1998). *Praxis der Qualitätssicherung in der Psychotherapie: Das Manual zur Psy-BaDo*. Thieme. https://doi.org/10.1007/s002780050099

Heymann, F. von & Tritt, K. (2018). *Psy-BaDo-PTM* [Version 4.13]. München.

Hiebler-Ragger, M., Perchtold-Stefan, C.M., Unterrainer, H.F., Fuchshuber, J., Koschutnig, K., Nausner, L., Kapfhammer, H.P., Papousek, I., Weiss, E.M. & Fink, A. (2021). Lower cognitive reappraisal capacity is related to impairments in attachment and personality structure in poly-drug use: An fMRI study. *Brain Imaging and Behavior, 15*(4), 2187–2198. https://doi.org/10.1007/s11682-020-00414-3

Hilton, N.Z. & Radatz, D.L. (2021). Criminogenic needs and intimate partner violence: Association with recidivism and implications for treatment. *Psychological Services, 18*(4), 566–573. https://doi.org/10.1037/ser0000450

Hörz-Sagstetter, S. & Doering, S. (2021). *Strukturiertes Interview zur Persönlichkeitsorganisation* (Revision STIPO-R. Deutsche Version. Unveröffentlichtes Manual).

Hörz-Sagstetter, S., Ohse, L. & Kampe, L. (2021). Three dimensional approaches to personality disorders: A review on personality functioning, personality structure, and personality organization. *Current Psychiatry Reports, 23*(7), 45. https://doi.org/10.1007/s11920-021-01250-y

Hoffmann, I.Z. & Gill, M.M. (1988). A scheme for coding the patient experience of the therapist (PERT): Some applications, extensions and comparisons. In H. Dahl, H. Kächele & H. Thomä (Eds.), *Psychoanalytic process research strategies*. Springer. https://doi.org/10.1007/978-3-642-74265-1_5

Hoffmann, S.O. (1984). *Charakter und Neurose. Ansätze zu einer psychoanalytischen Charakterologie*. Suhrkamp.

Hoffmann, S.O. (1987). Forschungstendenzen im Bereich von Psychotherapie und Neurosenlehre in den letzten fünfzehn Jahren. *Psychotherapie, Psychosomatik, Medizinische Psychologie, 37*, 10–14.

Hoffmann, S.O. (2008). *Psychodynamische Therapie von Angststörungen. Einführung und Manual für die kurz- und mittelfristige Therapie*. Schattauer.

Holder, A. (1982). Der Ödipuskomplex. In D. Eicke (Hrsg.), *Tiefenpsychologie. Bd. 1: Sigmund Freud – Leben und Werk* (p. 602). Beltz.

Holl, J., Oeten, R. von & Benecke, C. (2020). Emotionsregulation bei psychischen Störungen und in der Psychotherapie. In S. Barnow (Hrsg.), *Handbuch Emotionsregulation – Zwischen psychischer Gesundheit und Psychopathologie* (175–206). Springer. https://doi.org/10.1007/978-3-662-60280-5_12

Hopper, E. (2009). The theory of basic assumption of incohesion: Aggregation/Massification or (BA) I:A/M. *British Journal of Psychotherapy, 25*(2), 214–229. https://doi.org/10.1111/j.1752-0118.2009.01116.x

Hopwood, C.J., Newman, D.A., Donnellan, M.B., Markowitz, J.C., Grilo, C.M., Sanislow, C.A., Ansell, E.B., McGlashan, T.H., Skodol, A. E., Shea, M.T., Gunderson, J.G., Zanarini, M.C. & Morey, L.C. (2009). The stability of personality traits in individuals with borderline personality disorder. *Journal of Abnormal Psychology, 118*(4), 806–815. https://doi.org/10.1037/a0016954

Horowitz, L.M., Strauß, B. & Kordy, H. (2000). *IIP-D. Inventar zur Erfassung interpersoneller Probleme – Deutsche Version* (2. Aufl.). Beltz Test.

Horowitz, M.J. (1991). *Person schemas and maladaptive interpersonal patterns*. University of Chicago Press.

Huber, D., Klug, G. & Wallerstein, R.S. (2006). *Skalen Psychischer Kompetenzen (SPK). Ein Messinstrument für die therapeutische Veränderung in der psychischen Struktur*. Kohlhammer.

Immel, N., Dagnino, P. & Hunger-Schoppe, C. (2021). Associations between patient personality, symptomatic change and therapy dropout. *Clinical Psychology & Psychotherapy*. Advance online publication. https://doi.org/10.1002/ccp.2670

Jacobsen, E. (1964). *Das Selbst und die Welt der Objekte*. Suhrkamp (1992).

Jakobsen, T. (2017). Psychodynamische Überlegungen zur Abhängigkeit. *Psychotherapie im Dialog, 18*, 28–33. https://doi.org/10.1055/s-0042-121752

Jakobsen, T. (2014). Abhängigkeitsdynamik, Konflikt und Struktur in der Operationalisierten Psychodynamischen Diagnostik (OPD-2). *PTT – Persönlichkeitsstörungen: Theorie und Therapie, 18*(2), 75–87.

Janssen, P.L. (1994). Zur psychoanalytischen Diagnostik. In P.L. Janssen & W. Schneider (Hrsg.), *Diagnostik in Psychotherapie und Psychosomatik* (S. 77–103). Fischer.

Janssen, P.L. (2016). Psychoanalytisch und gruppenanalytisch begründete stationäre Psychotherapie in der Psychosomatischen Medizin. *Gruppenpsychotherapie und Gruppendynamik, 52*, 24–35. https://doi.org/10.13109/grup.2016.52.1.24

Janssen, P.L. & Kruse, J. (2019). Was bringt die Musterweiterbildungsordnung 2018. *Ärztliche Psychotherapie, 14*, 127–142.

Janssen, P.L., Dahlbender, R.W., Freyberger, H.J., Heuft, G., Mans, E.J., Rudolf, G., Schneider, W. & Seidler, G.H. (1996). Leitfaden zur psychodynamisch-diagnostischen Untersuchung. *Psychotherapeut, 41*, 297–304. https://doi.org/10.1007/s002780050038

Jauk, E. & Ehrenthal, J.C. (2021). Self-reported levels of personality functioning from the Operationalized Psychodynamic Diagnosis (OPD) system and emotional intelligence likely assess the same latent construct. *Journal of Personality Assessment, 103*(3), 365–379. https://doi.org/10.1080/00223891.2020.1775089

Jung, C.G. (1921). *Definition in Psychologische Typen* (GW: Vol. 6).

Kaës, R. (2017). Der Geschwisterkomplex. *Psyche, 71*, 687–703. https://doi.org/10.21706/ps-71-8-687

Kaplan, A.H. (1981). From discovery to validation: A basic challenge to psychoanalysis. *Journal of the American Psychoanalytic Association, 29*, 3–26. https://doi.org/10.1177/000306518102900101

Kati, A., Stumpf, A., Heuft, G., Burgmer, M. & Schneider, G. (2015). Personale Ressourcen in stationärer Fachpsychotherapie – Zusammenhänge und Entwicklung. *Zeitschrift für Psychosomatische Medizin und Psychotherapie, 61*(2), 139–155. https://doi.org/10.13109/zptm.2015.61.2.139

Kaufhold, J., Negele, A., Leuzinger-Bohleber, M., Kallenbach, L. & Bahrke, U. (2017). Zur Konfliktdynamik bei chronischer Depression – Ergebnisse zur Konflikt- und Strukturachse der OPD in der LAC-Studie. *Zeitschrift für Psychosomatische Medizin und Psychotherapie, 62*(2), 151–162. https://doi.org/10.13109/zptm.2017.63.2.151

Kehyayan, A., Best, K., Schmeing, J.B., Axmacher, N. & Kessler, H. (2013). Neural activity during free association to conflict-related sentences. *Frontiers in Human Neuroscience, 7*(705), 10–3389. https://doi.org/10.3389/fnhum.2013.00705

Kerber, A., Schultze, M., Müller, S., Rühling, R.M., Wright, A.G.C., Spitzer, C., Krueger, R.F., Knaevelsrud, C. & Zimmermann, J. (2022). Development of a short and ICD-11 compatible measure for DSM-5 maladaptive personality traits using ant colony optimization algorithms. *Assessment, 29*(3), 467–487. https://doi.org/10.1177/1073191120971848

Kernberg, O.F. (1970). A psychoanalytical classification of character pathology. *Journal of the American Psychoanalytic Association, 18*, 800–822. https://doi.org/10.1177/000306517001800403

Kernberg, O.F. (1975). *Borderline-Störungen und pathologischer Narzißmus*. Suhrkamp.

Kernberg, O.F. (1976). *Objektbeziehungen und die Praxis der Psychoanalyse*. Klett-Cotta (1981).

Kernberg, O.F. (1980). *Internal world and external reality. Object relations theory applied*. Aronson.

Kernberg, O.F. (1981a). *Objektbeziehungen und die Praxis der Psychoanalyse*. Klett-Cotta.

Kernberg, O.F. (1981b). Structural interviewing. *The Psychiatric Clinics of North America, 4*, 169–195. https://doi.org/10.1016/S0193-953X(18)30944-4

Kernberg, O.F. (1984). *Severe personality disorders: Psychotherapeutic strategies*. Yale University Press.

Kernberg, O.F. (1988). *Schwere Persönlichkeitsstörung. Theorie, Diagnose, Behandlungsstrategien*. Klett-Cotta.

Kernberg, O.F., Burstein, E.D., Coyne, L., Appelbaum, A., Horowitz, L.M. & Voth, Z. (1972). Psychotherapy and psychoanalysis: Final report of the Menninger Foundation's psychotherapy research project. *Bulletin of the Menninger Clinic, 36*, 3–275.

Kessler, H., Stasch, M. & Cierpka, M. (2013). Operationalized psychodynamic diagnosis as an instrument to transfer psychodynamic constructs into neuroscience. *Frontiers of Human Neuroscience, 7*, 1–5. https://doi.org/10.3389/fnhum.2013.00718

Kessler, H., Taubner, S., Buchheim, A., Münte, T.F., Stasch, M., Kächele, H., Roth, G., Heinecke, A., Erhard, P., Cierpka, M. & Wiswede, D. (2011). Individualized and clinically cerived stimuli activate limbic structures in depression: An fMRI study. *PLoS ONE, 6*(1), e15712. https://doi.org/10.1371/journal.pone.0015712

Keupp, H. (1999). *Identitätskonstruktionen. Das Patchwork der Identitäten in der Spätmoderne*. Rowohlt.

Kihlstrom, J. (1999). The psychological unconscious. In L.A. Pervin & O.P. John (Eds.), *Handbook of personality: Theory and research* (2nd ed., pp. 424–442). Guilford.

Kind, H. (1973). *Leitfaden für die psychiatrische Untersuchung*. Springer. https://doi.org/10.1007/978-3-662-08359-8

Kind, H. (1978). Das psychiatrische Erstinterview. *Nervenarzt, 49*, 255–260.

Köber, C., Schmiedek, F. & Habermas, T. (2015). Characterizing lifespan development of three aspects of coherence in life narratives: A cohort-sequential study. *Developmental Psychology, 51*(2), 260–275. https://doi.org/10.1037/a0038668

Köhling, J., Moessner, M., Ehrenthal, J. C., Bauer, S., Cierpka, M., Kämmerer, A., Schauenburg, H. & Dinger, U. (2016). Affective instability and reactivity in depressed patients with and without borderline pathology. *Journal of Personality Disorders, 30*(6), 776–795. https://doi.org/10.1521/pedi_2015_29_230

Kohut, H. (1971). *Narzissmus*. Suhrkamp.

Kohut, H. (1979). *Die Heilung des Selbst*. Suhrkamp.

Köllner, V. & Bassler, M. (Hrsg.). (2021). *Praxishandbuch Psychosomatische Medizin in der Rehabilitation*. Elsevier.

König, K. (1982). Interaktioneller Anteil der Übertragung und phobische Persönlichkeitsstruktur. *Praxis der Psychotherapie und Psychosomatik, 27*, 25–32.

König, K. (1996). *Abwehrmechanismen*. Vandenhoeck & Ruprecht.

König, K., Dahlbender, R.W., Holzinger, A., Topitz, A. & Doering, S. (2016). Kreuzvalidierung von drei Fragebögen zur Strukturdiagnostik: BPI, IPO und OPD-SF. *Zeitschrift für Psychosomatische Medizin und Psychotherapie, 62*(2), 177–189. https://doi.org/10.13109/zptm.2016.62.2.177

König, K. (1988). Basale und zentrale Beziehungswünsche. *Forum der Psychoanalyse, 4*, 177–185.

Koops, T.U., Wiessner, C., Ehrenthal, J.C. & Briken, P. (2021). Assessing psychodynamic conflicts and level of personality functioning in women diagnosed with vaginismus and dyspareunia. *Frontiers in Psychology, 12*, 687369. https://doi.org/10.3389/fpsyg.2021.687369

Körner, J. (2015). *Die Deutung in der Psychoanalyse*. Kohlhammer.

Kotte, S., Bick, E., Benecke, C. & Möller, H. (2019). Operationalisierte Psychodynamische Diagnostik im Arbeitskontext: Entwicklung eines berufsbezogenen OPD-Konfliktfragebogens. *Organisationsberatung, Supervision, Coaching, 26*(1), 67–83. https://doi.org/10.1007/s11613-019-00587-x

Krakau, L., Tibubos, A.N., Beutel, M.E., Ehrenthal, J.C., Gieler, U. & Brähler, E. (2021). Personality functioning as a mediator of adult mental health following child maltreatment. *Journal of Affective Disorders, 291*, 126–134. https://doi.org/10.1016/j.jad.2021.05.006

Kraus, B., Dammann, G., Rudaz, M., Sammet, I., Jeggle, D. & Grimmer, B. (2021). Changes in the level of personality functioning in inpatient psychotherapy. *Psychotherapy Research : Journal of the Society for Psychotherapy Research, 31*(1), 117–131. https://doi.org/10.1080/10503307.2020.1763493

Krause, R. (2012). *Allgemeine psychodynamische Behandlungs- und Krankheitslehre. Grundlagen und Modelle* (2., vollst. überarb. und erw. Aufl.). Kohlhammer.

Kraepelin, E. (1887). *Die Richtungen der psychiatrischen Forschung*. Vogel.

Kröber, H.-L. & Steller, M. (2005). *Psychologische Begutachtung im Strafverfahren – Indikationen, Methoden, Qualitätsstandards*. Steinkopff. https://doi.org/10.1007/3-7985-1582-4

Küchenhoff, J. (2012a). *Körper und Sprache. Theoretische und klinische Beiträge zu einem intersubjektiven Verständnis des Körpererlebens*. Psychosozial-Verlag.

Küchenhoff, J. (2002). In Strukturen denken. Strukturkonzepte in Philosophie, Psychiatrie und Psychoanalyse und ihre praktischen Auswirkungen. In G. Rudolf, T. Grande & P. Henningsen (Hrsg.), *Die Struktur der Persönlichkeit* (S. 68–80). Schattauer.

Küchenhoff, J. (2012b). *Psychose*. Psychosozial-Verlag.

Küchenhoff, J. (2018). *Understanding psychosis*. Routhledge. https://doi.org/10.4324/9781351025942

Küchenhoff, J. & Argawalla, P. (2013). *Körperbild und Persönlichkeitsstörung. Die klinische Evaluation des Körpererlebens mit der Körperbildliste* (2. Aufl.). Springer.

La Parra, G. de, Dagnino, P., Valdés, C. & Krause, M. (2017). Beyond self-criticism and dependency: Structural functioning of depressive patients and its treatment. *Research in Psychotherapy (Milano), 20*(1), 236. https://doi.org/10.4081/ripppo.2017.236

Laimböck, A. (2000). *Das psychoanalytische Erstgespräch*. edition diskord.

Lambert, M.J. (Ed.). (2013). *Bergin and Garfield's handbook of psychotherapy and behavior change* (6th ed.). John Wiley & Sons.

Lange, C. & Heuft, G. (2002). Die Beeinträchtigungsschwere in der psychosomatischen und psychiatrischen Qualitätssicherung: Global Assessment of Functioning Scale (GAF) vs. Beeinträchtigungs-Schwere-Score (BSS). *Zeitschrift für Psychosomatische Medizin und Psychotherapie, 48*(3), 256–269.

Langer, E.J. & Abelson, R.P. (1974). A patient by any other name ...: Clinician group differences in labeling bias. *Journal of Consulting and Clinical Psychology, 42*(1), 4–9. https://doi.org/10.1037/h0036054

Leary, T. (1957). *Interpersonal diagnosis of personality*. Ronald Press.

LeDoux, J. (1998). *Das Netz der Gefühle. Wie Emotionen entstehen*. Hanser.

LeDoux, J. (2003). *Das Netz der Persönlichkeit. Wie unser Selbst entsteht*. Walter.

Leichsenring, F. (1997). *Borderline-Persönlichkeits-Inventar (BPI). Manual*. Hogrefe.

Leichsenring, F., Beutel, M.E. & Leibing, E. (2008). Psychoanalytisch-orientierte Fokaltherapie der sozialen Phobie. *Psychotherapeut, 53*, 185–197. https://doi.org/10.1007/s00278-007-0573-7

Leichsenring, F. & Salzer, S. (2014). *Generalisierte Angststörung. Psychodynamische Therapie*. Hogrefe.

Lempa, G., Haebler, D. von & Montag, C. (2017). *Psychodynamische Psychotherapie der Schizophrenien*. Psychosozial-Verlag. https://doi.org/10.30820/9783837972214

Leotti, L.A., Iyengar, S.S. & Ochsner, K.N. (2010). Born to choose: The origins and value of the need for control. *Trends in Cognitive Sciences, 14*(10), 457–463. https://doi.org/10.1016/j.tics.2010.08.001

Leuzinger-Bohleber, M., Kaufhold, J., Kallenbach, L., Negele, A., Ernst, M., Keller, W., Fiedler, G., Hautzinger, M., Bahrke, U. & Beutel, M. (2019). How to measure sustained psychic transformations in long-term treatments of chronically depressed patients: Symptomatic and structural changes in the LAC Depression Study of the outcome of cognitive-behavioural and psychoanalytic long-term treatments. *International Journal of Psychoanalysis, 100*(1), 99–127. https://doi.org/10.1080/00207578.2018.1533377

Lichtenberg, J.D. (1983). *Psychoanalysis and infant research*. Analytic Press.

Lichtenberg, J.D. (1989). *Psychoanalysis and motivation*. Analytic Press.

Lichtenberg, J.D. (1991). *Psychoanalyse und Säuglingsforschung*. Springer. https://doi.org/10.1007/978-3-642-93463-6

Lichtenberg, J.D., Lachmann, F.M. & Fosshage, J.L. (2011). *Psychoanalysis and motivational systems: A new look*. Routledge. https://doi.org/10.4324/9780203844748

Linehan, M.M. (1996). *Dialektisch-behaviorale Therapie der Borderline-Persönlichkeitsstörung*. CIP-Medien.

Lingiardi, V., Lonati, C., Delucchi, F., Fossati, A., Vanzulli, L. & Maffei, C. (1999). Defense mechanisms and personality disorders. *Journal of Nervous and Mental Disease, 187*(4), 224–228. https://doi.org/10.1097/00005053-199904000-00005

Lingiardi, V. & MacWilliams, N. (Eds.). (2017). *Psychodynamic diagnostic manual: Pdm-2* (2nd ed.). The Guilford Press.

Livesley, W.J. (2009). *General Assessment of Personality Disorder (GAPD)*. Sigma Assessment Sytems.

Lohmer, M., Klug, G., Herrmann, B., Pouget, D. & Rauch, M. (1992). Zur Diagnostik der Frühstörung. Versuch einer Standortbestimmung zwischen neurotischem Niveau und Borderline-Störung. *Praxis der Psychotherapie und Psychosomatik, 37*, 243–255.

Lorenzini, N., La Parra, G. de, Dagnino, P., Gomez-Barris, E., Crempien, C. & Ehrenthal, J.C. (2021). Chilean validation of the Operationalized Psychodynamic Diagnosis-Structure Questionnaire (OPD-SQ) for personality structure. *BMC Psychology, 9*(1), 139. https://doi.org/10.1186/s40359-021-00640-4

Lübke, L., Flemming, E., Mestel, R., Masuhr, O., Jaeger, U. & Spitzer, C. (2021). Veränderungsmessung mit der Kurzform des OPD-Strukturfragebogens (OPD-SFK) [Measurement of change with the short form of the OPD Structure Questionnaire (OPD-SQS)]. *PPmP – Psychotherapie, Psychosomatik, Medizinische Psychologie, 71*(11), 456–463. https://doi.org/10.1055/a-1425-7618

Luborsky, L. (1995). *Einführung in die analytische Psychotherapie. Ein Lehrbuch* (2. Aufl.). Vandenhoeck & Ruprecht.

Luborsky, L., Albani, C. & Eckert, R. (1992). Manual zur ZBKT-Methode (deutsche Übersetzung mit Ergänzung der Ulmer ZBKT-Arbeitsgruppe). *Psychotherapie, Psychosomatik, Medizinische Psychologie* (Disk Journal 5).

Luborsky, L. & Crits-Christoph, P. (1998). *Understanding transference. The Core Conflictual Relationship Theme method* (2nd ed.). Basic Books. https://doi.org/10.1037/10250-000

Mahler, M., Pine, F. & Bergmann, A. (1975). *The psychological birth of the human infant*. Basic Books.

Main, T.F. (1946). The hospital as a therapeutic institution. *Bulletin Menninger Clinic, 10*, 66–95.

Malan, D.H. (1979). *Individual psychotherapie and the science of psychodynamics*. Butterworths.

Maslow, A.H. (1970). *Motivation and personality*. Harper & Row.

McCallum, M. & Piper, W.E. (Eds.). (1997). *Psychological mindedness: A contemporary understanding (LEA Series in Personality and Clinical Psychology)*. Erlbaum.

McCullough, J.P. (2007). *Behandlung von Depressionen mit dem Cognitive Behavioral Analysis System of Psychotherapy (CBASP). Therapiemanual*. CIP-Medien.

Mead, G.H. (1934). *Geist, Identität und Gesellschaft*. Suhrkamp.

Mentzos, S. (1984). *Neurotische Konfliktverarbeitung*. Fischer 1991.

Mentzos, S. (2011). *Lehrbuch der Psychodynamik: Die Funktion der Dysfunktionalität psychischer Störungen* (5. Aufl.). Vandenhoeck & Ruprecht.

Mentzos, S. (1991). *Neurotische Konfliktverarbeitung*. Fischer.

Mentzos, S. (2002). *Psychodynamische Modelle in der Psychiatrie* (5. Aufl.). Vandenhoeck & Ruprecht.

Mentzos, S. (2015). Dilemmatische Gegensätze im Zentrum der Psychodynamik der Psychosen. *Forum der Psychoanalyse, 31*(4), 341–352. https://doi.org/10.1007/s00451-015-0216-5

Mertens, W. (1992). *Kompendium psychoanalytischer Grundgebriffe*. Quintessenz.

Mertens, W. (2000). *Einführung in die psychoanalytische Therapie* (3. Aufl., Vol. 1). Kohlhammer.

Mertens, W. (2004). *Einführung in die psychoanalytische Therapie* (3. Aufl., Vol. 2). Kohlhammer.

Mertens, W. (2004a). Von der Theorie zur Praxis: Operationalisierung und die Tiefe von Bedeutung am Beispiel der OPD-Konfliktachse. In R. Dahlbender, P. Buchheim & G. Schüßler (Hrsg.), *Lernen an der Praxis. OPD und die Qualitätssicherung in der psychodynamischen Psychotherapie*. Huber.

Mikolajewski, A.J., Allan, N.P., Merrill, L., Carter, M.C. & Manguno-Mire, G. (2021). Employing the Risk-Need-Responsivity (RNR) model and predicting successful completion in an alternative drug court program: Preliminary findings from the Orleans Parish Drug Court. *Journal of Substance Abuse Treatment, 131*, 108453. https://doi.org/10.1016/j.jsat.2021.108453

Morey, L.C. (2017). Development and initial evaluation of a self-report form of the DSM-5 level of personality functioning scale. *Psychological Assessment, 29*(19), 1302–1308. https://doi.org/10.1037/pas0000450

Nikendei, C., Mölle, C., Fischer, K., Granov, M., Huber, J., Dinger, U., Herzog, W., Schauenburg, H. & Ehrenthal, J.C. (2020). Persönlichkeitsstruktur und Bindungsstil als Prädiktoren für die erfolgreiche Aufnahme einer ambulanten psychotherapeutischen Behandlung [Level of personality functioning and attachment style as predictors of the successful referral to outpatient psychotherapy]. *Zeitschrift für Psychosomatische Medizin und Psychotherapie, 66*(2), 178–192. https://doi.org/10.13109/zptm.2020.66.2.178

Nitzgen, D. & Brünger, M. (2000). Operationalisierte Psychodynamische Diagnostik in der Rehabilitationsklinik Birkenbuck: Einsatz und Befunde. In W. Schneider & H.J. Freyberger (Hrsg.), *Was leistet die OPD? Empirische Befunde und klinische Erfahrungen mit der Operationalisierten Psychodynamischen Diagnostik* (S. 229–237). Huber.

Niv, N., Cohen, A.N., Sullivan, G. & Young, A.S. (2007). The MIRECC Version of the Global Assessment of Functioning Scale: Reliability and Validity. *Psychiatric Services, 58*(4), 529–535. https://doi.org/10.1176/ps.2007.58.4.529

Obbarius, A., Ehrenthal, J.C., Fischer, F., Liegl, G., Obbarius, N., Sarrar, L. & Rose, M. (2021). Applying item response theory to the OPD Structure Questionnaire: Identification of a unidimensional core construct and feasibility of computer adaptive testing. *Journal of Personality Assessment, 103*(5), 645–658. https://doi.org/10.1080/00223891.2020.1828435

Olajide, K., Munjiza, J., Moran, P., O'Connell, L., Newton-Howes, G., Bassett, P., Akintomide, G., Ng, N., Tyrer, P., Mulder, R. & Crawford, M.J. (2018). Development and psychometric properties of the Standardized Assessment of Severity of Personality Disorder (SASPD). *Journal of Personality Disorders, 32*(1), 44–56. https://doi.org/10.1521/pedi_2017_31_285

Oltmanns, J.R. & Widiger, T.A. (2019). Evaluating the assessment of the ICD-11 personality disorder diagnostic system. *Psychological Assessment, 31*(5), 674–684. https://doi.org/10.1037/pas0000693

Olver, M.E., Marshall, L.E., Marshall, W.L. & Nicholaichuk, T.P. (2020). A long-term outcome assessment of the effects on subsequent reoffense rates of a prison-based CBT/RNR sex offender treatment program with strength-based elements. *Sexual Abuse: A Journal of Research and Treatment, 32*(2), 127–153. https://doi.org/10.1177/1079063218807486

Østergård, O.K., Fenger, M. & Hougaard, E. (2019). Symptomatic distress and effectiveness of psychological treatments delivered at a nationwide student counseling service. *Counselling Psychology Quarterly, 32*(2), 150–168. https://doi.org/10.1080/09515070.2017.1410696

Panksepp, J. (1998). *Affective neuroscience. The foundation of human and animal emotions.* Oxford University Press.

Panksepp, J. & Biven, L. (2012). *The archaeology of mind: Neuroevolutionary origins of human emotions.* Norton & Company.

PDM Task Force. (2006). *Psychodynamic Diagnostic Manual.* Alliance of Psychoanalytic Organizations.

Perry, J.C. (1990). *The Psychodynamic Conflict Rating Scales.* Cambridge Hospital.

Perry, J.C., Augusto, F. & Cooper, S.H. (1989). Assessing psychodynamic conflicts: I. Reliability of the idiographic conflict formulation method. *Psychiatry, 52*, 289–301. https://doi.org/10.1080/00332747.1989.11024451

Perry, J.C. & Cooper, S.H. (1989). An empirical study of defense mechanism. *Archives of General Psychiatry, 46*, 444–452. https://doi.org/10.1001/archpsyc.1989.01810050058010

Pieh, C., Frisch, M., Meyer, N., Loew, T. & Lahmann, C. (2009). Validierung der Achse III (Konflikt) der Operationalisierten Psychodynamischen Diagnostik (OPD). *Zeitschrift für Psychosomatische Medizin und Psychotherapie, 55*(3), 263–281. https://doi.org/10.13109/zptm.2009.55.3.263

Pincus, A.L. & Wright, A.G.C. (2010). Interpersonal Diagnosis of Psychopathology. In L.M. Horowitz & S. Strack (Eds.), *Handbook of interpersonal psychology* (Vol. 31, pp. 359–381). Wiley. https://doi.org/10.1002/9781118001868.ch22

Posner, M.I. & Rothbart, M.K. (1989). Intentional chapters on unintended thoughts. In J.S. Uleman & J.A. Bargh (Eds.), *Unintended thought: Limits of awareness, intention, and control* (pp. 450–469). Guilford.

Pouget, D. (1993). *Schematische Übersicht zum „Münchner Strukturniveau der Persönlichkeitsorganisation"* [Unveröffentlichtes Manuskript].

Pouget-Schors, D. (2014). Persönlichkeit, Persönlichkeitsstruktur. In W. Mertens & B. Waldvogel (Hrsg.), *Handbuch psychoanalytischer Grundbegriffe.* (4. Aufl., S. 714–724). Kohlhammer.

Rabin, F. & Charro, F. de (2001). EQ-D5: A measure of health status from the EuroQol Group. *Annals of Medicine, 33*(5), 337–343. https://doi.org/10.3109/07853890109002087

Rathgeber, M., Sommer, T. & Seiffge-Krenke, I. (2014). Die Achse Konflikt der Operationalisierten Psychodynamischen Diagnostik im Kindes- und Jugendalter: Reliabilität und klinische Validität. *Kinderanalyse, 22*(1), 26–47. https://doi.org/10.1007/s00278-012-0956-2

Rek, K., Thielmann, I., Henkel, M., Crawford, M., Piccirilli, L., Graff, A., Mestel, R. & Zimmermann, J. (2020). A psychometric evaluation of the Standardized Assessment of Severity of Personality Disorder (SASPD) in nonclinical and clinical German samples. *Psychological Assessment, 32*(10), 984–990. https://doi.org/10.1037/pas0000926

Rettenberger, M. & von Franqué, F. (Hrsg.). (2013). *Handbuch kriminalprognostischer Verfahren.* Hogrefe.

Reymann, G., Zbikowski, A., Martin, K., Tetzlaff, M. & Janssen, P.L. (2000). Erfahrung mit der Anwendung von operationalisierter Psychodynamischer Diagnostik bei Alkoholkranken. In W. Schneider & H.J. Freyberger (Hrsg.), *Was leistet die OPD? Empirische Befunde und klinische Erfahrungen mit der Operationalisierten Psychodynamischen Diagnostik* (S. 229–237). Huber.

Rohde, J., Hofmann, T., Voigt, B., Rose, M. & Obbarius, A. (2019). Measurement of personality structure by the OPD Structure Questionnaire can help to discriminate between subtypes of eating-disorders. *Frontiers in Psychology, 10*, 2326. https://doi.org/10.3389/fpsyg.2019.02326

Rost, R. (2011). *Subtypen depressiver Persönlichkeitsdiagnostik zur Validierung der Konfliktachse der OPD-2* (Dissertation). Universität, Heidelberg.

Roth, G. (2001). *Fühlen, Denken, Handeln. Wie das Gehirn Verhalten steuert*. Suhrkamp.

Rudolf, G. (1977). *Krankheiten im Grenzbereich von Neurose und Psychose. Ein Beitrag zur Psychopathologie des Ich-Erlebens und der zwischenmenschlichen Beziehungen*. Vandenhoek & Ruprecht.

Rudolf, G. (1981). *Untersuchungen und Befund bei Neurosen und psychosomatischen Erkrankungen*. Beltz.

Rudolf, G. (1995). Diagnostik struktureller Störungen. In G. Schneider & G.H. Seidler (Hrsg.), *Internalisierung und Strukturbildung in Psychoanalyse und Psychotherapie* (S. 313–328). Westdeutscher Verlag. https://doi.org/10.1007/978-3-322-97062-6_15

Rudolf, G. (Hrsg.). (2000). *Psychotherapeutische Medizin und Psychosomatik*. Thieme.

Rudolf, G. (2001). Wie analytische Psychotherapeuten Diagnosen handhaben. Eine Bestandsaufnahme und ein Plädoyer. *Psychotherapeut, 46*, 102–109. https://doi.org/10.1007/s002780100142

Rudolf, G. (2004). *Strukturbezogene Psychotherapie. Leitfaden zur psychodynamischen Therapie struktureller Störungen*. Schattauer.

Rudolf, G. (2020). *Strukturbezogene Psychotherapie (SP): Leitfaden zur psychodynamischen Therapie struktureller Störungen* (4. Aufl.). Schattauer.

Rudolf, G. & Grande, T. (2002). Struktur der gesunden Persönlichkeit. *Persönlichkeitsstörungen: Theorie und Therapie, 6*, 174–185.

Rudolf, G., Grande, T. & Henningsen, P. (Hrsg.). (2002). *Die Struktur der Persönlichkeit*. Schattauer.

Rudolf, G., Grande, T. & Oberbracht, C. (2000). Die Heidelberger Umstrukturierungsskala. Ein Modell der Veränderung in psychoanalytischen Therapien und seine Operationalisierung in einer Schätzskala. *Psychotherapeut, 45*(4), 237–246. https://doi.org/10.1007/PL00006720

Rudolf, G., Grande, T., Oberbracht, C. & Jakobsen, T. (1996). Erste empirische Untersuchungen zu einem neuen diagnostischen System: Die Operationalisierte Psychodynamische Diagnostik (OPD). *Zeitschrift für Psychosomatische Medizin und Psychotherapie, 42*, 343–357.

Rudolf, G., Jakobs, E., Micka, R. & Schumann, E. (2004). Störungsbezogene Ergebnisse psychodynamisch-stationärer Psychotherapie. *Zeitschrift für Psychosomatische Medizin und Psychotherapie, 50*, 37–52. https://doi.org/10.13109/zptm.2004.50.1.37

Rudolf, G., Jakobsen, T., Keller, W., Krawietz, B., Langer, M., Oberbracht, C., Stehle, S., Stennes, M. & Grande, T. (2012). Umstrukturierung als Ergebnisparadigma der psychodynamischen Psychotherapie – Ergebnisse aus der Praxisstudie Analytische Langzeittherapie. *Zeitschrift für Psychosomatische Medizin und Psychotherapie, 58*, 55–66. https://doi.org/10.13109/zptm.2012.58.1.55

Rudolf, G. & Schmutterer, J. (2003). Gutachterverfahren vor Psychotherapien: Qualitätssichernde Therapiebegleitung. *Deutsches Ärzteblatt, 2*(1), 13–15.

Rudolf, G., Grande, T. & Jakobsen, T. (2004). Struktur und Konflikt: Gibt es strukturspezifische Konflikte? In R. Dahlbender, P. Buchheim & G. Schüßler (Hrsg.), *Lernen an der Praxis. OPD und die Qualitätssicherung in der psychodynamischen Psychotherapie*. Huber.

Rudolf, G. & Stille, D. (1984). Der Einfluß von Krankheitsbild und Krankheitsverhalten auf die Indikationsentscheidung in der Psychotherapie. *Praxis der Psychotherapie und Psychosomatik, 29*, 115–128.

Rüger, U., Dahm, A. & Kallinke, D. (Hrsg.). (2005). *Faber/Haarstrick. Kommentar Psychotherapie-Richtlinien* (7. Aufl.). Urban & Fischer.

Salzer, S. & Leichsenring, F. (2012). Das Borderline-Persönlichkeits-Inventar (BPI). In S. Doering & S. Hoerz (Hrsg.), *Handbuch der Strukturdiagnostik. Konzepte, Instrumente, Praxis* (S. 256–268). Schattauer.

Sandler, J. (1960). The background of safety. *International Review of Psycho-Analysis, 41*, 352–356.

Sandler, J. (1962). Research in psycho-analysis. The Hampstead Index as an instrument of psycho-analytic research. *International Journal of Psychoanalysis, 43*, 287–291.

Sandler, J. (1976). Gegenübertragung und die Bereitschaft zur Rollenübernahme. *Psyche, 30*, 297–305.

Sandler, J. (1983). Die Beziehung zwischen psychoanalytischen Konzepten und psychoanalytischer Praxis. *Psyche, 37*, 577–595.

Sandler, J. & Dare, C. (1982). Der psychoanalytische Begriff der Oralität. In D. Eicke (Hrsg.), *Tiefenpsychologie. Bd. 1: Sigmund Freud – Leben und Werk* (p. 576). Beltz.

Sandler, J. & Joffe, W.G. (1969). Auf dem Weg zu einem Grundmodell der Psychoanalyse. *Psyche, 23*, 461–480.

Sandler, J. & Joffe, W.G. (1970). Discussion towards a basic psychoanalytical model. *International Journal of Psychoanalysis, 51*, 183–193.

Saß, H., Wittchen, H.-U., Zaudig, M. & Houben, I. (2003). *Diagnostisches und Statistisches Manual Psychischer Störungen – DSM-IV-TR*. Hogrefe.

Schacht, T.E. & Henry, W.P. (1994). Modeling recurrent patterns of interpersonal relationship with Structural Analysis of Social Behavior: The SASB-CMP. *Psychotherapy Research, 4*, 208–204. https://doi.org/10.1080/10503309412331334042

Schauenburg, H. (2000). Zum Verhältnis zwischen Bindungsdiagnostik und psychodynamischer Diagnostik. In W. Schneider & H.J. Freyberger (Hrsg.), *Was leistet die OPD? Empirische Befunde und klinische Erfahrungen mit der Operationalisierten Psychodynamischen Diagnostik*. Huber.

Schauenburg, H. & Cierpka, M. (1994). Methoden zur Fremdbeurteilung interpersoneller Beziehungsmuster. *Psychotherapeut, 39*, 135–145.

Schauenburg, H., Dinger, U., Komo-Lang, M., Klinkerfuß, M., Horsch, L., Grande, G. & Ehrenthal, J.C. (2012). Der OPD-Strukturfragebogen (OPD-SF). In S. Doering & S. Hoerz (Hrsg.), *Handbuch der Strukturdiagnostik. Konzepte, Instrumente, Praxis* (S. 284–307). Schattauer. https://doi.org/10.1055/s-0031-1272429

Schauenburg, H. & Grande, T. (2010). Interview Measures of Interpersonal Functioning and Quality of Object Relations. In L.M. Horowitz & S. Strack (Eds.), *Handbook of interpersonal psychology* (pp. 343–356). Wiley. https://doi.org/10.1002/9781118001868.ch21

Schauenburg, H. & Hildenbrand, G. (2017). Stationäre Psychotherapie und Psychosomatik. In K. Köhle, W. Herzog, P. Joraschky, J. Kruse, W. Langewitz & W. Söllner (Hrsg.), *Uexküll Psychosomatische Medizin: Theoretische Modelle und klinische Praxis* (S. 545–554). Elsevier, Urban & Fischer. https://doi.org/10.1016/B978-3-437-21833-0.00050-4

Schlapobersky, J.R. (2016). *From the couch to the circle: Group-analytic psychotherapy in practice*. Routledge. https://doi.org/10.4324/9781315670096

Schmeing, J.-B., Kehyayan, A., Kessler, H., Do Lam, A.T.A., Fell, J., Schmidt, A.-C. & Axmacher, N. (2013). Can the neural basis of repression be studied in the MRI scanner? New insights from two free association paradigms. *PLoS ONE, 8*(4), e62358. https://doi.org/10.1371/journal.pone.0062358

Schneider, G., Mendler, T., Heuft, G. & Burgmer, M. (2008a). Der Körper in der Konflikt-und Strukturdiagnostik der Operationalisierten Psychodynamischen Diagnostik-Bezug zu Körperkonzepten in der Selbstauskunft. *Zeitschrift für Psychosomatische Medizin und Psychotherapie, 54*(2), 132–149. https://doi.org/10.13109/zptm.2008.54.2.132

Schneider, G., Mendler, T., Heuft, G. & Burgmer, M. (2008b). Validität der Konfliktachse der Operationalisierten Psychodynamischen Diagnostik (OPD-1) – empirische Ergebnisse und Folgerungen für die OPD-2. *Zeitschrift für Psychosomatische Medizin und Psychotherapie, 54*(1), 46–62. https://doi.org/10.13109/zptm.2008.54.1.46

Schneider, G., Tiemann, M., Stumpf, A. & Heuft, G. (2015). Dimensions of the Operationalized Psychodynamic Diagnosis system that predict long-term outcome after inpatient psychotherapy. *Psychopathology, 48*(2), 101–113. https://doi.org/10.1159/000368311

Schneider, W., Freyberger, H.J., Muhs, A. & Schüssler, G. (Hrsg.). (1993). *Diagnostik und Klassifikation nach ICD-10 Kapitel V (F). Eine kritische Auseinandersetzung. Ergebnisse der ICD-10-Forschungskriterienstudie aus dem Bereich Psychosomatik/Psychotherapie*. Vandenhoek & Ruprecht.

Schneider, W., Henningsen, P., Dohrenbusch, R., Freyberger, H., Irle, E., Köllner, V. & Widder, B. (2015). *Begutachtung bei psychischen und psychosomatischen Erkrankungen – Autorisierte Leitlinien und Kommentare* (2. Aufl.). Hogrefe.

Schneider, W. & Heuft, G. (2018). Operationalized Psychodynamic Diagnosis system and outcome of psychodynamic inpatient psychotherapy in male and female patients. *Zeitschrift für Psychosomatische Medizin und Psychotherapie, 64*(3), 281–297. https://doi.org/10.13109/zptm.2018.64.3.281

Schneider, W. & Hoffmann, S.O. (1992). Diagnostik und Klassifikation neurotischer und psychosomatischer Störungen. *Fundamenta Psychiatrica, 6*, 137–142.

Schneider, W., Klauer, T. & Freyberger, H.J. (2008). Operationalized Psychodynamic Diagnosis in planning and evaluating the psychotherapeutic process. *European Archives of Psychiatry and Clinical Neuroscience, 258*(5), 86–91. https://doi.org/10.1007/s00406-008-5014-2

Schultz-Hencke, H. (1951). *Lehrbuch der analytischen Psychotherapie*. Thieme.

Schüßler, G. (2002). Aktuelle Konzeption des Unbewußten – Empirische Ergebnisse der Neurobiologie, Kognitionswissenschaften, Sozialpsychologie und Emotionsforschung. *Zeitschrift für Psychosomatische Medizin und Psychotherapie, 48*, 192–214. https://doi.org/10.13109/zptm.2002.48.2.192

Schüssler, G. & Bertl-Schüssler, A. (1992). Neue Ansätze zur Revision der psychoanalytischen Entwicklungstheorie. *Zeitschrift für Psychosomatische Medizin, 38*, 77–87 und 101–114.

Schüssler, G., Leibing, E. & Rüger, U. (1990). Multiaxiale Diagnostik in der Psychosomatik. *Zeitschrift für Psychosomatische Medizin, 36*, 343–354.

Schüßler, G. & Bertl-Schüßler, A. (Hrsg.). (2011). *Klinische Lehrbuchreihe. Medizinische Psychologie, Psychosomatik und Psychotherapie systematisch* (4. Aufl.). UNI-MED Verl.

Schwidder, W. (1972a). Klinik der Neurosen. In K.P. Kisker, J.E. Meyer, M. Müller & E. Strömgren (Hrsg.), *Psychiatrie der Gegenwart II/1* (S. 351–477). Springer. https://doi.org/10.1007/978-3-642-65278-3_11

Schwidder, W. (1972b). Neopsychoanalyse. In G. Bally (Hrsg.), *Grundzüge der Neurosenlehre* (Vol. 2, S. 563–612). Urban & Schwarzenberg.

Seiffge-Krenke, I. (2012). *Therapieziel Identität*. Klett-Cotta.

Seiffge-Krenke, I. (2021). Identität und Beziehungen: Auswirkungen der veränderten Identitätsentwicklung auf Partnerschaften. *Psychodynamische Psychotherapie, 20*, 17–27. https://doi.org/10.21706/pdp-20-1-17

Sell, C., Gröning, F. & Benecke, C. (2021). „Zur weiteren Forschung vorgesehen": Verstehen psychotischer Patient*innen mittels der Operationalisierten Psychodynamischen Diagnostik. *PTT – Persönlichkeitsstörungen: Theorie und Therapie, 25*(2), 139–152. https://doi.org/10.21706/ptt-25-2-139

Shapiro, D. (1965). *Neurotische Stile*. Vandenhoeck & Ruprecht 1991.

Shapiro, T. (Ed.). (1991). *The concept of structure in psychoanalysis*. International University Press.

Sharp, C., Wright, A.G.C., Fowler, J.C., Frueh, B.C., Allen, J.G., Oldham, J. & Clark, L.A. (2015). The structure of personality pathology: Both general (‚g') and specific (‚s') factors? *Journal of Abnormal Psychology, 124*(2), 387–398. https://doi.org/10.1037/abn0000033

Simmonds, J., Constantinides, P., Perry, J.C., Drapeau, M. & Sheptycki, A.R. (2015). Assessing psychodynamic conflict. *Psychodynamic Psychiatry, 43*(3), 349–377. https://doi.org/10.1521/pdps.2015.43.3.349

Skodol, A.E., Gunderson, J.G., Shea, M.T., McGlashan, T.H., Morey, L.C., Sanislow, C.A., Bender, D.S., Grilo, C.M., Zanarini, M.C., Yen, S., Pagano, M.E. & Stout, R.L. (2005). The Collaborative Longitudinal Personality Disorders Study (CLPS): Overview and implications. *Journal of Personality Disorders, 19*(5), 487–504. https://doi.org/10.1521/pedi.2005.19.5.487

Solms, M. (2015). Sigmund Freud heute – eine neurowissenschaftliche Perspektive auf die Psychoanalyse. In M. Leuzinger-Bohleber, H. Böker, T. Fischman, G. Nordhoff & M. Solms (Hrsg.), *Psychoanalyse und Neurowissenschaften: Chancen – Grenzen – Kontroversen* (S. 56–88). Kohlhammer.

Spitzer, C., Michels-Lucht, F., Siebel, U. & Freyberger, H.J. (2004). Zum Zusammenhang zwischen OPD-Merkmalen der Persönlichkeitsstruktur und symptombezogenen sowie interpersonalen Behandlungsergebnissen stationärer Psychotherapie. *Zeitschrift für Psychosomatische Medizin und Psychotherapie, 50*, 70–85. https://doi.org/10.13109/zptm.2004.50.1.70

Spitzer, C., Volz, M., Benecke, C. & Henkel, M. (in Vorbereitung). *Veränderungen der Ausprägung von OPD-Konflikten durch stationäre Psychotherapie.*

Sporn, H. (2005). Aneignung der Suchterkrankung – Ein Konzept und ein Instrument. *Psychotherapeut, 50*, 347–353. https://doi.org/10.1007/s00278-005-0437-y

Stasch, M. & Cierpka, M. (2006). Beziehungsdiagnostik mit der GARF-Skala. Ein Plädoyer für die interpersonelle Perspektive nicht nur in der Mehr-Personen-Psychotherapie. *Psychotherapie in Psychiatrie, Psychotherapeutischer Medizin und Klinischer Psychologie, 11*, 56–63.

Stasch, M., Cierpka, M., Dahlbender, R.W., Grande, G., Hillenbrand, E., Kraul, A., Schauenburg, H. & et al. (2004). OPD und Repräsentation interpersonellen Beziehungsverhaltens: Ein Ansatz zur Konstruktvalidierung. In R. Dahlbender, P. Buchheim & G. Schüßler (Hrsg.), *Lernen an der Praxis. OPD und die Qualitätssicherung in der psychodynamischen Psychotherapie* (S. 85–94). Huber.

Stasch, M., Cierpka, M., Hillenbrand, E. & Schmal, H. (2002). Assessing reenactment in inpatient psychodynamic therapy. *Psychotherapy Research, 12*(3), 355–368. https://doi.org/10.1093/ptr/12.3.355

Stasch, M., Cierpka, M. & Windaus, E. (2012). Fokusorientierte Psychotherapie von Familien mit Säuglingen und Kleinkindern. In M. Cierpka (Hrsg.), *Frühe Kindheit 0–3 Jahre. Beratung und Psychotherapie für Eltern mit Säuglingen und Kleinkindern* (S. 441–454). Springer. https://doi.org/10.1007/978-3-642-20296-4_31

Stasch, M., Grande, T., Janssen, P.L., Oberbracht, C. & Rudolf, G. (2016). *OPD-2 im Psychotherapie-Antrag* (2. Aufl.). Hogrefe.

Steinauer, P.D., Santa-Barbara, J. & Skinner, H.A. (1984). The process model of family functioning. *Canadian Journal of Psychiatry, 29*, 77–88. https://doi.org/10.1177/070674378402900202

Stern, D.N. (1992). *Die Lebenserfahrung des Säuglings*. Klett-Cotta.

Stern, D.N. (1998). *Die Mutterschaftskonstellation: Eine vergleichende Darstellung verschiedener Formen der Mutter-Kind-Psychotherapie*. Klett-Cotta.

Stern, D.N. (1979). *Mutter und Kind: Die erste Bindung*. Klett.

Stiles, W.B., Elliott, R., Llewelyn, S.P., Firth-Cozens, J.A., Margison, F.R., Shapiro, D.A. & Hardy, G. (1990). Assimilation of problematic experiences by clients in psychotherapy. *Psychotherapy: Theory, Research, Practice, Training*, 27, 411–420.

Stolorow, R., Brandchaft, B. & Atwood, G. (1996). *Psychoanalytische Behandlung. Ein intersubjektiver Ansatz*. Fischer.

Strauß, B., Barkowski, S., Schwartze, D. & Rosendahl, J. (2016). Aktueller Stand der Gruppenpsychotherapieforschung. *Psychotherapeut, 61*(5), 364–375. https://doi.org/10.1007/s00278-016-0120-5

Strauß, B. & Mattke, D. (Hrsg.). (2017). *Gruppenpsychotherapie: Lehrbauch für die Praxis* (2. Aufl.). Spinger. https://doi.org/10.1007/978-3-662-54644-4

Strupp, H.H. & Binder, J.L. (1984). *Psychotherapy in a new key. A guide to time-limited dynamic psychotherapy*. Basic Books.

Strupp, H.H. & Binder, J.L. (1993). *Kurzpsychotherapie*. Klett-Cotta.

Sullivan, H.S. (1954). *The psychiatric interview*. Norton.

Szende, A., Janssen, B. & Cabases, J. (Eds.). (2014). *Self-reported population health: An international perspective based on EQ-5D*. Springer. https://doi.org/10.1007/978-94-007-7596-1

Tangney, J.P. & Dearing, R.L. (2002). *Shame and guilt*. Guilford Press.

Taubner, S., Hörz, S., Fischer-Kern, M., Doering, S., Buchheim, A. & Zimmermann, J. (2013). Internal structure of the Reflective Functioning Scale. *Psychological Assessment, 25*(1), 127–135. https://doi.org/10.1037/a0029138

Thomä, H. (1981). *Vom spiegelnden zum aktiven Analytiker*. Suhrkamp.

Thomä, H. & Kächele, H. (1989). *Lehrbuch der psychoanalytischen Therapie. Bd. 1: Grundlagen*. Springer. https://doi.org/10.1007/978-3-662-08322-2

Thomä, H. & Kächele, H. (2006a). *Lehrbuch der psychoanalytischen Therapie. Band 1*. Springer.

Thomä, H. & Kächele, H. (2006b). *Lehrbuch der psychoanalytischen Therapie. Band 2 Praxis* (3. Aufl.). Springer.

Tress, W. (Hrsg.). (1993). *SABS – Die Strukturale Analyse Sozialen Verhaltens. Ein Arbeitsbuch für Forschung, Praxis und Weiterbildung in der Psychotherapie*. Asanger.

Tschuschke, V. & Mattke, D. (1997). Kurzgruppenpsychotherapie. Entwicklung, Konzept, und aktueller Forschungsstand. *Gruppenpsychotherapie und Gruppendynamik, 33*, 36–54.

Tyrer, P., Mulder, R., Kim, Y.-R., & Crawford, M.J. (2019). The development of the ICD-11 classification of personality disorders: An amalgam of science, pragmatism, and politics. *Annual Review of Clinical Psychology, 15*, 481–502.

Ulich, D. & Mayring, P. (2003): *Psychologie der Emotionen* (2., überarb. und erw. Aufl.). Kohlhammer.

Uzdawinis, D., Edel, M.-A., Ozgürdal, S., Haebler, D. von, Hauser, M., Witthaus, H., Gudlowski, Y., Heinz, A. & Juckel, G. (2010). Operationalisierte Psychodynamische Diagnostik (OPD) bei Patienten im schizophrenen Prodromalstadium – Eine explorative Studie [Operationalized Psychodynamic Diagnostics (OPD) in patients in a prodromal state of schizophrenia – An explorative study]. *Zeitschrift für Psychosomatische Medizin und Psychotherapie, 56*(2), 150–162. https://doi.org/10.13109/zptm.2010.56.2.150

Vaillant, G.E. (1971). Theoretical hierarchy of adaptive ego mechanisms. *Archives of General Psychiatry, 24*, 107–118. https://doi.org/10.1001/archpsyc.1971.01750080011003

Vaillant, G.E., Bond, M. & Vaillant, C.O. (1986). An empirically validated hierarchy of defense mechanisms. *Archives of General Psychiatry, 43*, 786–794. https://doi.org/10.1001/archpsyc.1986.01800080072010

Vaish, A. (2018). The prosocial functions of early social emotions: The case of guilt. *Current Opinion in Psychology, 20*, 25–29. https://doi.org/10.1016/j.copsyc.2017.08.008

Vandekerckhove, M. & Panksepp, J. (2011). A neurocognitive theory of higher mental emergence: From anoetic affective experiences to noetic knowledge and autonoetic awareness. *Neuroscience & Behavioral Review, 35*(9), 2017–2025. https://doi.org/10.1016/j.neubiorev.2011.04.001

Vanegas-Osorio, J.H., Chindoy-Luna, E.H., Patiño-González, J.E., Pérez-Atehortúa, C.A., Rincón-Ospina, F.H. & Jiménez-Hernández, J.A. (2020). Contributions of OPD-2 in Colombia: Training and practice. *Revista Brasileira De Psicoterapia, 22*(3). https://doi.org/10.5935/2318-0404.20200022

Venzlaff, U., Foerster, K., Dreßing, H. & Habermeyer, E. (2020). *Psychiatrische Begutachtung* (7. Aufl.). Elsevier. https://doi.org/10.1016/C2017-0-03728-X

Vicente, C.S., Oliveira, R.A., Silva, F., Ferrajão, P., Augusto, S., Oliveira, S., Senra, H., Oliveira, R. & Krieger, D. (2012). Cross-cultural adaptation of the Operationalized Psychodynamic Diagnosis (OPD-2) in Portugal. *Trends in Psychiatry and Psychotherapy, 34*(3), 129–138. https://doi.org/10.1590/S2237-60892012000300004

Waage, M., Vogel, M., Hake, K. & Schneider, W. (2011). Die Operationalisierte Psychodynamische Diagnostik (OPD-2): Validität der Achse I „Krankheitserleben und Behandlungsvoraussetzungen" [The Operationalized Psychodynamic Diagnostics System (OPD-2): Validity of the axis I „Experience of illness and prerequisites for treatment"]. *Psychotherapie, Psychosomatik und Medizinische Psychologie, 61*(3–4), 154–161. https://doi.org/10.1055/s-0030-1261874

Wagner-Skacel, J., Bengesser, S., Dalkner, N., Mörkl, S., Painold, A., Hamm, C., Pilz, R., Rieger, A., Kapfhammer, H.-P., Hiebler-Ragger, M., Jauk, E., Butler, M.I. & Reininghaus, E.Z. (2020). Personality structure and attachment in Bipolar Disorder. *Frontiers in Psychiatry, 11*, 410. https://doi.org/10.3389/fpsyt.2020.00410

Wallerstein, R.S., DeWitt, K.N., Hartley, D., Rosenberg, S.E. & Zilberg, N. (1989). *The Scales of Psychological Capacities: Version 1.* San Francisco. University of California.

Warneken, F. & Tomasello, M. (2009). The roots of human altruism. *British Journal of Psychology, 100*, 455–471. https://doi.org/10.1348/000712608X379061

Wegener, P. (1992). Zur Bedeutung der Gegenübertragung im psychoanalytischen Erstinterview. *Psyche*, 46, 286–307.

Weinryb, R., Rössel, R.J. & Schauenburg, H. (1999). Eine deutsche Version des „Karolinska Psychodynamic Profile – KAPP". *Psychotherapeut, 44*, 227–233. https://doi.org/10.1007/s002780050170

Weinryb, R.M. & Rössel, R.J. (1991). Karolinska Psychodynamic Profile KAPP. *Acta Psychiatrica Scandinavia, 83*, 1–23. https://doi.org/10.1111/j.1600-0447.1991.tb10573.x

Weisman, A. (1959). The psychodynamic formulation of conflict. *Archives of General Psychiatry, 1*, 288–309. https://doi.org/10.1001/archpsyc.1959.03590030072010

Weiß, J. & Sampson, H. (1986). *The psychoanalytic process: Theory, clinical observation and empirical research.* Guilford.

Weltgesundheitsorganisation. (2018). *International Classification of Diseases. 11th revision (ICD-11).* https://icd.who.int/browse11/l-m/en

Wendt, L.P., Wright, A.G.C., Pilkonis, P.A., Nolte, T., Fonagy, P., Montague, P.R., Benecke, C., Krieger, T. & Zimmermann, J. (2019). The latent structure of interpersonal problems: Validity of dimensional, categorical, and hybrid models. *Journal of Abnormal Psychology, 128*(8), 823–839. https://doi.org/10.1037/abn0000460

Werner, C. & Langenmayr, A. (2005). *Das Unbewusste und die Abwehrmechanismen.* Vandenhoeck & Ruprecht.

WHO. (1980). *International classification of impairments, disabilities, and handicaps: A manual of classification relating to the consequences of disease.* World Health Oragnization.

WHO. (2001). *International Classification of Functioning, Disability and Health (ICF).* World Health Oragnization. https://doi.org/10.1055/s-2001-19074

WHO. (2018). *International Classification of Functioning, Disability, and Health: ICF.* World Health Oragnization.

Widiger, T.A. & Simonsen, E. (2005). Alternative dimensional models of personality disorder: Finding a common ground. *Journal of Personality Disorders, 19*(2), 110–130. https://doi.org/10.1521/pedi.19.2.110.62628

Wiggins, J.S. (1991). Circumplex models of interpersonal behavior in clinical psychology. In J.C. Kendall & J.N. Butcher (Eds.), *Handbook of research methods in clinical psychology.* Wiley.

Wiswede, D., Taubner, S., Buchheim, A., Münte, T.F., Stasch, M., Cierpka, M., Kächele, H., Roth, G., Erhard, P. & Kessler, H. (2014). Tracking functional brain changes in patients with depression under psychodynamic psychotherapy using individualized stimuli. *PLoS ONE, 9*(10). https://doi.org/10.1371/journal.pone.0109037

Wittchen, H.-U., Wunderlich, U., Gruschwitz, S. & Zaudig, M. (1997). *SKID-I. Strukturiertes Klinisches Interview nach DSM-IV. Achse I: Psychische Störungen. Interviewheft.* Hogrefe.

Wöller, W. & Kruse, J. (2018). *Tiefenpsychologisch fundierte Psychotherapie. Basisbuch und Leitfaden* (5. Aufl.). Schattauer.

Wurmser, L. (1990). *Die Maske der Scham.* Springer.

Yalom, I. D. (2015). *Theorie und Praxis der Gruppenpsychotherapie: Ein Lehrbuch. Jubiläumsausgabe*. Klett-Cotta.

Young, J. E., Klosko, J. S. & Weishaar, M. E. (2005). *Schematherapie. Ein praxisorientiertes Handbuch*. Junfermann.

Zeeck, A., Wietersheim, J. von, Weiss, H., Hermann, S., Endorf, K., Lau, I. & Hartmann, A. (2020). Self-criticism and personality functioning predict patterns of symptom change in major depressive disorder. *Frontiers in Psychiatry, 11*, 225. https://doi.org/10.3389/fpsyt.2020.00147

Zettl, M., Taubner, S., Hutsebaut, J. & Volkert, J. (2019). Psychometrische Evaluation der deutschen Version des Semistrukturierten Interviews zur Erfassung der DSM-5 Persönlichkeitsfunktionen (STiP-5.1). *Psychotherapie, Psychosomatik und Medizinische Psychologie, 69*(12), 499–504. https://doi.org/10.1055/a-1010-6887

Zettl, M., Volkert, J., Vögele, C., Herpertz, S. C., Kubera, K. M. & Taubner, S. (2020). Mentalization and criterion a of the alternative model for personality disorders: Results from a clinical and nonclinical sample. *Personality Disorders, 11*(3), 191–201. https://doi.org/10.1037/per0000356

Zimmermann, J., Benecke, C., Bender, D. S., Skodol, A. E., Krueger, R. F. & Leising, D. (2013). Persönlichkeitsdiagnostik im DSM-5. *Psychotherapeut, 58*, 455–465. https://doi.org/10.1007/s00278-013-1009-1

Zimmermann, J., Ehrenthal, J. C., Hörz, S., Rentrop, M., Rost, R., Schauenburg, H., Schneider, W., Waage, M. & Cierpka, M. (2010). Neue Validierungsstudien zur Operationalisierten Psychodynamischen Diagnostik (OPD-2). *Psychotherapeut, 55*(1), 69–73. https://doi.org/10.1007/s00278-009-0717-z

Zimmermann, J., Stasch, M., Grande, T., Schauenburg, H. & Cierpka, M. (2014). Der Beziehungsmuster-Q-Sort (OPD-BQS): Ein Selbsteinschätzungsinstrument zur Erfassung von dysfunktionalen Beziehungsmustern auf Grundlage der Operationalisierten Psychodynamischen Diagnostik. *Zeitschrift für Psychiatrie, Psychologie und Psychotherapie, 62*, 43–53. https://doi.org/10.1024/1661-4747/a000177

Zimmermann, J., Dahlbender, R. W., Herbold, W., Krasnow, K., Turrión, C. M., Zika, M. & Spitzer, C. (2015). Der OPD-Strukturfragebogen erfasst die allgemeinen Merkmale einer Persönlichkeitsstörung [The OPD structure questionnaire captures the general features of personality disorder]. *Psychotherapie, Psychosomatik und Medizinische Psychologie, 65*(2), 81–83. https://doi.org/10.1055/s-0034-1395626

Zimmermann, J., Ehrenthal, J. C., Cierpka, M., Schauenburg, H., Doering, S. & Benecke, C. (2012). Assessing the level of structural integration using Operationalized Psychodynamic Diagnosis (OPD): Implications for DSM-5. *Journal of Personality Assessment, 94*(5), 522–532. https://doi.org/10.1080/00223891.2012.700664

Zimmermann, J., Müller, S., Bach, B., Hutsebaut, J., Hummelen, B. & Fischer, F. (2020). A common metric for self-reported severity of personality disorder. *Psychopathology, 53*(3–4), 168–178. https://doi.org/10.1159/000507377

Zinkin, L. (1983). Malignant mirroring. *Group Analysis, 16*(2), 113–126. https://doi.org/10.1177/053331648301600204

Zuccarino, M. L., Zuglian, P., Magni, M., Rossetti, A., Manna, G., Gabriella Gentile, M., Nichelatti, M., Domenico Fava, E. & Eating Disorders Milan group (2012). Eating disorder subtypes in a young female sample using the Operationalized Psychodynamic Diagnosis system: Preliminary results. *Adolescent Psychiatrye, 2*(4), 333–344. https://doi.org/10.2174/2210676611202040333

Tabellenverzeichnis

Sachwortverzeichnis

B

C

D

E

T

U

Hinweise zu Zusatzmaterialien

Sie können für diesen Titel kostenfrei Online-Materialien über unsere Internetseite nach erfolgter Registrierung abrufen.

- OPD-3 Ratingbogen Achse I: Psychische Störungen, Krankheitserleben und Behandlungsvoraussetzungen.
- OPD-3 Ratingbogen Achse II: Beziehungsthemen (Klinische Version).
- OPD-3 Ratingbogen Achse II: Beziehungsthemen (Forschungsversion).
- OPD-3 Auswertungsblatt Achse II: Dysfunktionale Beziehungsmuster; mit den 4 interpersonellen Perspektiven (P: A, P: P, A: P, A: A), den Zusammenhängen zwischen den Perspektiven (gebogene Pfeile) sowie den Feldern für die beziehungsdynamische Formulierung.
- OPD-3 Ratingbogen Achse III: Konflikt.
- OPD-3 Ratingbogen Achse IV: Struktur (Klinische Version).
- OPD-3 Ratingbogen Achse IV: Struktur (Forschungsversion).

Nutzen Sie dazu bitte den angegebenen Link und melden Sie sich nach den dort beschriebenen Schritten an. Sie können auf die Materialien über *Mein Konto* zugreifen, indem Sie unter *Meine Zusatzmaterialien* den Code eingeben. Sie werden dann automatisch in den Downloadbereich weitergeleitet.

Link: hgf.io/download
Code: **B-AKBDC6**

Wir empfehlen Ihnen, sich die Materialien auf Ihrem Rechner zu speichern, um sie jederzeit und dauerhaft nutzen zu können.